U0240177

运动损伤管理

提升运动表现的
损伤预防、评估与康复指导

[澳] 戴维·乔伊斯（David Joyce）
[英] 丹尼尔·莱文德（Daniel Lewindon） 主编

汪敏加　杨斌　译

人民邮电出版社

北京

图书在版编目（CIP）数据

运动损伤管理：提升运动表现的损伤预防、评估与
康复指导 /（澳）戴维·乔伊斯（David Joyce），（英）
丹尼尔·莱文德（Daniel Lewindon）主编；汪敏加，杨
斌译. -- 北京：人民邮电出版社，2021.6
　ISBN 978-7-115-54330-1

Ⅰ．①运… Ⅱ．①戴… ②丹… ③汪… ④杨… Ⅲ.
①运动性疾病－损伤－康复 Ⅳ．①R873

中国版本图书馆CIP数据核字(2020)第115268号

免责声明

　　作者和出版商都已尽可能确保本书技术上的准确性以及合理性，并特别声明，不会承担由于使用本出版物中的材料而遭受的任何损伤所直接或间接产生的与个人或团体相关的一切责任、损失或风险。

内 容 提 要

　　本书共分为六部分，第一部分介绍了如何制定伤后康复预案，以及体能训练、心理和营养等因素在损伤预防和伤后康复过程中的重要作用；第二部分讲解了损伤风险分析与评估方法及运动机能、跑步机制、落地机制、投掷生物力学、核心稳定性和柔韧性对损伤预防和功能恢复的作用；第三部分讲解了肌肉、肌腱和骨损伤的特点、成因、康复过程和二次损伤预防策略；第四部分分析了颈部、肩部、肘关节和脊柱等身体部位常见损伤的原因，并讲解了如何对这些部位进行管理以避免损伤，以及如何进行伤后康复训练；第五部分讲解了运动员应如何在日常训练和赛季中对训练内容进行优化以避免损伤或促进损伤康复；第六部分介绍了一些关于专业运动员这一群体的特殊情况。运动员、教练、康复师、体育院校师生以及其他体育运动爱好者都能从本书中受益。

◆　主　　编　[澳] 戴维·乔伊斯（David Joyce）
　　　　　　　[英] 丹尼尔·莱文德（Daniel Lewindon）
　　译　　　　汪敏加　杨　斌
　　责任编辑　刘　蕊
　　责任印制　马振武

◆　人民邮电出版社出版发行　　北京市丰台区成寿寺路 11 号
　　邮编　100164　　电子邮件　315@ptpress.com.cn
　　网址　https://www.ptpress.com.cn
　　廊坊市印艺阁数字科技有限公司印刷

◆　开本：700×1000　1/16
　　印张：30.25　　　　　　　　　2021 年 6 月第 1 版
　　字数：593 千字　　　　　2024 年 12 月河北第 10 次印刷
　　　　著作权合同登记号　图字：01-2017-0525 号

定价：328.00 元

读者服务热线：**(010)81055296**　印装质量热线：**(010)81055316**
反盗版热线：**(010)81055315**
广告经营许可证：京东市监广登字 20170147 号

序

　　世界级的针对受伤运动员的准备工作和康复方案，是将最好的运动医学和理疗方法，与建立在前沿运动学基础上的训练及护理技法融合起来的方案。在这本开创性的图书中，研究运动损伤与康复的顶尖专家、体能教练，以及出类拔萃的运动生物力学专家将共同向读者展示这一融合模式在实践中是如何在运动护理的各个方面发挥作用的。这些方面涉及对运动损伤的预防、评估与治疗，还涉及有效康复计划的设计与实施。关键之处在于，本书每一章都有一个环节，专门着力于让受伤后的运动员恢复运动表现，而非仅仅是回到赛场上。

　　本书介绍了运动损伤的预防与管理方面的所有核心功能，以及专业领域内的有证可循的最佳惯例做法，具体内容包括：

- 用于康复的运动表现方案；
- 最后阶段的康复，以及为恢复运动表现而开展的测试与训练；
- 用于身体和损伤筛查的运动表现方案；
- 损伤与康复心理学；
- 训练核心稳定性和灵活性；
- 对训练和康复负荷的评估；
- 针对肌肉、肌腱和骨骼损伤开展的运动表现再训练；
- 训练和康复后的恢复；
- 疼痛对运动表现的影响；
- 跑步、投掷与落地的力学原理及其对损伤和运动表现的影响。

　　本书中的每一章都可作为一堂专家课，授课者是来自一众精英体育团队的、世界一流的相关行业从业人员。之所以写下这些内容，是因为要在真实的世界加以应用。各章介绍了为实现高水平的运动表现而精心打造的最佳实践方案、流程与样本计划，所举的例子均来自涉及范围甚广的个人与团队体育项目。

　　本书从高水平运动表现的立场细微地研究康复过程。本书可用作运动损伤、运动疗法或运动医学的相关课程的参考书，对致力于运动损伤的预防与康复工作的医生、理疗师、教练或运动学家而言，本书可引入必读书目。

主编简介

　　戴维·乔伊斯（David Joyce）是一位运动表现与康复专家，他曾在最高级别的世界体育赛事中工作，并与澳大利亚多位全国冠军、世界冠军和奥运会冠军共事。他拥有运动理疗硕士学位和力量与体能训练硕士学位，曾在两届奥运会上担任理疗师与运动表现教练（2008 年北京奥运会为英国队服务，2012 年伦敦奥运会与中国队合作）。他曾在一些顶级橄榄球队［西部力量队（Western Force）、赫尔 FC 队（Hull FC）与撒拉森人队（Saracens）］及足球队［布莱克本流浪者足球俱乐部（Blackburn Rovers）和加拉塔萨雷足球俱乐部（Galatasaray SK）］工作。他是 *High Performance Training for Sports* 一书的合编者与主要撰写人，并在国际范围内就高水平运动表现的管理与损伤康复发表过见解。他还在西澳大利亚州珀斯市的埃迪斯科文大学（Edith Cowan University）讲授过力量与体能训练的研究生课程。目前，戴维是澳大利亚橄榄球联赛大西部悉尼巨人队（Greater Western Sydney Giants）的运动表现训练总监，现居住在澳大利亚悉尼市。

　　丹尼尔·莱文德（Daniel Lewindon）于 2000 年毕业于英国诺丁汉大学，并获得理疗理学（荣誉）学士学位。在力求成为运动医学领域的专家之前，他在英国国家卫生局（National Health Service）工作了三年，获得了很多理疗方面的经验。2003 年，丹尼尔加入了北安普敦圣人橄榄球队（Northampton Saints RFC），全职参与了这支高级球队的工作。2007 年，他在伦敦大学的玛丽女王学院修完了运动医学理学硕士学位课程。2011 年，他又在澳大利亚的埃迪斯科文大学修完了运动学（体能训练）硕士学位课程。2009 年，丹尼尔被英格兰高级橄榄球队（England Senior Rugby Team）任命为理疗师，目前全职为该队工作。丹尼尔是 *High Performance Training for Sports* 一书的合编者与主要撰写人，基于此，他对下肢的软组织损伤与康复产生了强烈的兴趣并进行了专门研究。在国际范围内，丹尼尔就损伤的筛查、康复和预防策略发表过演讲。丹尼尔现居住在英格兰的马基特哈伯勒（Market Harborough）。

撰稿人名单

克里斯·R. 阿比斯（Chris R. Abbiss） 澳大利亚埃迪斯科文大学运动与健康科学学院生理学副教授，研究生课程协调员。

本·阿什沃思（Ben Ashworth） 英国阿森纳足球俱乐部首席理疗医师。

安东尼·布拉泽维奇（Anthony Blazevich） 澳大利亚埃迪斯科文大学生物力学副教授，运动与体育健康科学研究中心主任。

弗兰斯·博施（Frans Bosch） 荷兰方提斯大学国际体育表现顾问、讲师。

拉斐尔·布兰登（Raphael Brandon） 英国英格兰和威尔士板球委员会科学与医学院院长。

迈克·邦迪（Mike Bundy） 英国运动医学、纯运动医学顾问。

安格斯·伯内特（Angus Burnett） 西班牙卡塔尔骨科和运动医学医院 Aspetar 运动中心项目经理。

李·伯顿（Lee Burton） 功能性动作筛查（FMS）公司总裁。

戴维·巴特勒（David Butler） 澳大利亚神经骨科学会主任，南澳大利亚大学高级讲师。

泰格·卡尔弗特（Tig Calvert） 英国运动心理学家。

克里斯琴·库克（Christian Cook） 英国班戈大学应用体育科学专业教授，英国橄榄球联盟技术顾问。

格雷·库克（Gray Cook） 功能性动作筛查（FMS）创始人。

斯图尔特·科马克（Stuart Cormack） 澳大利亚天主教大学健康科学学院高级讲师。

亚伦·库茨（Aaron Coutts） 悉尼科技大学体育和运动科学专业教授。

布莱尔·克劳瑟（Blair Crowther） 英国伦敦帝国理工学院哈姆林中心研究助理。

安迪·富兰克林 – 米勒（Andy Franklyn-Miller） 爱尔兰都柏林运动外科诊所体育及运动医学顾问。

肖纳·哈尔逊（Shona Halson） 澳大利亚体育学院高级生理学家。

莉萨·霍奇森（Lisa Hodgson） 英国诺丁汉大学体育与运动医学专业副教授，英国 Coroebus 体育咨询公司总经理。

伊恩·霍斯利（Ian Horsley） 英国体育学院区域（西北地区）首席理疗医师，英国索尔福德大学副讲师。

约翰·伊泽曼（John Ijzerman） 荷兰奥委会运动医师。

伊恩·杰弗里斯（Ian Jeffreys） 英国南威尔士大学体能训练专业高级讲师，全英体育联盟经营者。

利亚姆·基尔达夫（Liam Kilduff） 英国斯旺西大学工程学院精英运动表现教授。

恩达·金（Enda King） 爱尔兰都柏林运动外科诊所功能康复主管。

比尔·诺尔斯（Bill Knowles） 美国 H&P 体育复健与运动发展指导员。

马特·洛弗尔（Matt Lovell） 英国表现与功能有限公司体育营养学专家。

克里斯·迈拉克（Chris Mallac） 国际课程主讲，国际康复培训师，曾任英国伦敦爱尔兰人橄榄球队运动表现主管。

史蒂夫·麦凯格（Steve McCaig） 英国英格兰和威尔士板球委员会高级理疗师。

波利·麦圭根（Polly McGuiggan） 英国巴斯大学体育运动医学硕士，生物力学讲师，教学主管。

蒂姆·米切尔（Tim Mitchell） 骨骼肌肉理疗师，澳大利亚科廷大学理疗与运动科学专业高级讲师。

卡尔文·莫里斯（Calvin Morriss） 英国自行车运动协会功能支持主管。

索菲娅·尼姆菲尔斯（Sophia Nimphius） 澳大利亚埃迪斯科文大学高级讲师。

亚当·奥尔森（Adam Olsen） 美国圣路易斯红雀队运动教练与体能专家。

彼得·奥沙利文（Peter O'Sullivan）　澳大利亚科廷大学理疗与运动科学专业教授。

艾米迪奥·佩斯卡（Emidio Pacecca）　澳大利亚西部力量橄榄球队高级理疗师。

菲尔·帕斯克（Phil Pask）　英国橄榄球国家队、雄狮队（2005年、2009年、2013年）高级理疗师。

伊恩·普朗雷（Ian Prangley）　英国伦敦职业网球体能教练，理疗咨询师，澳大利亚网球国家队前理疗师。

克雷格·兰森（Graig Ranson）　英国卡迪夫都市大学体育及运动医学项目负责人，英国威尔士橄榄球联盟理疗师。

迈克·赖诺尔德（Mike Reinold）　美国马萨诸塞州波士顿最优物理治疗与运动表现提升公司总裁兼创始人。

凯·鲁宾逊（Kay Robinson）　澳大利亚巴尔曼运动医学中心理疗师，英国奥委会和英国体育学院前首席理疗师。

本·罗森布拉特（Ben Rosenblatt）　英国曲棍球及体育学院高级体能教练。

杰里米·谢泼德（Jeremy Sheppard）　澳大利亚冲浪运动中心体能主管／运动科学经理，澳大利亚埃迪斯科文大学高级讲师。

朱莉·斯蒂尔（Julie Steele）　澳大利亚伍伦贡大学生物力学研究实验室主任。

玛格丽特·斯通（Margaret Stone）　美国东田纳西州立大学体育科学优化中心及教练培训／奥林匹克训练中心主任。

N. 特拉维斯·特里普利特（N. Travis Triplett）　美国阿巴拉契亚州立大学健康及锻炼科学系主席及教授。

亨利·沃杰斯奈尔（Henry Wajswelner）　澳大利亚拉筹伯大学运动理疗训练硕士，课程讲师。

尼克·温克尔曼（Nick Winkelman）　美国 EXOS 公司运动指导专家（功能创新小组）。

马克·扬（Mark Young）　澳大利亚吉朗足球俱乐部理疗师。

译者简介

汪敏加 北京体育大学运动康复博士、博士后，康复治疗师；成都体育学院运动医学与健康学院副教授、硕士研究生导师、运动康复系主任；中国康复医学会康复医学教育专业委员会第一届青年委员会常务委员，中国康复医学会物理治疗专业委员会运动康复物理治疗学组常委，中国老年学和老年医学学会运动健康科学分会青年委员；美国运动医学会认证生理学家（ACSM-EPC），世界物理治疗师联盟（WCPT）中国物理治疗师资专业化认证；美国运动医学会 – 中国运动医学会私人教练认证（ACSM-CASM CPT）授课导师，中国体育科学学会认证运动处方师、体能训练师授课导师；主持、参与国家击剑队、射击射箭队等多支队伍的多项科技服务项目；参编、参译专业图书 10 本，主持、参与科研课题 12 项，发表国际、国内学术论文 10 多篇；主要研究方向为女性康复与健康、运动损伤的预防与康复，以及全民健身与运动处方。

杨斌 卡玛效能运动科技创始人；卡玛效能"有氧训练专家"认证标准制定者，卡玛效能精准系列认证课程［"精准评估（Precision Assessment®）""精准训练（Precision Training®）""精准减脂（Precision Weight Loss®）""精准力量（Precision Strength®）""精准伸展（Precision Stretching®）""精准营养（Precision Nutrition®）""精准康复（Precision Rehabilitation®）"］创始人；精准减脂管理软件创始人；曾任美国运动医学会（ACSM）、美国国家体能协会（NSCA）及国际运动科学协会（ISSA）中国区讲师；国家体育总局行业职业技能鉴定专家委员会专家，中央电视台体育频道特邀运动健康专家，北京特警总队体能顾问，贵阳市公安局警训部体能顾问；2003 年全国健美锦标赛青年 75 公斤级冠军；著有《家庭健身训练图解》，译有《精准拉伸：疼痛消除和损伤预防的针对性练习》《整体拉伸：3 步提升全身柔韧性、灵活性和力量（全彩图解第 2 版）》《高强度训练的艺术》《热身运动：优化运动表现与延长运动生涯的热身训练系统》《泡沫轴完全使用指南：提升表现与预防损伤的针对性练习》《拉伸致胜：基于柔韧性评估和运动表现提升的筋膜拉伸系统》《周期力量训练（第 3 版）》等。

目录

第一部分

运动表现保障团队

第 1 章

重建：基于运动表现的伤后预案

比尔·诺尔斯（Bill Knowles）

引言

在过去的 25 年里，我一直与世界级的和奥运会水平的运动员一起工作，帮助他们实现重建（reconditioning）及提高运动表现。这个专业领域的工作者们一直在探索循证医学和经验医学之间的关系。直至今日，运动员的康复和训练兼具了艺术和科学两种特性。

本章旨在讨论基于运动表现的康复模式及其相关的定义和概念，深入探究运动员在伤后如何实现重建及重返赛场的相关问题。

术语

在我的职业生涯里，我见过大量的康复（rehabilitation）训练方案。这些方案试图帮助那些努力想达到伤前比赛水平的精英运动员。然而这些方案大多是从医学的角度出发的。我们需要认识到保护和恢复运动员的生理结构与帮助运动员实现重返赛场的目标是有很大差别的。

> 如果你无法为世界级职业运动员在伤前设计一套运动表现训练方案，那么在他们受伤后，你又如何能拿出一套运动表现训练方案或重返赛场策略[Return to Competition（RtC）]?

对普通人而言，"康复"是一个医学概念。很多时候，康复方案由外科医生设计并执行，整个方案的重点在于外科手术、创口治疗和早期恢复。它们通常首先强调神经末梢损害，然后提倡缓慢而有节制的日常活动，后者往往打着"反正对恢复无害"的旗号持续数月。最后，只要生理结构恢复完整，他们就认为运动员已经做好了恢复训练的准备。

> 仅仅认为生理结构恢复时运动员就准备好了重返赛场，是不对的。

对运动员而言，所谓的重建，就是在伤后或术后为他们设计一个基于运动表现的训练方案，来帮助他们重返赛场。这需要由一个具有运动表现的团队来执行，当然，还需要有医学支持（如图1.1所示）。首先，这个方案从最初就应该设定一个明确的目标，那就是重返赛场。然后，这个方案应该从运动员受伤或接受手术那天开始。这样才能让整个团队在运动员受伤或术后的第一时间从各个方面关注运动员的运动能力发展，以便为运动员提供最好的训练指导，来帮助他们最终实现重返赛场的目标。

> 重新返回赛场并不难，能持续不断地参加比赛却不容易。

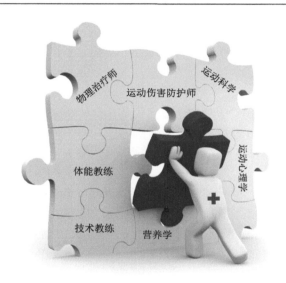

图1.1　重建——基于运动表现和医学支持

伤后的训练

重建是一个功能恢复的过程，从受伤后第一时间开始，一直持续进行，直到运动员重返赛场。严重的损伤绝不仅仅是外周肌骨系统的损伤，而是会造成神经生理功能障碍。虽然这类损伤的部位在外周，但是会影响中枢的功能。了解了这一点，我们在整个伤后护理的过程中都要通过运动来训练大脑，而不仅仅是训练肌肉。大多数方案会限制主动活动，例如关节支具、辅以持续被动活动的设备（CPM），或者避免负荷。然而，当运动员在伤后的几周或几个月后开始恢复训练时，实现高质量训练所需的动作模式无疑都会受到以上这些限制的影响。对于关节损伤，最好的支具是神经肌肉控制和协调的动作模式。如果方案允许，可以尽早开始实施这两个方面的计划，且应反复练习。

很多情况下，康复方案常常把重点放在运动员不能做什么上，而不是运动员能做什么上。这往往是出于保护伤口的目的，但这些限制会影响运动员长期和短期的运动素质。不幸的是，人们往往选择制动方式来保护伤口，但伴随制动而来的长期和短期神经肌肉抑制有可能在那之后带给运动员更大的风险。

而重建模式当然也赞同保护伤口、维持关节稳定，但不同的是，它同时鼓励用更加活跃的方式来帮助运动员恢复（如图 1.2 所示）。因为重建是以重返赛场为目的，所以我们要帮助运动员实现这个目标，而不仅仅是医治伤口。这就需要运动员在适宜的强度和负荷下完成日常训练的动作练习。这种方法可以帮助运动员维持或恢复协调的动作模式，这对他们以后的职业生涯至关重要。这种方式无论是对生理还是心理的改善结果都毋庸置疑。而那种传统的以医学模式为中心的康复方案过分强调损伤本身，低估了日常训练对损伤恢复的促进作用。

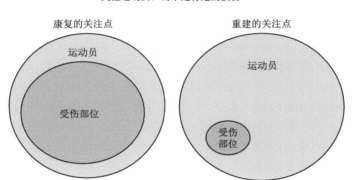

图 1.2　伤后的训练

运动员之负荷能力受损

当一个运动员的关节面、韧带、肌肉或是肌腱受伤，从一定程度上来说，这个部位就永远受影响了。随着严重程度的加剧，运动员想要在整个职业生涯中保证身体组织的健康越来越难。有数据显示，前交叉韧带（ACL）受伤会在 5 ～ 15 年内引发骨关节炎（OA），致使膝关节老化大约 30 年[1]。这些躯体老化往往使得运动员在今后的职业生涯中付出代价。对于膝关节受损，由关节源性肌肉抑制（AMI）导致的股四头肌的肌力减弱可能会导致这些老化。关节源性肌肉抑制是一种持续性的神经抑制，会阻止股四头肌完全激活。此外，AMI 被认为是由疼痛、肿胀、炎症、关节松弛和结构损坏造成的。人们认为来自受损膝关节的传入信息改变脊髓和脊髓上通路[2]。这种"中心效应"可能改变动态神经肌肉激活模式，进而影响下肢运动学和动力学，从而对膝关节在承重时的重量分布方式产生负面影响[1]。

单侧膝关节损伤后常常会引起双侧的关节源性肌肉抑制 [1]。

举例来说，内侧副韧带三度损伤会造成膝关节永久性松弛，尽管患者已无疼痛、肿胀，运动表现也已恢复正常。这种伴随着单侧膝关节松弛而形成的新的生物力学分布（调整后的动力学）是异常的，有可能导致运动员在以后的训练中出现其他问题，特别是在进行高强度和多方向的运动时。这些双侧的问题包括骨关节炎、半月板撕裂、前交叉韧带受伤以及由关节源性肌肉抑制导致的运动表现的下降。

以往传统的观念是将关节源性肌肉抑制归为膝关节损伤的结果，而越来越多的研究者开始认为这是肌肉损伤后出现的类似的神经肌肉"机能退化（depower）"的现象。这类急性神经系统反应会使患者在完成静态和动态动作任务时，出现肌肉力量、肌肉耐力、主动肌/拮抗肌角色互换能力以及肌肉协调能力下降的情况 [3]。

"负荷能力受损（load compromised）"意味着运动员的肌肉骨骼损伤部位和神经系统功能面临着挑战，即能否承受高强度训练和后续的比赛所需的负荷。在重建模式下，运动员一旦出现负荷能力受损，那么他就永远成了负荷受损运动员（LCA，load compromised athlete）。不论从生物学的角度来说组织是否"愈合"、功能是否恢复，我们都应该接受运动员的 LCA 状态，并且围绕这一状态为运动员设计训练计划，帮助他们实现重返赛场和预防损伤的目标。对于高竞技水平的项目，让运动员重返赛场往往比帮助他们恢复原有的竞技水平更加容易。因此，设计运动员的可持续发展计划（ASP，athlete sustainable program）是重建过程中的一个关键组成部分，因为它是一个基于运动表现的模式。但大部分的康复方案在这个方面几乎没有涉及，因为这些康复方案都集中在恢复总体功能上，而忽略了高水平运动表现的训练。

关节源性肌肉抑制在膝关节损伤后的 18 ～ 33 个月内仍较为显著 [2]。运动员的可持续发展计划的核心宗旨是重建过程一定要很好地持续到运动员重返赛场之后。实际上，对于长期伤病，运动员必须持续进行肌肉力量、爆发力以及协调性训练，并且这些训练应该贯穿整个赛季、全年甚至他们的整个职业生涯。除此之外，负荷能力受损的运动员如果连续两周以上停止肌肉力量训练，他们将面临发生所谓的神经肌肉"失联（switching-off）"的风险，并可能导致二次损伤。

运动发展

作为一种基于运动表现的模式，相较于运动疗法，重建训练和运动发展更为贴近。作为运动发展方面的专家和团队中的一员，我和团队的目标一致，就是把运动员运动能力的各个方面提高到项目所需的水平。这个团队里有内科医生、临床医学家、运动发展教练、营养学家、运动科学家、心理学家和运动技术教练。

在重建过程中，我们需要明白自己的工作就是提升运动员的运动能力——可以以最快的速度、最高的准确性和最佳的效率来完成运动动作的能力[4]。这意味着在伤后或者术后的第一时间开始重建功能路径（functional path），直到运动员重返赛场。这个过程的重点在于，运动员可以做什么来准备好迎接更高强度的训练。为了做到这一点，伤后的每一个治疗决定都关系重大。例如，运动员如果在术后连续 12 周固定一条腿的膝关节，就会在需要追求最快速度的运动中出现问题，这是因为膝关节上的支具已经改变了身体的生物力学分布。如果通过重新建立神经肌肉的控制来稳定膝关节（利用自身内部"支具"支持），同时辅以适量特定项目的专项动作模式训练，则可以很大程度上提高运动员后期比赛的速度素质。

而这种方法需要丰富的知识和经验来判断具体哪些动作会促进运动员的运动表现提升。在这个重建过程中，专家要始终如一地带着运动员朝着改善运动能力的既定目标而努力，就像那句话所说的，"不求熟能生巧，但求持之以恒"。专家必须始终如一地带着运动员进行与目标一致的专业训练，否则就要为将来运动员的表现不佳或二次损伤做好心理准备。

损伤永远都不应该成为阻碍运动员训练的理由。我们需要寻找一种能够避开损伤的训练方法。糟糕的是，在很多医学康复方案的早期和中期，是通过禁止或限制用正常的动作模式来保护损伤部位的。而在同一阶段，重建采用的是发展运动能力的方法，鼓励运动员尽早开始正常动作模式的练习。当然有多种方法来实现在保护伤口的同时促进运动模式的重建。大脑其实有很强的可塑性，所以运动员在术后所进行的每一个动作模式的训练都可能会影响他未来的运动表现。例如在接受髋关节手术之后，运动员在深度到腰至胸部的水中进行下蹲训练时，水的浮力可以使其下肢的髋关节、膝关节和踝关节在承受较小负荷的情况下完成功能性动作训练。在这种情况下，大脑会将训练识别为在无痛的前提下实现的下肢各个节段的正确动作模式。为了避免影响损伤部位的愈合，在陆地上的下蹲训练通常在术后几周内是不建议的。因此，在医学康复方案里，下蹲就变成了不能做的事情（因为没有将水下训练考虑在内）。我认为很多时候，如果运动的方法不对，我们做得越多，对身体伤害越大。

准备阶段

在基于运动表现能力的再训练模式中，伤后护理与其说是康复阶段，不如说是一个准备阶段。这是一个细微但十分关键的方式改变，我们不仅仅是帮助运动员从损伤中恢复，更多的是帮助运动员做好重返赛场的准备。这个阶段的目标是在维持关节稳态的前提下，让运动员在最短时间内恢复到可以实现的最高训练水平，并能使其维持较长一段时间来实现运动员运动能力的可持续性发展。为了让运动员重返赛场后有好的表现，这些素质的培养需要在伤后或术后的第一时间计划好。适应能力的培养依赖良好的动作模式，并且需要持续一定时间的训练来实现。大多时候，运动员已经"适应"了医生/治疗师的计划并执行了长达数月之久，但这些计划往往低估了运动员团体训练或比赛需要的真实强度。由此可以理解如果运动员没有按照重建计划去实现新的"适应"，之后则将无法承受高强度的训练。

重返赛场阶段

康复的最后一个阶段的目标一般被称作复训（RtP，Return to Play），但是在运动表现训练中，这个短语很少用来指代年度计划中的准备阶段或者训练阶段。我们通常说训练、休息—恢复、竞赛—竞争以及赛场表现和运动表现。医学领域用 RtP 这个术语来笼统地描述康复的最后阶段，包含技术训练、团队训练、分组比赛、训练赛和竞赛。在康复方案中，RtP 这个阶段往往设计了一个不太严谨、不完善的计划来为运动员进入下一阶段的高强度训练和竞赛做准备。对此我们并不意外，对于传统医疗思维的医学专家而言，这并不是他们擅长的领域。

在重建模型中，这个阶段叫作重返赛场（RtC，Return to Competition），这个术语意味着我们对运动员将要面对的压力和训练需求有清晰的理解。比起团队训练或平时练习，正式比赛对运动员而言强度更大、要求更高。在大多数项目中，与日常训练相比，运动员更容易在比赛中受伤或再次受伤。因此，为了具备参加比赛的运动表现，运动员必须经过一个高强度的准备阶段来保证自己可以承受这种压力。一个真正了解运动表现和特定运动要求的经验丰富的运动发展教练，必须能够进行这种水平的训练设计。

从目标倒推：一个运动表现团队会仔细研究如何使运动员在体能上更具备竞争力，又能降低损伤风险。在策略上，让我们倒推回受伤时或手术后的那个时间点来设计方案（如图 1.3 所示）。这个方案应该与医学团队一起来设计，而不是单独由一个领域的专家来完成。举个例子来说，在整个 RtC 阶段，运动员和整个团队都应该有大量的接触和交流。团队内的所有人员需要跨领域合作才能保证运动员的安全和治疗效果。

重建方案是以某种评估标准为基础的，而不是仅仅依靠一套流程，所以它不应该由固化的时间表来控制运动员的训练进度及重返赛场的时间。需要根据指导原则来监控运动员在每周及每个月的训练中身体的内部平衡状态，当然也必须关注并监控患处生理结构的愈合。动作质量、肌肉力量、协调能力、速度和爆发力等素质的提高能够应对伤后的神经功能紊乱，但是这些素质需要尽早且频繁地得到训练，并且这些训练应贯穿始终。最终，康复团队会通过统一评估来决定运动员是否可以进入下一个阶段，这是非常关键的一步，如果运动员还没有准备好就进入下一个阶段，可能会造成损伤。

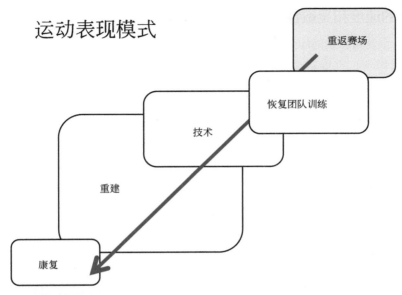

运动表现模式

图 **1.3**　从重返赛场倒推回受伤时刻

案例分析：传统 ACL 康复方案的局限性

传统的 ACL 康复方案不能充分地发展下肢力量，而这些力量可以有效地保护膝关节和提高后期的运动表现。对于多方向的运动而言，运动员必须充分锻炼他们的快肌纤维，即Ⅱ型肌纤维。快肌纤维能够产生强大的力量，稳定关节，缓冲外力。

膝关节损伤会影响下肢神经肌肉的控制，尤其是Ⅱ型肌纤维。在传统的康复方案中，为了保护移植组织的愈合和生长，用来发展Ⅱ型肌纤维的训练（例如大阻力训练和快速伸缩复合训练等）在术后 3 ~ 5 个月都是被禁止的。尽管这些方案在前 5 个月是提倡进行力量训练的，但是对于能在竞技比赛中保护膝关节的Ⅱ型肌纤维的训练的重要性依然被低估了。医学康复方案中占主导地位的往往是中等强度的功能性训练（主要针对的是Ⅰ型肌纤维）。

针对专项的高强度训练通常在术后 5 ~ 6 个月进行，这些训练通常包括冲刺、减速、专项运动技能以及其他的快速伸缩复合训练。在这个阶段（术后半年）之后，一般就认为运动员可以归队了。然而在这半年里，最应该花时间训练的肌纤维类型——Ⅱ型肌纤维（对于在压力下保护膝关节最有帮助），往往训练的时间最短。在重返赛场的计划中，如果运动员在 ACL 术后不经过几个月的Ⅱ型肌纤维的激活训练，是绝不允许返回团队训练的。一个称职的运动发展专家会以准备阶段和运动表现作为出发点，而不是以组织愈合的时间表来做决定。

多维度的速度和灵敏性

另一个非常普遍的康复术语叫作重返跑道（return to running program）。从重建的角度出发，考虑到不同专项的运动员，我们尽量避免用"跑步（running）"或"慢跑（jogging）"这样的说法，而使用加速、减速、稳定或变向等术语，这种方式被叫作多维度的速度和灵敏性（MDSA，Multidimensional Speed and Agility）[4]。很多康复方案用"重返跑道"作为一个功能恢复的标志，仿佛从这里就很容易达到恢复运动的最终目标。这给了运动员一种错误的安全感。因为直线跑步对肌肉力量和协调能力要求很低。而运动员渴望身体功能恢复的愿望让他们无法看清真相，忽略了实现高水平运动表现所不可或缺的运动素质。这种误判往往会让运动员在不具备足够的力量和协调能力（这两项能力在减速和变向时都是必需的）的情况下，贸然开始专项训练和技术训练，因此他们很容易发生二次损伤或表现为运动表现低下。

基于运动表现的模式很清楚地说明了运动员容易在完成减速动作时受伤，所以运动表现团队应该着重关注 MDSA 的负荷动作训练。在完成灵敏性任务的过程中，感知、决策以及变向是检测灵敏素质的关键因素。因此，认识到灵敏性与动作控制和感知有关是十分必要的 [4]。

灵敏性训练应该贯穿于整个重建过程的各个阶段，绝不能等到"康复方案"中所谓的最后阶段。

如果不能减速，就不要加速

这是一条需要强调的基本参考信息，运动员必须首先具备充分的力量来抵抗变向和急停动作之后的冲击，才能开始进行跑步训练。我的经验是在伤后，加速或者其他发力方式比起减速来说要容易得多。因此，对大多数运动员而言，比起"重返跑道"，我更支持 MDSA。MDSA 应该在重建计划中以较低的强度尽早并频繁地进行，体现为技术训练。事实上，术后早期阶段是开始跑步技术训练的最佳时期，从最初的静态训练或者慢速动作训练开始，为下一个阶段完成完整的跑步动作做准备。从保护运动员的角度来说，应先从静态训练逐渐过渡到动态训练，逐步建立起基本的协调能力。

总结

如果一个职业运动员在伤后采用的为期 3 个月的康复方案，与一个普通人在同样的损伤后的康复方案一样，那么"运动康复"这个概念在设计和实施的过程中就被极大地误解了。由于骨科专家可以很大程度地影响康复进程，我们需要与骨科医生共同讨论、分享经验，来提高伤后康复训练的质量。需要明确的是，我们是一个跨专业合作的团队，教练和医学专家都应该参与到制定训练计划的过程中。本书通过讲解，将帮助大家进一步理解一个运动员的全面康复绝不仅仅包含对伤处外周的肌骨系统的修复。

参考文献

[1]Palmieri-Smith, R. M., and Thomas, A. C. (2009). A neuromuscular mechanism of posttraumatic osteoarthritis associated with ACL injury. Exercise and Sport Science Review, 37 (3), 147-153.

[2]Rice, D. A., and McNair, P. J. (2010). Quadriceps arthrogenic muscle inhibition: Neural mechanisms and treatment perspectives. Seminars in Arthritis and Rheumatism, 40 (3), 250-266.

[3]Fyfe, J. J., Opar, D., Williams, M. J., and Shield, A. J. (2013). The role of neuromuscular inhibition in hamstring strain injury recurrence. Journal of Electromyography and Kinesiology, 23 (3), 523-530.

[4]Gambetta, V. (2007). Athletic development: The art and science of functional sports conditioning. Champaign, IL: Human Kinetics.

第 2 章

体能训练在损伤预防和康复中的应用

本·罗森布拉特（Ben Rosenblatt）

引言

运动损伤可能受多种因素的影响：疲劳、旧伤、准备不足，偶尔也有运气不佳的成分。在运动员的训练中，体能教练不仅具有专业的知识和见解，而且在这个跨学科合作的团队中，对于训练强度以及运动员的反应最具有话语权。在这方面，科马克等人做得十分出色[1]，他们研发出了具有信度和效度的工具来量化运动员对训练的反应。

本章的目的在于具体阐述体能教练在运动员损伤预防和伤后康复中所扮演的重要角色。我们从介绍损伤风险这个概念开始，用精英运动员的案例来进一步展开介绍体能教练这一角色的作用。

损伤的预防

运动员不能做到完全避免损伤，但是损伤的风险一定是可以降低的。一旦加载在组织上的应力超过了组织自身所能承受的最大应力，就会造成骨骼肌肉组织损伤。因此损伤预防的目标有两个：

- 降低加载在组织上的急性或慢性应力；
- 提高组织所能承受应力的能力。

众所周知，有的组织与其他组织相比，弹性更佳，因此这些组织可以承受更大的应力。例如，韧带的弹性就比肌肉组织差很多。想要降低韧带受伤的风险，运动员必须要降低韧带承受的应力。同样地，想要降低肌肉组织损伤的风险，运动员就要努力提高肌肉所能承受的最大应力的能力，例如，通过增大肌肉横截面面积来提高肌肉产生力量和吸收应力的能力。

降低非弹性组织/结构处的生物机械应力

有两种方法可以降低肌骨系统承受的应力。第一种方法需要确保运动员的训练动作的负荷不会超过非弹性组织所能承受的最大应力，或者不要给予非弹性组织过大冲击。为了确保这一点，体能教练需要透彻地理解功能解剖学和临床生物力学的相关知识。虽然这两个学科不是体能教练的主修方向，但体能教练可以通过医疗团队了解相关知识。例如，前交叉韧带（ACL）损伤往往是由于过度的或急速的膝关节外翻导致的。为了降低前交叉韧带损伤的风险，体能教练必须优先开始帮助缓冲加载在膝关节额状面和水平面应力的训练，例如壶铃甩摆、单腿落地训练。这些训练都要求骨盆、膝关节和足部不产生额状面和水平面上的活动，而仅仅进行矢状面上的活动。

疲劳管理

第二种降低肌骨系统承受的压力的方法就是对运动员进行疲劳管理。疲劳会降低肌肉的爆发力，影响运动员的反应时间、注意力以及关节的本体感觉。以上种种因素都会降低运动员肌骨系统的耐受力，因此疲劳管理很重要。在跨学科团队中，体能教练具有这方面的专业知识、洞察力和特定身份，所以设计和实施训练量和训练强度的关键任务，非体能教练莫属。

对运动员的不同训练周期（日、周、月）的训练量进行有计划的调整，一方面可以避免训练的枯燥，另一方面也会降低运动损伤或疾病发生的风险 [2]。不过这样做更重要的目的是监控运动员的生理状态，确保他们没有在疲劳的状态下训练。如果真的出现了运动疲劳，则应安排适当的恢复期来让运动员重新适应整个训练，这部分的内容我们会在第 31 章详细讨论。

疲劳的产生是训练过程中必然会出现的一个现象，而疲劳又确实会增加运动员损伤的风险。体能教练必须将运动员对训练的反应和具体的训练量进行对应的记录和表征，才能了解运动员的疲劳程度，以及已经做了哪些训练才使运动员达到这种状态，这对于体能教练掌握整个训练的进程有重要的意义。疲劳管理可以降低训练时身体所承受的应力，从而降低损伤风险。

增强耐受力

虽然降低肌骨系统所承受的应力是减少损伤风险的一种方法，但是如果为了保护组织而过多地降低负荷，那么就可能导致给予相应组织的适应性压力（adaptive stress）不足，进而影响专项运动表现的提升。因此，我们更需要通过其他方法来增加组织的耐受力。如果组织承受的应力超过了可以承受的范围，就会发生损伤。

通过改变组织的长度或肌肉组织的力量，可以改变相应组织的耐受力。这种组织特质的改变往往是由损伤发生的机制决定的。例如，体操运动员需要通过拉伸腘绳肌来提升耐受力，降低腘绳肌拉伤的风险，因为他们常常要在伸膝的状态下完成大幅度的屈髋动作。同样地，通过拉伸腘绳肌来提升耐受力的方法也可以降低短跑运动员腘绳肌拉伤的风险。尽管短跑运动员不需要完成大幅度的动作，但是在日常的训练中腘绳肌也要承受较大的应力。因而，对于短跑运动员和体操运动员而言，降低腘绳肌拉伤风险所需的干预措施是不一样的。因为两个项目对于腘绳肌承受的应力需求和潜在损伤机制都是不一样的。

对于体能教练而言，减少运动员损伤风险的方法有若干种。通过基本动作训练，运动中加载在组织上的生物机械应力会降低。疲劳管理也可以降低肌骨系统所能承受的生物机械应力。此外，通过合适的训练也可以提高肌骨系统承受应力的能力。

损伤风险模型

为了降低运动损伤的风险，可以建立一个损伤风险模型，明确体能教练可以进行干预的方法，并纳入常规训练计划中。具体做法是列举运动项目中最常见以及严重的运动损伤，确立风险因素，明确衡量风险程度的工具，确定评定标准，并实施干预措施，从而降低每位运动员可能面临的损伤风险。

确立风险因素

为了确立风险因素，必须要了解损伤发生的机制。运动员在落地或转向时膝关节过度外翻或反复外翻都可能导致前交叉韧带扭伤。运动员在投掷或推出物体时肱骨头内旋减速能力不足很可能造成后侧肩关节撞击。运动员在落地或转向时踝关节过度内翻或反复内翻都可能导致踝关节扭伤。为了了解运动员面临的损伤风险，体能教练必须要了解损伤发生的机制，只有清楚具体机制，才能确认风险。运动员在落地时，如果要减少膝关节外翻，内侧腘绳肌则需要快速用力收缩；在投掷时，如果要使肱骨头内旋减速，肩关节的外旋肌则必须快速用力收缩；为了避免运动员在落地或转向时踝关节内翻，踝关节的外翻肌群必须适时地快速用力收缩。

制定评定方案

评定方案的内容必须包含那些会导致损伤的身体功能特征，这样才能用来确定每一位运动员所需要的干预方案。多种因素都可能会导致同一种损伤，但对于每一位运动员而言，则只有一种因素。例如，对外旋肌群的等速离心肌力的评定就可以用来衡量运动员是否能在肱骨头内旋时进行有效的减速。

确定评定标准

评定标准应该依据已经公布的数据或者合理的推论而确定。福斯特（Foster）[2]确定了>6000 AU的训练强度和>2.0的重复性训练会增加运动损伤和疾病的风险。而有些运动员可能经常性地超额训练，在这种情况下，为了管理疲劳以降低损伤风险，体能教练要确保每周训练内容的重复性不要超过2.0。同样地，有数据显示，腘绳肌离心肌力和向心肌力的比值（在膝关节等速屈伸时）小于0.9会使得前交叉韧带极易受伤[3]。在这种情况下，运动员最好选择使用这个标准来评定是否需要增加腘绳肌离心肌力。无论是具体到针对某位运动员，还是具体到针对某个运动项目，或是具体到针对某种损伤，都应该要确定下来具体的评定标准，才能知道谁在特定的时间需要进行什么干预措施。

训练干预

一旦确定运动员的需求，体能教练就要运用功能解剖学方面的知识、训练原理和训练技术来指导训练，以降低运动员损伤的风险。对于所有训练项目都有一个共同的原则，就是在干预一段时间之后，需要再次评定来确定这个干预内容的实施是否有效。

案例 1：把降低发生腰痛风险的训练纳入高水平女子冰球队的体能训练计划中

在冰球项目中，由于脊柱长时间处于屈曲状态，并且需要承载大量的旋转机械应力，女性运动员很容易产生腰痛，在高要求和密集的比赛安排（11天内有 7 场国际比赛）的情况下就更是如此。为了提高竞技水平，训练的关注点应集中在改善下肢缓冲应力和产生力量的素质，提高有氧能力，以及根据赛场具体情况变向的判断力和冲刺能力。这个项目干预的难点是如何在降低腰痛发生风险的同时保证足够的提高专项运动表现的训练。

抗伸展能力、抗侧屈能力和旋转控制能力的不足均可能造成损伤，且已有针对运动员的这些风险因素的测评方法和评定标准（如表 2.1 所示）。在抗伸展能力和抗侧屈能力的评定中，运动员需尽可能长时间地保持要求的姿势，并进行计时。在旋转控制能力的评定中使用定性评估的方法，运动员需按照要求保持中立位姿势，然后抬高一只手臂超过头顶。如果出现任何错误动作，例如胸椎屈曲或者重心转移，则增加记录的分值，在这个评定标准中，0 分意味着动作规范。

因为没有一个小组达到标准，所以采用了 10 个动作练习的躯干循环训练来减少风险因素。这种循环训练在每周基础训练结束时进行 2 次，每次练习次数和时间基于日常训练的基础量来调整，以增加为期 4 周的总工作时长（如图2.1 所示）。

表 2.1　用来判断一个运动员是否有下背部损伤风险的风险因素、测评方法和评定标准

风险因素	测评方法	评定标准
抗伸展能力	弯举	>2.5 分钟
抗侧屈能力	侧举	>2 分钟
旋转控制能力	平板抬手	质量分数为 0

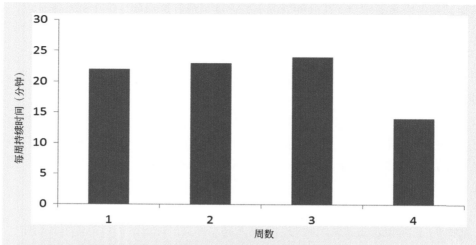

图2.1   躯干功能重建干预期内每周干预训练持续的时间

　　这部分评估在 12 分钟内就能完成。在进行改善运动控制能力的训练中，需要借助一些便捷的小工具来帮助我们观察和判断 [4]，例如，在平板爬行动作中，在背上放置一个泡沫轴，一旦泡沫轴掉下来，说明运动员失去了旋转控制能力。

　　表 2.2 所示的评估结果表明短期干预训练使旋转控制能力有了明显的提高，在抗侧屈能力方面也有一定的改善。这种降低腰痛风险的干预方法的优点是可以不占用其他体能训练的时间。

表2.2   干预训练前、后评估结果比较。效应量大于 1.2 说明有较大的改善

测评方法	前	后	效应量
弯举	130 秒	140 秒	0.22
侧举（取两侧均值）	85 秒	113 秒	0.95
平板抬手（代偿动作）	1.4	0.4	1.2

康复（Rehabilitation）

　　一旦运动员受伤，体能教练就变得至关重要。体能教练不仅能帮助运动员降低损伤风险，还能帮助他们做好康复后期所需的各种准备，同时利用康复的这段时间提升其他方面的体能表现。

以评定标准为导向的康复方案

　　和其他任何训练阶段一样，康复阶段也需要提前把最终的目标需求考虑在

内。运动员伤愈归队，重返赛场有什么样的体能要求？为了满足这些要求，他们的身体素质要达到什么标准？只有提前考虑到这些问题，才能根据不断增加的任务要求来设计和定制康复方案。运动员只有达到了一定的临床或功能评定标准才能进阶到下一个阶段的活动训练。就像之前说过的，这些评定标准是由具体的损伤的风险因素决定的，所以一个以评定标准为导向的康复方案已经被证实有很好的成效，而且也能让体能教练的训练有据可依 [5]。

对一个康复方案而言，体能教练理解具体运动项目的生物力学和生理学要求，以及具体的损伤的机制就相当于知道了最终的康复目标是什么。为了能够实现伤后重返赛场或重返训练的目标，运动员的身体需要能够承受运动中机械应力和生理应激的冲击。就像之前说过的，这可以通过增加运动员身体相应部位的承受能力或者减少对身体相应部位的冲击来实现。因此，体能教练在运动员康复训练中的角色就是帮助运动员提升训练和竞赛中所需的承受能力。

在前面介绍的降低损伤风险部分中提及运动员在完成特定的专项竞技动作时发生过的损伤史，可能和多种不同的风险因素相关。在康复方案的框架里，要求运动员针对这些相关的风险因素来提高相应的基本能力。每一项基本能力都是由与之对应的关键身体功能决定的。例如，在投掷时，肱骨头的内旋运动如果不能及时减速，很可能会造成肩关节损伤。因此，这就是运动员在开始投掷前需要加强训练的基本能力。能够支撑这个基本能力的身体功能包括外旋肌的离心力、外旋肌的爆发力、肩胛骨与胸壁之间的位置关系以及外旋肌离心收缩的时间。上述身体功能可以逐一进行单独评估，以便确定哪种康复方案对于运动员受伤的肩关节的康复是必需的。

损伤部位所能承受的力学负荷的大小是逐渐提高的，因此干预训练也应该层层递进。如果运动员肩胛骨控制能力不佳，那么一开始就不应该以加强力量为目的，给予过大的训练负荷。一旦肩关节无法承受施加的负荷，将对康复造成负面影响。因此，康复训练的具体进度是由不断提高的生物力学要求和特异性，以及损伤部位的愈合情况共同决定的。此时评估就显得非常重要，因为通过评估才能了解那些支持基本能力所必需的身体功能的状态。而且，只有及时建立明确的评定标准，才能确定运动员是否已实现了基本能力，以降低二次损伤的风险。

一个层层递进的、以评定标准为导向的康复方案能够保证运动员实现相应的基本能力，以帮助他们进行适当的训练来提高生物力学要求及其特异性。这是一个非常值得推崇的方法，它给了运动员努力的阶段性目标，并且在运动员重返训练、重返赛场时，能够保证之前的受伤部位已经可以承受相应的应力。同时这也让体能教练应用他们的专业知识（功能解剖学和训练原理）定制的康复方案有据可依。这些康复方案不仅可以提高运动员的承受能力，也能加快整个康复进程。

案例2：前交叉韧带伤后康复过程中改善腘绳肌的功能、力量和爆发力

一位男性手球球员在离奥运会还有18周时发生了腘绳肌撕裂的损伤。为了能正常参加比赛，他决定采用保守治疗的方法。由于内侧腘绳肌的协同收缩可以给予胫骨向后方的力，从而减轻ACL（前交叉韧带）的压力，因此改善这块肌肉的力量是康复训练的重要目标之一。为了确定他需要的训练内容和负荷强度，我们采用了一种递进的评估方法（如表2.3所示）。为了确定内侧腘绳肌的承受能力，我们进行了单腿腘绳肌桥（a single leg hamstring bridge）的评估（膝关节屈曲至20度）。同时，为了确定该肌群是否能够承受较大的离心肌力来保护膝关节，我们还进行了等速肌力评估。最后，为了确定其内侧腘绳肌是否具有预激活策略（pre-activation strategy）和爆发力来保护膝关节，我们用EMG（肌电图）记录了该肌肉的激活过程。这些评估是层层递进的，必须在完成上一个评估的情况下才能开始下一个评估。

在最初的单腿腘绳肌桥测试中，这名运动员只能坚持35秒。经过一个为期3周的连续的腘绳肌功能训练（如表2.4所示），训练量的调整是通过改变每个阶段的训练组数来实现的（如图2.2所示）。到第4周的时候他已经可以坚持超过2分钟了。

表2.3 决定运动员ACL伤后训练强度的风险因素、评估方法以及评定标准

风险因素	评估方法	评定标准
承受能力	单腿腘绳肌桥	2分钟
离心肌力	等速肌力评估	离心峰值扭矩的30%> 向心峰值扭矩
爆发力	EMG功能性分析	内侧腘绳肌的早期激活

表2.4 腘绳肌功能训练

动作	时间/秒
单腿臀桥保持（短时间）（左侧）	30
单腿臀桥保持（短时间）（右侧）	30
单腿臀桥保持（长时间）（左侧）	30
单腿臀桥保持（长时间）（右侧）	30
臀桥行走	30
单腿瑞士球腘绳肌弯举（左侧）	30
单腿瑞士球腘绳肌弯举（右侧）	30

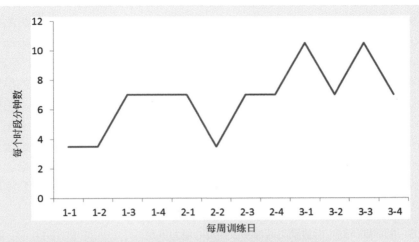

图 2.2　提高内侧腘绳肌的负荷承受能力的每周和每天的训练量

　　等速肌力评估的结果表明，该运动员患侧的腘绳肌离心力不足以保护膝关节（如图 2.3 所示），因而采用高强度的训练方式来促进肌肉增长，同时降低导致离心肌力不足的突触后抑制。相扑式硬拉、壶铃摆动和俯卧卷腿都是可选取的训练动作。为了募集足够的运动单位来实现适应性改变[6]，运动员在硬拉动作中采用大负荷低组数进行训练，在壶铃摆动以及单腿屈曲动作中采用中等负荷直至力竭的方式进行训练。这一力量训练计划每周进行 3 次，持续 3 周。每周操作的组数和次数是有变化的，以实现训练计划的变化性以及使运动员在每个训练周期都能达到所能承受的最大负荷。详细见表 2.5。

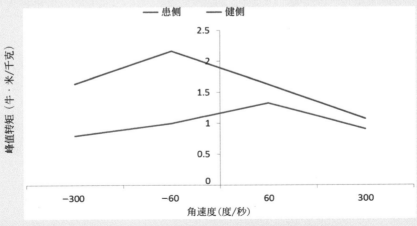

图 2.3　患侧腘绳肌和健侧腘绳肌的离心和向心等速肌力对比曲线图

　　经过 3 周的训练后，进行爆发力的功能性评估时，我们发现运动员的力量不足已有所改善。但是，通过图 2.3 我们可以发现，与健侧相比，运动员患侧的内侧腘绳肌的早期募集晚于健侧，力量弱于健侧。为了改善这个不足，需要采用必要的方法来增加腘绳肌的爆发力，也要加快这一侧的腘绳肌的早期激活。小范围多方向的跳跃训练可以用来改善预激活（pre-activity）[2, 7]。箱桥摆动是用于发展内侧腘绳肌爆发力的方法，运动员单脚踩于一个箱子上（膝关节屈曲至 20 度），同时对侧下肢快速摆动。这个训练虽然看起来训练量很大，但是腿部肌肉承受应力的时间变短，只是需快速地产生更大的力量（如表 2.6 所示）。只需训练 2 周时间，运动员就能在完成落地时的不定向急停动作中将肌肉预激活时间增加 20 毫秒（如图 2.4 所示）。

表 2.5　周训练计划：促进肌肉增长和改善离心肌力不足

日	练习	备注	组数	次数	恢复
1	相扑式硬拉	超级组（最大负荷）	4	6	30 秒
	壶铃摆动		4	最大	3 分钟
	俯卧卷腿	仅患侧	4	最大	30 秒
2	相扑式硬拉	超级组	3	8	30 秒
	壶铃摆动		3	最大	3 分钟
	俯卧卷腿	仅患侧	3	最大	30 秒
3	相扑式硬拉	超级组（负荷同第一天）	5	4	30 秒
	壶铃摆动		5	最大	3 分钟
	俯卧卷腿	仅患侧	4	最大	30 秒

表 2.6　周训练计划：改善腘绳肌预激活能力和提高爆发力

日	练习	备注	组数	次数	恢复
1	单腿跳	随机接触面及障碍物，减少接触次数	4	12	2 分钟
	箱桥摆动	足跟在箱子上，快速摆动	4	10	2 分钟
2	单腿跳	随机接触面及障碍物，减少接触次数	3	8	2 分钟
	箱桥摆动	足跟在箱子上，快速摆动	3	8	2 分钟
3	单腿跳	随机接触面及障碍物，减少接触次数	5	10	2 分钟
	箱桥摆动	足跟在箱子上，快速摆动	5	10	2 分钟

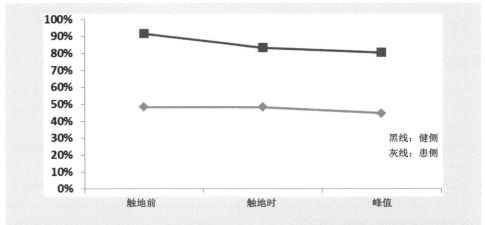

图 2.4　展示了从 30 厘米高度落地时的 3 个阶段（触地前、触地时和峰值），记录到内侧腘绳肌的激活时间为 20 毫秒（图中黑线为健侧和灰线为患侧）；在双侧的原地纵跳动作中，记录到内侧腘绳肌活动正常化的峰值

提升赛场表现的好机会

当运动员发生损伤后，体能教练要时刻牢记帮助运动员实现重返赛场的最终目标。运动员继续进行他们所能参与的专项训练，同时可以利用其他训练模式来维持体能。像 RPE 这样的工具可以用来监控训练负荷，以确保运动员在达到训练总量的同时又遵循了递进式的发展，从而避免过度训练。由于密集的赛事安排和时有冲突的训练要求及压力，有时运动员几乎没有机会去进行制约他们竞技水平的相应的体能训练。

> 体能教练可以通过与团队中其他成员的合作，根据运动员最终的目的和训练的生物力学要求来制定明确的阶段性标准。他们能够与队员一起合作，开展适合的训练干预以确保运动员能够达到这些标准。对于体能教练来说，康复过程是提高运动员身体素质的一个绝好的机会。

总结

体能教练在跨学科合作团队里扮演了一个十分重要的角色，不仅仅是因为他们能帮助运动员降低运动损伤风险，还因为他们可以帮助运动员尽快实现重返训练和重返赛场的目标。体能教练可以应用训练原则，通过特定的运动损伤风险模型设计干预环节。这不仅可以降低肌骨系统承受的应力，还可以提升其承受能力。因此，从某个角度上来说，康复的过程其实也是体能教练帮助运动员提高身体素质的一个机会。

参考文献

[1]Cormack, S. J., Newton, R. U., McGuigan, M. R., & Cormie, P. (2008). Neuromuscular and endocrine responses of elite players during an Australian rules football season. International Journal of Sports Physiology and Performance, 3 (4), 439-453.

[2]Foster, C. (1998). Monitoring training in athletes with reference to overtraining syndrome. Medicine and Science in Sports & Exercise, 30 (7), 1164-1168.

[3]Aagaard, P., Simonsen, E. B., Magnusson, S. P., Larsson, B., & Dyhre-Poulsen, P. (1998). A new concept for isokinetic hamstring: quadriceps muscle strength ratio. American Journal of Sports Medicine, 26(2), 231-237.

[4]Wulf, G., McConnel, N., G.rtner, M., & Schwarz, A. (2002). Enhancing the learning of sport skills through external-focus feedback. Journal of Motor Behavior, 34 (2), 171-182.

[5]Myer, G. D., Paterno, M. V., Ford, K. R., Quatman, C. E., & Hewett, T. E. (2006). Rehabilitation after anterior cruciate ligament reconstruction: Criteria-based progression through the return-to-sport phase Journal of Orthopaedic & Sports Physical Therapy, 36 (6), 385-402.

[6]Spiering, B. A., Kraemer, W. J., Anderson, M. J., Armstrong, L. E., Nindl, B. C., Volek, J. S., & Maresh, C. M. (2008). Resistance exercise biology: Manipulation of resistance exercise programme variables determines the responses of cellular and molecular signalling pathway. Sports Medicine, 38 (7), 527-540.

[7]Moritz, C. T., & Farley, C. T. (2004). Passive dynamics change leg mechanics for an unexpected surface during human hopping. Journal of Applied Physiology, 97 , 1313-1322.

第 3 章

心理学在损伤预防和康复中的应用

泰格·卡尔弗特（Tig Calvert）

引言

心理学在康复治疗中发挥着至关重要的作用，在损伤预防中也意义重大。我们曾以为精神和身体是相互独立的，而现代科学揭示了完全不同且相当有趣的观点。运动员的心理健康在康复过程中发挥着至关重要的作用，情绪、信念和思想等方面都在影响着身体对损伤的反应。精神与身体是相互作用的。而正因为精神和身体之间有内在的关联，心理学的方法才可以用在损伤康复的过程中，帮助增强运动员的意志力，从而降低损伤的风险。

在传统的康复治疗中，运动心理学一直以来的工作重心都是在帮助运动员调整心理状态适应创伤，并坚持开展康复治疗，为重返赛场做准备，却从来没在身体功能的康复上起到什么特定的作用。而现在，在一种新的模式下，康复心理学通过心理学方法，借助精神和身体之间相互影响的生理作用，帮助身体功能恢复和痊愈。

康复心理学家的责任则是帮助运动员发展并使用他们的心理能力，来完成更高效的康复治疗并提高成功率，同时使运动员在身体和心理上更加强健。本章旨在讲解在运动损伤的康复过程中，心理与身体关联的科学论据，并阐明康复团队中心理学家的职责。

心理干预在康复治疗过程中有很多应用。其中有一点很重要，就是应当认识到心理学家的工作范畴不仅仅在心理学领域，也包括让运动员与团队成员之间形成融洽的关系。运动员与教练、心理学家、医生、体能教练、按摩师和营养师之间的互动，以及运动员与他人之间的关系都会对运动员的心理健康造成正面的促进或负面的影响，这些微小但积极的促进，是实现成功康复、重返赛场的基石。

康复心理学理论基础

基于心理神经免疫学（PNI，psychoneuroimmunology）的基础知识，我们对联系身体与思维的通路进行研究，结果发现，无论是正面还是负面的情绪，都能对免疫系统产生影响，并影响组织修复。身体和思维联系的通路之一就是中枢神经系统，在负面情绪和压力的状态下，这一通路对康复治疗的阻碍表现得尤为明显。

早在 20 世纪 70 年代，心理学家、免疫学家罗伯特·艾德（Robert Ader）就已论证了思维与身体是如何利用激素、神经递质和细胞因子（免疫细胞的分泌物）的双向传导来互相联系的 [1]。大脑和免疫系统组成了一个交互式的防御系统，思想、信念和情绪会影响机体的神经化学反应，并直接影响免疫系统甚至每一个细胞。脑部关键功能区域与身体免疫反应之间的相互作用受下丘脑控制。下丘脑是大脑深处一个杏仁状的区域，控制着很多生理活动，如体温调节、饮水、睡眠、性行为等，并且在一定程度上影响着情绪。

下丘脑通过下丘脑 - 垂体 - 肾上腺（HPA，Hypothalamic-Pituitary-Adrenal）轴的反馈系统控制着身体的应激反应。HPA 轴在急性应激的情况下的作用相当明显。然而，在长时间慢性应激下，它可能因无法实现自我调节而产生过量皮质醇，进而削弱免疫系统功能。在慢性应激中，促炎症因子过度分泌，而抗炎症因子的分泌水平相应下降 [2]。

免疫系统不仅可以搜索并破坏病原体，同时也在组织再生和创伤修复中发挥着重要作用。免疫系统会发现并清除因受伤而损坏的细胞或组织，因此其任何缺陷都会对康复造成负面影响。马鲁卡（Marucha）等人发现，牙科专业的学生在考试期间口腔活组织检查的恢复时间比暑假时期高 40%[3]。重要的是，炎症反应的产物 IL-1 mRNA 在同样时间间隔内出现了 68% 的改变。

简单来讲，压力会减弱身体的修复能力。对运动员来说，损伤本身就是一种压力来源。由于压力会对免疫系统造成生理性伤害，因而我们可以认为在长期康复的过程中，心理干预对所有运动员都是有效的。鉴别和评估损伤后的焦虑水平是十分重要的一环。

有些运动员时常在表面上表现出可以坦然面对损伤，但实则内心可能十分焦虑。因此，团队所有成员都应意识到尽早发现运动员焦虑和压力过大症状的重要性。

下丘脑不仅会产生"压力"激素，也会产生"舒缓"激素，如催产素等，可以促进身体痊愈。基于这样的理论基础，我们有所思考：积极的心理状态能否缓解压力带来的负面影响，促进身体分泌有助于恢复的"舒缓"激素。催产素是一种与女性生育有关的激素，但是催产素在男女体内都会分泌，催产素的主要作用之一就是促进身体的生长和修复 [4]，所以催产素在康复进程中发挥着至关重要的作用。

催产素让人产生愉悦安宁的感觉，并能减弱痛苦和焦虑感。当人们做愉快的事情或产生身体接触或进行社交时，催产素的分泌水平会提高。如果运动员在康复治疗期间不与外界、他人接触，催产素的分泌则会减少，从而导致机体自身的恢复能力下降。心理治疗能促进催产素的分泌，例如深度放松或者催眠疗法，除此之外，运动按摩也能产生同样的生理功效。同样地，催产素分泌水平也受社会环境的影响。康复治疗期间为运动员创建适宜的环境不仅能减缓运动员因压力而导致的各种不良反应，而且可以提高催产素等对恢复有促进作用的激素分泌水平。

社会支持已经被证实具有重要作用，有研究发现缺乏社会支持的人的体内催产素分泌水平较低 [5, 6]。因此，我们要认识到运动员所处的社会环境对康复治疗效果的重要性，这一点很关键。

关于改善运动员所处的社会环境的几点建议：
- 即使没有定期的治疗安排，也要安排运动员与医疗和康复团队之间进行定期交流；
- 安排一名未受伤的团队成员与受伤运动员保持联系，使其感受到自己仍是团队的一分子，并能了解团队的每日活动；
- 鼓励团队举办受伤运动员能够参加的活动，包括社交活动；
- 鼓励相同或不同运动种类的受伤运动员之间的相互交流，让他们彼此之间能支持和鼓励。

康复中的思想和信念

不仅仅是情绪会对身体产生相应的生理效应，其他的认知也一样有重要的作用。思想，尤其是信念也会对身体产生生理效应。目前对于这种安慰剂效应已经有了广泛的研究。安慰剂效应，即无效的治疗物质对身体确确实实存在的影响，这不仅是证明身心之间相互作用的一个很好的例子，同时也让我们能够研究特定的信念。关于安慰剂效应的研究表明：安慰剂效应对人体产生的生理效应与实际药物作用相似 [7]。安慰剂效应在缓解疼痛方面的作用尤为明显，因为大脑处理疼痛信号的区域与控制情绪的区域本质上是相连的。我们将会在第 17 章详细讲述这一内容。

另外，当运动员相信治疗会造成伤害或不良影响时，会发生反向效应 [8]。在康复治疗过程中必须意识到这种影响的危害。因此，使运动员对康复治疗抱有积极的信念与信心相当重要。研究认为反安慰剂效应与大脑的海马区有关，因此记忆，即运动员伤后治疗经历非常关键 [9]。一旦发现运动员对康复治疗抱有消极的信念，那就有必要对其进行心理干预。

安慰剂效应和反安慰剂效应产生机制的研究重点在于与之相关的心理特征。安慰剂效应依赖于奖励系统的作用和效力，并且个体对安慰剂的反应也不同。期望、条件和信念这些因素都非常重要。品牌药物比普通药物效果更好。由于期望受到曾经经历的影响，一日四次的安慰剂比一日两次的更有效，注射又比口服更有效 [7]。个体的期望越强烈，安慰剂的作用就越明显。运动员的信念来源于其之前的经历和与康复团队成员的接触。

> 我们的用语非常重要。例如，把受伤的腿称为"坏腿"会在无意识的情况下向运动员灌输负面信念，从而影响愈合进程，并且会影响运动员对患处的认知和对疼痛的感知。确保运动员从团队成员处获得持续积极的沟通交流是至关重要的。

理论在实践中的应用

基于心理神经免疫学的基础知识和对安慰剂效应的研究，我们可以开发出旨在帮助运动员痊愈、促进康复的治疗技术。

理想情况下，心理学家应当在运动员受伤后第一时间对其进行评估，并在整个康复过程中与康复团队协作，根据预期康复时间和运动员的心理需求提供支持与帮助。

心理学家还可以在运动员受伤后与接受治疗前的这一阶段发挥作用。运动员接受焦虑管理帮助越早越好。早期心理干预可以缓解伤病对运动员产生的心理伤害，避免消极的心理状态产生负面的生理影响，从而影响伤口愈合和身体康复。术前的心理干预还可有效减轻术后疼痛，减少用药需求并缩短住院时间 [10]。一项研究表明，简短的放松措施可以减缓运动员压力，促进外部伤口上胶原蛋白的沉积，加速伤口痊愈 [11]。这对重度焦虑的运动员尤为适用。

减轻受伤运动员的焦虑

减轻焦虑、调节应激反应并通过心理干预使运动员的身体产生相应有益的反应是康复心理学的基石。深度放松或临床催眠疗法等技术能帮助运动员实现副交感神经主导中枢神经系统的状态，降低体内皮质醇水平，提高五羟色胺和后叶催产素分泌水平，让身体处于最佳修复状态。结合这些技术，外加帮助运动员发展健康的认知和期望，可以为成功康复提供坚实的心理基础。

因创伤导致的心理不良反应包括悲伤、孤独、感觉被欺骗和不安等 [12]。此外，很多运动员还会有其他负面的心理反应，包括愤怒、悔恨、情绪失控等，这些都会导致运动员感觉到无助、失望甚至有可能发展到绝望。即使是正在接受康复治疗的运动员同样也会感到被孤立和孤独。同样地，缺乏动力、遭受冷漠甚至有时被他人否定也会成为不利于康复治疗的因素。

这些负面的情绪可能源自受伤，但也可能不是。一些运动员对受伤能够坦然接受，从容应对。发展健康的期望和积极的信念可以使运动员在面对压力时有一个心理缓冲，并且在一定程度上防止压力对运动员身体造成损害。同减轻压力一样，积极的心理干预（PPIs，positive psychology interventions）例如习得性乐观主义[13]可以使身心同时受益[14]。研究表明，积极的心理状态有益健康，甚至可以使寿命延长[15]。很关键的一点是，积极的心态是可以通过学习和发展养成的。

ABCDE 法

ABCDE 法可以帮助运动员重新审视他们看待伤病和康复的方式[16]。ABCDE 法，指困境（adversity）、信念（belief）、结果（consequence）导致争论（disputation），最终获得赋能（energisation），提供了一种帮助运动员重新评估他们看待伤病的方式，使运动员能够制定更加乐观的应对策略。悲观的运动员会认为伤病是他们个人的原因，因而自责，并常常认为自己对此无能为力，不可能重新恢复健康。而帮助运动员发展乐观的心态，能让他们意识到受伤不是个人原因造成的，康复是有可能的，并且他们自己能在康复中发挥至关重要的作用。

保持动机

缺乏动机是运动员受伤后的常见后遗症，会严重影响到康复的效果。动机由神经递质多巴胺控制。创伤可能会影响到控制多巴胺水平的反馈系统。运动员习惯于高强度的训练和积极的生活方式，一旦暂停，多巴胺和五羟色胺恢复到普通水平，会导致情绪低落、缺乏动机等问题。我们可以通过帮助运动员确立积极且可达到的目标来重新调整多巴胺水平，使运动员重塑自信，相信自己能够从伤病中康复[17]。当运动员担心自己的运动技能下降、体能变差和自信减退时，他们在康复期间会变得十分沮丧，情绪低落。保持积极乐观的心态，对运动员生理和心理都有好处。也可以鼓励运动员参与一些可以提高多巴胺水平的活动，例如不太激烈但具有竞争性的娱乐活动。

识别不健康的心理

在经历威胁到职业生涯的创伤后，运动员会感到悲伤，出现抑郁症的症状[18]。识别出需要进行进一步鉴定的心理问题症状是十分必要的。在康复治疗期间，饮食失调很常见，此外，有些运动员受伤还会出现创伤后应激障碍（PTSD，post-traumatic stress disorder）的症状。在临床治疗中，运动员出现任何的不正常临床症状，都应该让医疗团队知晓。

康复团队全体成员都应该知晓以下临床症状，这些症状可能表明心理出现问题。

抑郁症状包括：

- 早醒、失眠或嗜睡；

- 食欲不振；
- 情绪不稳定；
- 缺乏快感，对曾经喜爱的事情不再感兴趣。

饮食失调症状包括：

- 情绪不稳定；
- 指甲、毛发和皮肤发生变化；
- 体重变化；
- 偷食；
- 呕吐或使用泻药；
- 过度关注体重；
- 自我认知不准确。

PTSD 的症状包括：

- 幻觉；
- 噩梦；
- 焦虑。

医疗团队中需要有心理干预的支持，有必要的话，也建议配备营养学家。

不过，很多问题还没有到达需要进行临床干预的程度。运动员可能没有显示出需要临床干预的症状，但他们的情绪问题可能已经阻碍了伤口恢复和身体康复。康复期间的心理问题会影响康复进度。心理学家必须明确这些非临床问题，并且还应接受相关的康复技术培训来应对非临床干预的情绪失调。

眼动脱敏后处理疗法[19]（EMDR，eye movement and desensitisation and reprocessing）和释放情感法[20]（EFT，emotional freedom technique）这两种技术在临床干预中非常有用。这两种方法简单易学，使用安全，能够使运动员快速并且永久性地从阻碍康复的情绪问题中解脱出来。大量的相关研究表明，快速眼动脱敏后处理疗法在治疗心理创伤，尤其是创伤后应激障碍方面具有优势。释放情感法在康复期间也非常有用，研究表明，释放情感法能有效降低皮质醇水平，减缓相应的应激症状[21]，该方法类似于冥想或深度放松，对中枢神经系统有明显效果。释放情感法在康复心理学中是一种能减轻压力对免疫系统的影响以及缓解情绪失调问题的有效方法。

重返运动

纵观运动员伤后对于重返运动的各种焦虑可以看出，很大一部分的运动员担心自己不能达到受伤前的水平，或者达不到自己队友的水平[22]。他们可能会因为受伤而失去运动员身份，而重返运动后又会有害怕二次损伤的焦虑。恐惧和焦虑会带来负面的效果，而如果及早发现焦虑或恐惧的症状并使用心理治疗技术进行干预，就能减少不良事件的发生。康复过程中的心理学技术可以帮助运动员成功地重返赛场并预防新的伤病。在运动员准备重返赛场期间，设计的活动应当新颖，要让运动员感受到与队友之间有竞争。受伤的运动员常反映说他们在康复过程中对他们自己和他们的身体有了更深的认识。鼓励运动员与队友分享这些认识，让他们在康复过程中的成长和收获惠及其他队友。

损伤预防

本章讨论的机制不仅适用于运动员受伤后，也同样适用于损伤的预防。教育和帮助运动员控制他们对压力的心理反应，这对预防受伤非常有用，同时也为他们提供了辅助康复的工具。教会每一个运动员深度放松法，使他能调节自己的身体，使之处于有利身体恢复的状态，可以防止轻微损伤的进一步加重，也不容易二次损伤。心理学家的一个作用就是帮助运动员建立强大的心理素质以预防受伤。研究表明，拥有强大的心理素质的运动员受伤概率更小，并且从伤病中康复的概率更大，恢复的效果更好[23]。运动员在受伤前的经历非常关键，我们有充分的论据证明脆弱的心理会更容易导致运动员受伤[24]。

心理韧性（hardness）是心理学中的一个基础概念，指运动员能够承受困难和逆境的能力。目前看来，心理韧性中的自信和乐观两方面对康复有正面促进作用。使用 ABCDE 之类的方法和其他积极心理干预可以帮助运动员发展出强大的心理防御机制，防止产生可能导致伤病的不良心理影响。

心理健康

以下推荐的计划有益于帮助运动员达到健康的心理状态，从而预防损伤。这项计划可以通过为期 2 天的工作来开展，也可以每周进行，持续进行 6 周以上。项目的实施可以涵盖团队全体成员，包括员工和教练，可以限定在同一个运动团队中，也可以在跨项目跨团队中。

教会运动员使身体与内心进行沟通，学会放松，养成积极的心态是本项目的三个最重要的部分。原则上鼓励参与人员在记录任务的同时也将积极的心态写在日记里，并且要注意保护这些个人隐私。积极的心态任务有助于产生积极情绪，并使运动员变得乐观。

这些任务包括：

- 设计一个愿景看板（vision board），展示需求和目标；
- 表达感恩，每天在日记中记录三件值得感激的事情；
- 练习表示友好，如帮别人开门、对他人微笑、和遇到的人聊天，以及在别人需要帮助的时候挺身而出；

- 让运动员更容易实现全身心投入到某项活动中的状态；
- 使用 ABCDE 法，向负面信念发起挑战。

借由心理神经免疫学知识和积极心理学干预的流程，我们可以确保运动员能够增强自己的身心健康。重要的是，我们将这些知识应用于体育领域，在这个领域中，身心健康对运动员取得成功是至关重要的。

总结

重新认识思想与身体之间的关联使我们明确消极的心理状态——愤怒、敌对、焦虑和压力等会对身体康复造成阻碍，而积极的心理状态对身体康复有促进作用。此外，特定的信念、期望和心理状态也很重要。这些知识使得康复心理学家更着重于帮助运动员培养健康的心理情绪状态、积极向上的信念和其他可以促进而非阻碍他们康复的认知。

康复心理学以心理神经免疫学为理论基础，利用心理学技术提高运动员修复创伤的能力。每一位运动员的性格中都有某些特质可以用来促进自身的康复。利用好这些特质可以降低损伤风险、预防伤病和促进伤后的康复。体育领域正率先将先进科学理念运用到实践中，使运动员受益。

以下是伤病治疗专家应当考虑的 5 个关键点。

- 一个积极、值得信任的环境对损伤预防和伤后康复非常有好处。
- 若运动员心理压力大，身体则更容易受伤——要对运动员的身体和心理保持同样的重视。
- 优质的睡眠和良好的营养是损伤预防和康复促进的基本保障。这两方面都是通过下丘脑与免疫系统形成固有的联系，并且是体现身心健康程度的最好标志。
- 运动员感到被孤立和孤独是康复中最常见的问题。建议鼓励运动员在康复期间尽量参与团队活动，使他们感受到自己仍是团队的一分子。
- 损伤可能会是运动员职业生涯的一个转折点。成功的康复可以确保运动员以更自信、更强大的心理状态重返赛场。

参考文献

[1]Ader, R., & Cohen, N. (1993). Psychoneuroimmunology: Conditioning and stress. Annual Review of Psychology, 44 , 53-85.

[2]Maes, M., Songa, C., Lina, A., De Jongha, R., Van Gastela, A., et al. (1998). The effects of psychological stress on humans: increased production of pro-inflammatory cytokines and th1-like response in stress-induced anxiety. Cytokine, 10 (4), 313-318.

[3]Marucha, P. T., Kiecolt-Glaser, J. K., & Favagehi, M. (1998). Mucosal wound healing is

impaired by examination stress. Psychosomatic Medicine, 60 (3), 362-365.

[4]Moberg, K. (2003). The oxytocin factor. Cambridge, MA: Da Capo Press Inc.

[5]Antoni, M. H. (2006). The influence of bio-behavioural factors on tumour biology: pathways and mechanisms. Nature Reviews Cancer, 6 , 240-248.

[6]Gidron, Y., & Ronson, A. (2008). Psychosocial factors, biological mediators, and cancer prognosis: a new look at an old story. Current Opinion in Oncology, 20 (4), 386-392.

[7]Benedetti, F. (2009). Placebo effects: Understanding the mechanisms in health and disease. New York: Oxford University Press.

[8]Data-Franco, J., & Berk, M. (2013). The nocebo effect: A clinician's guide. Australian and New Zealand Journal of Psychiatry, 47 (7), 617-623.

[9]Kaptchuk, T. J., et al. (2010). Placebos without deception: A randomized controlled trial in irritable bowel syndrome. PLoS ONE 5 (12), e15591.

[10]Sullivan, M. (2009). Psychological determinants of problematic outcomes following total knee arthroplasty. Pain, 143 (1), 123-129.

[11]Broadbent, E., Kahokehr, A., Booth, R. J., Thomas, J., et al. (2012). A brief relaxation intervention reduces stress and improves surgical wound healing response: A randomised trial. Brain, Behavior, and Immunity, 26 (2), 212-217.

[12]Evans, L., Hardy, L., Mitchell, I., & Rees, T. (2008). The development of a measure of psychological responses to injury. Journal of Sport Rehabilitation,17 (1), 21.

[13]Seligman, M.E.P., & Csikszentmihalyi, M. (2000). Positive psychology: An introduction. American Psychologist, 55 (1), 5-14.

[14]Cohn, M. A., & Fredrickson, B. L. (2010). In search of durable positive psychology interventions: Predictors and consequences of long-term positive behaviour change. Journal of Positive Psychology, 5, 355-366.

[15]Chida, Y., & Steptoe, A. (2008). Positive psychological well-being and mortality: A quantitative review of prospective observational studies. Psychosomatic Medicine, 70 (7), 741-756.

[16]Seligman, M.E.P. (2002). Positive psychology, positive prevention, and positive therapy. Handbook of Positive Psychology 2 , 3-12.

[17]Scheier, M. F., & Carver, C. S. (1992). Effects of optimism on psychological and physical well-being: Theoretical overview and empirical update. Cognitive Therapy and Research, 16 (2), 201-228.

[18]Appaneal, R. N., Levine, B. R., Perna, F. M., & Roh, J. L. (2009). Measuring postinjury depression among male and female competitive athletes. Journal of Sport & Exercise Psychology, 31 (1), 60-76.

[19]Shapiro, F. (2002). EMDR as an integrative psychotherapy approach: Experts of diverse orientations explore the paradigm prism. Washington, DC: American Psychological

Association.

[20]Craig, G. (2010). EFT for Sports Performance. Fulton, CA: Elite Books.

[21]Church, D. (2013). Clinical EFT as an evidence-based practice for the treatment of psychological and physiological conditions. Psychology, 4 (8), 645-654.

[22]Podloga, L., Dimmock, J., and Miller, J. (2011). Strategies for enhancing recovery outcomes. Physical Therapy in Sport, 12 , 36-42.

[23]Wadey, R., Evans, L., Hanton, S., & Neil, R. (2012). An examination of hardiness throughout the sport injury process. British Journal of Health Psychology, 17 , 103-128.

[24]Arvinen-Barrow, M., & Walker, N. (Eds). (2013). The psychology of sport injury and rehabilitation. London: Routledge.

第 4 章

营养学在损伤预防和康复中的应用

马特·洛弗尔（Matt Lovell）

引言

营养学在运动员训练和康复中扮演着非常重要的角色。毫无疑问，营养良好的运动员不仅恢复迅速，而且恢复得更好。尽管如此，人们还是常常忽视康复治疗期间饮食的重要性。

本章将讲述饮食对伤后康复的影响，并且通过系统的分析方法，强调营养对于运动员发展的重要性。随着营养学的理论与实践的发展，我们总结出了一些安全、有效的营养摄入基本原则，可应用于损伤预防和伤后康复。

营养策略

损伤组织再生环境的优化依赖于营养策略。这就需要我们限制由于损伤或训练对机体造成的损害，并确保受伤部位的周围组织不会受到可能延缓再生进程的机体代谢产物或者化学物质的刺激。

营养策略的基础之一是借助膳食保持人体内部酸碱平衡，并帮助机体控制炎症反应等。最重要的是帮助运动员根据伤后训练水平的变化和康复需求来调整能量和宏量营养素（蛋白质、脂肪、碳水化合物）的消耗和代谢。

除此之外，我们必须让运动员摄入机体恢复所需要的营养素。最原始的方法是使其养成良好的饮食习惯，鼓励运动员为了身体的康复而适当补充微量和宏量营养素。针对不同的损伤选择不同的饮食方案，摄入不同的食物和补剂来补充营养。

具体内容详见图 4.1 和后续章节。

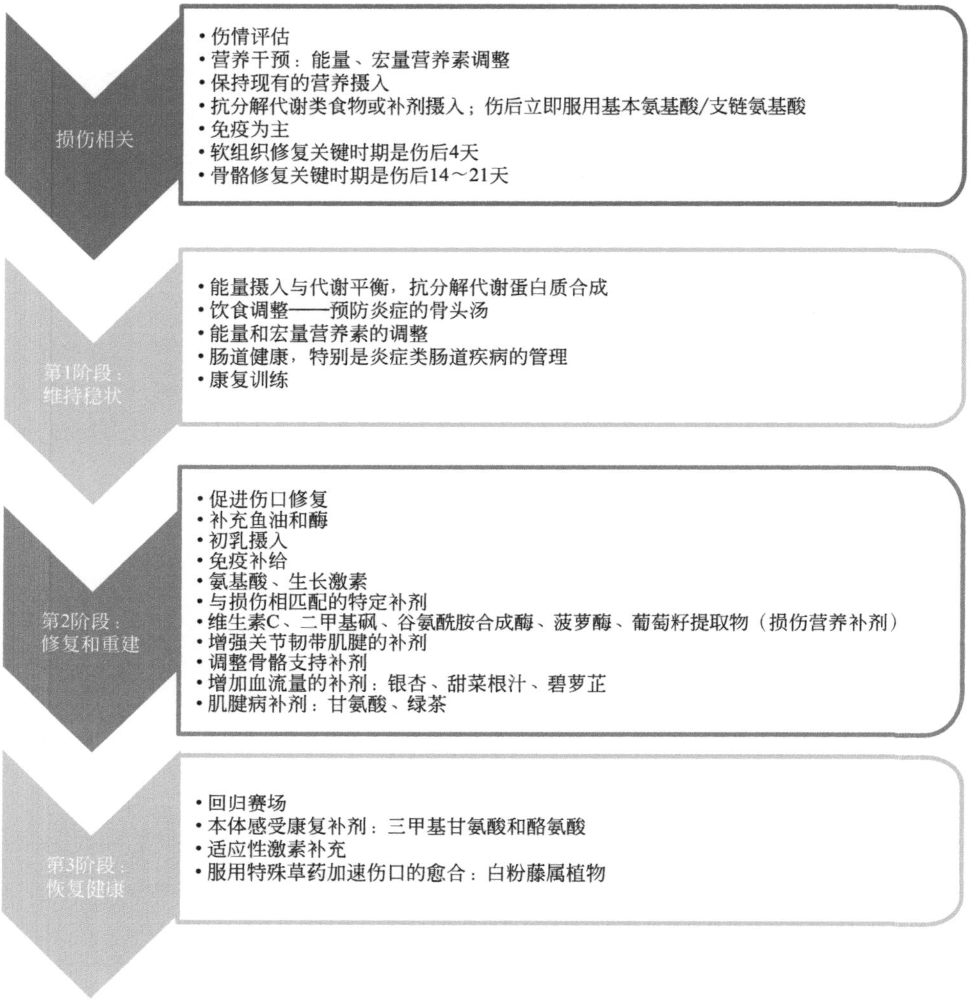

损伤相关
- 伤情评估
- 营养干预：能量、宏量营养素调整
- 保持现有的营养摄入
- 抗分解代谢类食物或补剂摄入；伤后立即服用基本氨基酸/支链氨基酸
- 免疫为主
- 软组织修复关键时期是伤后4天
- 骨骼修复关键时期是伤后14～21天

第1阶段：维持稳状
- 能量摄入与代谢平衡，抗分解代谢蛋白质合成
- 饮食调整——预防炎症的骨头汤
- 能量和宏量营养素的调整
- 肠道健康，特别是炎症类肠道疾病的管理
- 康复训练

第2阶段：修复和重建
- 促进伤口修复
- 补充鱼油和酶
- 初乳摄入
- 免疫补给
- 氨基酸、生长激素
- 与损伤相匹配的特定补剂
- 维生素C、二甲基砜、谷氨酰胺合成酶、菠萝酶、葡萄籽提取物（损伤营养补剂）
- 增强关节韧带肌腱的补剂
- 调整骨骼支持补剂
- 增加血流量的补剂：银杏、甜菜根汁、碧萝芷
- 肌腱病补剂：甘氨酸、绿茶

第3阶段：恢复健康
- 回归赛场
- 本体感受康复补剂：三甲基甘氨酸和酪氨酸
- 适应性激素补充
- 服用特殊草药加速伤口的愈合：白粉藤属植物

图 4.1 损伤康复各阶段的营养疗法

第 1 阶段：维持稳状

运动员受伤后需要考虑应该采用什么样的饮食。这一饮食不仅要提供足够的营养来满足康复的需求，同时还要保持运动员体内酸碱平衡。满足这个要求并不容易，在这一阶段，过量的能量摄入或较少的能量消耗都会导致体内脂肪堆积，给运动员的健康造成负面影响。

这个阶段还有一个关键点是控制炎症反应。炎症反应是伤口愈合的基础和必要过程，但过度的炎症反应又会对康复造成不良影响，所以必须控制炎症反应。因此，治疗方案必须在控制炎症反应的同时又使机体的免疫系统发挥作用，来促进伤口愈合。

能量平衡

运动员受伤之后，因为训练强度的降低，能量消耗也相应减少，为了保持健康水平，就必须相应地减少能量摄入。要做到这一点，必须根据基础代谢率（BMR）和日常活动消耗量来调节训练前和训练后碳水化合物摄入。特别需要强调的是，支链氨基酸/基本氨基酸（BCAAs/EAAs）能够通过促进蛋白质合成，抑制蛋白质分解来促进糖类、脂肪的分解。这些优质的蛋白质前体（氨基酸）在乳清、奶制品、肉类中含量较多，这些基本的营养补剂摄入，是身体康复的基础。新的证据表明，"有生理调理功能"的草药，例如四棱白粉藤（白粉藤属植物），也有类似的功效，但是具体的用量还需要在专业中药师的指导下进行选择，或进行药物测试后再来决定如何摄入这一补剂。

能量平衡和宏量营养素的摄入取决于损伤类型、运动员的身体状况，以及在康复过程中运动员的身体状态。在康复的最早期，我们应该注意多让运动员摄入含有丰富多元酚的草药、香料和蔬菜，并把这些作为基本的食物。这样的饮食不仅能提高营养素密度、降低能量摄入，还能为康复提供良好的营养素基础以促进康复。此外，家里自制的肉汤、骨头浓汤，不仅美味而且可以限制糖类和脂肪合成，并含有丰富的微量元素，能促进康复并控制炎症反应。表 4.1 中列举了无论在康复期，还是在高强度训练期，都可帮助改善身体状况、促进身体康复的基本营养成分。

表 4.1　健康饮食标准

食物种类	例子	对创伤愈合的好处
优质蛋白	草饲牛肉	含有促进组织修复的营养成分
多元酚糖类 甘蓝类蔬菜	无头甘蓝 花茎甘蓝 甘蓝	含有高浓度微量营养素和抗炎症黄酮类化合物
富含黄酮类化合物的淀粉和糖类	卡玛格红米 / 泰国黑米	含有高浓度炎症控制营养素
草药（适用于烹饪）	牛至 蓬蒿	促消化，抗氧化
香料	姜黄 肉桂	抗代谢分解，抗炎症
茶类	绿茶	抗炎症、抗氧化、发热和镇静功能
功能性甜味剂	甘氨酸	甘氨酸是胶原蛋白的重要成分

酸碱平衡

必须严格控制运动员身体的酸碱平衡，只有当酸碱达到动态平衡时人体体内的大部分酶才能保持最高活性的状态，才能最好地发挥作用。人体酸碱平衡极易遭到破坏，酸性食品（如肉类和谷类）和碱性食品（水果和蔬菜）的摄入搭配不均时，人体就不得不超负荷工作来维持体内酸碱平衡。众所周知，骨骼中的钙流失会影响骨骼健康，但其实钙的流失也会影响人体内矿物质的平衡和运转。保持良好的钙的摄入不仅能促进蛋白质合成，而且对康复也是大有裨益的。而膳食中的蔬菜摄入也同样重要，毫无疑问，蔬菜中的营养素有益于伤口的愈合、激素分泌，并保持体内酸碱平衡。

通过饮食来控制炎症反应

炎症反应是疾病或损伤的必经过程，炎症反应帮助营养素和免疫因子（通过血液和淋巴系统）朝受伤部位移动，有利于伤口的修复。因而，我们需要特别注意不要让运动员摄入过多可能会阻碍这一过程的食物。均衡膳食，摄入适量的脂肪酸和微量营养素，能够让人体产生适量的炎性物质前体（precursors），通过这种自然的方式来有效地控制炎症反应。

然而，慢性炎症反应或过度的炎症反应却是有害的。在炎症反应或机体修复过程中，免疫系统通过分解人体成分来为这一反应供能，肌肉组织常常在这一过程中被分解，所以在长期慢性炎症反应和不受控制的炎症反应中，这是相当有害的。

炎症的逐级判定标准

从营养学的角度出发，在损伤的急性期我们不应干预和影响炎症反应的进程。急性期对于软组织而言是损伤后的 72 小时内，骨组织是损伤后的 14 天到 21 天内，这段时间内我们应该让机体自发进行炎症反应而不加以干预。

因为体内微量元素的含量以及 ω-3 与 ω-6 脂肪酸的比值均会很大程度上影响机体修复和炎症反应，所以可以通过检查血液来监测运动员体内必需微量元素的含量，及时发现运动员是否营养不良，从而优化营养摄入，促进康复。

表 4.2 中列举了血红细胞计数分析的参考标准。

营养不良的判定标准

一旦血液检查后发现了运动员微量元素的含量不足，我们就应该进行干预，每日膳食需要有多种营养素的均衡配比，应包含维生素、矿物质和一些助辅因子。但是，也要避免"大剂量"服用某些具有抗炎症作用的营养素而抑制了炎症反应，例如浓缩型类黄酮提取物，这类提取物通过清除大量自由基，产生抗氧化的作用，干扰炎症反应细胞所需的信号传导通路。如果不确定如何选择食物，就补充天然的食材。在以上膳食标准的基础上，我们还应该让运动员摄入色彩鲜艳的食物，例如浆果类（特别是蓝莓）和绿茶（富含天然黄酮类化合物）。色彩鲜艳的香料、草药和蔬菜中通常含有丰富的抗氧化剂。

表 4.2　血红细胞计数分析

营养素	最佳范围	关联性
镁（红细胞标准）	>35 毫克 / 升	免疫功能、康复对人体健康有多种益处
维生素 D_3（25[OH]D）维生素 K（与维生素 D 的作用相应）羧基化后的骨钙素（ucOC）	>100 纳摩尔 / 升中心值 +20%	免疫功能、蛋白质合成、骨生成、钙代谢、抗癌作用
血清中的维生素 A（与维生素 D 的作用相关）	平均 125 微克 / 分升	
铁的分布铁蛋白铁结合力的总和	75 ~ 15020 ~ 55中心值 +20%	免疫功能、营养供应、维生素 B_{12} 的脑神经系统功能、生产健康血液的能力。叶酸的必要性包括 DNA 修复、血红细胞形成和甲基化作用
活性维生素 B_{12}（红细胞标准）	>95 皮摩尔 / 升	
红细胞散孔	中心值 +20%	
ω-3 脂肪酸：ω-6 脂肪酸（红细胞标准）	1 : 3 ~ 1 : 2	炎症，有益于增强细胞功能和免疫调节功能

康复运动补剂

对于伤后实现补充高价值营养素的目标，运动补剂是一个很好的办法。我们不仅要混合多种对康复和伤口愈合有帮助的营养素，也要确保我们制作出来的混合补剂口感好并且方便消化。如果混合补剂中加入过多的氨基酸则会导致胃肠道不适。下面我们给出的配方是经过多次改良的配方，当其加入适当的冰后，不仅口感佳，还方便消化，具体配方如下。

400 毫升的水

5 克的支链氨基酸

5 克的基本氨基酸

甘氨酸、谷氨酰胺、精氨酸、鸟氨酸 -α- 酮戊二酸、瓜氨酸、肌酸、β- 羟基 -β- 甲基丁酸盐和亮氨酸各加入一勺。

蓝莓提取物、生可可豆碎粒、蜂蜜和调味剂各加入一勺。

混合搅拌 30 ~ 45 分钟。

脂肪酸

保持体内必需脂肪酸的平衡对控制炎症反应有着重要意义。ω-3 和 ω-6 脂肪酸是众多炎性脂质物质的前体，也就是说，调控 ω-3 和 ω-6 脂肪酸在体内的含量对控制炎症反应有重要意义。

- 如果运动员体内 ω-3 和 ω-6 脂肪酸的比值远低于最佳比值，我们就非常有必要分析运动员现有的食谱。如果运动员没有条件增加每日的鱼油摄入，就需要根据运动员的体重来添加 EPA（鱼油的主要成分）补剂，一般是一天最多摄入 3 克 EPA。
- 为了有效地控制炎症反应，需要补充大剂量的脂肪酸，其中也需要摄入适量以下的 ω-6 脂肪酸。
  - 亚麻油酸（GLA）：GLA 富含人体必需不饱和脂肪酸。琉璃苣油可以提供纯净的 GLA，也能避免摄入过量 ω-6 脂肪酸，从而造成 ω-3 和 ω-6 脂肪酸的比值失调。
  - 花生四烯酸（AA）：可以通过补剂来补充，也可以通过食用鸡蛋和大虾等食物来补充。

肠道炎症的问题

炎症反应源于免疫系统。免疫系统有抵御病毒入侵的作用，而肠道是免疫系统的第一道天然防线。肠道系统功能的减弱会影响人体整个免疫系统功能 [1]，同时可能产生连锁反应，影响运动员的心理健康 [2]。

要控制肠道系统的炎症，需要考虑以下 3 个主要因素。

- 益生菌（probiotic）和益生元（prebiotic）策略（摄入能促进肠道菌群发育生长的食物）。酸奶和发酵食物（如酸菜）是理想的选择，这类食物可以帮助和促进肠道菌群的发育生长，因此这类食物应该加入运动员的食谱中，并且这些食物能在大多数的食品商店中买到。为了完成每天培养 300 亿个菌体的目标，我们需要耐热的非竞争性菌群，并且易于保存，能在室温环境（25 摄氏度以下）下生存。
- 消炎药的使用必须要慎重，应在医生的指导下服用消炎药。因为消炎药的使用可能会破坏正常的常态菌群生态，引起肠道菌群失调，影响肠道健康 [3]。
- 改善食谱或使用营养补剂的目的在于降低肠道的“通透”功能。有些营养素对降低肠道通透性的效果显著。牛初乳就是其中之一 [4]，每天食用简单原料自制的骨头汤或肉汤，也有促进肠道通透功能和伤口愈合的功效。

第 2 阶段：修复和重建——运动员身体恢复健康

只要运动员的状态稳定下来了，我们就将重心转向损伤的修复上。损伤的修复需要考虑以下几方面：

- 营养的供应和废物的清除（保持人体正常的体内循环）；
- 受损组织的再生；
- 免疫系统的中枢协调作用。

循环和血管舒张

人体主要通过舒张血管来改善血液的流动。血液循环与一氧化氮（NO）高度相关（一氧化氮能舒张血管，从而有利于血液循环）。食用富含硝酸盐和亚硝酸盐的食物有助于人体内一氧化氮的产生。通过在日常饮食中摄入有机水果和蔬菜，能很大程度上满足要求[5]。此外草药和香料中也含有可以促进血液循环的水杨酸盐和血液稀释剂[6]。

除了食物之外，还有其他一些营养补剂也能促进血液循环。例如，银杏提取物也能促进血液的流动，但是同抗凝血剂一样，这一草药需慎用[7]。左旋精氨酸和瓜氨酸都是一氧化氮前体，也能促进血液循环[8]。对于刚开始服用这类补剂的人推荐以下配比：2～3 克的精氨酸和瓜氨酸，加上 120 毫克符合要求的银杏提取物，每天服用 2 次。这些补剂可从保健品专卖店或者网上购买，注意要购买世界反兴奋剂机构（WADA）已核准认可的产品。

再生：促进蛋白质的合成和抗蛋白质分解代谢

蛋白质的合成是稳定伤情、修复损伤以及恢复健康的关键。促进蛋白质合成需要注意：减小训练量；摄入优质蛋白质（尤其是富含基本氨基酸或亮氨酸的优质蛋白）。忽略任何一点都会减缓损伤愈合速度。我们提供给受伤的运动员的饮食标准（如表 4.1 所示），食物种类丰富，所含的营养素足以促进蛋白质合成并维持体内蛋白质的平衡，同时，能量的摄入也可以根据碳水化合物和脂肪含量来调整。此外，在进行膳食营养补充的同时，应该持续地检测并促进体内的水合作用。

除蛋白质外的其他补剂

上述运动员的饮食方针可以满足绝大多数的氨基酸摄入的需求，有研究表明，有一些特殊的氨基酸也能给身体带来额外的益处。促胰岛素分泌剂可以促进生长激素的释放，促进合成代谢。在睡前或训练前摄入，可以与人体自身激素分泌的生物节律配合作用，促进损伤康复。

鸟氨酸 -α- 酮戊二酸（OAKG，ornithine alpha ketoglutarate）通过口服来补充效果更好[9]，可以促进肌肉蛋白质的合成[10]，还可以添加到果汁中（不能加入其他富含蛋白质的食物中），食用时建议在临睡前服用，剂量为每千克体重250毫克。天然食物中 OAKG 含量较少，虽然富含蛋白质的食物如鸡肉中也有 OAKG，但是研究表明，OAKG 以补剂的形式单独补充的效果更好。

免疫反应：免疫系统的支持与刺激

通过调节免疫系统能够促进机体的代谢和合成，从而促进创伤恢复。通过判断运动员是否缺乏对免疫有益的营养素，我们可以更加高效地进行免疫系统的调节，这些重要的营养素在表 4.2 中有详细介绍。

紫锥菊具有调节免疫和促进创伤愈合的特性 [11]，牛初乳中含有大量的免疫因子，而免疫因子可以刺激人体自身免疫蛋白的产生 [12, 13]。推荐的牛初乳和紫锥菊的剂量是 20 ～ 60 克的牛初乳配合 1 克的紫锥菊，每 3 小时服用 1 次。牛初乳的最大优点是低乳糖，特别是当每次服用 5 克以上时，其低乳糖的优点就体现出来了。

抗分解代谢物质能够减少压力激素分泌，因此对免疫系统也有好处。因为牛初乳对免疫系统有正面促进的作用，所以将抗分解代谢物质与牛初乳一起服用，这不仅对免疫系统有好处 [14]，而且对于运动员，尤其是每天需要大量训练的运动员也很有帮助（剧烈运动或长时间运动会引起免疫功能短暂低下）[12]。碧萝芷是一种提取自树皮的天然强效抗氧化剂，它也能加速伤口的愈合 [15]。表 4.3 中列举了这类物质。

表 4.3 促进伤口愈合的抗分解代谢途径

物质 / 因素	作用机制	服用量
充足的能量	摄入不足，意味着人体所需的能量会通过机体脂肪和机体蛋白分解代谢来提供	测量基础代谢率，然后再测量活动因素。使用能源物质的配比来分配饮食，例如30% ～ 40% 的蛋白质、30% 的脂肪、30% ～ 40% 的碳水化合物
充足的蛋白质	伤口愈合需要蛋白质，蛋白质不足会延缓损伤组织的再生过程	剂量：2.2 克 / 千克瘦体重，每天分为 4 ～ 6次，随餐服用为了达到帮助康复的目的，可以在训练期间服用
亮氨酸	虽然亮氨酸的促分解作用强于抗分解作用，但其是一种肌肉蛋白合成必不可少的氨基酸	剂量：0.3 克 / 千克体重，分为 3 等份，分别在起床时、临睡前、训练期间服用

物质 / 因素	作用机制	服用量
β- 羟 基 -β- 甲基丁酸盐（HMB）	羟甲基胆素可以减缓生病时的机体的分解代谢作用，因此服用 HMB 有助于避免过度训练造成的异常分解代谢作用	在清晨或训练前服用 3 ～ 5 克
支链氨基酸（BCAAs）	支链氨基酸为损伤组织的修复提供基本原料，并且还能帮助运动员避免在康复期间精神过度敏感或过度焦虑	剂量：0.3 克 / 千克体重，在康复期和平常训练时都可以服用。可以将其加入训练前的运动补剂或训练后的运动补剂中
姜黄 / 姜黄色素	姜黄是抗炎营养补剂，能防止蛋白质过度分解并促进肌肉组织对于葡萄糖的吸收	直接服用姜黄：1 克 / 次，3 次 / 天 通过饮食来摄取姜黄：食物中应添加或含有至少 5 ～ 7 克姜黄
ω-3 脂肪酸	ω-3 脂肪酸能控制炎症反应，促进肌肉蛋白质的合成。ω-3 脂肪酸的这一功效对于中老年人以及正在发生炎症反应的人群的效果尤为明显	剂量：2 ～ 3.5 克的二十碳五烯酸（EPA）或二十二碳六烯酸（DHA），减少日常饮食中 ω-3 脂肪酸的含量
肌酸	肌酸可以防止人体因受伤制动而导致的肌肉萎缩	剂量：1/16 克 / 千克体重。例如一个体重 80 千克的人需要在运动补剂中加入 5 克的肌酸
鸟 氨 酸 -α- 酮戊二酸（OAKG）	一氧化氮（NO）的前体物质，能加速组织愈合与修复	剂量：在运动补剂中加入 0.2 克，并在睡前服用
谷氨酰胺	实验研究显示，谷氨酰胺能促进伤口的愈合，促进肠道的健康以及生长激素的分泌	剂量：每天 0.2 克 / 千克体重，可以与支链氨基酸一起摄入，平均分配成一天多次
精氨酸 / 瓜氨酸	帮助增强免疫系统，促进生长激素的分泌，是生长发育所必需的氨基酸	剂量：训练前和睡觉前服用，3 ～ 6 克，与促分泌类氨基酸补剂一同服用

针对损伤的专门补充

骨头高汤作为食补，可能比最好的营养补剂效果更优，因为它含有多种酶底物，有利于组织修复和肠道健康。规律的营养均衡的饮食有助于全身恢复。而一些特殊的补剂则有其独特的功效，对于某些伤病的恢复有更好的效果。但本章无法列举所有损伤与其对应的需要摄入的补剂，对于骨骼系统、软组织损伤治疗的营养学总体建议如下。

骨骼系统

- 伤后 48 小时内的抗分解代谢策略如表 4.3 所示。
- 进行表 4.2 中的血液测试，根据测试结果，进行相应的必需营养素的补充。
- 调整每日能量摄入（摄入能量与消耗能量动态平衡）。
- 将色彩鲜艳的碱性食物纳入每餐的食物组成（如表 4.1 所示）。
- 为了避免继发性损伤，尽可能食用能促进身体机能的营养补剂，例如，维生素 C、二甲基砜（MSM）、菠萝蛋白酶、葡萄籽萃取物、甘氨酸。
- 促进蛋白质补充和抗分解代谢是伤口修复和组织重建的基础，并且在这之前我们需要营养补剂来增加血流量，例如瓜氨酸、精氨酸和银杏提取物。同时我们还需对运动员的炎症反应和氧化过程进行管理，补充绿茶可以达到这一目的。
- 使用骨骼支持配比公式。宏量营养素（维生素 K_2、镁、钙等）：微量矿物质（锶、硼等）=2：1。

软组织损伤

- 立即使用抗分解代谢策略（如表 4.3 所示），增加蛋白质和氨基酸的摄入。
- 调整每日能量摄入（摄入能量与消耗能量动态平衡）。
- 甘氨酸和绿茶对预防和治疗肌腱病变都有特殊的疗效。每天饮用大约 5 杯绿茶，有利于人体摄入足量的类黄酮，但是要达到临床治疗效果，需要饮用浓缩绿茶。

对运动员来说，服用营养补剂也是有隐患的。必须确保给运动员服用的补剂通过了世界反兴奋剂机构等相关专业机构的药物测试，确保这些补剂不含任何兴奋剂是我们的职责。如果对任何补剂有任何疑虑，就不要使用！

第 3 阶段：恢复健康——回归比赛

最后阶段的康复训练，会逐步使运动员回归到完整的竞赛及日常训练的强度，因此这一阶段的营养要满足身体负荷和技术增加的需求。通过饮食来补充该阶段身体的能量储备和稳定激素环境是至关重要的，也是作为提高竞技表现及预防损伤的营养支撑。

持续服用之前提到的抗分解代谢及抗炎症反应的食物和补剂是十分重要的。我们选择的食物要具有以下特征：能够帮助调整胰岛素和皮质醇水平，使其达到动态平衡；含有氨基酸类的促分泌营养素，例如精氨酸。精氨酸可以帮助运动员调整运动后体内的生长激素水平。生长激素对于帮助伤口愈合和帮助运动员适应训练量变化都有重要意义。

在康复治疗过程中，优化运动员的营养摄入有一个重要目的，即优化运动员的生理机能并使其生长激素水平达到动态平衡，这样可以帮助运动员更好地应对训练带来的压力和疲劳。持续服用有生理调节功能的草药，例如零陵香、五味子和红景天，也有辅助作用。

通过膳食进行调整的另一个关键因素是胰岛素 / 皮质醇比率。胰岛素是体内最重要、最强力的合成代谢激素，它能刺激肌肉摄取氨基酸，促进睾酮的产生。通常来说，血糖升高后胰岛素的分泌才会增加，但是乳制品中像谷氨酰胺和亮氨酸这样的氨基酸能在不摄入碳水化合物的情况下（摄入碳水化合物会升高血糖），也能促进胰岛素分泌，从而增强肌肉糖原的合成。

运动员受伤前由于每日训练的能量需要，每天的高糖饮食导致胰岛素持续处在较高水平。但是，康复期间的运动员，由于运动量或训练量的下降，需要减少能量摄入，避免脂肪堆积。

当人体由于产生应激反应而导致体内血糖不足时，皮质醇就会分泌并发挥作用了。皮质醇的分泌增加会削弱免疫系统功能，从而减少炎症反应，同时皮质醇还能促进脂肪分解，刺激机体合成血糖，但是长期的高皮质醇水平会阻碍肌肉对葡萄糖的吸收甚至导致肌肉分解。

因此，问题的关键就是保持体内合成（胰岛素）和分解（皮质醇）的动态平衡，表 4.4 中列出了一些皮质醇水平调节剂。

表 4.4　皮质醇水平调节剂

皮质醇水平调节剂	机制
碳水化合物	通过抗分解代谢或抗饥饿来抑制皮质醇分泌
谷氨酰胺	降低皮质醇水平
磷脂酰丝氨酸	研究显示，在运动后服用 600 毫克的磷脂酰丝氨酸可以降低皮质醇水平 [16]
维生素 C	研究显示，在耐力性运动后服用 1 ～ 1.5 克维生素 C 可以降低皮质醇水平 [17]
抗氧化剂	槲皮素和多元酚等抗氧化剂可以降低皮质醇水平，降低自由基水平，防止由于生理应激（产生应激反应时皮质醇水平上升，加速体内糖原、蛋白质、脂肪的分解）造成的细胞或组织损伤
左旋赖氨酸和左旋精氨酸	对于有易焦虑特质的人来说，服用左旋赖氨酸和左旋精氨酸可以使他们在发生应激反应时，避免皮质醇水平出现大幅度变化 [18]

最后，可以通过摄入抗疲劳氨基酸（例如酪氨酸[19]）和氨基复合物（例如肌酸[20]），为机体创造一个良好的有利于损伤康复的内环境。

> 身体成分评估是运动员健康管理的基本组成之一。定期进行完整的人体成分测量是管理计划的核心，它将帮助运动员充分地适应并回归赛场，调节受损组织横截面的修复，并限制制动肢体的分解代谢。

总结

在运动员的训练中常常会发生运动损伤。我们要对炎症反应、分解代谢作用和营养学知识有足够的了解，并将这些理论知识运用于实践，来确保运动员恢复健康。聪明的运动团队知道如何调整伤后的能量摄入来使能量摄入与能量消耗达到动态平衡，知道哪一种营养素是促进伤口愈合的关键，并选用相应的合理的饮食或补剂来帮助运动员恢复。本章只是提供了一些摄入营养素的基本原则，具体的饮食和补剂的摄入可以依据运动员的个人特点不断进行调整。

参考文献

[1]Mengheri, E. (2008). Health, probiotics, and inflammation. Journal of Clinical Gastroenterology, 42, S177-178.

[2]Fehér, J., Kovács, I., & Balacco Gabrieli, C. (2011). Role of gastrointestinal inflammations in the development and treatment of depression. Orvosi Hetilap 152 (37), 1477-1485.

[3]Espinoza, L. R., & García-Valladares, I. (2013). Of bugs and joints: the relationship between infection and joints. Reumatología Clínica 9 (4), 229-238.

[4]Playford, R. J., MacDonald, C. E., Calnan, D. P., Floyd, D. N., Podas, T., Johnson, W., ... & Marchbank, T. (2001). Co-administration of the health food supplement, bovine colostrum, reduces the acute non-steroidal anti-inflammatory drug-induced increase in intestinal permeability. Clinical Science 100 (6), 627-633.

[5]Baxter, G. J., Graham, A. B., Lawrence, J. R., Wiles, D., & Paterson, J. R. (2001). Salicylic acid in soups prepared from organically and non-organically grown vegetables. European Journal of Nutrition, 40 (6), 289-292.

[6]Paterson, J. R., Srivastava, R., Baxter, G. J., Graham, A. B., & Lawrence, J. R. (2006). Salicylic acid content of spices and its implications. Journal of Agricultural and Food Chemistry, 54 (8), 2891-2896.

[7]Diamond, B. J., & Bailey, M. R. (2013). Ginkgo biloba: Indications, mechanisms, and safety. Psychiatric Clinics of North America, 36(1), 73-83.

[8]Bescós, R., Sureda, A., Tur, J. A., & Pons, A. (2012). The effect of nitric-oxide-related supplements on human performance. Sports Medicine, 42(2), 99-117.

[9]Le Bricon, T., Coudray-Lucas, C., Lioret, N., Lim, S. K., Plassart, F., Schlegel, L., De Bandt, J. P., ... & Cynober, L. (1997). Ornithine alpha-ketoglutarate metabolism after enteral administration in burn patients: Bolus compared with continuous infusion. American Journal of Clinical Nutrition, 65 (2), 512-518.

[10]Walrand, S. (2010). Ornithine alpha-ketoglutarate: Could it be a new therapeutic option for sarcopenia? Journal of Nutrition Health and Aging, 14 (7), 570-577.

[11]Zhai, Z., Haney, D. M., Wu, L., Solco, A. K., Murphy, P. A., Wurtele, E. S., Kohut, M. L., & Cunnick, J. E. (2009). Alcohol extract of Echinacea pallida reverses stress-delayed wound healing in mice. Phytomedicine, 16(6-7), 669-678.

[12]Davison, G. (2012). Bovine colostrum and immune function after exercise. Medicine and Sport Science, 59, 62-69.

[13]Gleeson, M. (2013). Nutritional support to maintain proper immune status during intense training. Nestlé Nutrition Institute Workshop Series, 75 , 85-97.

[14]Zimecki, M., & Artym, J. (2005). Therapeutic properties of proteins and peptides from colostrum and milk. Postepy Hig Med Dosw, 59 , 309-323.

[15]Blazsó, G., Gábor, M., Sch.nlau, F., & Rohdewald, P. (2004). Pycnogenol accelerates wound healing and reduces scar formation. Phytotherapy Research, 18 (7), 579-581.

[16]Starks, M. A., Starks, S. L., Kingsley, M., Purpura, M., & J.ger, R. (2008). The effects of phosphatidylserine on endocrine response to moderate intensity exercise. Journal of the International Society of Sports Nutrition, 5 , 11.

[17]Peters, E. M., Anderson, R., Nieman, D. C., Fickl, H., & Jogessar, V. (2001). Vitamin C supplementation attenuates the increases in circulating cortisol, adrenaline and anti-inflammatory polypeptides following ultramarathon running. International Journal of Sports Medicine, 22 (7), 537-543.

[18]Jezova, D., Makatsori, A., Smriga, M., Morinaga, Y., & Duncko, R. (2005). Subchronic treatment with amino acid mixture of L-lysine and L-arginine modifies neuroendocrine activation during psychosocial stress in subjects with high trait anxiety. Nutritional Neuroscience, 8(3),155-160.

[19]O'Brien, C., Mahoney, C., Tharion, W. J., Sils, I. V., & Castellani, J. W. (2007). Dietary tyrosine benefits cognitive and psychomotor performance during body cooling. Physiology & Behavior, 90(2-3), 301-307.

[20]Cook, C., Crewther, B., Kilduff, L., Drawer, S., & Gaviglio, C. (2011). Skill execution and sleep deprivation: effects of acute caffeine or creatine supplementation - a randomized placebo-controlled trial. Journal of the International Society of Sports Nutrition 8 , 2.

第二部分

运动能力

第 5 章

医学评估和赛前筛查

迈克·邦迪（Mike Bundy）、莉萨·霍奇森（Lisa Hodgson）

引言

赛前筛查（PPS，pre-participation screening）是运动员在新赛季开始或者参加新训练时例行的评估方法。赛前筛查的种类多种多样，有的是百万英镑身价的足球运动员签约前需要完成的完整筛查，也有的是运动员参加比赛前简单的例行筛查。不同的体育项目或不同的专业机构对筛查所包含的检查项目有不同的标准和规定。举例来说，在意大利，每个人在参与体育比赛前，为了防止猝死的发生，都需要做心脏筛查评估。

赛前筛查没有固定的标准程序，可根据医疗团队、运动团队和运动员的具体要求进行调整。但赛前筛查主要分为两类：心血管疾病筛查和基于运动员既往病史的其他疾病筛查。

本章旨在介绍筛查的原则、益处以及方法。心脏筛查也属于赛前筛查的重要内容之一，我们会详细介绍。

筛查原则

筛查的首要目标是鉴定运动员的健康状况。筛查需要科学地开展，并且整个筛查流程应该由在运动医学和赛前筛查领域有丰富经验的专业医师来执行，是以健全的医疗标准为基础的。其中筛查前的准备工作和筛查计划的制定尤为关键，必须在合适的环境下进行筛查，选择正确的设备，并且确保运动员不受外界干扰。除此之外，还需要尽可能多地收集并记录运动员的个人信息，这些信息也包括运动员的既往检查报告和就医情况。

每一个参与筛查的人都应该清楚，如果在赛前筛查中发现了任何异常，就必须引起重视，我们需要对这些问题可能导致的严重后果进行进一步的研究分析，一定不能掉以轻心。因此，进行赛前筛查之前得到运动员的同意非常必要。赛前筛查只有在极少数情况下会对运动员的职业生涯产生严重的后果和影响。如果筛查时发现严重疾病，运动员可以中途退出筛查，但他们需要在退出前做全面咨询，并且向相关部门提供书面意见和筛查证明，经批准后才可以中途退出筛查。

我们需要意识到，赛前筛查有时也会给运动员带来严重的后果。例如，有些运动员可能因此再也无法或者暂时无法参加比赛，并且需要再次筛查或进一步治疗。举例来说，有一次在 733 名青少年学生参与的调研项目中，发现 0.4%的学生不能参加体育比赛，5.5%的学生暂时不能参加体育比赛，并且需要进一步检查 [1]。

筛查程序要有良好的效度，如果我们使用某些特殊的指标，那么必须确定这些指标与运动员的比赛成绩或身体健康有高度的相关性。无论做哪类筛查，最重要的都是尽早检查运动员身体异常的状况，并尽早做治疗。在大型赛事中，赛前筛查还包括普通筛查中没有的项目，但是这些项目同样必须具有可信度、敏感度和针对性，检查费用也需在运动员的承受能力之内。例如，通过检查血液来检测女性耐力型运动员体内缺铁性贫血的情况。

筛查的益处

在筛查的过程中能发现很多问题，但在体育界，最主要的问题可能还是肌肉骨骼系统的异常改变，因为这些异常变化会给运动员带来损伤的风险。制定一份完整并能够适用于整个团队的损伤预防训练计划来降低伤病发生率通常是不现实的。但是，根据运动员个人筛查的情况来针对性地制定损伤预防训练计划是可行的 [2, 3]。这就是赛前筛查的益处，我们将在第 6 章详细介绍这一点。

精英运动员赛前筛查

赛前筛查主要有以下目的。

- 明确可能会影响比赛的不利因素和可能会造成损伤的风险因素，确定损伤风险并进行预防性康复（pre-rehabilitation）或者康复治疗（rehabilitation）的需要。
- 从肌肉骨骼、普通内科（含心血管内科）等方面来设定运动员的健康基线（baseline）。
- 帮助医疗人员发现运动员的高风险行为，如感染、饮酒和吸烟等。
- 检查运动员的身体状况是否符合法律、保险的要求和比赛规则。
- 讨论筛查流程的许可标准，以及任何医疗问题的保密性。这一点尤其需要注明，需要明确规则框架，例如医疗团队与教练应讨论哪些医疗问题，讨论时运动员本人需不需要到场，以及讨论该运动员医疗问题时，运动员本人如果缺席，是否需要签订协议。
- 医疗报告常被用作谈判资料。
- 通过赛前筛查可以和运动员沟通其医疗团队和俱乐部是如何开展工作的。

赛前筛查流程

本章还将给出赛前筛查流程的参考模板。赛前筛查不一定要面面俱到，但是一定要足够综合、完整，能包含需要评估的关键内容。这一流程可以分为以下几个部分。

1. 患者的具体情况

通过筛查尽可能多地获取运动员的个人生活信息，不仅限于联系方式、居住地址等信息，更重要的是了解运动员的家庭成员及家庭生活。因为当运动员全身心地投入体育运动时，家人的支持或需求都可能影响运动员的竞技表现。

2. 既往病史

（1）病史和社会经历

按照惯例，医生要全面了解运动员的既往病史。大部分运动员都有健康方面的既往病史，不过，偶尔也会有某些运动员患有先天性生理缺陷，或患有如镰状细胞贫血症等遗传病，这些疾病会影响他们的比赛成绩。运动员很可能要求对个人的既往病史严格保密，但是医疗团队需要意识到这些既往病史对运动员的成绩可能存在的影响。对女性运动员来说，调查过去是否出现饮食失调、月经失调或骨质流失是十分重要的，以上三种既往病史都可能增加运动员发生应力性骨折或骨质疏松的概率。在年轻运动员中比较常见的问题是，他们经常忽视牙齿保健、疫苗接种、性健康等问题，也容易有喝酒和吸烟等不良的生活习惯。因此在年轻运动员中，这些问题也需要特别关注。

同样，医生也需要了解运动员可能会使用的补剂和处方药。其中有一个非常重要的环节：对于正在接受特殊治疗的运动员，他们需要填写治疗性药物豁免权（TUE，therapeutic use exemption）的表格。

（2）肌肉骨骼系统的既往病史

获取运动员既往病史的档案是非常有必要的，不仅因为既往伤病可能对运动员身体的生物力学情况产生影响，还因为运动员可能存在损伤还未完全康复就重回赛场的情况，所以这是赛前筛查的重点之一。因此运动员的相关检查报告、手术报告和康复记录需要被妥善保管[4]。

（3）运动专项历史

这包含运动员在运动中的具体情况，例如：

- 运动史；
- 比赛次数和健康水平；
- 防护服、护具以及贴扎的使用；
- 脑震荡病史（震荡次数和震荡阈值）；
- 鞋子的类型、佩戴的矫形器。

此外，既往力量训练计划、康复前或者康复期内身体状况的记录也需要特别关注。全球定位系统（GPS）数据非常有用，使用 GPS 可以了解运动员一周内的正常运动量，并与目标训练量做比较。此做法可以帮助医生在必要时修改目标训练量，以避免因目标训练量太大而增加运动员受伤的风险。

根据运动补剂、过敏药物、特殊饮食来了解运动员的营养摄入是十分重要却常常被忽视的事。此外，运动员应赞助商的要求穿着某类鞋或者配备某种设备也是需要注意的信息。

某些专项的运动员容易得职业病，例如，板球运动运动员易患腰椎滑脱症，耐力型运动员易患应力性骨折，而女性耐力型运动员易患骨质疏松。以上因素都应被考虑分析，并且需要查明运动员之前是否做过 MRI、DEXA 成像或血液检查等基本检查。

（4）家族病史

运动员的家族病史也需要关注，确定家族病史中是否有心血管疾病或呼吸系统疾病，家族成员是否患有炎症性疾病、脊椎关节病或相关疾病，例如炎症性肠病、虹膜炎或牛皮癣。猝死显然与心血管疾病有密切关系，但也与糖尿病、牙科疾病和骨质疏松有关。

体格检查

体格检查包含的范围较广。体格检查的流程是根据运动员的需求由医疗团队来定制的，检查的结果可以用于设定运动员的整体健康状况的基线。身高、体重、体重指数（BMI）和其他人体指标，如皮褶厚度等可以通过测量记录，关节活动度可以通过 Beighton 评分系统来测得。除此之外，视敏度、颜色识别力甚至听力都可能与运动有关。牙科检查也是必不可少的，但是检查的重点是心肺、腹部、骨盆和神经功能基线。肌肉骨骼方面的检查在第 6 章中有更详细的介绍。

呼吸系统疾病筛查

在优秀运动员中，运动性哮喘的发病率很高，目前已经上升到 50%[5, 6]。但是，对于运动性哮喘，至今还未找到合适的诊断和治疗方法，并且运动性哮喘可能伴随有并发症，严重危害运动员的身体健康 [4, 7]。据统计，20% 的运动员都会有一定程度的运动性哮喘 [8]。因此，针对运动性哮喘的专项检查无疑是有好处的，而呼吸功能测试，包括肺活量测定法或者过度通气测试法（eucapnic voluntary hyperventilation test），可能更为合适 [9]。

神经系统筛查

在对抗性运动中，为了预防脑震荡，有必要做神经功能基线测试（如 CogState 运动测试和 SCAT3 测试）以及赛季开始前的平衡测试。对于脑震荡的诊断一直存在争议，我们一直致力于为脑震荡的诊断、进展与康复的监测找到客观的指标。将认知功能评估结果与"正常"基线状态做比较是确定是否已经恢复的方法之一。因此，获取有效的"正常"基线测试结果非常重要。医生需要根据运动员的脑震荡检查结果与此进行比较、诊断和评估康复的情况。这些基线测试可以通过 SCAT3 测试，或使用基于计算机的更精确的神经心理学测试，如 CogSport。这类测试应该在每个赛季开始前进行，并将神经系统检查结果设置为基线，以便在赛季中进行比较。

健康普查

进一步的健康普查取决于运动员的既往病史和之前的筛查报告，涉及血液检查、腹腔造影筛查和肝炎筛查等多个方面。血液检查需要检查全血细胞计数、尿素和电解质、肝功能、甲状腺功能、钙、维生素 D、铁、脂质、维生素 B_{12} 和叶酸。有应力性骨折或骨折的运动员，他们的甲状旁腺激素水平也可以提供有用信息。运动员指标的"正常"值可能和普通人不一样，所以解读运动员的检查结果时需要考虑到这一点。

影像学研究

很多专业团队的医疗检查经常用到 X 射线、MRI、CT 或超声成像等。使用这些医疗检查设备时必须要了解，不是所有的影像资料都具有诊断价值，影像资料应由放射科医生进行详细的解析。举例而言，被检测出患有腰椎滑脱症的板球快速投球手应该考虑重新评估或者改变其投球技术。DEXA 成像监测表明，骨质疏松的女性耐力型运动员容易发生应力性骨折。

可以看出，对运动员筛查的范围很广，最好可以基于运动员的既往病史进行选择。应根据特定情况选择不同的检查方法，而不是进行标准范围的放射性检查。例如，对应力性骨折运动员用 DEXA 成像骨折部分，对前交叉韧带重建和膝关节反复积液的足球运动员用 MRI 检查膝关节，而对不明原因造成肩关节失稳的运动员用 MRI 检查。

赛前筛查的作用

赛前筛查后随即实施行动计划是很重要的。赛前筛查可根据合同要求分为不同的情况，即医疗团队是否可以向教练或主管报告有可能影响合同谈判的限制条件或影响后果。这些情况可以简单分为以下几类。

- 运动员身体健康，无不良疾病。
- 运动员身体未见不良结果，不过需要进一步检查。
- 运动员身体未见不良结果，但是有一定的禁忌和风险。
- 运动员身体状况不佳，不适合训练或比赛。

从医学角度来看，评估后有一些特定的决定，可以定义如下。

检查或者转诊

如果医疗小组决定进一步检查，例如进行影像学检查或转诊，那么应该全面地评估伤病的严重程度。

预防性康复需求

筛查发现，生物力学改变或结构异常会使运动员面临损伤风险。损伤风险需要根据预防性康复计划来降低或消除。

康复需求

伤后回归训练的运动员要重视康复治疗，在重返赛场的过程中要正确监测身体的康复情况。

复查时间

最后还需要确定 PPS 复查和再评估的时间。心脏筛查可以每年做一次，而其他维生素 D 替代治疗，或者肩关节重建术后的肌力检查和稳定性检查都需要进行多次。

心脏筛查

心脏筛查是体育运动中最有争议的医学检查。虽然心脏筛查和其他部位的检查一样并不能检查出所有可能的风险因素，但却能查出可能致命的"隐匿性"心脏问题。心脏筛查的目的在于鉴别 14 ～ 35 岁年龄段的运动员是否存在导致心脏骤停（SCA，sudden cardiac arrest）或死亡的潜在病症。

心源性猝死（SCD，sudden cardiac death）被定义为"由于瞬间丧失全部功能或症状发作持续 6 小时的自发性的意外死亡"[10]。本节讨论的不是导致心脏骤停或死亡的各种原因，也不是心脏筛查的优缺点，或是确诊心源性猝死后如何处理心源性猝死。这些应该由个人体育项目或国家管理机构来负责。如果问题不能被排除，运动员就需要结合心脏专科医生的建议和运动规则来自己做决定。

有人对运动员做心脏筛查持反对意见，因为参加体育运动的青少年由于心脏疾病死亡的人数并不多。目前年轻运动员患有心源性猝死的概率约为 3/1000[11, 12]，显然，这些运动员的突然变故是体育界的不幸。据统计，优秀青年运动员中，80％的非外伤性死亡是遗传性结构或功能异常而导致的，而这些问题中的绝大多数情况都是可以在日常生活中被监测出来的 [10, 13, 14]。

男性运动员患有心脏骤停疾病的风险更大，特别是 18 岁以下的青少年男性运动员 [15]。种族因素也是一方面，在肥厚性心肌病（HCM，hypertrophic cardio myopathy）患病率方面，黑人运动员的患病风险高于白人运动员 [16]。

大多数死亡事件（90％）发生在运动期间或运动后不久，运动员心脏承受的负荷可能达到普通人的两倍，因此心脏骤停的风险也有所增加[15]。虽然运动本身不是直接原因，但这是一个触发因素，因为运动时心脏更容易受到伤害。

筛查对象是谁

在 2005 年，欧洲通过了在参加有组织的体育活动前要进行赛前筛查的提案，任何健康的年轻运动员都应该进行心脏筛查，检查内容为 12 导联心电图[17]。这项建议是源于意大利的体育法案，意大利在运动员进行体育运动前强制进行心脏筛查。意大利的体育法案得到了国际奥委会（IOC，International Olympic Committee）、国际足联（FIFA，International Federation of Football）和机构审查委员会（IRB，institutional review board）等组织机构的支持[11, 18]。

2012 年，美国华盛顿州西雅图市举行了"运动心脏医学进展"会议，出版了用于对运动员进行心脏健康宣教的刊物[19]。2013 年出版了一本以心电图（ECG）为主题的杂志，用于协助医生对运动员进行心电图结果的判断，提高运动员对心脏健康的重视，这一系列举动得到了国际上的支持和认可[20]。

但是，心脏筛查的概念至今仍有争议，70% ～ 80% 的年轻运动员都有心脏先天性异常的情况，可能是结构性的，也可能表现在心电方面，病发前都是没有征兆的，以上原因促使我们尽最大可能去研究心脏异常的潜在病症。其实，如果运动员出现晕厥、呼吸急促、胸痛和心悸等"红旗征"（red flag）症状，这是"很幸运的"，因为发现了潜在问题的线索可以进行进一步诊断。这也意味着运动员的结构化的筛查流程是至关重要的，而不仅仅是依靠症状来判断是否有异常。

虽然运动员的后天创伤，例如心脏震荡或者病毒感染的情况（如病毒性心肌炎），有可能造成心脏骤停，但是又无法提前诊断，也无法有效地预防。心脏筛查整体效益已经被证明是积极的，因而关于心脏筛查的必要性无须再争论。现在只剩下一个问题：我们该如何进行筛查？

病史和体格检查

建立家族病史记录的前提是将常见问题（见下文）作为筛查方案的一部分[21]。年轻运动员最好和家长或监护人一起记录家族病史，以确保家族病史记录的准确性。

- 您的家族有心源性猝死的病史吗？之前有没有 35 岁以下的家人突然死亡？

- 您是否有昏厥的经历？
- 您是否有心悸的经历？
- 您在运动中是否有与运动量不符的气短的情况？
- 您的心脏是否被诊断为有心脏杂音？

体格检查是筛查的一个过程，但不仅仅只有这一个过程。使用听诊器的听诊法有助于识别器质性疾病。例如，心脏杂音的存在可能意味着运动员患有由梗阻性肥厚型心肌病引起的瓣膜关闭不全 [21]。

上述筛查的结果可能表明需要紧急转诊和进一步检查，特别是如果上述问题有任何一个是阳性的（答案为"是"），例如有家族病史或者有心脏杂音等。但是即使是问题结果为阴性或体格检查没有发现问题，也不意味着运动员完全排除了心脏疾病的风险。为确保心脏筛查的全面性，还需要进一步检查。

12 导联心电图

检查的目的是将心脏的情况分为两种：正常——不需要进一步检查；异常——需要进一步检查。医疗人员给运动员做心脏筛查时感觉非常困难，因为大家普遍认为，运动员经过多年的训练后，他们的心脏已经有了相应的生理变化，这些生理变化对于非运动员而言属于潜在病症，而对于运动员而言，这些生理变化则属于正常的范畴。例如，心电图会检测到 95% 的运动员患有潜在肥厚性心肌病，80% 的运动员患有心律失常性右室心肌病（ARVC）[18]。尽管如此，欧洲心脏病学会和国际奥委会仍推荐将 12 导联心电图用作心脏筛查 [4, 17]。心电图诊断的假阳性率很高，但伦敦圣乔治医院（London's St George's Hospital）可以将假阳性率降至 4% [15]。目前为止，心电图仍然是最具性价比的心血管方面赛前筛查手段 [22]。

为确保正确解读运动员的心电图，以发现潜在的心血管疾病情况，并且避免进行不必要的测试，在使用心电图测试心脏功能时，最好由具有丰富的运动员型心脏筛查经验的临床医生进行检查。直接转诊到专科心脏中心也很重要，这样可以方便后续的干预和进一步的检查。

然而，即使有专家的解读，心电图也无法完整地检测到可能存在心源性猝死风险的全部情况。如果有家族病史或病症，或者心电图结果呈阳性，那就可能需要做进一步的诊断测试。简言之，后续的诊断测试如下。

超声心动图

超声心动图（ECHO）使用超声波来观察心脏结构，适用于心电图结果显示异常的运动员。一些运动项目同时使用心电图和超声心动图作为基本的筛查工具，而有些运动项目会选择心电图进行基础筛查，如果心电图结果显示异常，再使用超声心动图进行检查。

运动负荷试验 / 心电图检查

根据设定的程序，使用跑台或功率自行车，在运动前、中、后进行心电图测试。心脏病专科医生将解释心脏在人体运动时发生的心电变化和模式。这个测试能有效地检测出心律失常性右室心肌病或长 QT 综合征（LQTS，Long QT Syndrome）。

Holter24 小时试验

Holter24 小时试验是将 3 导联或 12 导联心电图电极置于运动员胸部，监测并记录心脏 24 小时的心电活动。这是在患者患有长 QT 综合征或者 Brugada 综合征的情况下，检测心律失常最理想的选择。

心脏核磁共振成像

心脏核磁共振成像（MRI）可以检测心电图中 5%～ 10%的假阴性结果[21]。如果心电图测试结果显示体征和症状不匹配，或者心脏处于异常工作模式，我们就需要选择心脏核磁共振成像。它主要用于检测心脏结构，并且可以辨别与离子通道肌病变表现十分相似的轻度心肌病。它还可以检测先天性冠状动脉异常、心肌炎或冠状动脉疾病等症状。

一旦检测到心脏异常的症状，我们也有责任确保迅速采取后续行动和进一步的检查，以防止运动员产生不必要的心理负担。不过，任何积极的筛查都会给运动员造成心理负担。反对筛查的人认为假阳性的结果可能对运动员造成心理负担，但是不进行筛查的后果是潜在的心源性猝死风险，这比假阳性的检查结果造成的心理负担要严重得多。

> 尽管会产生一定费用，但最佳的做法是通过规定强制要求运动员参与心脏筛查。然后，运动员可以做出知情决定，决定是否参加筛查流程。可以通过记录家族病史、进行体格检查和心电图检查，然后根据这些信息，使用在线解读的方式来鉴别诊断，但是这就要求有转诊途径可以开展后续的测试，以及有效的运动心脏病专科医生的资源。

总结

毫无疑问，赛前筛查的涉及面很广。赛前筛查可以暴露运动员的弱点，识别可能改变运动员职业生涯和命运的风险因素。筛查的目的应该始终清晰，筛查的结果和预期值也应该考虑在内。理想的筛查应该全面综合，并且也能够针对运动员、运动团队、运动场地、运动员的场上位置和技术的不同需求来设计。大家可以使用以下模板来进行筛查，如表 5.1 所示。

表5.1　赛前筛查调查问卷

姓名：　　　　　　　　性别：
地址：
直系亲属：　　　　　　职位：
家庭医生：
运动项目：

出生日期：
年龄：
电话：
级别：

优势手/脚：
在过去12个月是否参加体育赛事：

病史：如果答案为"是"，需详细描述病情

您现在有慢性病吗？
您有做过手术吗？

心脏
您在运动前或运动后晕倒的经历吗？
您在运动前或运动后眩晕的经历吗？
您在运动前或运动后胸痛的经历吗？
您在手术中或手术后有心悸、心率过快或者心律不齐的经历吗？
您是否有过度的气短，或者运动中过度疲劳的经历？
您是否有家庭成员在50岁前死于心脏问题或者猝死？
您有高血压或者高胆固醇吗？

呼吸系统
您有哮喘或者其他呼吸道疾病吗？
您在运动中或者运动后有咳嗽、哮鸣音或者呼吸困难的症状吗？
您使用（或间断使用）吸入器吗？

腹部
您有消化道、肾脏或者肝脏的疾病吗？
您有脾脏疾病或者做过相关手术吗？
您有小肠疝气病症吗？

神经系统
您有痉挛经历吗？
您有频繁头痛，剧烈头痛或者偏头痛吗？
您有脑震荡或者严重的脑部疾病吗？

您有糖尿病吗？
您戴眼镜或者隐形眼镜吗？
您有其他眼病吗？
您有听力障碍吗？
您有耳鼻喉咙部位还有其他疾病吗？
您有皮肤病吗？尤其是牛皮癣、湿疹、传染病等。
您有过敏性病吗？
您有牙病吗，有假牙吗？
您定期看牙医吗？
您戴护齿或者护牙托吗？

传染病
您过去是否有过传染性单核细胞增多症、肝炎、急性关节风湿性疾病或者结核病？

男性
您过去是否有过睾丸疾病？
您过去是否有过前列腺类疾病？

女性
您的月经周期正常吗？
您正在服用避孕药势吗？
最近一次月经是什么时候？
最近一次子宫颈涂片检查是什么时候？
最近一次乳腺X光检查是什么时候？

续表

您被刺伤或者烫伤过吗？

您的手、脚感觉麻木或者有刺痛感吗？

心理方面

您过去有抑郁感吗？

您过去有压力或者焦虑感吗？

您过去有饮食失调的经历吗？

生理缺陷：

镰状细胞贫血病：

吸烟？

喝酒？

您过去佩戴矫形器吗？

主要既往手术史/受伤病史（过去 12 个月内）

颈部：　　　　　　　　　　肩关节：

胸部：　　　　　　　　　　肘关节：

腰部：　　　　　　　　　　腕关节：

骶部：　　　　　　　　　　手/手指：

过敏反应

您对药物、食物、接触物有过敏反应吗？

您使用过肾上腺素笔吗？

药物疗法

您有没有定期进行药物治疗？

您有没有在比赛前进行药物治疗？

特定治疗用途豁免：

您有服用补品吗？

最后一次接种疫苗的时间

破伤风：　　　　麻疹/MMR：

肝炎：　　　　流行性感冒：

家族病史

家族病史中的：

血压、心脏、呼吸系统疾病、糖尿病、精神疾病、猝死

炎症性肠病、腹腔病、

腹股沟：

臀部：

大腿/股四头肌：

膝关节：

小腿：

踝关节：

足部：

具体内容：

我保证证以上的回答完整真实。

续表

签名： 日期：

体格检查

身高： 体重： **BMI：**

脉搏： 血压： 体脂率：

听觉：右 左 视敏度：右 左 呼气峰值流速（PEFR）：右 左 **Beighton** 得分：

是否患有马凡氏综合征：

矫正视力：右 左 辨色力：

心血管系统：

呼吸系统：

耳鼻喉：

牙科：

淋巴结：

腹部：

生殖器：

皮肤：

肌肉骨骼系统

站立位： 姿势： 足部： 骨盆的对称性：右 左

小腿耐力（最大值 25）：右 左

过顶深蹲： 单腿下蹲：右 左 **KTW：**右 左

鸭行式： 弓箭步：右 左

续表

部位	检查项目		
腰椎：	关节活动度：	象限检查：	神经：　力：　反射：　感觉：
颈椎：	关节活动度：	象限检查：	压颈试验：　神经：　力：　反射：　感觉：
胸椎：			
肩部：	关节活动度　外展 右/左	外旋 右/左	内旋 右/左　内/外旋比 右/左　肩关节内旋受限（GIRD）右/左
	肩肱节律　右/左　肌肉萎缩：		
	冈上肌：　冈下肌：	肩胛下肌：肩峰下撞击　肩锁关节 右/左　胸锁关节 右/左
仰卧：	稳定性　前后稳定性 右/左	恐惧试验 右/左	沟槽征：右/左　复位试验 右/左
	托马斯试验 右/左　髋屈曲 右/左	髂胫束 右/左	屈曲 右/左　内收肌 右/左
	坍塌试验 右/左　直腿抬高 右/左	H/S 长度 右/左	下肢长 右/左
	关节活动度内旋/外旋 右/左　象限检查 右/左	Faber 征 右/左	内收肌：长度 右/左　力 右/左
	挤压：0*　60*　90*	内收肌　腰大肌	耻骨联合：右/左
	PI/ 最大值　增加核心：	增加核心：	增加核心　腹股沟管 右/左
髋			
膝盖：	关节活动度：积液 右/左	股四头肌体积 右/左	内侧副韧带（MCL）右/左　外侧副韧带（LCL）右/左
	伸/屈 右/左		
	ACL：前抽屉试验 右/左　拉赫曼检查：右/左	轴移试验 右/左	PCL：后屈曲试验 右/左
	关节线　压痛 右/左	麦克默里征 右/左	研磨试验 右/左　上胫腓关节 右/左　延迟 右/左　胫骨外旋试验 右/左

续表

踝关节

距上关节 活动度　右　左
跖屈/背伸　右　左
触诊：关节线　右　左

胫腓联合 外旋压力测试　右　左
挤压试验　右　左

距下关节 关节活动度　右　左
骰骨窦　右　左

力　骰骨

内翻/外翻　右　左
第五跖骨　左

稳定性　右　左
前撞击测试　右　左

前抽屉
距骨　右　左
后撞击测试

右/左

舟骨　右　左

距骨倾斜　右　左
跟腱　右　左

核心稳定性（sahrmann）
1 级
2 级
3 级
4 级
5 级

肘　右　左
腕　右　左
手　右　左
足　右　左

筛查总结
1
2
3
4
5

调查要求：

治疗需求：

续表

预防性康复需求：

伤后康复需求：

训练前的热身运动：

筛查要求：

建议： 1. 运动员身体健康，无不良疾病。

2. 运动员身体未见不良结果，不过需要进一步检查。

3. 运动员身体未见不良结果，但是有一定的禁忌和风险。

4. 运动员身体状况不佳，不适合训练或竞技。

签名：

日期：

参考文献

[1]Mayer, F., Bonaventura, K., Cassel, M., Mueller, S., Weber, J., Scharhag-Rosenberger, F., ... Scharhag, J. (2012). Medical results of preparticipation examination in adolescent athletes. British Journal of Sports Medicine 46 , 524-530.

[2]Noyes, F. R., & Barber-Weston, S. (2011). Anterior cruciate ligament injury prevention training in female athletes: A systemic review of injury and results of athletic performance tests. Sports Health: A Multidisciplinary Approach, 4(1), 36-46.

[3]Barber-Westin, S. D., Noyes, F. R., Smith, S. T., & Campbell, T. M.. Reducing the risk of noncontact anterior cruciate ligament injuries in female athletes. The Physician and Sportsmedicine, 37 (3), 49-61.

[4]Ljungqvist, A., Jenoure, P., Engebretsen, L., Alonso, J. M., Bahr, R., Clough, A., ... Thill, C. (2009). The International Olympic Committee (IOC) Consensus Statement on periodic health evaluation of elite athletes March 2009. British Journal of Sports Medicine, 43, 631-643.

[5]Ansley, L., Kipplelen, P., Dickinson, J., & Hull, J. H. (2011). Misdiagnosis of exercise-induced bronchoconstriction in professional soccer players. Allergy, 67(3), 390-395.

[6]Hull, J. H., Ansley, L., Garrod, R., & Dickinson, J. (2007). Exercise-induced bronchoconstriction in Athletes - should we screen? Medicine and Science in Sports and Exercise, 39 (12), 2117-2124.

[7]Becker, J. M., Rogers, J., Rossini, G., Mirchandani, H., & D'Alonzo, G. E., Jr. (2004). Asthma deaths in sports: A report of a 7-year experience. Journal of Allergy and Clinical Immunology 113 (2), 264-267.

[8]Dickinson, J., McConnell, A., & Whyte, G. (2010). Diagnosis of exercise induced bronchoconstriction. EVH challenges identifies previously undiagnosed elite athletes with exercise induced bronchoconstriction. British Journal of Sports Medicine, 45 (14), 1126-1131.

[9]Dickinson, J., McConnell, A., & Whyte, G. (2010). Diagnosis of exercise-induced bronchoconstriction: Eucapnic voluntary hyperpnoea challenges identify previously undiagnosed elite athletes with exercise-induced bronchoconstriction. British Journal of Sports Medicine, 45 (14), 1126-1131.

[10]Sharma, S., Whyte, G., & McKenna, W. J. (1997). Sudden death from cardiovascular disease in young athletes: Fact or fiction? British Journal of Sports Medicine, 31, 269-276.

[11]Maron, B. J., Thompson, P. D., Ackerman, M. J., Balady, G., Berger, S., Cohen, D., ... Puffer, J. C. (2007). Recommendations and considerations related to preparticipation screening for cardiovascular abnormalities in competitive athletes: 2007 update. Circulation, 115, 1643-1655.

[12]Wilson, M. G., Basavarajaiah, S., & Whyte, G. P. (2008). Efficacy of personal symptoms and family history questionnaires when screening for inherited cardiac pathologies: The role of electrocardiography. British Journal of Sports Medicine, 42, 207-211.

[13]Papdakis, M., Whyte, G., & Sharma, S. (2008). Preparticipation screening for cardiovascular abnormalities in young competitive athletes. BMJ, 337, 806-811.

[14]Hodgson, L. (2012). Sudden cardiac death in sport - be prepared part III. SportEx Medicine, 53, 20-25.

[15]Sheikh, N., & Sharma, S. (2011). Overview of sudden cardiac death in young athletes. The Physician and Sportsmedicine, 39 (4), 22-36.

[16]Maron, B. J., Carney, K. P., Lever, H. M., Lewis, J. F., Barac, I., Casey, S. A., & Sherrid, M. V. (2003). Relationship of race to sudden cardiac death in competitive athletes with hypertrophic cardiomyopathy. Journal of the American College of Cardiology, 41 (6), 974-980.

[17]Corrado, D., Pelliccia, A., Bjφrnstad, H. H., Vanhees, L., Biffi, A., Borjesson, M., ... Thiene, G. (2005). Cardiovascular pre-participation screening of young competitive athletes for prevention of sudden cardiac death: Proposal for a common European protocol. European Heart Journal, 26, 516-520.

[18]Zipes, D. P., Camm, A. J., Borggrefe, M., Buxton, A. E., Chaitman, B., Fromer, M., ... Zamorano, J. L. (2006). ACC/AHA/ESC 2006 Guidelines for management of patients with ventricular arrhythmias and the prevention of sudden cardiac death. Journal of the American College of Cardiology 48 (5), 1-102.

[19]Wilson, M. G., & Drezner, J. (Eds.). (2012). Advances in Sports Cardiology. British Journal of Sports Medicine, 46 , 1-103.

[20]Drezner, J. (Ed.). (2013). Seattle Summit on ECG Interpretation: International collaboration to improve cardiac care for athletes. British Journal of Sports Medicine, 47, 121-186.

[21]Behr, E. R., Papadakis, M., & Sharma, S. (2011). Cardiac conditions in the young: From ARVC to WPW. Surrey, UK: Cardiac Risk in the Young.

[22]Fuller, C. M. (2000). Cost effectiveness analysis of screening high school athletes for risk of sudden death. Medicine and Science in Sports and Exercise, 32 (5), 887-890.

第6章

损伤风险分析流程

戴维·乔伊斯（David Joyce）、丹尼尔·莱文德（Daniel Lewindon）

引言

从古至今，为了消除对未知的焦虑，人类孜孜不倦地寻找预知未来的方法。如今在体育运动领域，人们也有这样的雄心壮志。为了能准确预测未来的运动成绩、发现潜在的损伤风险，以及提升运动成绩，运动团队引入了多种多样的测试方式。

起初，在竞技体育中实施赛前评估是为了帮助教练确保运动员能够有基本的身体健康状况和体能水平来投入一个赛季的训练中，并识别可能存在的运动损伤风险。如今，赛前评估的目的并未改变，但是其期望和目标已经扩展到了更多的方面，具体如下：

- 找出运动员身上和运动成绩相关的弱项和疼痛，以便更好地实施损伤风险管理；
- 评估运动员的身体素质（例如有氧能力、加速能力和纵跳能力）；
- 设定基准值（例如什么样的水平对于某一年龄、某一场上位置的运动员来说是平均水平）；
- 评估以前发生的损伤的康复情况（这将会是后期评估参考的基准值）；
- 在改变教学方法或者训练内容之前，排除一些固有基本动作的错误（例如后蹲习惯性动作或芭蕾舞技术动作）。

本章的主要内容并不是长篇累牍、事无巨细地讲述运动成绩测试项目，这些内容将会在其他章节涉及。本章将阐述怎样使用一个由多学科结合的评估方法来评估运动员的运动损伤风险，以此来制定计划并尽可能地降低损伤的发生率。

针对某一运动员面面俱到、包含全部方面的体检和评估无疑是不现实的，事实上这样做也没有科学依据。"可以选择"的测试项目内容非常广泛，但是其中很多项目和被测试的运动员没有相关性。因此我们需要一种战略方法来有效地筛选全部的测试项目，从中锁定那些运动员"最有可能出现的问题"的内容，来进一步测试和分析。因此，我们就能得出，制定筛查评估流程的首要原则就是着眼于有意义的信息，而不是被海量的数据晃花了眼。

此外，还需要明确的是，这种筛查的目的并不是把其他风险因素定义为无害，而是着重于从可能导致损伤的海量因素中挑出对运动员来说更需要注意和进一步检查的因素。

这一章中我们将会给出一种理论依据充分且具有较高实用性的筛查框架。这种方法能起到至关重要的作用，而且可以根据运动员的特点量身定制。其基本原理可以在各种运动项目、各年龄段，甚至可以在军事和工业环境中通用。

中断损伤公式

受伤会对运动员造成很大的影响，主要包括以下几种情况：

- 训练或比赛的时间减少；
- 对运动成绩造成负面影响；
- 经济损失以及精神创伤。

损伤对运动员的间接伤害也是不可小觑的，有时候甚至连运动团队的其他成员、运动员的家人以及朋友也受到各种影响。所以，运动领域的损伤预防工作至关重要。当然，阻止所有的损伤发生是不现实的，我们能做的是尽可能地降低损伤发生率。

筛查评估之所以能作为降低损伤发生率的方法，是因为它能够准确识别出有潜在损伤风险的运动员。下面的公式给我们阐释了什么样的人存在潜在的损伤风险。

损伤风险公式 1

　有损伤倾向的个体 + 外部风险因素 = 易损伤个体

有损伤倾向的个体指因自身原因而更加容易受伤的运动员。这种内在风险因素可能包括既往损伤史、年龄、关节活动度（ROM）不足以及肌力不足等。如果有损伤倾向的运动员处于一个有风险因素的外部环境中，那么他们就很有可能发生损伤。外部的风险因素是指对运动员产生不良影响的外部作用，例如训练量的大小、天气因素、从事的运动项目的特点以及运动本身的规则要求等。

举例来说，一位女子网球运动员，腘绳肌肌肉力量薄弱，且运动中落地技术较差。她因为性别以及动力链中的缺陷被认为极易发生膝关节的损伤，这两个因素和膝关节损伤高度相关[1]。此外，由于网球项目需要大量的突然加速和急停的动作，这将她进一步推向了损伤的边缘。综上所述，这位运动员极易出现前交叉韧带损伤。

下面是我们需要掌握的第二个关键的损伤风险公式。

损伤风险公式 2

　　易受伤的运动员 + 损伤机制 = 损伤

还是以上面的女性运动员为例，如果她在赛场上跑动接球时需要急停并立即转向，那么出现前交叉韧带损伤的所有条件就全部具备了。

如果我们希望损伤发生率有所降低，以上公式中的三个变量都需要被甄别出来并加以纠正。进行筛查评估的目的就是将那些容易受伤的运动员识别出来，尽量避免上述损伤风险公式的成立，从而降低损伤发生率。

开发筛查方法

第一步——创建一般预警指标

开发实用的筛查方法的第一步应该是尽可能地做到动作专项化（sport-/activity-specific）。为了实现这一目标，就必须对每一项运动的损伤模型（injury profile）做详尽的研究。一个运动项目的损伤模型能够帮助判定什么样的信息可以归到预警指标中。预警指标能够帮助我们识别哪些风险因素应该被反复强调并予以特殊关注。例如，由于项目性质的不同，与游泳运动员相比，我们会更加关心滑雪运动员膝关节损伤的风险因素。这个结论出自一项流行病学调查研究，因为比起游泳，滑雪运动员的膝关节损伤会使其失去更多比赛及训练时间 [2]。

运动损伤发生率的流行病学调查研究为我们识别运动损伤风险提供了基本的数据支持。许多运动项目的管理机构都会开展流行病学调查来了解项目的损伤发生率及其流行率。

大部分热门的体育项目都有公开发表的科学文献来阐述一定时期该项目的损伤发生率。

从这些研究中我们可以提炼出两个关键因素：

- 损伤发生率，通常用每 1000 小时内损伤发生的次数来表示；
- 损伤严重度，通常用运动员因此被迫错过的比赛或者训练的时间来表示。

　　澳大利亚足球联盟所做的损伤调查报告是世界上公开发表的持续时间最长的损伤发生率普查报告。除此之外，英式橄榄球联盟的年度损伤普查报告也是一个很好的范例。

对于以上这两个因素（损伤发生率和损伤严重度），我们都要给予足够的重

视，因为一些危害较小的损伤可能有着非常高的发生率，而一些不常见的损伤也可能带来严重影响。我们需要进行更深层次的调查，以达到预防的目的。例如前交叉韧带撕裂损伤，在很多运动中，这个损伤的发生率其实并不是很高，但是实际上大多数的缺赛或者缺训都是由其引起的 [3]。通过综合考虑所有损伤的发生率和严重度，我们就能知道哪些损伤需要得到更多的关注。

但是需要确认的是，以上这些策略在大部分运动员身上是适用的。关于损伤，运动项目本身并不是唯一的一个关键因素。损伤模型通常都会由以下几个参数指标来决定：

- 性别；
- 运动员水平；
- 运动员年龄 [4, 5, 6]。

通常来说，需要尽量多地打破上述的几个公式。在这个过程中，就能创建一个具有专项特征的包含损伤发生率及损伤严重度的损伤模型，进而可以建立平均基准值作为参考。

可使用损伤统计数据的不足是因为很多时候只有运动员缺赛或者缺训时其伤病才会被记录。在许多案例中，很多损伤还不足以让运动员缺赛或者缺训，但是带伤上阵确实会影响他们的运动成绩。如果使用传统的损伤统计方法，这些损伤就不会被记录在案，从而导致数据不全，结果失真。另外有一种更先进的统计方法是以影响运动成绩为标准来判定是否存在损伤并加以记录的，但是这种新方法目前还没有被广泛应用。

如果可能的话，将损伤模型细化到运动员在场上的位置则会更有意义。这样一来我们能够了解，就算是在一个队伍中，不同位置的运动员可能所需要承受的负荷也有所不同，也就是说，不同位置的运动员的损伤模型也有所不同。在表6.1 中，详细阐述了针对不同场上位置的运动员的不同损伤模型。

一旦确定了最主要的运动损伤，这类运动的专项预警指标就完成了。这也形成了整个运动团队所有队员的筛查基础。下一步，我们的工作就是根据每位运动员的内在风险因素来进行个性化的筛查。

需要注意的是，不仅要考虑比赛对运动员的要求，更要弄清楚日常训练对运动员的要求。以冰球为例，踝关节损伤其实并不是一种特别严重的损伤。但是在日常训练经常包含的两个训练内容——跑圈（track running）以及快速伸缩复合训练（plyometric）中，踝关节损伤很常见。

在第一阶段中，我们的最终目标是识别出 4～5 种主要的损伤作为评估的主体部分。如果运动团队中的队员和那些专业文献里报道的运动员在年龄、性别、场上位置等参数指标上越接近，那么将该运动员与文献里报道的运动员进行对比就越有意义，针对他们的一般预警指标的准确度也就越高。

表 6.1 不同场上位置和不同损伤模型

运动类型	不同场上位置和不同损伤模型
英式橄榄球	在高水平英式橄榄球赛事中，接球前卫发生肩关节不稳的概率要大于边锋[7]。如果想全面地了解在专业的英式橄榄球赛事中场上位置的不同会造成什么样的损伤差异，可以去布鲁克斯和坎普（Brook & Kemp，2011）的研究中寻找答案
美式橄榄球	四分卫比边锋出现肩关节损伤的概率更大[8]
划船	摇桨手比扫桨手更有可能出现颈关节损伤[9]

第二步——创建特定预警指标

即使是在同一个项目里，每一位运动员的损伤风险模型都因其独特的内在风险因素不同而各异。内在风险因素包括年龄、性别、种族、体重、肌肉力量、个人健康程度、生物力学以及既往损伤史等。这些风险因素又可以分为两种：可纠正的和不可纠正的。很明显，不可纠正的因素是指不能通过采取某些干预措施来改变的因素，诸如年龄、性别、既往损伤史。一旦某位运动员身上出现了上述不可纠正因素中的任意一项或多项，都应该将其安排到一个特殊的测试组中。我们将在第三步中详细阐述可纠正的因素。

目前来说，对某种损伤预测作用最强的就是此类损伤的既往损伤史。例如，引发腹股沟损伤的最大风险因素就是有腹股沟损伤史[10]，并且以往出现过踝关节扭伤的运动员之后出现此类损伤的概率极大[11]。因此，这是一个需要格外注意的现象，即便是在类似冰球这种并不认为踝关节扭伤是很严重的问题的运动中，我们也应该对此多加关注[12]。

有时身体某些特定部位受伤也会预示其他和其关系密切的身体部位处于高损伤风险境地。举例来说，在大学生运动员中，有下腰痛病史的运动员极易出现前交叉韧带损伤[13]。

另外一个例子是，在一个针对女性前交叉韧带损伤风险的调查研究中，调查显示女性出现前交叉韧带撕裂损伤的概率是男性的 2～8 倍[14]，因此，我们建议所有从事地上运动的女性运动员都应该接受前交叉韧带损伤的风险评估。

在制定测试项目之前，通过查阅每位运动员的损伤病史记录或者进行面对面问诊，我们能够发现很多在这个团体内的损伤风险因素。这将有利于我们制定出更具针对性、更加个性化的损伤筛查计划。

上述工作做完后，下一步就是进行调查了。就像前面说过的那样，此时会有无数种风险因素可以去调查，但是我们最好还是根据具体运动项目的特点以及其对运动员的要求，来尽量缩小调查范围。需要重申的是，这种问卷调查并不是一种用来检测各种缺陷的评估方式，其只能被当作一种用来判断某种损伤（现有或既往损伤）是否应该被加入特定预警指标中的快速简便的方式。问卷调查是一种过滤信息的方式，它能够帮助我们过滤得到那些需要进行进一步测试的问题。

那些被筛选作为特定预警指标的问题，我们又可以将其添加到一般预警指标中，这样做之后，在我们对运动员进行身体测试时，预警指标将会更有指导意义。这也是预警指标的一大优势。我们不用再去做许多繁杂的测试，来一一检测理论上所有可能的风险因素。这些研究（预警指标）可以指导我们直接检测对运动员影响最大、与特定损伤相关且可纠正的风险因素。

> 在第二步的最后，我们需要制定出一般预警指标及基于运动员特征的特定预警指标。这种"聪明"的方法能够让我们有针对性、特殊性地来发现不同运动项目中的风险因素，从而提高诊断效率。

第三步——锁定风险因素

有损伤预测意义的指标浩如烟海，一个不落地进行测试显然是不现实的，而且也没有必要。筛查工具越简单实用越好，这也是为什么我们会优先处理在第一步和第二步中发现的可纠正的风险因素。

为了完成这一步，我们必须在科学数据库（如 Medline、sportdiscuss、Cinahl、Pubmed 以及 Web of Knowledge）使用合适的关键词进行检索。合适的关键词可以确保我们找到所有和运动员相关的信息。千万记住不要将搜索条件设置得太严格，否则可能会丢失很多重要信息。举例来说，如果你想了解长曲棍球运动中的脑震荡问题，最好也查阅在长曲棍球运动领域之外的有关脑震荡的文章。

> **搜索关键词举例**
>
> 身体部位的名称，损伤名称，运动名称，儿童、青年、老年，年龄，运动级别，是否是业余运动员，是否是专业运动员，是否是顶尖运动员，一般运动员，男性，女性，风险因素，运动员，运动，损伤，可纠正的，内源性的……

表 6.2 中列出了一些已经在过往研究中被证实为可纠正的风险因素，我们通

过上述关键词找到了这些风险因素。

正确地认识和了解这些风险因素极为重要，因为它们在帮助我们发现易受伤人群时极具意义，这对我们完善筛查工具相当重要。

> 通过第三步，我们就能列出一张风险因素清单，这些风险因素正是在之前预警指标中出现过的损伤风险因素。

表 6.2   运动损伤的一些可纠正的风险因素

损伤名称	可纠正的风险因素
腹股沟损伤	髋关节内旋 [15]
肌腱损伤	腘绳肌肌力 [16]
板球快速投手腰椎骨折	腰方肌不对称 [17]
次顶级英式橄榄球赛事中的脑震荡	有氧能力 [18]

第四步——为可能导致损伤的风险因素选择恰当的评估方法

我们认为，如果某一项体检或评估没有很好的损伤预测意义 [19]，那么一定有以下两点原因：我们所选择的检测方法对被检测的运动员来说不是特别适合；所用的检测方法信度或效度不高。

选择正确的评估方法对于完善筛查工具十分重要，必须要考虑以下几个问题。

- 这种测试是否对很多领域都适用？
- 这种测试方法是否对于所有测试者信度都同样高？
- 这种测试方法是否合理？

表 6.3 中详细描述了这三个问题。理想状态下，每一个我们所选择的测试方法信度和效度都应该足够高，但是，理论研究有时候可能跟不上专业性实践的步伐，并且一些临床经验也不应该因为其尚未被科学证实就简简单单地被弃用。即便如此，我们也应该尽量只选用那些合适的测试方法。因此，我们提出了一种三层模型来筛选测试方法。

第一层

这个层级的测试方法已经经过了大量的验证，信度和效度都较高，在损伤预测中有其独特的作用并且能在临床中应用。

第二层

这一层级的测试方法在临床上有过应用并且较为可靠，但是在损伤预测上的信度和效度缺乏足够的科学证明。

第三层

这一层级的测试方法在临床上有部分应用，但是缺乏令人信服的信度与效度。

表6.3　测试方法选择的基本标准

	有这一特征	无这一特征
效度	测试结果可靠，能够很好地反映出待测项目的属性	测试结果与待测项目之间没有必然联系
信度	测试结果具有很高的稳定性，不管是相同的测试者或不同的测试者进行重复测试时，测试结果都不会发生变化	同一测试者重复测试结果可能是一样的，但是不同测试者进行同一测试时，测试结果就不一样了。也就是说，这个测试并不能进行横向对比
区分度	这是效度高的一种表现。这意味着不仅我们选择的测试方法合理，而且测试还能准确将不同水平区分开	可能我们选择的测试是合理的，但是测试却不能很好地将不同水平区分开。举例来说，在高速（300 度 / 秒）的情况下，等速肌力测试没有办法检测腘绳肌肌力的大小

测试系统的核心主体部分应该主要由第一层和第二层的测试方法构成。而对于第三层的测试方法，只有在高水平的专业人士认为其对于某一项运动的损伤预测特别有用时，我们才会采用。

其他需要考虑的事情就是测试系统的简易性以及运行开销。如果有一大批运动员需要重复测试，这两项就必须要慎重考虑了。我们的目标是在尽量少的时间和金钱花费前提下保证测试系统能够为每位运动员提供个性化、定制化以及良好用户体验的服务，并且同时尽可能多地收集有关运动员的信息。

我们强烈建议每位从事对抗性运动的运动员在每赛季初接受神经认知能力测试。当运动员在赛季中遭遇脑震荡损伤后，我们可以将赛季前的结果与受伤后的测试结果相对比，来判断运动员的状况。这方面的内容可以参考在苏黎世召开的第四届国际运动性脑震荡会议中关于运动性脑震荡的共识声明 [20]。

第五步——动作熟练度的检测

在第五步中，我们选择的测试动作要能反映运动员完成特定动作的能力，其实也就是检测他们是否具有很好的统筹灵活性、稳定性和动作控制的能力。从本质上来说，第五步只是第三步的一个延伸，但是为了强调这些测试的功能特征，我们还是将它单独作为一个部分。（图 6.1 展示了风险因素识别的"洋葱"模型。）

功能型运动需要我们把整个运动系统看作一个整体来分析，这样做能尽量避免因为只关注某一部分而导致的忽略动作模式的问题。所以，在这一步中，需要团队有多学科的背景并且需要不同领域的人参与进来，这样我们才能有一个整体观，以更全面地考虑问题，并且在这一步中，我们将会用录像来分析运动员动作。

对步态和落地的分析是很重要的，特别是对于需要有一定负重的动态运动来说是必需的。对上肢爆发力要求很高的运动项目，运动员很有必要检测他们的投掷技巧。另外需要格外注意的是一些基础性的动作能力，例如动作分解能力以及下蹲控制能力等，如果日常训练中包含负重下蹲动作，那么就更有必要进行这两项测试了。

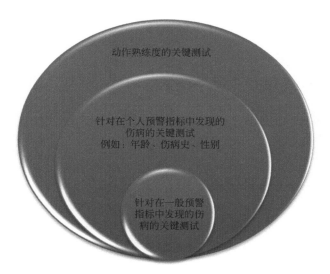

图 6.1　风险因素识别的"洋葱"模型

对肌肉骨骼能力的测试也应该在这一步中完成。我们对运动员信息的完备程度要求是不同的，有时可能需要收集不同运动员的健康信息，有时可能需要心理测试档案或者医学体检报告，甚至也可能是心血管系统检查报告或者口腔健康检查报告。

因此，一个完整的筛查系统可以说是一个运动表现提升团队里面所有人的心血的结晶。

第五步结束后，我们应该已经能够根据特定运动员的损伤风险因素集合和动作质量档案提炼出最主要的内在风险因素。具体来说，在这一步之后我们就可以为该运动员建立属于他的个人（损伤）档案，并确定到底哪些检查是必须要进行的。

第六步——分析结果

筛查的终极目标就是评估风险因素并将有疑点的地方暴露出来，以便我们进行进一步的检查。举例来说，当运动员过顶深蹲表现不好，或者肩关节的关节活动度下降，以及在跑步或者跳跃过程中落地时出现不对称现象时，运动表现提升团队就应该警觉，应该去深究到底是哪个地方出了问题导致运动员的测试成绩下降。

更加具体地来说，以深蹲成绩不佳为例，导致这种不理想表现的可能原因有很多，包括但不限于踝关节、肩关节的关节活动度不够，腰椎 - 骨盆稳定性下降，动作控制能力下降等。运动医学团队能够评估出踝关节的关节活动度不足对深蹲到底有什么影响，而体能教练能够判断出不良的技术动作是不是导致深蹲表现不理想的罪魁祸首。有了各学科专业人士的加入，我们可以全方位地将问题分析透彻。

以上表述道出了筛查系统的精髓所在：筛查系统是一个筛子，并且这个筛子筛选出来的所有损伤风险因素（存放在预警指标中）大多能在随后的个性化训练中被纠正或改进。在筛查系统中，我们能看到，多学科专业人士的加入对于我们用整体的眼光全面透彻地分析问题的帮助是巨大的。多数情况下，很多因素组合在一起，十分棘手，此时，只有通过这种综合性评估方法才能将这些问题理清楚并一一制定相应的应对策略。所以再次强调，建立这种多学科综合考虑的筛查系统是必须的。

测试系统的测试结果应该能够让团队成员精准地发现运动员身上需要额外关注的缺陷。当然，这些发现需要在全体会议中进行讨论。我们认为这种全体会议不仅应该要求教练出席，而且也应该要求相关运动员出席。因为可能每个人都对打破损伤风险公式有一定的自己领域的见解，所以可能将来处理这个问题的时候会显得不那么客观。只有当我们考虑到所有的因素之后，才能全面透彻地看待一个损伤风险因素。而拥有一个全面、透彻并从整体上看待损伤的视角是进行损伤预防的第一步。并且我们据此进行的调整更适用于我们之前提到的损伤风险公式。

如果一个运动员处在一种已经被证实极易增加损伤风险的环境中，那么其就能被归到"极易发生损伤"这一类人中。举例来说，一个有肩关节撞击综合征既往病史并且有肩关节前向不稳（易受伤人群）的女子水球运动员即将参加一个包含大量大阻力的游泳和投掷动作（外部风险因素）的训练课程，这位运动员的肩关节疼痛在将来很有可能继续恶化。

如果我们不理解损伤风险公式的等号两边都代表了什么，那么我们很有可能无法预测运动员存在的潜在风险。所以很明显，我们要求团队中的每一个成员都必须了解损伤风险公式的等号两边都代表了什么，并了解怎样降低该运动员的损伤风险或在什么样的情况下会增加其损伤风险。

如果不能做到全体成员参与讨论测试结果，至少也要做到运动员运动表现提升团队和教练组悉数到场并切实发挥他们的作用。否则，这一整套流程就会功亏一篑。在致力于实现减少损伤风险这一目标的过程中，成员参与度是十分关键的，但是仅仅靠它还是不够的。

> 这一步的工作结束后，多学科运动团队中的每个成员都能拿到一个详细的损伤风险（可纠正的损伤风险因素）干预计划。

第七步——系统回顾

因为每位运动员的个人损伤风险因素会随着时间不断改变，伴随着这种改变，运动员所面临的风险也不断变化，因此测试系统也应与时俱进。例如，运动员在上个赛季中出现了股四头肌撕裂损伤，那么在这个赛季中，再次出现股四头肌撕裂损伤的风险就很大，也有可能运动员进入了"高危"年龄段（譬如，年龄大于23岁时腘绳肌出现损伤的概率会大幅升高）[21]。但是如果对运动员进行良好的健康管理，运动员的髋关节活动度就可能增加，从而降低腹股沟损伤的概率。

和所有其他的新事物一样，在测试人员适应各种各样的测试方法前，都存在一个磨合期。随着测试人员专业能力的提升以及科学的发展，有一部分测试方法会逐渐被替代，但是我们仍然要保持筛查系统的智能导向以及个人定制化的特点，并且选用的筛查系统要有足够的信度和效度。

筛查的频率

在赛季初，我们应该对运动员做一次完整的筛查。这将帮助负责提升运动员运动表现的团队成员了解运动员在尚未开展任何训练时的身体状态。另外，这也满足了筛查工具中的另外一项重要要求，即建立起一个可以在将来用于对比的运动员身体状态基线。

通常来说，谨慎一点的做法是在赛季末也做一次完整的筛查，对本赛季内受到的所有损伤都进行相应的评估。在赛季末进行总结时经常会采用这种方式。另外，根据不同的时机和资源丰富度，可以在赛季中途对运动员做一个完整筛查，以期确定运动员是否出现了身体各项功能指标偏离正常值的情况。

在高水平竞技运动中，越来越多的缩减版筛查项目被应用起来，这些缩减版项目基本上能够在一天或一周内完成。尤其是就那些有巨大影响的损伤而言，这种缩减版筛查项目能够快速地查明损伤原因，例如，在一些腹股沟损伤影响严重的运动中，或对于一名曾经患有腹股沟损伤的运动员来说，在开始正式训练之前进行简单的内收肌挤压测试就能说明一些问题。众所周知，因为内收肌肌肉力量下降会导致腹股沟伤痛，所以内收肌挤压测试是那些需在一天或一周内完成的快速筛查项目的重要组成部分[22]。还有其他的类似例子，例如在评估肩关节旋转肌的力量时，可以使用手持测力计来显示肩关节功能是否正常[23]，以及可以用坍塌试验来检测神经反应速度。通过分析这些参数的变化波动情况，负责提升运动员运动表现的团队成员就能清晰地了解训练或比赛负荷对运动员身体机能有何影响。一旦监测到某一项参数数据急剧下降，他们就能根据这一实际情况来调整现有方案以避免这个参数数据持续下滑而引起损伤。

总结

肌肉骨骼筛查系统能够有效减少运动中由于损伤带来的各种负面影响。上文中，我们给出了一个步骤清晰的框架来帮助建立这种智能导向的风险评估系统。这种风险评估系统致力于发现相关人员需要重点关注的损伤风险因素。它并不是一个能够找到所有潜在损伤风险因素的工具，在本质上是一个将有待考究的损伤风险因素或问题暴露出来，让我们引起注意的工具。这种筛查系统能够在浩如烟海的可能发生损伤的风险因素中找出需要重点关注的损伤风险因素，进而帮助相关人员对运动员进行有效的健康管理，从而达到降低受伤风险的目的。

个例研究

下面我们用一个例子来具体地讲述这一系统：一位 18 岁的女子足球运动员，除 4 个月前因肩关节脱臼外无既往病史，4 个月前的肩关节脱臼导致其在接下来的 3 个月保守治疗期间缺赛。

第一步：一般预警指标（GWI）

经过全面分析女子足球运动的所有相关文献资料，我们总结了除脑震荡外的五种损伤，这五种损伤导致的缺训时间最多，所以这五种损伤构建了基于女子足球运动的一般预警指标。

损伤类型	入选依据
膝关节损伤	在女子足球运动中，膝关节韧带拉伤是导致缺训时间最长的损伤[24]
踝关节侧向扭伤	女子足球运动中最常见的损伤就是踝关节扭伤[24]
腘绳肌损伤	在高水平女子足球运动员中，腘绳肌拉伤是发生率仅次于踝关节扭伤（最常见）的损伤，并且是最常见的肌肉损伤[25]
与内收肌相关的腹股沟损伤	腹股沟损伤是女子足球运动中第二常见的肌肉损伤[26]
神经认知缺陷	需要为在整个赛季的头部事故中评估神经认知能力时提供一个基准值

第二步：特定预警指标（SWI）

在了解了那些无法通过干预来纠正的风险因素后，我们就可尝试建立一个针对运动员个人定制的特定预警指标。除了在一般预警指标中收集的损伤风险因素，通过对特定运动员的研究调查，我们在特定预警指标中加入了膝关节前交叉韧带撕裂损伤（虽然这是一般预警指标里的内容，但是由于其多发性，列入其中也无可厚非）。

损伤类型	入选依据
肩关节稳定性不足	肩关节脱臼的既往病史影响甚大。30 岁以下并且有创伤性肩前部脱臼既往病史的运动员有非常大的概率（89%）再次出现脱臼 [27]
膝关节前交叉韧带撕裂损伤	相对于男子足球运动员，女子足球运动员出现膝关节前交叉韧带撕裂损伤的概率更大 [1]

第三步：选择信度和效度都比较高的测试项目

在这一步中选择的测试方法能够准确并且高效地预测一般预警指标以及特定预警指标中的损伤的发生概率。

损伤部位	选择的测试方法	入选依据
踝关节	膝触墙测试（测试踝关节背伸的关节活动度）	踝关节背伸范围是与踝关节损伤相关度很高的一个参数 [28]
	星型偏移平衡测试	星型偏移平衡测试对检测慢性踝关节失稳很有效果 [29]
膝关节	300 度 / 秒的等速肌力测试	有前交叉韧带撕裂损伤病史的女性运动员会在等速肌力测试中表现不佳 [30]
	纵跳后下落	纵跳后下落是一种高效且可靠的检测女子足球运动员下肢生物力学的测试，同时对女子足球运动员出现前交叉韧带撕裂损伤的风险也有预测意义 [31]
腘绳肌	对腘绳肌离心肌力进行等速测试	有研究证明腘绳肌离心肌力与腘绳肌拉伤之间有联系 [32]
内收肌	仰卧位髋关节内旋角度测试（髋关节和膝关节呈屈曲 90 度）	这种测试已经被证实能够有效测试髋关节的关节活动度，而髋关节的关节活动度下降会增加内收肌损伤的概率 [22]
	内收肌挤压测试	内收肌挤压测试能够准确检测出患有腹股沟损伤的运动员 [33]
	直腿抬高测试	直腿抬高测试对与内收肌相关的腹股沟损伤有临床诊断意义 [34]

续表

损伤部位	选择的测试方法	入选依据
肩关节的稳定性	肩部恐惧测试及复位测试	肩部恐惧测试以及复位测试是肩关节稳定性测试的最佳选择 [35]
神经认知能力	基于计算机的神经认知能力测试或者代数测试	脑部受冲击后，这种测试可以高效且准确地测试脑部的高级神经认知能力 [20]

第四步：对动作熟练度的测试

这一步的测试项目会对和足球运动相关的动作控制能力以及人体动力链进行一次深入的评估。

测试项目	入选依据
垂直落地跳中的落地技术动作测试	这种测试能够量化髋关节和膝关节的伸展程度以及膝关节的外翻程度，这些因素都是造成前交叉韧带撕裂损伤的罪魁祸首 [31]
分析 45 度和 90 度切步时的技术动作	检查切步时的大腿内旋程度，大腿过度内旋是造成女子足球运动员前交叉韧带撕裂损伤的原因之一 [1]
过顶深蹲动作测试	评估运动员的功能性动作模式以及在动态情况下对腰椎的控制能力

当做到这一步时，我们就已经建立了基于运动种类的一般筛查系统以及针对特定运动员的个人定制化筛查系统。通过分析这些智能导向的测试结果，我们可以得出需要进一步检测和管理的部分。

参考文献

[1]Alentorn-Geli, E., Myer, G. D., Silvers, H. J., Samitier, G., Romero, D., Lázaro-Haro, C., & Cugat, R. (2009). Prevention of non-contact anterior cruciate ligament injuries in soccer players. Part 1: Mechanisms of injury and underlying risk factors. Knee Surgery Sports and Traumatology Arthroscopy Journal, 17(7), 705-729.

[2]Majewski, M., Susanne, H., & Klaus, S. (2009). Epidemiology of athletic knee injuries: A 10-year study. Knee, 13 (3), 184-188.

[3]Hägglund, M., Waldén, M., & Ekstrand, J. (2008). Injuries among male and female elite football players. Scandinavian Journal of Medicine & Science in Sports, 19 (6), 819-827.

[4]Frisch, A., Seil, R., Urhausen, A., Croisier, J. L., Lair, M. L., & Theisen, D. (2009). Analysis of sexspecific injury patterns and risk factors in young high-level athletes. Scandinavian Journal of Medicine & Science in Sports, 19 (6), 834-841.

[5]Gabbett, T. (2003). Incidence of injury in semi-professional rugby league players. British Journal of Sports Medicine, 37 , 36-44.

[6]Foreman, T., Addy, T., Baker, S., Burns, J., Hill, N., & Madden, T. (2006). Prospective studies into the causation of hamstring injuries in sport: A systematic review. Physical Therapy in Sport, 7(2), 101-109.

[7]Sundaram, A., Bokor, D. J., & Davidson, A. S. (2011). Rugby Union on-field position and its relationship to shoulder injury leading to anterior reconstruction for instability. Journal of Science and Medicine in Sport, 14, 111-114.

[8]Kaplan, L. D., Flanigan, D. C., Norwig, J., Jost, P. & Bradley, J. (2005). Prevalence and variance of shoulder injuries in elite collegiate football players. British Journal of Sports Medicine, 33, 1142-1146.

[9]Wilson, F., Gissane, C., Gormley, J. & Simms, C. (2010). A 12-month prospective cohort study of injury in international rowers. British Journal of Sports Medicine, 44, 207-214.

[10]Ryan, J., DeBurca, N., & McCreesh, K. (2014). Risk factors for groin/hip injuries in field-based sports: a systematic review. British Journal of Sports Medicine, 48 , 1089-1096.

[11]Beynnon, B. D., Murphy, D. F., & Alosa, D. M. (2002). Predictive factors for lateral ankle sprains: A literature review. Journal of Athletic Training, 37 , 376-380.

[12]Agel, J., Dompier, T., Dick, R., & Marshall, S. (2007). Descriptive epidemiology of collegiate men's ice hockey injuries: National Collegiate Athletic Association injury surveillance system, 1988-1989 through 2003-2004. Journal of Athletic Training, 42 (2), 241-248.

[13]Zazulak, B. T., Hewett, T. E., Reeves, N. P., Goldberg, B., & Cholewicki, J. (2007). Deficits in neuromuscular control of the trunk predict knee injury risk: A prospective biomechanical-epidemiologic study. American Journal of Sports Medicine, 35 (7), 1123-1130.

[14]Yu, B., & Garrett, W. E. (2007). Mechanisms of non-contact ACL injuries. British Journal of Sports Medicine, 41 , 47-51.

[15]Verrall, G. M., Slavotinek, J. P., Barnes, P. G., Esterman, A., Oakeshott, R. D. & Spriggins, A. J. (2007). Hip joint range of motion restriction precedes athletic chronic groin injury. Journal of Science and Medicine in Sport, 10, 463-466.

[16]Opar, D. A., Williams, M. D., Timmins, R. G., Hickey, J., Duhig, S. J. & Shield, A. J. (2015). Eccentric hamstring strength and hamstring injury risk in Australian footballers. Medicine and Science in Sport and Exercise, 67, 857-865.

[17]Ranson, C., Burnett, A., O'Sullivan, P., Batt, M. & Kerslake, R. (2008). The lumbar

paraspinal muscle morphometry of fast bowlers in cricket. Clinical Journal of Sports Medicine, 18, 31-37.

[18]Gabbett, T. J. & Domrow, N. (2005). Risk factors in subelite rugby league players. American Journal of Sports Medicine, 33, 428-434.

[19]Peterson, A., & Bernhardt, D. (2011). The preparticipation sports evaluation. Paediatric Respiratory Reviews, 32 (5), 53-57.

[20]McCrory, P., Meeuwisse, W. H., Aubrey, M., Cantu, B., Dvo-ák, J., Echemendia, R. J., ... Turner, M. (2014). Consensus statement on concussion in sport: the 4th International Conference on Concussion in Sport held in Zurich, November 2012. British Journal of Sports Medicine, 47 , 250-258.

[21]Verrall, G., Slavotinek, G., Barnes, P., Fon, G., & Spriggins, A. (2001). Clinical risk factors for hamstring muscle strain injury: a prospective study with correlation of injury by magnetic resonance imaging. British Journal of Sports Medicine, 35 (6), 435-439.

[22]Verrall, G. M., Slavotinek, J. P., Barnes, P. G., Esterman, A., Oakeshott, R. D., Spriggins, A. J. (2007). Hip joint range of motion restriction precedes athletic chronic groin injury. Journal of Science and Medicine in Sport, 10 , 463-466.

[23]Stickley, C. D., Hetzler, R. K., Freenyer, B. G., & Kimura, I. F. (2008). Isokinetic peak torque ratios and shoulder injury history in adolescent female volleyball athletes. Journal of Athletic Training, 43(6), 571-577.

[24]Faude, O., Junge, A., Kindermann, W., & Dvorak, J. (2006). Risk factors for injuries in elite female soccer players. British Journal of Sports Medicine, 40 , 785-790 .

[25]Jacobson, I., & Tegner, Y. (2007). Injuries among Swedish female elite football players: a prospective population study. Scandinavian Journal of Medicine & Science in Sports, 17 (1), 84-91.

[26]Tegnander, A., Olsen, O. E., Moholdt, T., Engebretsen, L., & Bahr, R. (2008). Injuries in Norwegian female elite soccer: a prospective one-season cohort study. Knee Surgery Sports and Traumatology Arthroscopy Journal, 16 (2), 194-198.

[27]Lill, H., Korner, J., Hepp, P., Verheyden, P., & Josten, C. (2001). Age-dependent prognosis following conservative treatment of traumatic shoulder dislocation. European Journal of Trauma, 27 (1), 29-33.

[28]Wright, C. J., Arnold, B. L., Ross, S. E., Ketchum, J., Ericksen, J., & Pidcoe, P. (2013). Clinical examination results in individuals with functional ankle instability and ankle-sprain copers. Journal of Athletic Training, 48 (5), 581-589.

[29]Gribble, P. A., Hertel, J., & Plisky, P. (2012). Using the star excursion balance test to assess dynamic postural-control deficits and outcomes in lower extremity injury: A literature and systematic review. Journal of Athletic Training, 47 (3), 339-357.

[30]Myer, G. D., Ford, K. R., Barber Foss, K. D., Liu, C., Nick, T. G., & Hewett, T. E. (2009).

The relationship of hamstrings and quadriceps strength to anterior cruciate ligament injury in female athletes. Clinical Journal of Sports Medicine, 19 (1), 3-8.

[31]Hewett, T., Myer, G. D., Ford, K. R., Heidt, R. S., Jr., Colosimo, A. J., McLean, S. G., ... Paterno M. V. (2005). Biomechanical measures of neuromuscular control and valgus loading of the knee predict anterior cruciate ligament injury risk in female athletes: A prospective study. American Journal of Sports Medicine, 33 , 492-501.

[32]Fousekis, K., Tsepis, E., Poulmedis, P., Athanasopoulos, S., & Vagenas, G. (2011). Intrinsic risk factors of non-contact quadriceps and hamstring strains in soccer: a prospective study of 100 professional players. British Journal of Sports Medicine, 45, 709-714.

[33]Malliaras, P., Hogan, A., Nawrocki, A., Crossley, K., & Schache, A. (2009). Hip flexibility and strength measures: reliability and association with athletic groin pain. British Journal of Sports Medicine, 43, 739-744.

[34]Mens, J. M., Vleeming, A., Snijders, C. J., Koes, B. W., & Stam, J. (2002). Validity of the active straight leg raise test for measuring disease severity in patients with posterior pelvic pain after preg-nancy. Spine 27 (2), 196.

[35]Lo, I. K., Nonweiler, B., Woolfrey, M., Litchfield, R., & Kirkley, A. (2004). An evaluation of the apprehension, relocation, and surprise tests for anterior shoulder instability. American Journal of Sports Medicine, 32 (2), 301-307.

第 7 章

动力链的评估和发展

伊恩·普朗雷（Ian Prangley）

引言

当下，运动员不断地在精准度、力量和速度等领域取得傲人的成绩。棒球投手是如何准确地以每小时约 160.93 千米的速度投掷棒球的？短跑运动员是如何做到在 10 秒内跑完 100 米的？跳高运动员又是如何跳到 2 米多高的呢？是什么能够让百尺竿头更进一步？通过探索人体动力链的奥秘，诸多此类问题都可以迎刃而解。

德国工程学家，弗朗·茨鲁洛（Franz Reuleaux）首创了动力链这个概念，其主要内容是研究在一个由几个独立组件连接而成的系统中，单一组件的运动会对系统中的其他组件产生什么样的影响。在运动学中，人体动力链被广泛应用于如投掷、奔跑和跳跃等动作的描述中。从理论上来说，标枪投掷也与人体动力链相关，但是在这个项目中，这个词语却鲜有人提及。动力链在高爆发性运动和对抗性运动中应用广泛。不管是在远端肢体运动（如拳击），还是力作用于外部的运动（如投掷棒球），或是整个身体的运动（如短跑或跳高），动力链这一概念都被广泛提及。

本章中，我们将会揭示人体动力链对竞技表现的重要性以及它对伤病预防的意义。对运动成绩而言，一个高效率的人体动力链将带来两大优势，即力量增强和高效运动。另外，我们也将深入探讨如何合理地分配各关节的负荷来达到预防伤病的目的。最后，我们将在本章中花大量篇幅来阐述这些和运动员竞技表现直接相关的指标怎样才能被准确地评估，以及如何发展动力链。在进入正题之前，我们需要对不同种类的人体动力链做一个大致的了解。

人体动力链的种类及异同

人体动力链分为两类：推力模式和投掷模式。在移动重物时，推力模式使用较多，例如英式橄榄球赛中的争球，或者像骑自行车这种人体远端承受较大阻力的运动。投掷模式主要应用于人体试图制造高速运动时，这种高速运动通常被传递到一个外部物体如棒球、足球上。在投掷模式中人体近端运动会加速人体远端运动，然后使需要被投掷的物体加速运动。这种情况也被称为"鞭打效应"或"近端向远端传递效应"[1]。在诸如跑步和游泳运动中，需要人体整个的动力链的运动来驱动身体运动。总体来说，主要的表现就是将能量从身体一个环节传递到另一环节，以此来产生使躯体运动的驱动力。

另外还有一种被广泛用来区分不同种类动力链的方法，这种方法将动力链分为两种：开链和闭链。当人体远端活动近端固定时，就是开链运动；当人体远端固定近端活动时，就是闭链运动。人体将力作用在固定的物体上来产生近端的移动，进而移动身体。但是这些概念是很模糊的，当碰到既含有开链运动又含有闭链运动的复杂运动时尤甚。

依据人体远端活动和负荷特性不同，我们可以得到一种更加完整的动力链分类模型。如表 7.1 所示，该表展示了各种动力链的区别。

表 7.1 各种动力链的区别

远端负荷	远端活动	动力链类型	示例
无负荷	远端活动	开链	踢足球
外部负荷	固定	闭链	短跑时的支持相
外部负荷	远端活动	混合动力链	摔跤

在这种分类体系下，人体的各种动作不过是开链、闭链以及混合动力链独立或协同工作的产物。一个看似简单的动作如跑步运动同时包含了开链运动和闭链运动。支撑腿进行产生动力的闭链运动，摆动腿进行产生动力的开链运动 [2]。类似地，在橄榄球运动中，为了更好地投掷橄榄球，运动员会进行奔跑，将通过开链运动产生的额外的力传递到橄榄球上，将球投掷到更远的地方。

动力链效率和竞技表现

顶级运动员给我们提供了最优秀的高效动力链模型。在顶级赛事中，能够做出可复制的、强劲的以及高能量使用效率的动作是成功的前提。能量使用效率是能量输出和能量输入的比值，当能量输出相对于能量输入增加时，能量使用效率也就自然而然提高了 [3]。动力链的能量强度和能量使用效率对于各种对力量、速度以及耐力有着高要求的运动都意义非凡。

力量型运动要求动力链高效运转来将肌肉能量转化成动力十足的各种运动。以使用牧鞭为例，如果使用方法正确，将手臂的力量通过长长的鞭子传递到鞭子末端时，鞭子末端将拥有极快的速度。因此，为了改善神经肌肉的协调性，优化弹性势能的储存，以便将能量最大化地通过动力链释放，顶级教练和精英运动员们花费大量时间来优化技术动作。

虽然优秀的技术动作是动力链表现的关键要素，但是拥有良好的基本运动素质诸如平衡性、稳定性以及肌肉力量同等重要。举例来说，杰出的短跑竞技表现离不开稳定躯干的支持。同样，在拳击比赛中，要通过高能量使用率打出一记重拳的基础是强健的肩胛骨肌肉（强大的肌力）。

但如果出现严重的"能量流失"，动作的速度难免受到影响。对运动员来说，如果想要继续提升力量和速度，必须募集其他部位的肌肉来做出额外贡献，以抵消整个动力链中的能量流失。

在耐力型运动中，通过高效的技术动作来进行能量转换是取得成功的重中之重。动力链中的能量流失将会是致命的，此时肌肉系统必须更加卖力地工作来弥补这部分流失的能量，这样会加速肌肉疲劳，影响运动表现。一个髋关节横向不稳的长跑运动员就是这样的反面典型。在跑步的支撑相中，能量会从薄弱的环节流失，导致运动员的能量使用率降低。如果这位运动员与一位能量使用率更高的运动员竞争，要保持同样的速度，需要消耗更多的能量。

撇开心理因素和战术策略，在完成指定技术动作时，能量流失最少、能量使用率最高的运动员成功的概率无疑是最高的。精通某一项运动的教练、运动员以及物理治疗师们都能够通过观察技术动作判定一个运动员的能量使用是否足够高效，通常这些人会将这种能力称为"专精技术"。我们将在本章详细讲述如何才能准确评估动力链。

高效的动力链是优秀运动表现的关键条件

罗杰·费德勒（Roger Federe）能够毫不费力地做出各种移动或击打等技术动作。这种能力让他在职业网球运动员中脱颖而出。实际上这种能力不过是他高效动力链的外在表现，他的动力链能够在他进行移动或击打等技术动作时使能量损失最小化。在和技术动作不如他的对手对决时，能够避免能量不必要的浪费是一个巨大的优势，毕竟，在这类比赛中，最后谁先熬到对手体力耗竭，谁的获胜概率就更大。更重要的是，在大满贯赛事中，运动员必须在 2 周内胜利 7 场比赛才能夺冠，此时能让运动员在下场比赛前比对手多储存和恢复一点体力就显得尤为重要。

动力链效率与伤病

动力链评估对伤病预测有重大意义，运动生物力学上的研究已经在识别与伤病相关的错误动作模式领域被广泛应用。低效率的运动机制导致伤病的途径有以下几个。

加速肌肉疲劳

之前已经提到过，动力链中的能量流失会加速肌肉疲劳。而疲劳会影响肩关节本体感觉 [4, 5, 6]，改变肩胛胸壁关节和盂肱关节的正常运动 [7]，增加健康膝关节中胫骨的相对移动 [8]，在跑动时影响姿势控制 [9] 和冲击负荷特性 [10]。因此，肌肉疲劳是耐力型运动、重复做功型运动中伤病频发的一大关键因素，这也就是为什么我们反复强调优化动力链的重要性。

动力链中的连接处（关节）超负荷运行

不正确的运动机制会增加动力链中关节和软组织的负荷。尤其是在当近端肢体发力或传递力的效率低下时，会给远端肢体带来极大的额外负荷。举例来说，网球运动中，肘关节伤病往往都是由不当的发球技术动作导致的。尤其是在发球时腿部发力不够高效导致肘关节暴露于过度负荷中时，肘关节会承受巨大的外翻应力。无独有偶，棒球运动方面的研究也表明正确的投球姿势能够降低肘关节的外翻应力并提高投球效率[11]。因此，很明显，优化动力链的投掷动作模式对肩关节和肘关节的伤病恢复非常重要。研究表明，对下肢来说，髌股关节疼痛的运动员会有出现过度足外翻和髋内旋的风险。这进一步说明了远端-近端动力链上的错误动作模式能给关节带来过度的应力[12]。

动力链这一概念常常用来解释人体是怎样产生运动的，除此之外，它也能解释人体如何在减速运动中吸收能量，例如在跳跃中的落地过程。人体减速过程中，肌肉离心收缩，肌腱被施加额外的力，使得运动员发生肌腱炎的概率增加。但可以通过优化对动力链的使用，使落地时多个关节同时参与落地缓冲和吸收冲击力的过程，从而减小运动员患肌腱炎的风险。落地动作僵硬、髋关节参与不足等不正确的落地机制常见于有髌腱末端病的运动员[13, 14]。这种状态下，动力链并不是处于使用各种解剖学结构来缓冲和吸收冲击力的高效模式。相反，在这种状态下，落地的冲击力集中在了股四头肌肌腱和髌腱处，大大增加了其受伤概率。我们将在第 16 章详细阐述这一内容。

综上所述，优化人体动力链是伤病预防以及伤后康复的一个重要组成部分。下面将进一步阐述我们应该如何评估进而改善人体动力链。

> 高效的动力链是防止伤病的关键。前面提到的罗杰·费德勒及其高效的发力方式很明确地告诉我们，他以基本上没有一次伤病的状态铸就了他的"网球神话"，这是理所当然的。从他 1999 年出道至今，他在每一年的网球四大满贯赛事中无一次缺席[15]。

评估动力链

我们已经列举了生物力学、竞技表现以及伤病之间的各种联系。不难得出，教练、运动员以及物理治疗师们非常有必要掌握如何评估动力链的优劣，以便提高竞技表现以及降低出现伤病或者伤病复发的风险。全面地评估动力链应该从三个维度着手：运动表现测试、生物力学分析以及肌肉骨骼筛查。

运动表现测试

第一步，我们可以用一个简单的运动表现测试评估某个运动员在某种运动中的动力链表现情况。这个测试一定要含有此运动项目的一些关键动作。当然，测试可能受到一些因素的影响，例如肌肉力量，测试结果可能没有办法立即体现出运动员运力链的问题。但是如果进行两次测试，第二次测试运动员竞技表现大不如前一次，那就表明此运动员动力链存在问题。表 7.2 中展示了一些针对动力链的常见测试方法。

需要注意的是，虽然这些测试大部分都是在运动员精力充沛时进行的，但是也有必要在运动员运动后疲劳时再进行测试。在一些需要长时间重复性做功的运动中，神经肌肉疲劳对动力链影响极大，通过在肌肉疲劳及不疲劳两种状态下进行竞技表现的对比，我们可以评估出动力链性能在肌肉疲劳时的衰减情况。

表 7.2　常见动力链测试方法

测试项目	相关动力链分析	较差动力链例子	相关的运动类型
药球侧投距离	力量传递：地面—腿部发力—躯干旋转—投掷	腿部和臀部发力不足，导致投掷力量不足	需要旋转身体发力的运动，如网球（击球时）、柔道、橄榄球
过肩投掷距离	力量传递：地面—腿部发力—躯干屈伸—投掷	脊椎伸展不足，导致投掷距离过近（脊椎伸展可以进一步加速要投掷的物体）	需要过肩投掷动作的运动，如板球、棒球、垒球、标枪、羽毛球
20 米短跑成绩	力量传递：地面—足 / 足踝—膝关节伸展—髋关节伸展—躯干—向前推力	核心稳定性不足或骨盆不稳、低效的力量传递导致向前推力不足	对短时间加速能力要求较严格的运动，如足球、橄榄球、俯式冰橇、棒球
50 米浮板游泳前进时间	力量传递：躯干—髋关节—足 / 足踝—向前推力和向上升力	踝关节跖屈不足，导致向前推力和上升力不足	游泳
踢球的距离	力量传递：躯干—髋关节屈曲—膝关节伸展—球	支撑腿稳定性不足、髋关节伸展不足、合力不足，导致踢球瞬间足部速度不足	足球、橄榄球、美式橄榄球
单腿跳的距离	力量传递：地面—足 / 踝关节跖屈—膝关节伸展—髋关节伸展—向上和向前推力	髋关节稳定性不足和髋关节伸展不足，导致传递过程中能量流失较多 两侧单腿跳成绩相差较多表明可能存在问题	力量型运动，如短跑和跳远

生物力学分析

通常来说，常规的生物力学分析就能达到要求，但是实际上并非如此。在现在先进的训练环境中，视频运动分析工具使用频繁，这类工具记录的数据可以用于进行动作和运动轨迹分析，计算速度以及显示一些关键的技术动作和运动姿势。这类工具能够让教练在评估动力链时如鱼得水。另外，不断进步的技术水平正在让这项工作所需时间变得越来越少，尤其是随着移动设备如智能手机的普及，网上有很多免费的应用软件可以帮助我们进行视频运动分析。鉴于生物力学领域的广袤性，我们在这里就不赘述了，相信您一定已经对生物力学分析在动力链评估中的重要性有了一个清晰的认识。

肌肉骨骼筛查

肌肉力量、神经肌肉控制、柔韧性以及关节活动度这些参数都可能会对人体动力链有着或好或坏的影响，因此有必要对这些参数进行评估。肌肉骨骼筛查是进行此类评估的一种有效途径，几乎所有运动项目中，肌肉骨骼筛查都是举足轻重的赛前准备环节。第6章中已经详细阐述了这部分内容。

能够检测运动员完成动作质量的检查工具是一个很好的入门级评估动力链的工具。我们可以这样假设，如果在慢节奏、可控环境下运动员都无法保证力线正确、关节处于适当的位置，那么在真实的、不可控的、快节奏的环境中，运动员的这一缺陷将会被无限放大，导致无法产生足够的运动所需的能量以及动力链能量流失等一系列严重问题。

除了动作质量检查，我们也应当进行关节活动度和肌力检查，来更精确地识别运动员存在的可能对运动机制产生不良影响的潜在问题。举例来说，在棒球运动中人们已经发现了髋关节被动活动度与投掷过程中骨盆和髋关节的生物力学参数相关联 [16]。表 7.3 中列出了一些常见的肌肉骨骼筛查结果以及这些结果对人体动力链的影响及相关伤病。

运动表现测试以及生物力学分析都是被广泛使用的人体动力链评估方法，这些方法确实能帮助运动员提高运动表现，取得成功。但是肌肉骨骼筛查也同样重要，其价值有时候却被人们忽视。肌肉骨骼筛查结果能够识别出可能导致伤病的风险因素，同时也能帮助运动员提高运动表现。因此，出于预防伤病以及提高运动表现的目的，所有相关人员如队医、物理治疗师等都应该充分了解自己服务的运动员所从事运动的特殊之处，并且将检查结果等信息及时地反馈给教练。

表 7.3　常见的肌肉骨骼筛查结果以及这些结果对动力链的影响及相关伤病

肌肉骨骼筛查结果	对动力链的影响及相关伤病
踝关节背伸不足	对于冲击力的吸收减少，髌腱受伤风险增加 [17]
	踝关节背伸不足造成膝关节屈曲不足，导致膝关节承受的地面反作用力增加，增加前交叉韧带撕裂损伤风险 [18]
	踝关节背伸不足会引起股四头肌抑制，导致膝关节内侧偏差以及膝关节外翻，增加髌股关节病发生概率 [19]
近心端髋部肌力不足（尤其是髋外展肌群）	在单腿下蹲和落地时，增加膝关节外翻发生的概率。这将有可能导致髌股关节病、前交叉韧带撕裂损伤及髂胫束摩擦综合征 [20]
肩胛骨动力障碍	肩胛盂位置和力学结构改变可能会导致肩袖撞击综合征和盂唇病变 [21]

　　进行肌肉骨骼筛查不仅有助于全面评估人体动力链，还能够找出有待解决的特定缺陷，从而改善动力链工作效率，提高运动表现，减少伤病发生。

改善人体动力链

　　一旦发现了运动员动力链中的缺陷，下一步工作就是制定策略进行干预并纠正错误的运动机制。干预措施的选择取决于运动的类型、运动员个体的特殊需求以及运动员所处的竞技环境（例如竞赛阶段、训练阶段或者伤后康复阶段）。无论是体能教练还是物理治疗师都应该在制定方案时参与进来。

　　但是多数情况下，动力链中的缺陷常被认为是特定的技巧问题，鉴于训练技巧是教练的职责，制定解决方案时常只有教练一方参与。实际上通过实行全身性的训练，对身体各个部分进行全面锻炼，体能教练可以对改善运动员动力链产生重大影响。同样地，因为很多肌肉骨骼缺陷对运动机制有着巨大的不良影响，物理治疗师的参与也是不可或缺的。并且，在康复末期，在回归正常训练和竞技比赛之前，训练身体对于动力链的利用是十分重要的一步。毋庸置疑，在任何一个致力于优化全身动力链的训练项目中，良好的肌肉力量都是基础条件。接下来，我们讲解几种改善人体动力链的方法。

针对不同的运动特点训练动作而不是单纯地发展肌力

　　随着功能训练理念的不断发展，近年来，很多体能教练的观念也有了一些变化，开始着重于动作训练而不是单纯的肌肉训练。很多知名体能教练通常都不会要求运动员做那些只能发展单一肌群的动作，例如单纯地在抗阻伸膝器械上训练来发展股四头肌。这并不是说这种训练就一无是处，它们在康复训练初期还是有很大价值的，但是在改善人体动力链上，这些训练的价值确实乏善可陈。

在需要引入有针对性的训练方式时，一定要清晰地认识到，某些针对性训练也是有害的。因此，教练在布置此类训练时一定要加倍小心。简单来说，我们肯定不会要求一名高尔夫球运动员为了提升击球速度而在日常训练中使用一根非常重的球杆，同样也不会要求一名短跑健将在泥潭里进行日常训练。原因就是每种训练都有其独特的生物力学模型，选择了不适用于运动员的生物力学模型只会对运动员技术动作产生负面影响，效果往往适得其反。超负荷拉雪橇就是个很典型的例子，很多短跑教练因为其高负荷的特性对其青睐有加。但是需要特别注意的是，过大的阻力有可能会干扰短跑运动的生物力学模型。有研究表明，在高负荷训练中，推荐使用重量是运动员自身体重的12.6%，这一负荷能够把短跑运动生物力学模型中的异变性降到最低[22]。

但是，这种训练只有在想要最大化奔跑速度时才是适用的。最近的研究发现，如果想提高起跑后5米内的加速度，那么做拉雪橇训练时，负荷最好设置为体重的30%[23]。这个研究结果倒也合情合理，因为起步期需要巨大的能量输出，所以进行高负荷训练是没有问题的。

问题的关键是选择针对性训练时，教练必须确保使用的训练方法对提高人体动力链性能有好处，而不会对人体动力链产生负面影响。如果对此有半点怀疑，那么还不如采用那些针对性不那么强但是依然致力于改善动力链性能的方法。举重就是这样一种训练方式，我们将在下面详细阐述。

运用举重来改善人体动力链

举重是一种高效的发展动力链力量的训练方式。人们通常将奥林匹克举重混淆为广义上的举重。实际上举重包括抓举、挺举以及其他派生的训练方式。

举重训练和其他力量训练方式在定义上的区别就是，举重训练是高爆发高速的，并且在动作末不用进行减速的力量练习。在传统的杠铃蹲举（back squat）中，在蹲起的最高点必须减速。而对于举重来说，只有挺举在抓起杠铃的阶段需要减速。加速阶段腓肠肌收缩，即使在高负荷情况下，腿也有可能离开地面。髋、膝、踝的三关节伸展模式是释放下肢力量产生推进力的前提，也是举重训练的关键特征，因此举重训练还是一种改善下肢动力链的绝佳办法。有研究显示，与普通的抗阻训练相比，伴随举重训练的弹震式训练能够更好地改善运动员的垂直弹跳表现[24, 25]。

举重不怎么流行的原因之一是学习起来较为困难且需要大量的练习以及反

馈。另外，很多人认为举重会使运动员发生伤病的概率增加，尤其是当技术动作不到位时，受伤的风险很大 [26]。但是实际上如果在完善的监督下使用良好的技术动作进行练习，举重还是一项相当安全的训练项目 [27, 28]。

进行快速伸缩复合训练来改善人体动力链

对具有良好力量基础的精英运动员来说，有一个非常有效的训练动力链的方法，就是进行快速伸缩复合训练。快速伸缩复合训练除了可以促进神经肌肉适应，还可以优化肌腱对弹性势能的储存和释放。这可以优化力量在动力链中的传导，使力量输出更强劲并高效。快速伸缩复合训练对那些非常优秀的长跑运动员也是有效的，进行快速伸缩复合训练能够有效地帮助他们提高动力链效率并且减少在跑步中不必要的能量流失 [29]。

训练核心力量来改善人体动力链

通常我们把躯干及骨盆附近的区域称为核心区，在动力链中，这一区域既发力又传导力，是十分关键的一个区域。如果这一区域的动态稳定性变差，就会影响骨盆带在躯干和下肢之间传递力量的能力。在短跑运动中，强大且稳定的核心区可以确保从髋关节传递而来的推力的传导，并减少能量的流失 [30]。更为重要的是，在投掷动作中，核心区具有的稳定、灵活双重属性确保了腿部力量能有效地向上肢传递。核心区力量不足或肌肉激活时机不当可能导致躯干产生不必要的活动，从而导致能量流失，影响运动员的竞技表现。

核心区传递力量的效率能够使用一系列测试评估出来。例如，主动直腿抬高（ASLR）就是一种能够准确检测出力量从躯干传递到下肢的传递效率的方法 [31]。需要注意的是，虽然我们认为 ASLR 是一种可以在运动员中普遍使用的测试方法，特别在有下腰部、骨盆和骶髂关节功能障碍病史的运动员中应用广泛，但是实际上很多关于 ASLR 的研究都是针对产后妇女进行的。因此，在对运动员进行测试时，需要分清运动员和产妇的区别，在处理分析相关检查结果时需要加倍小心。

在人体动力链中，髋关节和骨盆也是能量流失的重灾区。髋关节外侧稳定性不足，尤其是臀中肌肌力不足是大部分运动员的通病。绝大多数的运动中都需要单腿支撑来传递力量并保持稳定，例如，短跑运动的支撑期、跆拳道踢腿时的单腿支撑期以及跳高运动员的起跳期，因此，绝大多数运动都对能量的高效传输有很高的要求。可以通过对姿势、肌肉围度的观察和功能性动作、肌肉力量的测试来评估髋关节横向稳定性 [32]。对运动员来说，单腿下蹲和单腿跳是检测能量流失源头是否为臀部肌力不足的最好方法。在做动作过程中，出现膝关节内侧偏差、髋关节内收以及骨盆偏歪（骨盆高并不一致）都是这一环节薄弱的直接证明。

训练柔韧性来改善人体动力链

关节活动度以及肌肉长度都会对运动员的动作产生影响。因此，在优化人体动力链时必须将这部分训练考虑进去。运动员需要达到的柔韧性很大程度上取决于运动员的具体运动。某些运动可能要求身体的某一区域及肌肉有很好的柔韧性，对其他部分的柔韧性要求却不高。例如，游泳运动员对肩关节和胸椎的活动度要求都非常高，但是踝关节跖屈不足却无伤大雅。因此，我们首先需要了解所接触运动员的运动和此项运动对运动员的具体要求，然后根据要求来逐一排查运动员的不足之处，并在后续计划中改进这些不足之处。但是并不是所有柔韧性不足的缺陷都能轻易被改善，特别是受到结构限制时。例如，髋关节手术后，髋关节内旋的能力就会受到限制。在这种情况下，此类信息务必要传达给教练，这样教练才能清楚地掌握人体动力链中的哪些柔韧性不足是无法被改善的。我们将在第 13 章中详细地阐述柔韧性的概念。

使用正确技术动作提升人体动力链性能

通过改进技术动作，教练们通常会"微调"动力链中的某一个环节，从而调整作用到某一物体或者肢体甚至整个身体的力。举例来说，那些在试图做出发球动作的网球运动员，发球动作又被称为"胜利"姿势，发球时腿部弯曲，手臂后伸并且外旋，然后下肢发力带动身体向上，接着完成发球击打动作（如图 7.1 所示）。下肢将储存的弹性势能释放并传递到发球手上（如图 7.2 所示）。但是，如果运动员的手臂没有做出"胜利"姿势（没有后伸外旋），不管下肢释放弹性势能带来的驱动力有多么强大，传递给发球手的力都不会比普通的发球动作多多少。这样能量在动力链中的传递效率过低，因此我们需要在技术动作方面做一些干预。教练可以通过让运动员调整发球手后伸外旋的速度或者路径来解决这一问题，从而帮助运动员找到下肢与发球手配合最完美的姿势。

技术动作改善训练应该和视频分析工具相配合使用，这些视频分析工具在互联网或者手机应用商店里随处可见。这样一来，教练能够快速精准地发现运动员的哪些错误技术动作在影响他的人体动力链。另外，持续性的评估测试以及反馈能够在整个技术动作训练过程中帮助运动员和教练。

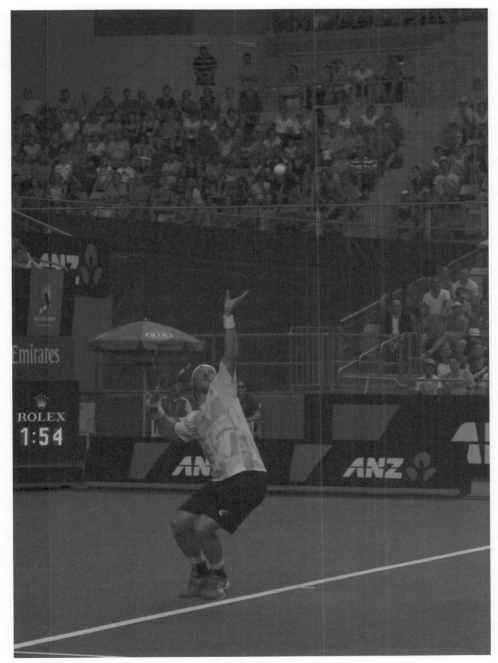

图 7.1　2012 年 5 月，创造网球发球速度纪录的塞缪尔·格罗斯（Samuel Groth）做出的经典的"胜利"姿势

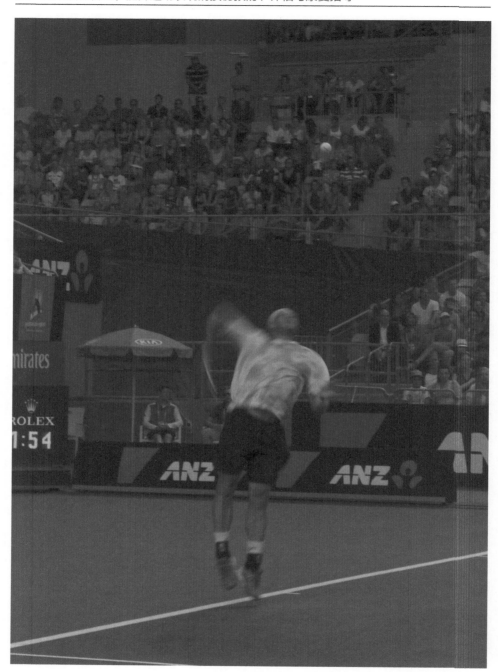

图 7.2 腿部发力并帮助发球手外旋，使得发球时身体储存的弹性势能更好地释放

> 有很多训练干预方法能够对人体动力链产生积极影响。通过对运动员进行评估，并结合运动员所从事运动的类型、运动的具体要求、运动员的场上位置以及比赛风格进行分析，才能得出哪种训练方法是最有效的。只有教练、体能教练、物理治疗师和运动员一起配合，才有可能达成这一目的。

不对称及不平衡

人体为了满足运动需要做出各种生理变化是很正常的，例如，体重增长、力量增强、调整处于压力下的软组织的柔韧性等。正因如此，在软组织进行适应性调整时，运动员很可能出现不对称或者不平衡，例如骨骼、肌肉、肌腱出现的不对称或不平衡。需要明确的是，"不对称"表示同一解剖学结构的两侧出现力量、尺寸、柔韧性、关节活动度或位置上的差异，而"不平衡"强调主动肌和拮抗肌在肌肉力量或者柔韧性比值上出现了预测范围之外的异常。

不对称

在大多数情况下，不对称是运动员日常训练以及比赛正常的、必然的产物。以单板滑雪运动员为例，靠前的那条腿和靠后的那条腿的单腿跳远成绩是有天壤之别的，两条腿的大腿围度也有差别[33]。更为重要的是，因为运动员需要持续地参加此类会导致不对称现象出现的运动，所以想要彻底纠正这种不对称是相当困难的。

从竞技表现的角度来看，一项针对澳大利亚足球运动员的研究表明，下肢两侧存在肌肉围度不对称的运动员的传球精准性或射门的命中率相对而言更低[34]。原因是在踢球时，支撑腿的肌力不足会导致支撑腿的稳定性下降，从而影响射门命中率和传球的精准性。在这种情况下，就需要采取措施来纠正不对称。更加严重的情况是，有研究表明，有些不对称现象会增加伤病的发生风险，例如，在需要转体的运动中，两侧髋关节活动范围不对称会增加下腰痛的发病率[35]。这些不对称现象可能由姿势异常或运动机制异常、不恰当的训练方式、基因缺陷所导致，应该采取干预措施来纠正不对称现象，即使不能单独对其制定干预措施，这一内容也应该在其他方案中予以体现。

但是有时候，不对称现象和伤病的关系并不是那么清晰。如果不对称部位距离脊椎稍远，或者其活动不会对脊椎施加较大的负荷，一般来说这种不对称现象不会引发太多的伤病。但是，即使脊椎周围的软组织不对称，也可能出现与我们预测结果相矛盾的现象。板球快速投手腰方肌不平衡就是一个很好的例子。一开始，人们以为腰椎附近伤病就是由腰方肌的不对称引起的 [36]。然而近年来越来越多的研究的结果却使这个结论变得不那么准确，因为有一些板球快速投手打满整个赛季依然生龙活虎且没有一点伤病，但是同时他们的腰方肌不对称现象却更加严重 [37]。造成这一有争议结论的原因有可能是收集数据的方法和时机存在差异。另外在一些精英网球运动员的身上，腰方肌、腹斜肌、髂腰肌以及臀肌的高度不对称也同样存在，但是却没有证据表明这些不对称和伤病之间有必然联系 [38, 39]。同样地，在澳大利亚澳式足球联盟（AFL）中，也有很多运动员存在髂腰肌和腰方肌不对称，但是也没有发现其和伤病发生率之间有什么明显的关系 [40]。总的来说，如果不对称现象出现在靠近脊椎的位置，则其很有可能会导致伤病发生，但是如果只是由于特定的运动形式而自然形成的不对称现象，则应该不会引发太大问题。

投掷类运动员中出现的上肢不对称

单边类运动如单手持拍的运动以及投掷类运动最能体现运动是如何将人体改造成不对称形态的。在网球运动员身上，因为长期使用优势手导致的肌肥大，使优势手比非优势手看起来在体积上要大得多 [41]。这是一种自然的演化，并不会导致任何伤病的出现。实际上，优势手的肌肉量增多是对运动形式的一种适应，从某种程度上来说，还能减少伤病发生率。

对过肩投掷类运动员的投掷手进行的盂肱关节内旋障碍（GIRD）研究是不对称领域的又一重要研究。先前，关于盂肱关节内旋障碍的病因，大家一致认为是由于肩关节后侧关节囊紧缩导致的，在投掷动作的随球阶段（指投掷动作完成后身体跟着手臂进行运动的过程），关节囊出现微小的损伤，而这些损伤进一步导致关节囊紧缩。然而，现在越来越多的研究表明盂肱关节内旋障碍可能是由于肱骨头扭转造成的 [42]。在投掷动作的加速阶段，长期重复的力作用于肱骨头，逐渐使肱骨头发生扭转 [43, 44]。另外还有一些其他的研究企图寻找不对称现象的成因。对投掷类运动员来说，增加肩关节外旋角度可以对竞技表现产生较大的帮助。我们将会在第 12 章中详细地阐述此类问题。

纠正肩胛骨的位置和恢复其正常功能是伤病预防以及伤后康复的一个重要环节。在临床研究中，通常将优势手的肩胛骨位置和功能作为非优势手的参考，医生通常将优势手的肩胛骨位置和功能作为理想状态。在排球运动员、网球运动员以及棒球投手中，优势一侧会出现更严重的肩胛骨前倾以及内旋问题，当然，这也可以看作是一种正常的"适应" [45]。虽然各种研究中都将受伤肩关节和正常肩关节的肩胛骨功能做了对比，但仍然没有决定性的证据表明肩胛骨功能异常和肩关节伤病之间有必然联系 [46]。这更加说明肩胛骨位置的细微变化以及功能差异只是一种人体对运动形式的正常适应。

总的来说，身体两侧的不对称是一种对运动形式的正常的、潜在的有益适应，但是大多数情况下，不对称也会对伤病发生率造成一定的影响。对于具体的某种不对称，其到底是应该进行进一步干预，还是无关痛痒，都应该遵从临床诊断。在进行这一诊断时，要结合运动的特性、运动员的伤病史、不对称程度以及各种研究不对称与伤病关系的资料综合考虑，才能做出诊断。

不平衡

同一解剖学结构中的不对称很容易定义。然而定义"不平衡"则显得相对困难一点，因为需要有主动肌和拮抗肌数据定义可接受的范围（平衡）。另外，对于不平衡到底是不是人体对运动的适应性改变也有很大的争议。

在冰球运动员中，与髋关节外展肌群相比，髋关节内收肌群肌力下降常常被认为是内收肌群损伤的预兆之一 [47]。在足球运动中，这种问题也出现在那些受腹股沟疼痛折磨的运动员身上。在进行康复训练时，最理想的髋关节内收肌群肌力和外展肌群肌力比值是 1.05[48]。而有趣的是，在冰球运动员中，这个最佳比值是 0.95，这一比值看起来和每种运动的特定形式有关系，因为每种运动都有其特点，其对肌肉比例的要求也有细微的差别。因此，照搬其他运动的研究结果时一定要小心。

腘绳肌肌力与股四头肌肌力的比值下降也被认为是腘绳肌拉伤的高危诱因之一。虽然有研究证实了这一观点 [49, 50]，但是也有另外的证据反驳这种观点 [51]。这一比值的下降也被认为是前交叉韧带损伤的风险因素之一。有研究证明，腘绳肌肌力与股四头肌肌力比值下降是女性运动员前交叉韧带损伤的风险因素之一 [52]。

相比普通人，投掷类运动员的肩关节内旋肌群肌力比外旋肌群肌力要大得多，其优势手相比其非优势手也是如此 [53, 54, 55]。有的观点是，肌力比值的不平衡会给投掷侧的肩关节带来很大的伤病风险，因此要采取定向的康复以及预防措施。然而，这一观点缺乏足够的证据支撑，目前只有一项针对棒球运动员的研究能对此提供证据 [56]。在这一问题上，还有一些无法考证的研究结果相当有趣。这些研究显示，在肩胛骨上神经损伤导致长期冈下肌肌力不足的职业网球运动员中，尽管内旋肌群肌力与外旋肌群肌力比值大幅度变化，但是与冈下肌肌力正常的运动员相比，他们的竞技表现和受伤风险没有很明显的差异。

软组织的不平衡和不对称对运动员的成绩以及伤病的影响目前还不是特别清晰。在许多运动中，高重复性不对称动作会自然而然地导致不平衡以及不对称现象的出现。在很多情况下，这仅仅是一种对特定运动形式的适应，在一定程度上还能够有效地预防伤病。但是有一部分的不平衡和不对称现象，尤其是那些不是为了适应特定运动形式导致的不平衡和不对称现象，可能会使人体动力链和生物力学情况不正常，使得运动员出现伤病的概率增加。表 7.4 中列举了一些常见不对称/不平衡现象及它们和伤病的关系。

表 7.4　一些常见不对称/不平衡现象及它们和伤病的关系

不对称/不平衡现象	和伤病的关系
腘绳肌向心肌力：股四头肌向心肌力（强度为 180 度/秒）	这一比值下降会增加短跑运动员腘绳肌受伤的概率 [49]
腘绳肌向心肌力：股四头肌向心肌力（强度为 300 度/秒）	在篮球运动和足球运动中，相比男性运动员，女性运动员单纯腘绳肌向心肌力减小（股四头肌向心肌力没有变化）会增加前交叉韧带撕裂损伤发生的概率 [52]
躯干屈肌肌力和躯干伸肌肌力	相对于正常的青少年，患有下腰痛的青少年的躯干屈肌肌力更强，而伸肌肌力更弱 [57]
髋关节旋转范围	两侧旋转范围不对称在有下腰痛的旋转类运动员中普遍存在 [35] 相比右侧髋关节内旋范围，左侧髋关节内旋范围减少的现象（右手击球运动员）在有下腰痛的高尔夫球运动员中更常见 [58]
肩关节内旋肌群肌力：肩关节外旋肌群肌力	外旋肌群肌力与内旋肌群肌力比值变小是棒球投手肩关节损伤的风险因素之一 [56]

为了准确地判断不对称或者不平衡现象是否会影响运动员的运动成绩以及是否会增加运动员出现伤病的概率，必须要了解运动员的具体运动以及这一运动形式对身体的具体要求。并不是每一种不对称以及不平衡现象都会导致伤病出现。相反，有些不对称以及不平衡现象甚至会帮助预防伤病。但是，如果某种不对称以及不平衡现象导致了人体动力链正常性能的异常，那就必须采取有效干预措施进行纠正。

总结

人体动力链这一概念可以很好地描述人体各种复杂的运动。运用这一框架，相关从业人员就能准确地评估人体各部分的肌肉爆发力、柔韧性、稳定性、平衡性、神经肌肉协调及对弹性势能的应用（通过运用弹性势能产生更加高效、力量更加强大以及更加精细化的运动形式）。当教练团队了解了人体各部分之间的关系并做了准确的评估后，就可以为运动员提供动力链发展训练计划。首先要做的是优化技术动作、纠正某些有负面影响的不对称与不平衡现象、提升核心区的稳定性以及优化动力链中的每一个环节。当完成这些基础工作后，运动员就已经变得很强大了，此时旨在提升力量的举重训练、快速伸缩复合训练以及基于运动形式的特定动作训练就会发挥作用，进一步把人体动力链的性能提升到极致。

参考文献

[1]Hirashima, M., Kadota, H., Sakurai, S., Kudo, K., & Ohtsuki, T. 2002. Sequential muscle activity and its functional role in the upper extremity and trunk during overarm throwing. Journal of Sports Sciences, 20, 301-310.

[2]Maclester, J., & Pierre, P. S. 2008. Applied biomechanics: concepts and connections.

[3]Blazevich, A. J. 2010. Sports biomechanics: the basics: optimising human performance. London, UK: A & C Black.

[4]Carpenter, J. E., Blasier, R. B., & Pellizzon, G. G. 1998. The effects of muscle fatigue on shoulder joint position sense. The American Journal of Sports Medicine, 26, 262-265.

[5]Myers, J. B., Guskiewicz, K. M., Schneider, R. A., & Prentice, W. E. 1999. Proprioception and neuromuscular control of the shoulder after muscle fatigue. Journal of Athletic Training, 34, 362.

[6]Lee, H. M., Liau, J. J., Cheng, C. K., Tan, C. M., & Shih, J. T. 2003. Evaluation of shoulder proprioception following muscle fatigue. Clinical Biomechanics, 18, 843-847.

[7]Ebaugh, D. D., McClure, P. W., & Karduna, A. R. 2006. Effects of shoulder muscle fatigue caused by repetitive overhead activities on scapulothoracic and glenohumeral kinematics. Journal of Electromyography and Kinesiology, 16, 224-235.

[8]Wojtys, E. M., Wylie, B. B., & Huston, L. J. 1996. The effects of muscle fatigue on neuromuscular function and anterior tibial translation in healthy knees. The American Journal of Sports Medicine, 24, 615-621.

[9]Gribble, P. A., & Hertel, J. 2004. Effect of lower-extremity muscle fatigue on postural control. Archives of Physical Medicine and Rehabilitation, 85, 589-592.

[10]Christina, K. A., White, S. C., & Gilchrist, L. A. 2001. Effect of localized muscle fatigue on vertical ground reaction forces and ankle joint motion during running. Human Movement Science, 20, 257-276.

[11]Davis, J., Limpisvasti, O., Fluhme, D., Mohr, K. J., Yocum, L. A., Elattrache, N. S., & Jobe, F. W. 2009. The effect of pitching biomechanics on the upper extremity in youth and adolescent baseball pitchers. The American Journal of Sports Medicine, 37, 1484-1491.

[12]Barton, C. J., Levinger, P., Crossley, K. M., Webster, K. E., & Menz, H. B. 2012. The relationship between rearfoot, tibial and hip kinematics in individuals with patellofemoral pain syndrome. Clinical Biomechanics, 27, 702-705.

[13]Bisseling, R. W., Hof, A. L., Bredeweg, S. W., Zwerver, J., & Mulder, T. 2007.

Relationship between landing strategy and patellar tendinopathy in volleyball. British Journal of Sports Medicine, 41, e8.

[14]Edwards, S., Steele, J. R., McGhee, D. E., Beattie, S., Purdam, C., & Cook, J. L. 2010. Landing strategies of athletes with an asymptomatic patellar tendon abnormality. Medicine & Science in Sports & Exercise, 42, 2072-2080.

[15]ATP. 2014. Roger Federer: playing activity.

[16]Robb, A. J., Fleisig, G., Wilk, K., Macrina, L., Bolt, B., & Pajaczkowski, J. 2010. Passive ranges of motion of the hips and their relationship with pitching biomechanics and ball velocity in professional baseball pitchers. The American Journal of Sports Medicine, 38, 2487-2493.

[17]Malliaras, P., Cook, J. L., & Kent, P. 2006. Reduced ankle dorsiflexion range may increase the risk of patellar tendon injury among volleyball players. Journal of Science and Medicine in Sport, 9, 304-309.

[18]Fong, C. M., Blackburn, J. T., Norcross, M. F., McGrath, M., & Padua, D. A. 2011. Ankle-dorsiflexion range of motion and landing biomechanics. Journal of Athletic Training, 46, 5.

[19]Macrum, E., Bell, D. R., Boling, M., Lewek, M., & Padua, D. 2012. Effect of limiting ankle-dorsiflexion range of motion on lower extremity kinematics and muscle-activation patterns during a squat. Journal of Sport Rehabilitation, 21, 144.

[20]Powers, C. M. 2010. The influence of abnormal hip mechanics on knee injury: A biomechanical perspective. Journal of Orthopaedic & Sports Physical Therapy, 40, 42-51.

[21]Burkhart, S. S., Morgan, C. D., & Kibler, W. B. 2003. The disabled throwing shoulder: spectrum of pathology Part III: The SICK scapula, scapular dyskinesis, the kinetic chain, and rehabilitation. Arthroscopy: The Journal of Arthroscopic & Related Surgery, 19, 641-661.

[22]Lockie, R. G., Murphy, A. J., & Spinks, C. D. 2003. Effects of resisted sled towing on sprint kinematics in field-sport athletes. The Journal of Strength & Conditioning Research, 17, 760-767.

[23]Kawamori, N., Newton, R.U., Hori, N., & Nosaka, K. 2014. Effects of weighted sled towing with heavy versus light load on sprint acceleration ability. Journal of Strength and Conditioning Research, manuscript ahead of print.

[24]Channell, B. T., & Barfield, J. 2008. Effect of Olympic and traditional resistance training on vertical jump improvement in high school boys. The Journal of Strength & Conditioning Research, 22, 1522-1527.

[25]Hoffman, J. R., Cooper, J., Wendell, M., & Kang, J. 2004. Comparison of Olympic vs. traditional power lifting training programs in football players. The Journal of Strength & Conditioning Research, 18, 129-135.

[26]Lavallee, M. E., & Balam, T. 2010. An overview of strength training injuries: Acute and

chronic. Current Sports Medicine Reports, 9, 307-313.

[27]Hamill, B. P. 1994. Relative safety of weightlifting and weight training. The Journal of Strength & Conditioning Research, 8, 53-57.

[28]Hedrick, A., & Wada, H. 2008. Weightlifting movements: Do the benefits outweigh the risks? Strength & Conditioning Journal, 30, 26-35.

[29]Berryman, N., Maurel, D., & Bosquet, L. 2010. Effect of plyometric vs. dynamic weight training on the energy cost of running. The Journal of Strength & Conditioning Research, 24, 1818-1825.

[30]McGill, S. 2010. Core training: Evidence translating to better performance and injury prevention. Strength & Conditioning Journal, 32, 33-46.

[31]Mens, J. M., Pool-Goudzwaard, A., Beekmans, R. E., & Tijhuis, M. T. 2010. Relation between subjective and objective scores on the active straight leg raising test. Spine, 35, 336-339.

[32]Grimaldi, A. 2011. Assessing lateral stability of the hip and pelvis. Manual Therapy, 16, 26-32.

[33]Danielsson, T. 2010. Asymmetry in Elite Snowboarders: A study comparing range of motion in the hip and spine, power in lower extremities and circumference of thigh (Unpublished student thesis). School of Business and Engineering, Halmstad University, Sweden.

[34]Hart, N. H., Nimphius, S., Cochrane, J. L., & Newton, R. U. 2013. Leg mass characteristics of accurate and inaccurate kickers - an Australian football perspective. Journal of Sports Sciences, 31(15), 1647-1655.

[35]van Dillen, L. R., Bloom, N. J., Gombatto, S. P., & Susco, T. M. 2008. Hip rotation range of motion in people with and without low back pain who participate in rotation-related sports. Physical Therapy in Sport, 9, 72-81.

[36]Engstrom, C. M., Walker, D. G., Kippers, V., & Mehnert, A. J. 2007. Quadratus lumborum asymmetry and L4 pars injury in fast bowlers: A prospective MR study. Medicine & Science in Sports & Exercise, 39, 910-917.

[37]Kountouris, A., Portus, M., & Cook, J. 2013. Cricket fast bowlers without low-back pain have larger quadratus lumborum asymmetry than injured bowlers. Clinical Journal of Sport Medicine: Official Journal of the Canadian Academy of Sport Medicine, 23(4), 300-304.

[38]Sanchis-Moysi, J., Idoate, F., Izquierdo, M., Calbet, J. A., & Dorado, C. 2013. The hypertrophy of the lateral abdominal wall and quadratus lumborum is sport-specific: An MRI segmental study in professional tennis and soccer players. Sports Biomechanics, 12, 54-67.

[39]Sanchis-Moysi, J., Idoate, F., Izquierdo, M., Calbet, J. A., & Dorado, C. 2011. Iliopsoas and gluteal muscles are asymmetric in tennis players but not in soccer players. PloS ONE,

6, e22858.

[40]Hides, J., Fan, T., Stanton, W., Stanton, P., McMahon, K., & Wilson, S. 2010. Psoas and quadratus lumborum muscle asymmetry among elite Australian Football League players. British Journal of Sports Medicine, 44, 563-567.

[41]Lucki, N. 2006. Physiological adaptations of the upper limb to the biomechanical environment of playing tennis. Proceedings of the National Conferences on Undergraduate Research, 2006, University of North Carolina at Asheville, Asheville NC, 3466-3472.

[42]Myers, J. B., Laudner, K. G., Pasquale, M. R., Bradley, J. P., & Lephart, S. M. 2006. Glenohumeral range of motion deficits and posterior shoulder tightness in throwers with pathologic internal impingement. The American Journal of Sports Medicine, 34, 385-391.

[43]Whiteley, R. J., Ginn, K. A., Nicholson, L. L., & Adams, R. D. 2009. Sports participation and humeral torsion. The Journal of Orthopaedic and Sports Physical Therapy, 39, 256-263.

[44]Taylor, R., Zheng, C., Jackson, R., Doll, J., Chen, J., Holzbaur, K., Besier, T., & Kuhl, E. 2009. The phenomenon of twisted growth: Humeral torsion in dominant arms of high performance tennis players. Computer Methods in Biomechanics and Biomedical Engineering, 12, 83-93.

[45]Oyama, S., Myers, J. B., Wassinger, C. A., Ricci, R. D., & Lephart, S. M. 2008. Asymmetric resting scapular posture in healthy overhead athletes. Journal of Athletic Training, 43, 565.

[46]Kibler, W. B., Sciascia, A., & Wilkes, T. 2012. Scapular dyskinesis and its relation to shoulder injury. Journal of the American Academy of Orthopaedic Surgeons, 20, 364-372.

[47]Tyler, T. F., Nicholas, S. J., Campbell, R. J., & McHugh, M. P. 2001. The association of hip strength and flexibility with the incidence of adductor muscle strains in professional ice hockey players. The American Journal of Sports Medicine, 29, 124-128.

[48]Thorborg, K., Serne, R, A., Petersen, J., Madsen, T. M., Magnusson, P., & H.lmich, P. 2011. Hip adduction and abduction strength profiles in elite soccer players - implications for clinical evaluation of hip adductor muscle recovery after injury. The American Journal of Sports Medicine, 39, 121-126.

[49]Yeung, S. S., Suen, A. M., & Yeung, E. W. 2009. A prospective cohort study of hamstring injuries in competitive sprinters: Preseason muscle imbalance as a possible risk factor. British Journal of Sports Medicine, 43, 589-594.

[50]Orchard, J., Marsden, J., Lord, S., & Garlick, D. 1997. Preseason hamstring muscle weakness associated with hamstring muscle injury in Australian footballers. The American Journal of Sports Medicine, 25, 81-85.

[51]Bennell, K., Wajswelner, H., Lew, P., Schall-Riaucour, A., Leslie, S., Plant, D., & Cirone, J. 1998. Isokinetic strength testing does not predict hamstring injury in Australian Rules footballers. British Journal of Sports Medicine, 32, 309-314.

[52]Myer, G. D., Ford, K. R., Foss, K. D. B., Liu, C., Nick, T. G., & Hewett, T. E. 2009. The relationship of hamstrings and quadriceps strength to anterior cruciate ligament injury in female athletes. Clinical Journal of Sport Medicine, 19, 3-8.

[53]Yildiz, Y., Aydin, T., Sekir, U., Kiralp, M., Hazneci, B., & Kalyon, T. 2006. Shoulder terminal range eccentric antagonist/concentric agonist strength ratios in overhead athletes. Scandinavian Journal of Medicine & Science in Sports, 16, 174-180.

[54]Saccol, M. F., Gracitelli, G. C., da Silva, R. T., Laurino, C.F.D.S., Fleury, A.M., Andrade, M.D.S., & da Silva, A. C. 2010. Shoulder functional ratio in elite junior tennis players. Physical Therapy in Sport, 11, 8-11.

[55]Ellenbecker, T., & Roetert, E. 2003. Age specific isokinetic glenohumeral internal and external rotation strength in elite junior tennis players. Journal of Science and Medicine in Sport, 6, 63-70.

[56]Byram, I. R., Bushnell, B. D., Dugger, K., Charron, K., Harrell, F. E., & Noonan, T. J. 2010. Preseason shoulder strength measurements in professional baseball pitchers identifying players at risk for injury. The American Journal of Sports Medicine, 38, 1375-1382.

[57]Bernard, J. C., Boudokhane, S., Pujol, A., Chaléat-valayer, E., Le Blay, G., & Deceuninck, J. 2013. Isokinetic trunk muscle performance in pre-teens and teens with and without back pain. Annals of Physical and Rehabilitation Medicine, 57(1), 38-54.

[58]Murray, E., Birley, E., Twycross-Lewis, R., & Morrissey, D. 2009. The relationship between hip rotation range of movement and low back pain prevalence in amateur golfers: An observational study. Physical Therapy in Sport, 10, 131-135.

第 8 章

运动素质评估

尼克·温克尔曼（Nick Winkelman）

引言

对运动素质的评估是提升运动员综合能力不可或缺的一个环节。客观的运动素质评估能帮助我们对运动员的身体素质以及各项运动素质建立全面的认识。正因如此，可以通过运动素质评估来建立并完善运动员的运动素质档案。

每位运动员的个人素质档案都是由一系列测试结果组成的。这些测试的动作不尽相同，但对于运动员的肌肉力量和爆发力的要求却是一样的。通过运动员个人素质档案，我们可以：

- 识别出部分竞技表现中的缺陷；
- 优化训练；
- 发掘运动员潜力；
- 区分比赛的表现是否完全发挥出了运动员的运动能力来掌握运动员的准备情况；
- 为伤后运动表现的恢复提供方案。

每一位运动员的个人运动素质档案都是独一无二的，有着独特的参数，这些参数一般都是基于运动员目前的身体素质而形成的，这就使运动员的个人素质档案在每一个赛季都会有或多或少的变化。当我们想评估目前的训练对运动员有没有产生期望的效果，而同时通用的运动素质评估模型又失效时，这类运动员的个人素质档案就会弥足珍贵。这种标准有时候还可以以某一类特定的参数指标设置（例如运动类型、年龄和场上位置）为基准，这样得出的运动素质评估模型就能在一定程度上代表所有符合这类特征的运动员的运动素质。

通常来说，评估结果都会被直接应用于优化训练。应该注意的是，标准的运动素质评估模型是理想化的，我们假设所有的待测参数对于竞技表现的重要性是相同的。但是实际上，在一些运动中，某种运动素质对竞技表现的影响可能比其他运动素质的影响更大，在这种情况下，我们则需要引入更加复杂的运动素质评估模型。虽然这方面内容不是本章讲述的重点，但是如果要全面透彻地了解运动素质档案，这方面的内容也是不可或缺的。

每一份运动员运动素质档案都应该契合其所从事的运动类型及其在场上的位置。当我们判定哪项参数对竞技表现影响最大时，我们应该考虑最主要的影响因素、这些因素之间的关系以及它们对竞技表现的影响。如果选择使用的测试方法不能全面地测试具体的运动类型以及运动员场上位置对运动素质的要求，那么在后续的甄别运动员运动素质以及制定重返运动（RTP）的方案时就有可能出现纰漏。

当 RTP 标准不够完善时，我们又不得不对评估运动素质的方法进行升级。这样原先过于简单的观点会逐渐演变为系统全面的测试方法。一个综合的测试系统能够从多个角度分析事物的表象并且在不同的环境下再对所有变量之间的内部联系进行详细分析。综合的测试系统需要全面考虑，需要根据运动员的运动类型和场上位置的要求来设定待测参数，这些参数包括：肌肉力量、爆发力、动作质量、相关环境因素和心血管系统状态。

鉴于本章的篇幅限制，在接下来的内容中，我们将会讲解运动素质评估在RTP测试模型和提高竞技表现中的应用，这些运动素质包括：肌肉力量、爆发力、敏捷性、有氧能力和无氧能力。本章还会涉及一些对竞技表现与治疗之间的讨论。另外需要强调的是，虽然本章并未详细阐述人体测量学、动作评估以及神经认知能力测试等方面的内容，但是它们对构建运动员的个人素质档案也是十分重要的。

最大力量

肌肉力量是竞技表现和伤后恢复的关键。良好的竞技表现很大程度上依赖于身体是否能在正确的方向上产生足够大的力量。最好的例子就是，相对力量的大小是运动速度的决定因素。

能够评估运动员力量素质的方式有很多种，但是归根结底，我们最关心的还是运动员的最大力量。最大力量可以定义为：在不考虑时间限制情况下，单次做功，神经肌肉系统通过肌肉最大自主收缩所能产生的最大力量 [1]。

> 最大力量的重要性在运动员的冲刺速度 [2]、敏捷性 [3]、跳跃能力 [4] 等运动能力及伤后 RTP[5, 6] 中都有很好的体现。

最大力量的最经典的测试方法是测试 1RM（one-repetition maximum）。1RM即被测试者在某一负荷下只能完成某一特定动作时的负荷。我们还可以通过 1RM计算出相对力量，相对力量等于 1RM/BM，其中 BM 为体重（单位为千克）。最大力量最直接的测试方法是，让被测试者在一定负荷下进行动作，并不断增加负荷，直到该被测试者能够完成这一负荷的动作且不能重复进行此动作，那么此时的负荷就是该被测试者的最大力量，当然，在增加负荷进行动作时要让被测试者得到充分的休息 [7]。还有一种能间接测试最大力量的方法，即基于多次重复的同一负荷动作来推测真正的最大力量。有研究证明，使用 4RM ～ 6RM 的负荷计算出来的最大力量最接近真实值 [8, 9]。这种方法被广泛应用，不仅可以降低因为进行 1RM 测试而带来的受伤风险，当待测人数较多时，这种方法也可以节省时间，提高效率。

力量发展速率

虽然运动员的最大力量和产生最大力量的能力很重要，但是力量发展速率（RFD）这一素质同样重要。有研究表明，肌肉发出最大力量的时间一般都大于等于 300 毫秒 [10]，但是在短跑 [11]、跳高 [12] 类运动员中，这一时间一般小于等于 250 毫秒。

> 从定义来说，力量发展速率就是力量 – 时间图像的斜率，也就是单位时间内力量的变化值（Δ 力量 / Δ 时间）[13]。

我们将运动刚开始 0 ～ 50 毫秒的 RFD 称为起始强度（starting strength）[14]，50 ～ 200 毫秒的 RFD 称为爆发强度（explosive strength）[13, 15]。

常用的 RFD 测量仪器有测力台（FP）和等速肌力测试仪（IKD）。测量动作也因仪器不同而不同。通常在测力台上进行膝上提拉来测量下肢的 RFD 和最大力量，而在等速肌力测试仪上进行下肢伸肌等长收缩来测量下肢 RFD[16]。

从伤后康复的角度来说，RFD 也是一种有价值且值得研究的测试手段。已有研究证明，顶尖足球运动员在前交叉韧带重建术后的 6 个月后，肌肉力量就已经达到峰值，但是下肢肌肉在进行 30%、50%、90% 的最大随意等长收缩（MVIC）时，对应的 RFD 仅能达到伤前的 80%、77%、63%[17]。术后 12 个月后，RFD 和 MVIC 才能恢复到伤前的 90%。所以，在伤后康复和提高运动员运动表现方面，仅仅强化运动员的最大力量是不够的，还需对 RFD 这种与力量相关的运动素质进行评估和优化。

最大爆发力

最大爆发力也是竞技表现的重要决定因素之一。爆发力是指运动员在一定负荷下，产生力量以及速度的能力（即功率＝力 × 速度，单位为瓦）。从定义来看，最大爆发力即是运动员在特定运动（例如举重练习中的高翻）中承受特定的负荷时能够产生的最大功率。

与最大力量相似，测量最大爆发力也有直接和间接两种方法。主要的直接测量最大爆发力的工具有线性位置传感器和测力台。线性位置传感器能够精确地测量动作过程中运动员的位移并且能够有效地测量运动速度，与此同时测力台能够准确地测量地面反作用力。另外，还有很多训练方式和动作也可以用来测量运动员的最大爆发力，例如，快速伸缩复合训练（如深蹲跳）、弹震式训练（如卧推）、奥林匹克举重训练（如抓举）。在上述运动中，就可以使用测力台或线性位置传感器或两者同时使用来测量运动员的最大爆发力。

在测量最大爆发力时，我们需要找出运动员能够发挥出最大爆发力时的负荷。需要注意的是，这一负荷在不同运动员、不同运动项目中都可能有差异，所以在进行提升运动员最大爆发力的训练中，需要将训练强度、训练类型以及运动项目这些因素考虑进去，以选择最佳的负荷来提升运动员的最大爆发力。

> 大部分专业运动员在负荷为最大力量的 40% ～ 60% 时能够发挥出最大爆发力[18, 19]。然而，对于缺乏训练的普通人来说，很有可能当负荷仅为其最大力量的 10% 时，就已经发挥出了最大爆发力，因此，在进行训练时需要特别注意这一点[20]。

为了准确地识别出最佳负荷，我们推荐使用力量模型评估法。从字面意思可以知道，类似举重[21]、弹跳类运动[18, 19]以及其他快速伸缩复合训练[22]是力量模型评估法中经常使用的运动形式。具体来说，在某一项选定的运动中，运动员会分别做一次低负荷和高负荷的训练，这两次训练取得的数据能够帮助评估人员深入透彻地理解如何根据不同的运动项目及场上位置来集中发展与之相关的最大爆发力。

虽然大多数情况下直接检测做功能力最好，但是也不能排除由于个别设备缺乏、时间紧或者其他特殊限制导致直接检测无法实施的情况。此时，跳跃评估作为一种对做功能力的间接检测方法就被广泛应用。另外，不管是在室外还是室内，将跳跃评估作为基础评估可以为许多运动专项提供场地动作评估的数据。

跳跃评估

跳跃评估（jump and hop assessments）常被用在日常的运动成绩测验以及伤病恢复项目上。跳跃有多种评估方法，每一种都代表一种特定的力量素质要求：非反向运动（NCM）、反向运动（CM）、跳深（DJ）。在 NCM 中，运动员需要降低身体重心到某个特定位置（如深蹲姿势）后，保持 1 ～ 2 秒，然后再快速地朝向下一个特定姿势（如水平或者垂直上的）变化。在 CM 中，运动员降低身体重心到某个特定位置后，不做任何延迟立刻快速地朝向下一个特定姿势变化。在

DJ 中，除了运动员在起始动作开始前是从某个设计好的高度下跳外，其余动作姿势均和 CM 一致。

　　NCM、CM 及 DJ 都可以用来检测爆发力强度。具体来说，NCM 主要用于间接检测起始强度以及爆发力强度，CM 主要用于间接检测爆发力强度，DJ 则主要用于间接检测爆发力强度以及反应力强度。反应力强度是在爆发力强度下极短的肌肉伸缩周期（如落地时的 250 毫秒）内的另一种说法 [14]。DJ 是用来评估在极短的地面接触时间（小于 200 毫秒）内，因为肌肉收缩导致负荷不断加大而产生的反应力的常见方法 [23]。

　　测试 NCM 和 CM 的最常用方法就是垂直跳跃。可以使用传统的跳起摸高装置以及一种永久性壁挂式检测装置来评估垂直跳跃能力，另外一种可以使用的工具是跳垫。当使用跳垫来评估垂直跳跃能力时，教练会要求运动员将两臂放置在臀部或者肩部，之所以必须这么做是要保证测试结果在各个运动员之间或者单个运动员每次检测结果之间具有可比性。为了评估跳跃高度，在高处下跳后起跳期间其他一些测试方法也需要被引入来辅助测试反应力。通常，高处下跳后起跳期间的反应力测试会得到一个反应力数值。反应力数值等于跳跃高度除以地面接触时间 [24]。需要注意的是，只有在使用压力盘或者跳垫这种可以记录地面接触时间的设备时才能计算反应力数值。

　　　　DJ 测试中最佳的下跳高度一般在 30 ~ 60 厘米。我们建议每个运动员的下跳高度都应该根据其个人运动素质决定，一般来说推荐下跳高度不高于该运动员 CM 的跳跃高度。

　　在 DJ 测试中，不同的动作指导会产生截然不同的爆发力强度测试结果（如要求运动员"跳得尽量高"和"在保证地面接触时间尽量少的前提下跳得尽量高"完全是两码事）[25]。当动作指导是"跳得尽量高"时，DJ 测试的测试结果就和 CM 相差无几。因此这种测试有时候还作为一种测试爆发力强度的间接手段。与此对应，当动作指导是"在保证地面接触时间尽量少的前提下跳得尽量高"时，运动员就会倾向于尽量缩小运动范围来达到大幅减少地面接触时间的目的。后者这种运动指导更有利于对反应力强度的精确测试。

　　跳远也是一种能够有效评估下肢爆发力强度的方法。垂直或者水平方向上的跳跃可实现的基础都是一样的，区别之处在于动作的特定方向不同。举例来说，在短跑项目以及其他要求敏捷性较高的项目中，水平方向上的跳远测试能比垂直方向上的跳高测试发挥更好的指示作用 [26]。

　　垂直方向上的单腿跳测试也能帮助我们深入地了解深层次的爆发力，并且其还能帮助我们检测身体左右两侧的不对称现象。垂直单腿跳测试使用的工具和垂直双腿跳一样。左右腿单腿跳的绝对跳高成绩可以被用来判定身体左右两侧是否对称。为了更好地完成伤病预防工作以及更好地实施伤后恢复计划，我们都应该尽力把身体两侧不对称的现象控制在 10% ～ 15%[27, 28]。另外，左右腿单腿跳高成绩的综合数据和短跑运动成绩之间有正相关联系，而且这种单腿跳高综合数据相对于双腿跳高数据对实施伤后恢复计划有更大的作用 [29]。

水平方向上的单腿跳测试与垂直方向上的单腿跳测试一样，对许多水平方向位移上有要求的运动项目都大有益处。其中最常见的测试就是单腿跳远，当被测试的腿发力跳出后，落地时仍使用这条腿着地。和垂直跳跃一样，这时左右两条腿的差距是重点关注项。在伤病预防以及伤后恢复中，左右腿单腿跳远距离差距超过 10%（或者 15%，因人而异）是一个重要的参考点。这项测试的另一个版本是运动员从一个 20 厘米高的盒子上单腿发力跳出，尽可能地跳出较远距离后双腿着地。此外更重要的是，在 10 米内的短跑测试中，运动成绩的好坏和 20 厘米高度单腿水平跳远的成绩关系密切 [26]。

总的来说，跳跃测试可以间接地评估与特定力量素质相关的最大做功能力（如起始强度、爆发力强度以及反应力强度）。另外，因为跳跃测试和其他一些特殊的运动形式具有相近的地面接触时间，地面反作用力以及反作用力的方向之间也有着密切的关系。因此，在运动员回归短跑或者其他敏捷类运动前，接受一次包含跳跃测试的系统运动检查至关重要。

冲刺速度

在几乎所有的陆地运动中，冲刺都是一项重要的基础素质，并且与运动员个人档案模型以及运动表现恢复标准的制定均密切相关。根据跑动的距离长短，所需要的各项身体素质也不尽相同。从测试这个角度来看，我们需要考虑到以下 3 个变量：

- 测试设备；
- 测试距离；
- 起跑类型。

关于测试设备，主要的常用跑步成绩测试设备有两种，即光栅计时系统和跑表。如果条件允许，最好还是使用光栅计时系统，因为光栅计时系统的可靠性以及精确度比跑表更好 [30]。另外，如果必须采用跑表，最好多测几次然后求平均值，以平均值为最终测试结果。

当需要确定跑动距离时，我们应该考虑该运动项目以及运动员在体育运动中的站位对跑动距离的特殊要求。在大多数室内外运动中，关于速度有两个重要参数，分别是该运动所需要的加速度和该运动要求的最大跑动速度 [31]。

> 加速过程中，较为明显的特征有：身体前倾、腿部做剧烈活塞式运动以及伴随的速度大幅增加。小于 10 米的跑动距离是测量加速度的最佳范围。另外，最大跑动速度的显著特征为：身体呈垂直地面姿势以及腿部的循环动作，23 ～ 30 米或者 30 ～ 40 米的距离是测试运动员最大跑动速度的最佳区间。

因此，30 ～ 40 米的运动测试适合大多数的评估方案。与此同时，0 ～ 10 米以及 20 ～ 40 米的运动测试能够为加速度及最大跑动速度能力提供最为直观的指标。

检测跑动能力需要关注的最后一个参数是使用何种起跑姿势。具体来说有两种备选起跑姿势：疾速起跑法和静态起跑法。疾速起跑法要求运动员在光栅计时系统（起跑线）一米后起跑，计时闸会在运动员经过起跑线时开始计时。对起步力量要求不严格的运动（如英式足球）可以使用这种疾速起跑法。另外一种起跑姿势是使用两点或三点固定的静态起跑法。静态起跑法或者半静态起跑法适用于需要起跑时伴随巨大爆发力的运动（如美式橄榄球）。可以基于特定运动形式及该运动的相关需求来选择两点或者三点固定的起跑姿势。

> 对冲刺能力的测试能够为运动员加速度及最大跑动速度能力提供明确指标。从这些测试中取得的各种信息能够指导运动员的日常训练并且为伤后恢复工作及运动员整体身体素质提供一个透彻清晰的视角。

敏捷性测试

拥有能够随时转向的能力是进行大多数运动的前提条件，而且这种能力也是在运动竞赛中取得胜利的关键因素。在建立运动员个人运动档案时，对敏捷性的测试是不可或缺的。更为重要的是，在高速的穿插和变向动作中，运动员面临着很大的下肢伤病风险。因此，在伤后恢复工作中，将敏捷性测试纳入整个身体素质测试系统是至关重要的 [32, 33]。

在近几十年里，敏捷性这个名词含有多种不同的含义，因此，我们必须准确理解各个版本的敏捷性分别侧重于什么地方。敏捷性是一个衡量在特定刺激下本能的或者非本能的身体快速运动能力的参数 [34, 35]。在人体本能的状态下，一般是先接收感知信号的刺激（如目光、声音以及触摸），然后再改变运动方向。因此，本能的或者非本能的敏捷性测试方法应该针对不同的运动形式进行区别选用。

关于本能的敏捷性，有很多常用的测试方法，包括：

- T 形测试；
- 5-10-5（专业敏捷性测试）；
- L 形测试（3 种不同的测试）；
- 505 敏捷性测试；
- 伊利诺斯敏捷性测试；
- Z 形跑步测试。

使用光栅计时系统或者跑表，用相应大小的训练场地以及其他相关的设备就可以完成上述所有测试。这些测试项目都是高度重合的，只需要选取其中的 1 ~ 2 项就能得到运动和站位相关的动作距离及方向上的所有参数[36]。但是，在这几项测试里，有两个关键性的限制因素。它们分别是：我们无法监测非本能的刺激是如何被发出的和我们如何才能精确地分辨左右两个方向上的转向差异。

非本能的敏捷性测试是上述两个问题的解决方案之一，我们可以利用非本能敏捷性测试来检测动作命令的发出并且能够准确地识别身体左右不对称的现象[34, 37, 38]。另外，非本能的敏捷性测试可以使用相同的测试内容（例如相同的设置及相同的训练方法）来实现对本能的敏捷性和非本能的敏捷性的兼容测试。虽然非本能的敏捷性测试的测试章程有很多种，但是一般都会包含线性短跑测试。在该项测试中，运动员先向前冲刺 4 米，然后向左或者向右 45 度转向，转向后再冲刺 4 米。这项测试最开始是用于本能的敏捷性测试的，那时运动员在开始测试前就知道他们是需要向左还是向右转向。后来，运动员要在转向那一刻根据影响或者光线来判定是向左还是向右转。本能和非本能的敏捷性测试中向左和向右转向时身体出现的不对称现象都可以被检测出来。

本能的敏捷性测试结果和非本能的敏捷性测试结果使用时间之间的差值可以被认为是运动员在非本能的敏捷性测试中做出决定所消耗的时间，即思考时间。另外，有了思考时间这个参数的具体数值后，我们就可以将运动员大体分为 4 类[38]：

- 动作慢并且思考也慢的人；
- 动作慢但是思考快的人；
- 动作快但是思考慢的人；
- 动作快并且思考也快的人。

通过确定运动员属于上述几类里的哪一类，我们就能清晰地判断该运动员转向能力的不足到底是因为思考决断方面犹犹豫豫不过关，还是在身体力量以及速度上有缺陷 [39]。

> 对运动员本能的以及非本能的敏捷性测试让我们对运动员在场上的各项能力有了一个深入而透彻的认识。在本能或者非本能状态下左右两个方向转向上的差异提供了一个新的依据来更好地预防伤病的发生。

有氧和无氧能量系统的评估

运动员的运动素质档案的最后一个必要部分是对有氧和无氧能量系统健康程度进行评估。一方面，身体体力极限值、做功能力以及动作质量决定了一个运动员的潜力大小；另一方面，对重复大量训练项目的耐受度在运动场上也是至关重要的。

> 众所周知，在一场比赛的下半场，运动员耐力下降时，最有可能出现伤病 [40]。因此，有氧和无氧能量系统评估的重要性不言自明。

有氧和无氧能量系统的多阶段功能测试已经证实，在膝关节前交叉韧带拉伤后的伤后康复过程中，有氧和无氧能量系统的评估是整个系统中极其重要的一部分 [41]。

有氧能力的测试方法有很多，包括台阶测试、步行测试以及各种跑步测试等 [42]。最近，在预测最大有氧能力时，多阶段功能测试因其较好的可靠性及有效性被广泛使用，这种测试可以获得运动员的峰值心率，与在二氧化物分析中得到的数据进行联合分析 [43, 44, 45]。

在 Yo-Yo 间歇恢复测试的第一阶段中，运动员被要求先进行 1 次运动距离为 20 米的加速跑，然后休息 10 秒，接着进行下一轮 20 米加速跑，中间以声音命令控制状态切换，重复 2 次 [43, 44]。每轮测试耗时 10 ～ 20 分钟，期间所有动作全部完成并且检测到了峰值心率。基于测试的数据以及相关公式，可以计算出可能产生的最大二氧化物量 [44]。

所有的已知测试方法都能测试有氧能力和无氧能力，但是，相对于其他方法来说，针对无氧能力有几个特殊的测试方法能够提供更加透彻的视角。一般的测试包括 Yo-Yo 间歇恢复测试第二阶段以及基于跑步的运动测试 [46]。基于跑步的运动测试要求运动员先进行 1 次以最大速度完成 35 米距离的跑步，然后休息 10 秒，接着进行下一轮最高速 35 米跑动，重复 6 次。基于运动员的体重以及每次循环完成的时间，我们可以计算出每次循环的平均功率，所有循环中的最大功率、最小功率、平均功率，以及疲劳指数（功率 / 时间）[47]。

　　关于有氧和无氧能量系统的评估应该纳入运动员个人运动素质档案中，其结果也应该应用于伤后康复。为了使运动员在运动中能更好地持续、重复地完成某些动作，我们需要对其有氧和无氧能量系统进行改善。

总结

　　运动团队的所有成员都应该意识到，运动素质测试对于想获得良好运动成绩的运动员来说是不可或缺的。本章中所讨论的所有测试方法能够让教练组及医疗团队不断地改善运动员的身体素质，进而提高运动成绩，并且更好地进行伤后康复。就像神经认知能力测试对脑震荡伤后康复所起的作用一样，在伤病康复工作完成前，运动员的运动素质档案里的每一项指标都应该达到正常值。更重要的是，因为第一次导致伤病的原始伤病因素可能并未消除，我们一般建议运动员的每项指标都应该至少达到伤病前状态的 100%，而不是简单地达到伤病前水平的 90% 就宣告结束。这种基于整个完整系统的测试方法让教练组以及医疗团队能够评估运动员的每一个运动指标，从而更好地进行运动成绩提高及 RTP。

参考文献

[1]Poliquin, C. (1989). Classification of strength qualities. Journal of Strength & Conditioning Reasearch, 11(6):48-50.

[2]Young, W., McLean, B., & Ardagna, J. (1995). Relationship between strength qualities and sprinting performance. Journal of Sports Medicine and Physical Fitness, 35(1):13-19.

[3]Nimphius, S., McGuigan, M. R., & Newton, R. U. (2010). Relationship between strength, power, speed, and change of direction performance of female softball players. Journal of Strength & Conditioning Research, 24(4):885-895.

[4]Young, W., Wilson, G., & Byrne, C. (1999). Relationship between strength qualities and performance in standing and run-up vertical jumps. Journal of Sports Medicine and Physical Fitness, 39(4):285-293.

[5]Barber-Westin, S. D., & Noyes, F. R. (2011). Objective criteria for return to athletics after anterior cruciate ligament reconstruction and subsequent reinjury rates: A systematic review. The Physician and Sportsmedicine, 39(3):100-110.

[6]Thomee, R., Kaplan, Y., Kvist, J., et al. (2011). Muscle strength and hop performance criteria prior to return to sports after ACL reconstruction. Knee Surgery, Sports Traumatology, Arthroscopy, 19(11):1798-1805.

[7]McBride, J. M., Triplett-McBride, T., Davie, A., & Newton, R. U. (2002). The effect of heavy- vs. light-load jump squats on the development of strength, power, and speed.

Journal of Strength & Con-ditioning Research,16(1):75-82.

[8]Reynolds, J. M., Gordon, T. J., & Robergs, R. A. (2006). Prediction of one repetition maximum strength from multiple repetition maximum testing and anthropometry. Journal of Strength & Conditioning research, 20(3):584-592.

[9]Dohoney, P., Chromiak, J. A., Lemire, D., Abadie, B. R., & Kovacs, C. (2002). Prediction of one repetition maximum (1-RM) strength from a 4-6 RM and a 7-10 RM submaximal strength test in healthy young adult males. Journal of Exercise Physiologyonline, 5(3):54-59.

[10]Thorstensson, A., Karlsson, J., Viitasalo, J. H., Luhtanen, P., Komi, P. V. (1976). Effect of strength training on EMG of human skeletal muscle. Acta Physiologica Scandinavica, 98(2):232-236.

[11]Kuitunen, S., Komi, P. V., & Kyrolainen, H. (2002). Knee and ankle joint stiffness in sprint running. Medicine and Science in Sports and Exercise, 34(1):166-173.

[12]Luhtanen, P., & Komi, P. V. (1979). Mechanical power and segmental contribution to force impulses in long jump take-off. European Journal of Applied Physiology and Occupational Physiology, 41(4):267-274.

[13]Aagaard, P., Simonsen, E. B., Andersen, J. L., Magnusson, P., & Dyhre-Poulsen, P. (2002). Increased rate of force development and neural drive of human skeletal muscle following resistance training. Journal of Applied Physiology, 93(4):1318-1326.

[14]Schmidtbleicher, D. (1992). Training for power events (pp381-395). In P. V. Komi (Ed.), Strength and power in sport. London: Blackwell Scientific.

[15]Stone, M. H., Stone, M., & Sands, W. A. (2007). Principles and practice of resistance training. Champaign, IL: Human Kinetics.

[16]Zebis, M. K., Andersen, L. L., Ellingsgaard, H., & Aagaard, P. (2011). Rapid hamstring/quadriceps force capacity in male vs. female elite soccer players. Journal of Strength & Conditioning Research, 25(7):1989-1993.

[17]Angelozzi, M., Madama, M., Corsica, C., et al. (2012). Rate of force development as an adjunctive outcome measure for return-to-sport decisions after anterior cruciate ligament reconstruction. The Journal of Orthopaedic and Sports Physical Therapy, 42(9): 772-780.

[18]Baker, D., Nance, S., & Moore, M. (2001). The load that maximizes the average mechanical power output during explosive bench press throws in highly trained athletes. Journal of Strength & Conditioning Research, 15(1):20-24.

[19]Baker, D., Nance, S., & Moore, M. (2001). The load that maximizes the average mechanical power output during jump squats in power-trained athletes. Journal of Strength & Conditioning Research, 15(1):92-97.

[20]Stone, M. H., O'Bryant, H. S., McCoy, L., Coglianese, R., Lehmkuhl, M., & Schilling, B. (2003). Power and maximum strength relationships during performance of dynamic and

static weighted jumps. Journal of Strength & Conditioning Research, 17(1):140-147.

[21]Comfort, P., Udall, R., & Jones, P. A. (2012). The affect of loading on kinematic and kinetic variables during the mid-thigh clean pull. Journal of Strength & Conditioning Research, 26 (5), 1208-1214.

[22]Sheppard, J. M., Cormack, S., Taylor, K. L., McGuigan, M. R., & Newton, R. U. (2008). Assessing the force-velocity characteristics of the leg extensors in well-trained athletes: The incremental load power profile. Journal of Strength & Conditioning Research, 22(4):1320-1326.

[23]Young, W. B., Pryor, J. F., & Wilson, G. J. (1995). Effect of instructions on characteristics of countermovement and drop jump performance. The Journal of Strength & Conditioning Research, 9(4):232-236.

[24]Flanagan, E. P., Ebben, W. P., & Jensen, R. L. (2008). Reliability of the reactive strength index and time to stabilization during depth jumps. Journal of Strength & Conditioning Research, 22(5):1677-1682.

[25]Young, W., Cormack, S., & Crichton, M. (2011). Which jump variables should be used to assess explosive leg muscle function? International Journal of Sports Physiology and Performance, 6(1):51-57.

[26]Fairchild, B. P., Amonette, W. E., & Spiering, B. A. (2011). Prediction models of speed and agility in NFL combine attendees. The Journal of Strength & Conditioning Research, 25 :S96. 10.1097/1001. JSC.0000395730.0000368106.a0000395739.

[27]Impellizzeri, F. M., Rampinini, E., Maffiuletti, N., & Marcora, S. M. (2007). A vertical jump force test for assessing bilateral strength asymmetry in athletes. Medicine and Science in Sports and Exercise, 39(11):2044-2050.

[28]Wilk, K.E., Romaniello, W. T., Soscia, S. M., Arrigo, C. A., & Andrews, J. R. (1994). The relationship between subjective knee scores, isokinetic testing, and functional testing in the ACL- reconstructed knee. The Journal of Orthopaedic and Sports Physical Therapy, 20(2):60-73.

[29]McCurdy, K. W., Walker, J. L., Langford, G. A., Kutz, M. R., Guerrero, J. M., & McMillan, J. (2010). The relationship between kinematic determinants of jump and sprint performance in division I women soccer players. Journal of Strength & Conditioning Research, 24(12):3200-3208.

[30]Hetzler, R. K., Stickley, C. D., Lundquist, K. M., & Kimura, I. F. (2008). Reliability and accuracy of handheld stopwatches compared with electronic timing in measuring sprint performance. Journal of Strength & Conditioning Research, 22(6):1969-1976.

[31]Little, T., & Williams, A. G. (2005). Specificity of acceleration, maximum speed, and agility in professional soccer players. Journal of Strength & Conditioning Research, 19(1):76-78.

[32]Myer, G. D., Paterno, M. V., Ford, K. R., & Hewett, T. E. (2008). Neuromuscular training techniques to target deficits before return to sport after anterior cruciate ligament reconstruction. Journal of Strength & Conditioning Research, 22(3):987-1014.

[33]Myer, G. D., Schmitt, L. C., Brent, J. L., et al. (2011). Utilization of modified NFL combine testing to identify functional deficits in athletes following ACL reconstruction. The Journal of Orthopaedic and Sports Physical Therapy, 41(6):377-387.

[34]Sheppard, J. M., Young, W. B., Doyle, T. L., Sheppard, T. A., & Newton, R. U. (2006). An evaluation of a new test of reactive agility and its relationship to sprint speed and change of direction speed. Journal of Science and Medicine in Sport, 9(4):342-349.

[35]Sheppard, J. M., & Young, W. B. (2006). Agility literature review: Classifications, training and testing. Journal of Sports Sciences, 24(9):919-932.

[36]Stewart, P. F., Turner, A. N., & Miller, S. C. (2012). Reliability, factorial validity, and interrelationships of five commonly used change of direction speed tests. Scandinavian Journal of Medicine & Science in Sports, 24(3):500-506.

[37]Farrow, D., Young, W., & Bruce, L. (2005). The development of a test of reactive agility for netball: A new methodology. Journal of Science and Medicine in Sport, 8(1):52-60.

[38]Gabbett, T., & Benton, D. (2009). Reactive agility of rugby league players. Journal of Science and Medicine in Sport, 12(1):212-214.

[39]Gabbett, T. J., Kelly, J. N., & Sheppard, J. M. (2008). Speed, change of direction speed, and reactive agility of rugby league players. Journal of Strength & Conditioning Research, 22(1):174-181.

[40]Gabbett, T. J. (2004). Incidence of injury in junior and senior rugby league players. Sports Medicine (Auckland, N.Z.), 34(12):849-859.

[41]Barber-Westin, S. D., & Noyes, F. R. (2011). Factors used to determine return to unrestricted sports activities after anterior cruciate ligament reconstruction. Arthroscopy, 27(12):1697-1705.

[42]Reiman, M. P., & Manske, R. C. (2009). Functional testing in human performance. Champaign, IL: Human Kinetics.

[43]Krustrup, P., Mohr, M., Amstrup, T., et al. (2003). The Yo-Yo intermittent recovery test: Physiological response, reliability, and validity. Medicine and Science in Sports and Exercise, 35(4):697-705.

[44]Bangsbo, J., Iaia, F. M., & Krustrup, P. (2008). The Yo-Yo intermittent recovery test: A useful tool for evaluation of physical performance in intermittent sports. Sports Medicine (Auckland, N.Z.), 38(1):37-51.

[45]Buchheit, M. (2008). The 30-15 intermittent fitness test: Accuracy for individualizing interval training of young intermittent sport players. Journal of Strength & ConditioningResearch, 22(2):365-374.

[46]Keir, D. A., Theriault, F., & Serresse, O. (2012). Evaluation of the running-based anaerobic sprint test as a measure of repeated sprint ability in collegiate level soccer players. Journal of Strength & Conditioning Research, 27(6):1671-1678.

[47]Mckenzie, B. (1998). RAST.

第 9 章

跑步机制在预防损伤以及功能恢复中的应用

弗兰斯·博施（Frans Bosch）、约翰·伊泽曼（John Ijzerman）

引言

跑步是运动伤病最常见的运动之一。很可能是各种内在和外在的风险因素产生与跑步相关的损伤。然而，对于伤病发生这一过程还有待研究。虽然对于我们和运动员来讲，有许多可能导致跑步伤病的风险因素需要进行管理，这无疑是很大的挑战。但是，优化跑步技术动作对于提高运动表现和降低受伤风险都是非常重要的。本着这样的认识，本章的主要内容就是帮助运动员发展安全高效的跑步技术动作。

跑步的每个动作都很复杂，现在还没有具体跑步技术动作和特定伤病类型之间相对应的研究成果。虽然，运动学和动力学模型的评估在评估正确跑步技术动作的关键点上应用广泛，但是这些评估还不够，我们还忽略了一些关键影响以及限制因素，例如解剖学结构因素、肌肉肌腱生物力学特性，以及动作控制等。因此，单独对跑步进行运动学模型研究是不够的。举例来说，摆动腿在触地之前先向前摆动再向后摆动（如图 9.1 和图 9.2 所示）。在运动学模型里，通常将这一阶段"摆动腿"的收缩解释为：为支撑相产生水平作用力以及地面反作用力来驱动整个身体。而在生物力学模型中，摆动腿的收缩完全是一个生物力学概念，摆动腿的收缩有很多重要的参数需要考虑，例如足地接触时的抗扰动能力（由于足地接触时肌肉激活时间不合理、足部的接触位置受影响以及各种可能的情况）、跑步时肌肉肌腱的弹性形变能力[1] 都需要加入生物力学模型的考虑中，这样才能帮助我们了解所谓的跑步技术动作。

有了以上对于跑步技术动作评估模型的认识，本章将把肌肉骨骼系统结构，以及相关神经生理学等因素的影响结合到高速对抗性运动的跑步技术动作中来进行分析。我们将使用肌肉共同收缩以及肌肉协同收缩的概念来解释高速跑步技术动作中影响跑步动作的决定性因素，以及为什么不符合高效解剖学结构的技术动作会导致伤病。

跑步周期

将"解剖学"跑步技术动作进行分解（如图 9.3 和表 9.1 所示）能够帮助我们找出决定跑步技术动作的关键点，以及这些动作受肌肉控制和肌肉活动的影响。这种动作分解和传统的动作分解截然不同。传统的动作分解很少将"足地接触早期"和"足地完全接触期"区分开来。然而，在新的概念里面，足地接触早期相对来说并不是很重要，因为对于肌肉来说，在这一阶段肌肉的活动并没有发生巨大的变化。而相反，足地完全接触期很重要，全身的重量都传递到足底，此时支撑腿的肌肉因为额外的力而开始储存弹性势能。

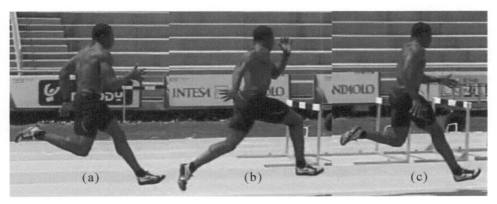

图 9.1　右下肢摆动腿的各个阶段:（a）前摆;（b）翻转;（c）后摆

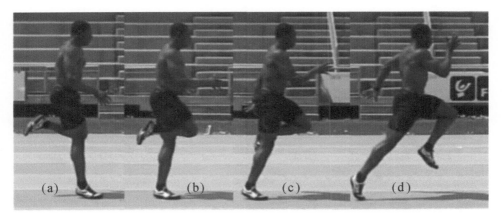

图 9.2　右下肢站立姿势各个阶段:（a）全接触;（b）摆腿收缩;（c）足跟离地;（d）脚尖离地

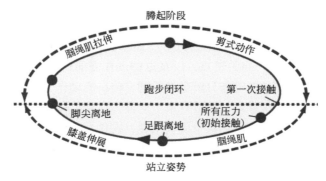

图9.3 跑步周期

表9.1 跑步周期中的各个阶段

动作	备注
第一次接触	足、地开始接触
所有压力（初始接触）	此时身体的重量还在支撑腿上
腘绳肌主导的支撑	腘绳肌引导反作用力（多为水平作用力）
足跟离地	足跟离开地面上的接触点
膝盖伸展	能量传递（从膝关节到踝关节）
脚尖离地	脚尖离开地面上的接触点
腘绳肌拉伸	后侧腿向前轮转时（两腿位置开始交换），摆动腿的腘绳肌开始储存弹性势能
剪式动作	两腿位置交换（摆动腿的收缩）

在解剖学跑步周期中的其他关键阶段有：

- 足跟离地期（能量通过支撑腿的双关节肌进行传递）；
- 脚尖离地期（肌肉活动突然间有剧烈变化）；
- 腾起阶段的摆动期［大量的弹性势能通过后侧腿传递到摆动侧腿（前侧腿）的腘绳肌］。

当然，除此之外还有一些其他重要的"事件"发生（例如骨盆及其周围肌肉的活动），这些"事件"也是相当重要的。

在本章中，我们更倾向于将好的跑步技术动作表述为"正确"而不是"理想"的跑步技术动作。对于理想的技术动作我们没有一个精准的描述，因为跑步时关节活动度是无法达到十分精准的[2]。而正确的技术动作是指肌肉的功能和肌肉的控制都遵循潜在的"原则"。但需要注意的是遵循了这些"原则"，每个人表现出来的技术动作也并不相同。本章所描述的模型是指跑步技术动作的正确组成，而不是理想的技术动作。因为对于特定的动作输出是没有办法用理想的技术动作来精准描述的，只能表述成理想的关节活动度。

> 相比高速跑步而言，在低速跑步中，跑步技术动作之间的差异更加显而易见。而在顶级短跑运动员之间，这种差异就很小。

跑步技术动作的决定性因素：正确良好的跑步模式

跑步是一个动态循环动作。我们很难随便选一个切入点就进行针对该点的一些决定因素和影响因素的研究，因为跑步过程环环相扣，这其中类似于鸡生蛋与蛋生鸡的关系错综复杂。但在实际中，比较有价值的切入点是脚尖离地期（也就是在支撑相末期脚尖离地时）。在这一点，肌肉活动所发生的变化最为剧烈［如图 9.2（d）所示］。在脚尖离地期，我们能够通过姿势评估跑步技术动作的好坏。对于良好的跑步技术动作（如图 9.4 所示），我们通过在照片上作图来进行分析。以运动员的两条大腿作两条直线，再作两条直线所成夹角的角平分线，该角平分线的指向越向前，我们就认为该运动员的跑步技术动作越好［如图 9.4（a）所示］。这一概念我们在本章也会详细讲解。

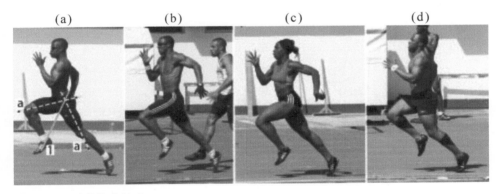

(a) (b) (c) (d)

图 9.4　正确的跑步技术

跑步周期和损伤之间的关系

脚尖离地姿势

跑步时，稳定髋关节和骨盆特别重要。另外，因为跑步时（尤其是脚尖离地那一刻）会产生巨大的力量，相关肌肉必须用合适的长度以相应的收缩速度来对地面反作用力进行对抗。髋关节的活动也要求骶髂关节保持稳定，这种稳定由同侧臀中肌以及对侧的背阔肌、腹横肌以及腹内斜肌提供。这些肌肉共同收缩，产生力的封闭，来稳定骨盆带 [3]。

　　髋关节内收肌群对骨盆以及髋关节的稳定至关重要，但是需要明确的是，在髋关节运动过程中，不是所有内收肌的功能都是一样的。股薄肌和长收肌在髋关节后伸的时候被拉伸，而大收肌和半腱肌却在髋关节屈曲时被拉伸。这种方向上存在差异的意义是，内收肌群与臀中肌配合，在 3 个维度上对骨盆进行稳定 [4]。

> 　　上述稳定能力的基础是脚尖离地时有良好的跑步姿势，只有在这一姿势下肌肉才处于适宜初长度，才能保持髋关节和骨盆的稳定。

　　在跑步中，髋关节通过周围强大的肌肉如髂腰肌、髋关节内收肌群、臀肌、腘绳肌来提供主要的动力。远端关节的运动开始于髋关节，这也就意味着，当髋关节力量不足时，膝关节与髋关节运动不一致（如图 9.5 所示），会导致髌股关节处出现异常的剪切应力以及足部关节刚度不够等一系列问题。

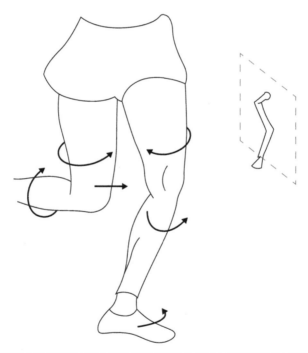

图 9.5　不足的预张力和收缩时间会导致承重阶段出现过多的不同相位的环节转动

骨盆对于预防跑步损伤的重要性

　　骨盆就像是一个巨大的操纵杆，长时间将大量的力施加（分配）到附着于其上的肌肉。正因为如此，在跑步中骨盆有举足轻重的地位。在支撑相时，骨盆在3 个解剖平面内都有运动：摆动腿侧的骨盆在水平面上前移、摆动腿侧的骨盆在冠状面上上提，以及摆动腿侧的骨盆在矢状面上前倾。

支撑相末期脚尖离地时骨盆前倾的角度和速度非常重要。必须避免过度的和失去控制的骨盆前倾。这种情况发生于支撑相时支撑腿的膝关节后伸角度超过正常允许的后伸角度时（如图 9.6 所示）。在良好的跑步姿势中，尽量避免支撑腿的过度后伸，并且力求支撑腿尽量垂直于地面。要达到这样的水平，有两个很重要的因素。

- 在支撑相的早期，通过双关节肌（股直肌和腓肠肌）将力量从髋关节传递到膝关节再传递到踝关节。因为腓肠肌先激活，力量在膝关节相对屈曲时就已经传递过来，这样支撑相就能早一点结束。因此，顶级短跑运动员的足地接触时间更短、步频更快 [5, 6, 7]。

- 进行尽早以及足够的腹部肌肉或髂腰肌的活动。在跑步中，这些肌肉必须吸收强大的骨盆旋转或前倾的力。根据肌肉长度 – 张力曲线，当一块肌肉不处于最适初长度时，其产生力的能力就会显著下降。只有当肌肉在其相对适宜长度进行收缩时，其才能更好地发力。如果肌肉在脚尖离地前没有进行充分的收缩，或者产生的力不足，那么就会发生骨盆过度前倾的情况。

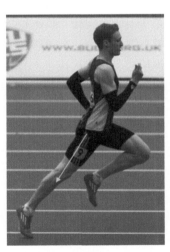

图 9.6　脚尖离地期支撑腿过度后伸（同时出现髋关节伸展和骨盆前倾）

及时并且足够的腹部肌肉收缩能够有效防止骨盆过度前倾，早期的力量通过双关节肌（股直肌和腓肠肌）从髋关节—膝关节—踝关节的传递能够让脚尖离地期支撑腿更加垂直地面。

除了能够减少足地接触时间，这还能促进腿部更高效、更安全、更快地从摆动期中恢复，其原因如下。

- 所需走过的距离更短（因为弧线更短）。

- "摆动腿"杠杆更短。
- 髋关节屈肌在更适宜的长度－张力关系下工作。

损伤和脚尖离地阶段的关系

脚尖离地期，防止不可控的、过量的骨盆前倾非常重要。当这种前倾的稳定性不足时，跑步的效率会下降，而且一些深层的组织很容易出现急性或过度负荷损伤。

与之相关的伤病有：

- 下腹部组织牵拉伤，包括腹股沟撕裂伤以及腹直肌嵌入伤（末端病）[8]；
- 双侧内收肌拉伤[9]和下腹部肌肉拉伤；
- 髋关节过度负荷，包括髋臼撞击综合征[10]；
- 一般的关节或者关节囊过劳损伤[11]；
- 腹股沟神经和生殖股神经的牵拉伤或压迫伤[2]。

腘绳肌负荷阶段

在前摆期的初始阶段，腘绳肌几乎没有任何收缩，它们只是正常地附着在大腿的后侧［如图 9.1（a）～（b）所示］。这种"肌肉松弛"的状态必须在后续的摆动期腘绳肌开始高效工作、储存弹性势能之前被改善。在脚尖离地后，摆动腿的远端会向前轮转。此时，腘绳肌被募集，肌肉肌腱复合体被拉长，开始储存弹性势能。远端肌肉肌腱的被拉长应当伴随着由骨盆前倾带来的近端肌肉肌腱的拉伸。

肌肉松弛

人在休息时，肌肉是不会紧绷的。实际上，此时肌肉介于紧绷与松弛之间。基于这种中间状态，在人体试图活动或者稳定某个关节时，为了快速产生巨大的力有两个办法：

- 肌肉收缩部分必须在刚开始收缩时就产生巨大的力；
- 肌肉的初始长度被外力改变[12]。

换句话说，肌肉能够产生巨大力量的前提就是解除这种肌肉松弛状态。

摆动期肌肉拉长和近端解剖学意义上的骨盆前倾发生后，摆腿阶段的前方小腿部分肌肉会被拉伸并且腘绳肌会开始受力（如图 9.5 所示）。当对侧髂腰肌剧烈收缩以使后方的腿臀部开始弯曲时，这种解剖学意义上的骨盆前倾就会出现。腘绳肌远端的伸展与受力和图 9.1（b）中的膝关节伸展同步发生。

我们经常认为，腘绳肌在前摆和后摆期是离心收缩的（如图 9.1 和图 9.2 所示），但是实际上由于肌肉－肌腱复合体长度的增加，为了产生巨大力量，腘绳肌会等长收缩，甚至可能轻微向心收缩。

除了对腘绳肌等长收缩的要求以外，我们还必须铭记在心的是：腘绳肌肌肉–肌腱的不良工作方式对跑步运动员的跑步速度有巨大的影响 [13]（如图 9.7 所示）。

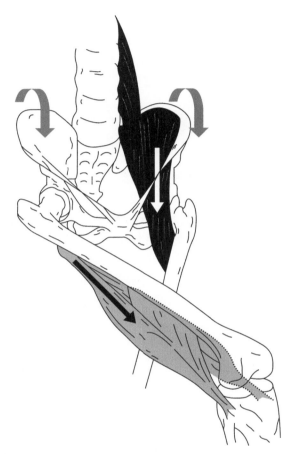

图 9.7　在对侧腘绳肌（黑色箭头）收缩的过程中，髂腰肌的收缩（白色箭头）使骨盆向前转动（灰色箭头），这会在肌肉的弹性部分加载应力

损伤和腘绳肌负荷阶段的关系

如果在脚尖离地期骨盆前倾没有得到良好的控制，那么在接下来的腘绳肌负荷阶段，骨盆会过度后倾，这会干扰之前说过的对腘绳肌负荷阶段的控制。经验告诉我们在跑步运动员中，如果运动员长期不能控制骨盆旋转会导致其腘绳肌发力受到负面影响。并且在脚尖刚离地时，这会造成肌肉紊乱以及腘绳肌与其协同肌肉的拉伤，同时内收肌肉紧绷，在这种情况下，疲劳也占了很大一部分原因 [14]。

因此，我们建议，在康复进程中，在运动员重新习得正确跑步技术动作之前，不要进行疲劳性跑步训练。

为什么腿弯曲不利于学习跑步技术

　　进行日常训练或者伤后康复时，我们必须要遵守一些特定的原则。在跑步运动中，腘绳肌肌纤维在最适初长度和最适角度进行等长收缩。而腿弯曲是更加强调向心和离心收缩的力量训练，并不匹配腘绳肌在跑步时的功能性收缩模式（也就是等长收缩）。因此，这一类型的训练对于跑步运动员在腘绳肌的控制上是有负面影响的[15]。

剪式动作阶段

　　在剪式动作阶段，因为髂腰肌的剧烈收缩，后方的腿向前迈出。与此同时，已经向前伸直的腿开始收缩（摆腿收缩阶段）。这种腿部的后摆动作极大地增强了后续站立姿势的稳定性。在和地面进行初始接触前，腿部的伸展使得运动员下肢充满了张力。这种在和地面初始接触之前的"预张紧"通过改善从臀部到足踝一系列的人体动力链，来优化人体从近端到远端的能量传输通路以及神经肌肉刺激。顶尖运动员能够在预张紧这个转瞬即逝的时间段内精确地调整脚底弯曲程度。这种剪式动作结果和后侧腿的动作（髋部和膝盖的弯曲）有着密切的关系[16]。

　　这种伴随着强力张紧的摆腿收缩动作只有在前侧腿脚尖离地时做出正确的姿势以及有足够大的垂直方向推进力结束剪式动作时才有可能被完成。上述现象能在图 9.6 和图 9.8 中清楚地观察到。

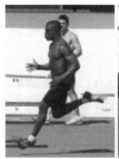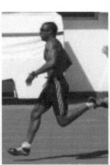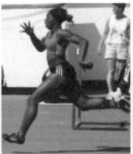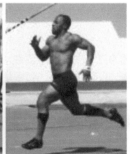

图 9.8　剪式动作，最左侧为正确的跑动姿势，危险程度从左至右依次增加

损伤和剪式动作阶段的关系

　　在剪式动作阶段，膝关节伸展之后，腘绳肌的弹性负荷就会被解除。这种加

负荷与减负荷会在肌肉和肌腱负责支撑腿的稳定性的时候出现[1]。这时，如果前一步的动作没有为前侧腿提供足够的稳定支持，那么就很有可能出现腘绳肌损伤的情况。因为在跑步中股二头肌输出了最大的功率，所以其在这种状态下尤其危险[17]。

跨步过大的危害

　　剪式动作阶段功能缺陷会导致跨步过大，跨步过大会极易导致腘绳肌受伤，有时甚至还会导致大收肌受伤，因为在臀部伸展时大收肌会同步伸展。在伤后恢复过程中，最好在最后一个阶段做高速跑动等训练，因为剪式动作只会锻炼着地技巧而忽视了跨步过大的危害。

全接触阶段

　　脚掌和地面完全接触时，如果主动地使脚底弯曲会达到腿部的最佳张力，进而减少肌肉松弛现象的出现，并且此时巨大的力量传输也能够瞬间完成。在站立姿势初期，必须保证地面反作用力中要有一个通过腘绳肌把能量从膝盖往臀部传输产生的水平分量。在小腿前旋［如图 9.1（a）～（b）所示］与完全进入站立姿势［如图 9.2（a）～（c）所示］之间，腘绳肌都需要处于正常工作状态[18]。

　　在脚部和地面接触前，支撑腿上的肌肉会联动收缩进而为膝盖和足踝提供必需的刚度。在良好的跑步姿势中，摆动腿的特定位置能够保证足够的硬直度。当脚处于臀部的正下方时，摆动腿的膝盖一定要在支撑腿的膝盖上方（如图 9.9 所示）。在这种姿势中，摆动腿的动作（臀部弯曲、膝盖上移以及足跟前移）会通过脊椎灵活变化弧度加强支撑腿的张紧程度。因此支撑腿能够获得更强的稳定性，从而更好地抵御各种外部不可控因素的侵袭。

脚部姿势对预防损伤的重要性

　　对跑步运动员来说，脚部姿势的评估是非常重要的，如果目前没有被充分重视，那么应该进一步地加强对这方面的投入。脚部运动的时间差异及位置差异引起的压力较大并且难以被完全吸收，进而引发各种损伤和功能紊乱，例如髌股关节疼痛、跟腱不适、腿部或者脚部的骨骼压力过大以及髂胫束综合征。虽然上述损伤多发于中远程跑步运动员中，但是患有髌股关节排列异常的运动员在高速跑动时出现这些损伤的概率也不容忽视。因此，康复过程中的第一步就是改善盆底肌功能。

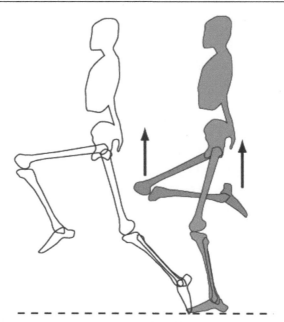

图 9.9   在正确的跑步姿势中，摆动腿的膝盖必须要在支撑腿的膝盖上方

另外，跑步形式也是一个很重要的因素。举例来说，如果在剪式动作阶段后侧腿不能很好地跟上前侧腿的速度或者前脚的股肌没有运动到位，那么在全接触阶段，膝盖就会变得异常容易受伤 [19]。如果剪式动作不到位，那么因为前脚内翻导致的踝关节不稳定会在全接触阶段干扰正常的腿部运动范围。

某部位可运动范围的缩减会导致部分跑步运动员髌股关节疼痛 [20]，实际上在臀部弯曲阶段，如果能通过实时反馈来减少臀部的内翻程度，则可以有效地减少髌股关节疼痛发生 [21]。

足跟离地阶段

如果具有较好的运动技巧，在站立姿势前期，脚底就会弯曲，进而杜绝或者减少站立姿势期膝关节过伸。这就意味着弹性部位目前介于负荷与空载之间，与此同时肌肉的收缩部分正处于其最适宜长度范围内。这在腓肠肌中显得尤为重要，因为腓肠肌需要承受巨大力量（3～4 倍的体重）以及与比目鱼肌极为关键的力量－长度关系，任何轻微的踝背伸都有可能让肌肉偏离其最佳工作环境。

股四头肌在跑步中的作用可能不大，因为其在臀部到地面的能量传输中主要起引导性的作用 [22]。当膝盖还相对弯曲并且腓肠肌处于高效工作状态时，脚底弯曲在站立姿势期尽可能地提前会使从膝盖到足踝的能量传递达到最优。足跟上升［如图 9.2（c）～（d）所示］的同时，骨盆的自由侧也会随之上升，进而增强足跟离地推进力的垂直分量。

> 骨盆自由侧上移的理想时刻是足跟已经完全离开地面而且骨盆自由侧高于支撑腿那一侧时。

损伤与足跟离地阶段的关系

在脚尖离地期间，为了给身体提供足够大的前推力，足踝处于跖屈状态。这将给前脚掌、足弓以及跗骨带来巨大的压力，更严重的会导致舟状骨和距骨骨折。此时足弓就像弹簧，其负荷会在站立姿势期的第二阶段消除，高速跑动时，如果出现脚部位置不正确，则很有可能会导致纵向腱膜承受的压力过大，进而导致局部撕裂。

在屈指肌腱的动作中，足底方肌的作用不可或缺，因此错误的脚部位置会影响这个动作的完成并且有可能会直接导致内在生物力学综合征（我们将会在第 25 章详细讲述这一部分）。

在接触阶段 [如图 9.2（b）～（d）所示] 中，足踝和踝关节必须高度紧绷以获得跟腱处最大的弹性力量。此处负荷的大小取决于收缩部分（如腓肠肌）产生力量的时机，而不是产生的力量本身 [23]。在高速的跑步运动中，站立中间姿势和脚趾离地之间的时间太短促，这可能会限制某些运动成绩提升，因为能够用来使肌腱松弛下来的时间实在是太短 [7]。

如果没有来得及使肌腱受力拉紧或者没有时间进行肌腱放松，那么肌腱就很有可能受伤，在高速跑动中，跟腱损伤是最常见的此类损伤。另外，因为这些肌肉的连续动作使腓肠肌也开始受力，所以腓肠肌挫伤也有可能发生。前脚掌或者后足跟稳定性不够、踝关节过度背伸以及集中在身体内侧的大部分腓肠肌压力使靠内侧肌肉 - 肌腱复合体成了损伤重灾区。因此，在较高规格的跑步比赛中，想办法增加脚的稳定性、使其更加强壮的重要性就不言自明了。

身体横向的运动

表面上看，身体在横向上的转动动作相比较于其他方向上的运动显得并不那么重要。但是实际上，横向上的转动动作和摆动腿的收缩有着密切联系。躯干转动带动了骨盆自由侧（即摆动侧）随之向前运动。支撑腿内侧旋转对臀大肌的影响也是不可避免的。在抬腿和站立姿势阶段，臀大肌需要产生巨大能量使髋部快速并且有力地完成动作，但是这又和肌肉的力量 - 速度关系相悖。躯干中这种特殊的关系在某种程度上帮助了臀大肌，因为其能降低肌肉收缩的速度并且提高其收缩力度。

如果把小腿的内旋和外旋综合起来考虑，在站立阶段支撑腿内旋还有第二个作用。躯干的横向转动使运动员跑动时身体的稳定性更强并且能够更好地抵御外

界干扰 [24]，因此它对锻炼正确的运动技术非常重要。

在高速跑步运动中，躯干转动的第三个作用是能够在躯干正转或者反转期间，通过增加或减少脊椎弯曲程度、对椎间盘增加或者减少压力以及伸展或者收缩椎间韧带等方法在脊椎中储存弹性势能 [25]。

损伤和身体横向运动的关系

如果低效或者过量的横向运动出现在躯干、骨盆、大腿或者小腿等位置中，会导致主动肌或者拮抗肌在理想肌肉长度上出现不平衡，进而导致关键运动如髋部弯曲的效率与安全性下降。

在躯干中，脊椎旋转功能紊乱或者椎间盘弹性下降会导致腹部肌肉挫伤以及对下背部关节面及椎间盘的持续伤害。

因为旋转通常发生在脊椎的相对较高位置，所以上背部功能紊乱有时会导致外展肌拉伤或者腰骶以及骶髂关节疼痛。另外还有一个鲜为人知的结论，即这种因为躯干的长期过量横向旋转有可能会导致相关的脊椎神经所在处（T12 和 L1）出现疼痛。

臀部的量内旋也会导致着地时脚越过中间线，导致躯干补偿性地进行躯干单侧弯曲以求两侧对称。与此同时，臀部外展肌还会做出一些异常动作来控制这一现象。

如果有臀部的既往病史，那么臀部内旋肌就有可能出现两侧不对称的问题，此时骨盆的过量下沉（特伦德伦伯卧位）就会出现并尝试弥补这种不对称。但是骨盆下降和内旋肌的强度却几乎没有任何关系 [26]，因此可能是人体动力链闭环中另外一些部分的缺陷导致这一问题出现，例如在神经肌肉方面的一些问题。在伤后康复中，从人体动力链角度对一些关键问题点的评估和深究是非常有必要的。

从足跟离地到脚尖离地

在站立姿势的最后阶段，许多主力肌肉（如臀大肌、腘绳肌以及腓肠肌）都处于退出活动状态的阶段或者已经完全退出了活跃期。与此同时，其他肌肉如内旋肌和髂腰肌却处于逐步进入活跃状态的阶段。在跑步运动中，这种一边沉寂一边活跃的时机务必要准确把握，因为这种时机如果把握不好可能导致整个运动系统处于一个超负荷的异常状态。

损伤与从足跟离地到脚尖离地这一阶段的关系

髋关节稳定性不足

髋关节伤病的元凶很可能就是髋关节本身。例如，髋臼撞击综合征或关节内的病变导致的髋关节的关节活动度不足。通常还会伴随有髋关节内收肌肉的拉伤，因为在这种情况下，肌肉不能行使其稳定髋关节的功能，特别是在本体感觉下降导致的髋关节刚度下降时。在足跟离地到脚尖离地这一阶段中，肌肉的活动较少，被动稳定的结构就显得尤为重要。

因此骨盆必须处于正确的位置，并且运动员必须有足够的腹部肌肉力量以及良好的神经肌肉激活时间，从而在骶髂关节上产生力闭环来防止骨盆过度前倾。在较差的跑步技术动作中，腹部肌肉通常在脚尖离地后再激活，所以就不能对髋关节和骨盆区域进行保护。

髋关节活动不足

为了能在高速跑动中产生有力的动作，运动员必须拥有足够的屈髋能力。但是我们却常常忽视伸髋的关节活动度。髋关节的关节活动度不足通常会导致臀部的伸展程度被高估。臀部伸展范围缩减可能会导致支撑腿动作不到位以及臀部向前运动不到位（因为腰大肌动作不到位）。然后运动员会尝试使躯干处在一个垂直的位置上，但是试图弥补臀部运动范围的缺陷可能又会导致骨盆过量前倾，进而会导致下脊椎椎间盘以及关节面的压迫性病变，在其他一些情况中会导致腰骶管中的第五腰椎神经根出现压迫性病变[27]。除了下背部疼痛外，这种问题还会导致运动员极易出现肌腱拉伤。

臀部运动范围有限的另一个后果是支撑腿拉伤。纠正髌骨轨迹也会带来膝关节前部的疼痛。另外过软的膝关节可能还会增加这种危险，尤其是在膝关节从来不会完全展开的高水准比赛中。结果就是足踝部分的跖屈在高水平运动员之中基本无影无踪，但是在脚尖离地后关节却会迅速地达到背伸的中间状态[18]。

总结

作为对缺少高效的跑步损伤治疗方法的回应，我们专注于通过正确的跑步技术动作模型来对运动员的跑步技术动作进行提升，并提供了一些解决这一问题的思路。脚尖离地是我们评估跑步技术动作质量的关键点。

在本章中，我们比较了好的、正确的跑步姿势和错误的、有较大损伤概率的跑步姿势之间的异同点以及相关的各种损伤。我们还指出了这些损伤可能分时间点出现，但是值得注意的是，这些论断只是基于我们目前的经验和认识而言，难免会有疏漏。

在正确的跑步姿势中，我们强调肌肉需要在最适初长度工作来保持骨盆和髋关节稳定。

在支撑期，能量通过双关节肌、股直肌，以及腓肠肌从膝关节传递到踝关节。

另外，我们还强调了身体横向转动和摆动腿收缩之间联系的重要性。摆动腿收缩中，肌腱作为弹性部分是产生高速运动的重要因素。

总而言之，这种正确的跑步技术动作模型对于支撑相的早期有积极的影响，这也说明其对于提高跑动速度和预防损伤极为重要。

参考文献

[1]Seyfarth A., Geyer, H., & Herr, H. (2003), Swing-leg retraction: A simple control model for stable running. Journal of Experimental Biology, 206 : 2547-2555.

[2]Davids, K., Glazier, P., Araújo, D., & Bartlett, R. (2003). Movement systems as dynamical systems: The functional role of variability and its implications for sports medicine. Sports Medicine. 33 : 245-260.

[3]Vleeming, A., Snijders, C. J., Stoeckart, R., & Mens, J.M.A. (1997). The role of the sacroiliac joints in coupling between spine, pelvis, legs and arms. In A.M.V. Vleeming, T. Dorman, C. Snijders, & R. Stoeckart (Eds.). Movement, Stability & Low Back Pain. New York: Churchill Livingstone.

[4]Morrenhof, J. W. (1989). Stabilisation of the human hip joint, a kinematical study. Leiden, The Netherlands: Leiden University Press.

[5]Dorn, T. W., Schache, A. G., & Pandy, M. G. (2012). Muscular strategy shift in human running: dependence of running speed on hip and ankle muscle performance. Journal of Experimental Biology, 215 : 1944-1956.

[6]Miller, L. H., Umberger, B. R., & Caldwel, G. E. (2012). Sensitivity of maximum sprinting speed to characteristic parameters of the muscle force-velocity relationship. Journal of Biomechanics, 45 : 1406-1413.

[7]Weyand, P. G., Sternlight, D. B., Bellizzi, M. J., & Wright, S. (2000). Faster top running speeds are achieved with greater ground forces not more rapid leg movements. Journal of Applied Physiology, 89 : 1991-1999.

[8]Kluin, J., den Hoed, P. T., van Linschoten, R., IJzerman, J. C., & van Steensel, C. J. (2004). Endo-scopic Evaluation and Treatment of Groin Pain in the Athlete. American Journal of Sports Medicine, 32: 944-949.

[9]Weir, A., Veger, S.A.S., van de Sande, H.B.A., Bakker, E.W.P., de Jonge, S., & Tol, J. L. (2009). A manual therapy technique for chronic adductor-related groin pain in athletes: a case series. Scandinavian Journal of Medicine & Science in Sports, 19 : 616-620.

[10]Fricker, P. A. (2007). How do you treat chronic groin pain? In D. MacAuley, & T. M. Best (Eds.), Evidence-based sports medicine (p. 389-404). London: BMJ Publishing Group.

[11]Choi, H., McCartney, M., & Best, T. M. (2011). Treatment of osteitis pubis and osteomyelitis of the pubic symphysis in athletes: A systematic review. British Journal of Sports Medicine, 45 : 57-64.

[12]Higashihara, A., Ono, T., Kubota, J., Okuwaki, T., & Fukubayashi T. (2010). Functional differences in the activity of the hamstring muscles with increasing running speed. Journal of Sports Sciences. 28 : 1085-1092.

[13]Thelen, D. G., Chumanov, E. S., Sherry, M. A., & Heiderscheit, B. C. (2006). Neuromusculoskeletal models provide insights into the mechanisms and rehabilitation of

hamstring strains. Medicine & Science in Sports & Exercise, 38 : 135-141.

[14]Pinniger, G. J, Steele, J. R., & Groeller, H. (2000). Does fatigue induced by repeated dynamic efforts affect hamstring muscle function? Medicine & Science in Sports & Exercise, 32 : 647-653.

[15]Proske, U., & Allen, T. J. (2005). Damage to skeletal muscle from eccentric exercise. Exercise and Sport Sciences Reviews, 33 : 98-104.

[16]Kyröläinen, H., Avela, J., & Komi, P. V. (2005). Changes in muscle activity with increasing running speed. Journal of Sport Sciences, 23 : 1101-1109.

[17]Thelen, D. G., Chumanov, E. S., Hoeerth, D. M., Heiderscheit, B. C., Best, T.M., & Swanson, S. C. (2004). Hamstring muscle kinematics during sprinting. Medicine & Science in Sports & Exercise, 36 : S2.

[18]Novacheck, T. F. (1998). The biomechanics of running. Gait and Posture. 7 : 77-95.

[19]Montgomery III, W. H., Pink, M., & Perry, J. (1994). Electromyographic analysis of hip and knee musculature during running. American Journal of Sports Medicine, 22 : 272-8.

[20]Hamill, J., van Emmerik, R.E.A., Heiderscheit, B. C., & Li, L. (1999). A dynamical systems approach to lower extremity running injuries. Clinical Biomechanics, 14 : 297-308.

[21]Noehren, B., Scholz, J., & Davis, I. (2011). The effect of real-time gait retraining on hip kinematics, pain and function in subjects with patellofemoral pain syndrome. British Journal of Sports Medicine, 45: 691-696.

[22]Bezodis, I. N., Kerwin, D. G., & Salo, A. T. (2008). Lower-Limb Mechanics during the Support Phase of Maximum-Velocity Sprint Running. Medicine & Science in Sports & Exercise, 40 : 707-715.

[23]Kubo, K., Kanehisa, H., Kawakami, Y., & Fukunaga, T. (2001). Influences of repetitive muscle contractions with different modes on tendon elasticity in vivo. Journal of Applied Physiology, 91 : 277-282.

[24]Glazier, P. S., Wheat, J. S., Pease, D. L., & Bartlett, R. M. (2006). Movement system variability. In K. Davids, S. Bennett, & K. Newell (Eds.), The interface of biomechanics and motor control: Dynamics systems theory and the functional role of movement variability (p. 49-69). Champaign: Human Kinetics.

[25]Abitol, M. (1995). The integrated function of the lumbar spine and sacroiliac joint. In A. Vleeming, V. Mooney, C. Snijders, & T. Dorman (Eds.). Second interdisciplinary world congress on low back pain (pp. 61-73). San Diego, CA: University of California, San Diego, School of Medicine.

[26]Burnet, E., & Pidcoe, P. (2009). Isometric gluteus medius muscle torque and frontal plane pelvic motion during running. Journal of Sports Science and Medicine, 8 : 284-288.

[27]Orchard, J. W., Farhart, P., & Leopold, C. (2004). Lumbar spine region pathology and hamstring and calf injuries in athletes: is there a connection? British Journal of Sports Medicine, 38 : 502-504.

第 10 章

落地机制在预防损伤以及功能恢复中的应用

朱莉·斯蒂尔（Julie Steele）、杰里米·谢泼德（Jeremy Sheppard）

引言

落地动作是运动员训练中常见的训练动作，是各项运动的基础动作之一。落地动作包含多种类型，有单腿落地（如跑步时的迈步或起跳后抓球）、双腿落地（如纵跳后的双腿落地），以及在空中完成动作后落在不稳定的平面上（如冲浪板）等。落地过程是指运动员从接触到支撑面开始[1]，重心持续下降到最低点，直至动量为零的过程。从生物力学的角度来看，落地动作需要运动员有良好的落地技术，来保证下肢可以吸收和缓冲巨大的地面反作用力，以此来降低损伤发生率。有很多损伤与落地动作相关，例如踝关节韧带损伤、髌腱损伤和前交叉韧带撕裂等，特别是在下肢需要承受巨大冲击力的运动中，与落地相关的损伤尤为常见。

尽管落地动作是诸多运动技术中的一个基础动作，但是其重要性直到近期才在运动科学的文献中得到体现，进而受到教练的重视。我们必须要清楚地了解与落地相关的生物力学，才能高效正确地指导运动员进行落地训练，从而增强竞技表现并降低损伤的发生率。

在读完本章后，读者需要掌握以下内容：

- 落地的生物力学；
- 错误的落地机制可能导致的问题；
- 落地机制对于提高竞技表现和预防损伤的重要性；
- 如何为精英运动员设计全面的落地训练计划。

落地的生物力学

体育运动中落地的种类

在体育运动中落地的种类受很多因素的影响，包括以下几点：

- 体育运动中规则限制（例如在无篮板篮球比赛中，接球队员接球后不能再迈步）；

- 落地过程中还需要同时进行其他技术动作（例如落地的同时接球）；
- 队友与对手的位置；
- 落地时所处的环境（例如在体操中，运动员落在平衡木上和落在柔软宽大的垫子上的策略是完全不同的）。

因此，在对落地机制进行研究时，必须要多方面考虑，将可能的影响因素纳入进来。由于落地生物力学的研究往往局限于实验室环境中简单的落地动作，例如受试者轻松地走上台阶，然后再轻松地落地。但是，在运动中，情况是完全不一样的，我们应当对整个运动过程中的落地动作进行分析，将各项影响因素纳入考虑。

对落地机制进行研究时，还有其他因素应当被纳入考虑。

- 落地方式是单腿还是双腿？因为单双腿落地的生物力学是完全不同的。当单腿落地时，支撑腿需要承受较大的地面反作用力，如果不能有效地缓冲这一力量，支撑腿受伤的风险就会大大增加。可能发生如软骨损伤、韧带撕裂伤、骨挫伤、半月板撕裂伤等损伤 [2]。
- 落地的同时运动员还需要做什么技术动作？例如，一名体操运动员或者一名排球运动员落地后需要立即继续向上跳，所以其落地时间可能会很短，且膝关节屈曲也相应更少。在体操或者排球这样回弹（rebound type）的运动项目中，快速的肌肉拉伸—缩短周期（stretch-shorting cycle）是必需的。然而，如果落地是一项运动中最后的技术动作，运动员就可以专注于优化下肢关节活动度来缓冲强大的地面反作用力并保持平衡。

理想情况下，在实验室进行落地的生物力学的研究时，落地的环境应当匹配比赛环境，在这样的环境下进行落地动作的评估，其研究结果更有参考价值。

落地控制中的生物力学的考量

在跳跃—落地这一过程中，我们将自己推到最高点，在最高点我们拥有的重力势能最大。重力势能的大小取决于我们的质量（m）、重力加速度（g）和重心相对于地面的高度（h），重力势能 $E=mgh$。所以，距离地面的高度越高、质量越大，重力势能就越大（如图 10.1 所示）。

当达到跳跃的最高点时，我们开始下降，重力势能就开始转化为动能。动能 $E=1/2mv^{[2]}$。因为质量和重力加速度是常量，所以说跳跃的高度决定了最大重力势能，也决定了落地时的动能，并决定了落地时地面对自身的反作用力。当足底和地面接触时，我们通过足底和地面接触产生的向上的作用力必须要能够缓冲落地时强大的动能。

落地过程中最开始的 50 毫秒通常被认为是被动阶段（passive）或冲击（impact）阶段，因为在这一时间段中，运动员没有办法在足底刚接触地面时就迅速做出反应来激活肌肉，缓冲冲击力[3]。在这一阶段（0 ～ 50 毫秒）之后，相关肌肉开始离心收缩来避免关节过度屈曲，并帮助运动员将动量减小至 0。有趣的是，运动员可以对即将到来的冲击力进行预判并且能通过复杂多关节的活动来缓冲冲击力。髋、膝、踝三个关节以及这三个关节中的相关肌肉是震荡缓冲过程中最重要的组成部分。

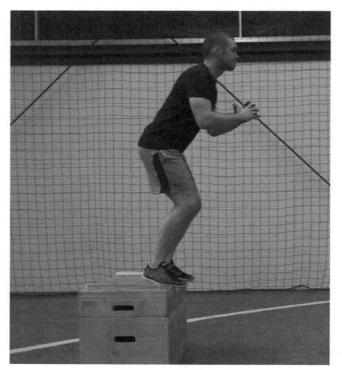

重力势能 = 质量 × 重力加速度 × 高度

图 10.1 势能与动能变化量

脊椎、椎间盘、躯干肌肉也都参与减震，但是下肢关节还是最主要的。因为人体是一个动力链闭环，如果参与减震的主要关节之一在落地的过程中出现问题，不能很好地发挥其功能，那么没有被充分吸收的能量就会传递到动力链中的下一个关节（详情见第 7 章）。

落地时，人体承受的垂直地面反作用力可能达到自身体重（BW）的 2 ～ 11

倍，在慢跑这样的活动中可能只是自身体重的 2 倍，但在剧烈运动中，这一数值可能是 4 ～ 11 倍（例如在无板篮球中，接球后落地这一动作，或者体操运动中从不同高度落地的垂直地面反作用力也不同）。通过模拟实验我们发现，在垂直下落速度为 4.6 ～ 6.7 米 / 秒时，地面产生的垂直地面反作用力能够达到物体自身体重的 11 倍 [4]（如图 10.2 所示）。

不考虑落地的方式，垂直地面反作用力的大小取决于下落的高度和下落的速度。此外，作用于下肢的垂直地面反作用力的加载速率也是一个需要考虑的重要因素。人体内吸收冲击力的组织和器官如肌肉组织、骨组织、足跟垫都是黏弹性组织。随着加载速率的增加，这些组织的刚度也会增加，使其在相同的形变下能够吸收更多的力。

当足底在落地接触地面时，会产生一种水平方向的摩擦力。实际上，只有与运动方向相反的水平摩擦力才能防止身体在落地时过多地向前滑动。期望得到的减速效果越明显，水平摩擦力就越大。所以不难理解，在草地上落地并减速比在冰面上完成这一动作更容易。在跑步类运动中，水平摩擦力的平均值一般为自身体重的 45%。

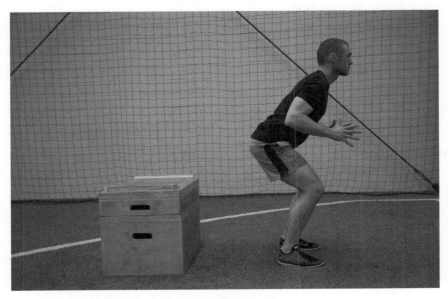

图 10.2　落地产生的冲击力可能高达自身体重的 11 倍

在某些运动中，运动员落地时必须急停，例如跳跃后接球。在这一过程中，摩擦力的峰值可能高达运动员自身体重的 6.5 倍，这无疑会增加运动员受伤概率，发生类似前交叉韧带撕裂之类的损伤 [5]。摩擦力受一些因素的影响，包括重心相对于支撑面的移动、运动员足底与接触面之间的摩擦系数。为了减少落地时过多的制动力，最好鼓励运动员向上跳跃而不是水平运动，这样才能将他们在某些水平方向的运动变为垂直运动。同时，我们也应确保他们的鞋子是适合他们训练和比赛所接触的地面的。

> 高速的加载速率以及过量的、反复的地面反作用力会增加韧带损伤、关节退变以及慢性肌肉骨骼疾病的患病风险。尽管大部分运动员能够承受运动中所产生的地面反作用力，但是肌肉骨骼系统力线排列异常或错误的落地技术都可能使运动员有发生损伤的风险 [5]。了解在跳跃中产生的地面反作用力的关键影响因素，并且指导运动员具备优秀的落地技术也十分有必要，通过这样的方式来最小化这些力对身体的影响，并最大化运动员的竞技表现。

良好落地技术的关键因素

由于本章篇幅的限制，我们不可能逐一介绍每个可能影响落地技术的生物力学因素，但我们在下文中概述了一些关键的影响因素。

主动地屈曲踝、膝、髋关节

在落地的过程中，人体下肢的各个关节就像"弹簧"一样工作，通过多关节的协同工作来缓冲冲击力。所以像弹簧一样，下肢关节不仅要有良好的力量素质（刚度），也要有足够的柔韧性（弹性形变能力）。良好的柔韧性能确保人体对冲击力有充分的缓冲，而良好的力量素质可以避免过大的冲击力对人体的组织造成破坏。如果一名运动员在落地过程中，髋、膝、踝关节的关节活动度不够，那么就无法很好地吸收冲击力，我们通常将有这种特征的落地机制称作"僵硬落地"（stiff landing）。

落地时如果运动员下肢关节过于僵硬，同时有地面反作用力过大并且落地速度过快的情况，那么运动员暴力性的骨损伤的发生概率会大大增加。如果运动员下肢关节刚度不够，那么在缓冲冲击力时，关节就会发生过度的活动，这也会导致软组织的损伤 [6]。所以柔韧性和力量素质都是必须要发展的。在足底与地面接触时，运动员必须要激活自己的髋、膝、踝关节来吸收冲击力。大量研究表明，激活下肢关节（髋、膝、踝关节），使其屈曲是下肢吸收地面反作用力的关键，如果膝关节僵硬，只有髋关节的屈曲，是无法有效地缓冲震荡的（如图10.3所示）[7, 8]。

具备良好落地技术动作的运动员，在刚落地（足底与地面刚接触）时膝关节是处于伸直状态的，足底与地面接触以后膝关节才被激活，发生屈曲，这样做的好处是运动员能够有更多的时间来缓冲冲击力，从而降低需要承受的冲击力的峰值。在落地过程中，逐渐增加膝关节屈曲角度对膝关节周围的肌肉组织也有积极的促进作用。例如，膝关节周围的抗重力肌（antigravity muscles），如股四头肌，在膝关节屈曲角度增加时能够更好、更高效地吸收动能，从而减少地面反作用力通过动力链向上的传递[7]。

在理想情况下，如果运动员的重心保持在支撑面内时，下肢关节的屈曲能够降低重心，从而保持身体的稳定。

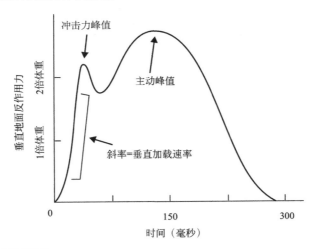

图 10.3　力 - 时间关系

研究表明，落地过程中下肢关节在矢状面屈曲角度不够的女性足球运动员的膝关节在额状面内的负荷更大[8]。而在男性足球运动员中，下肢关节屈曲角度不够的运动员则会依靠软组织等结构来被动地代偿对冲击力的吸收和对重心的控制，但是这样无疑会增加这些软组织的受伤概率，发生如前交叉韧带撕裂等损伤[8]。

落地过程中，除了应增加膝关节的屈曲角度，运动员还应避免不正确的落地姿势，这些不正确的姿势包括过度的足外旋、过度的胫骨内旋或外旋、膝关节外翻、髋关节内收内旋等。这些不正确的落地姿势会导致膝关节外翻及内旋应力的增加，从而增加损伤的风险[9]。

尽管增加膝关节的屈曲角度可以促进冲击力的吸收，但是这也被证实与运动员的髌腱炎有高度相关性。因为在落地过程中运动员的膝关节有越多屈曲，加载在髌腱上的负荷就越大[10]。对于那些髌腱炎频发的项目，如排球，教练应该严密地监控跳起—落地的负荷（动作频率），以降低髌腱承受的负荷，从而降低髌腱炎发生的概率（参考第 5 章）。

避免过度跨越

在单腿落地时，触地前的水平动量较大，必须防止运动员落地时支撑腿处于过度跨越的姿势（如图 10.4 所示）。因为在这一姿势下，过度的剪切应力会增加膝关节周围软组织受伤的概率，进而导致前交叉韧带撕裂等损伤。鼓励运动员在跳跃过程中尽量垂直向上跳起，因为相比向前跳起，垂直向上跳起后落地时的水平动量更小，落地后身体水平移动更少，因此膝关节所受的制动力也就更小[5]。

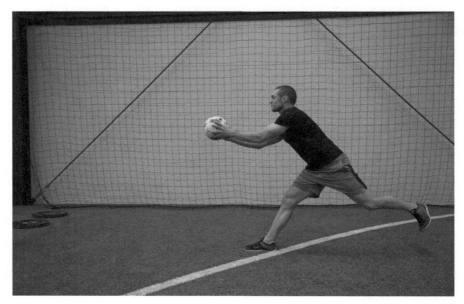

图10.4 错误的跨步抓球姿势

僵硬

　　垂直向上的跳跃能够让运动员在触地时缩短踝关节与髋关节之间的距离，使膝关节的屈曲角度增加，从而避免出现上文提到的过度跨越的姿势。这一正确的落地姿势在单腿落地运动中更重要，相比双腿落地，单腿落地动作往往更僵硬，因为单腿落地时膝关节的屈曲角度会有所减少[2]。

保持足部的中立位

　　地面反作用力的大小也受足部最先与地面接触时的位置影响。如足跟、前足或足部的其他部位最先触地，产生的地面反作用力都不一样。近年来，在赤足跑步趋势的影响下，已经有了很多关于落地时产生冲击力影响足部生物力学的研究。大部分研究认为，运动员落地时应该保持足部中立位，减少踝关节过度外翻、过度内旋或过度跖屈。实际上运动员的落地机制受多种因素影响，例如神经肌肉控制、下落高度、落地动量、接触面和他们所穿的鞋等因素。

　　当下落高度较高、下落方向主要是垂直方向时，运动员一般会在足底与地面接触前跖屈踝关节来使前脚掌与地面先接触，接着再迅速背伸踝关节。在一项对受训伞兵的调查中，尽管所有的伞兵都被训练过，应"落地时全脚掌接触地面"，但是仍有69%的伞兵在落地时用前脚掌先接触地面。在足底与地面接触时，使用前脚掌最先接触地面能够增加触地时间，使得整个足部（而非只有踝关节）也能参与对冲击力的吸收 [4]。但是，在前脚掌最先接触地面的落地运动中，足底的许多小骨骼结构要承受高强度的冲击力，这可能导致这些结构损伤。在单腿跳跃和落地运动中，运动员会特别控制他们的踝关节做背伸动作，来使足跟最先与地面接触，这就是我们之前谈到的僵硬落地。另外还有一点也是很重要的，足部关节的关节活动度也会受踝关节跖屈肌肉的影响，使得伸膝和伸髋肌群不得不更多地参与对冲击力吸收的代偿中。

确保神经肌肉控制的协调性

在落地过程中，足底与地面接触时，高效的神经肌肉控制是保护膝关节并保持膝关节稳定的重要因素之一。在垂直落地的过程中，强大的地面反作用力会使下肢关节屈曲。抗重力伸肌如股四头肌、小腿三头肌会离心收缩来防止下肢关节过度的屈曲，并在这一过程中吸收冲击力。因为募集和激活相关肌肉需要一定的时间，我们的动作控制系统会提前发挥作用，在足底与地面接触之前提前募集和激活相关肌肉，使得下肢做好充分的准备来应对将要发生的巨大的冲击力 [4]。

在单腿水平跳跃动作中，在足底与地面接触之前，腘绳肌往往比股四头肌先被激活 [11]，这一机制有助于防止由于股四头肌先收缩而导致的胫骨过度前移。从另一方面来说，因为腘绳肌先被激活而分担了前交叉韧带应该承受的前拉应力，这一机制能降低前交叉韧带的受伤概率 [12]。

同时，在落地时，屈曲的膝关节使得腘绳肌收缩，这样又为胫骨提供向后的拉力，进一步防止胫骨过度前移（如图 10.5 所示）。

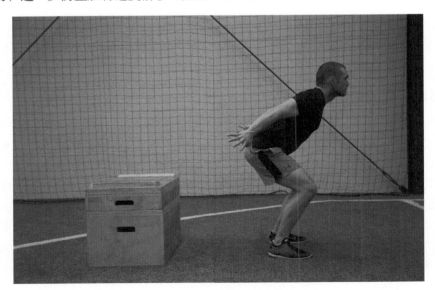

图 10.5　跳跃落地时，腘绳肌收缩以减少前交叉韧带的前拉应力

股四头肌—腘绳肌这一协同募集机制对保持膝关节动态稳定有重要意义。在一项对于前交叉韧带损伤后仍能继续完成单腿落地动作的运动员的研究中，我们发现，这类运动员能够很好地控制其腘绳肌的收缩，在他们的足底与地面刚接触时，他们的腘绳肌收缩就达到了峰值，这一机制能够帮助他们在落地时通过对腘绳肌收缩的控制来吸收巨大的向前的剪切应力[11]。足底与地面刚接触时，是前交叉韧带最容易受伤的时候，这一良好的神经肌肉协调通过对关节加压和后拉胫骨，可以稳定膝关节，防止胫骨过度前移。

> 有趣的是，研究显示，就这种肌肉的激活模式而言，男性表现得更好。所以这可能也是在非接触性前交叉韧带损伤中，女性受伤概率比男性更大的原因[13]。

不要忽视躯干运动

通常来说，在训练中，教练会训练运动员在落地时躯干保持直立来确保重心垂直投射在支撑腿所界定的支撑面上，以此来保持稳定。然而在团队型运动中，落地时躯干的姿势往往受到运动环境的影响，例如，落地时避免与对手或者器械接触（如排球中的拦网）或落地的同时不得不接球等[9]。所以我们建议运动员落地时应该保持躯干直立，面朝前方（非侧屈位）并且膝关节和足部正对移动方向[9]。但是，在落地时躯干主动屈曲能同时增加膝关节和髋关节的屈曲程度，这样的落地方式比躯干保持直立的落地方式受伤的概率更小[12]。

同时，膝关节和髋关节屈曲还能有助于增加腘绳肌被动张力（通过改变肌肉起止点之间的距离），从生物力学的角度来看，这有助于腘绳肌更好地对胫骨前移起到限制作用[12]。然而，在落地时到底要不要屈曲躯干还是要看具体运动对运动员的要求、相关技能以及运动员身体素质等因素。

当出现错误的落地时

与落地有关的损伤在需要大量跳跃—落地动作的运动（如排球、篮球、体操等运动）和高速或从高处落地的运动（如跳伞）中十分常见。这些损伤有许多都是由于落地过程中身体对冲击力缓冲不够导致的，相关的损伤包括软骨损伤、韧带拉伤、骨挫伤、半月板撕裂损伤等[2]。这些损伤不仅会对运动员比赛或训练造成短暂的影响，还可能对运动员造成长期的影响，例如在前交叉韧带损伤后，许多运动员膝关节的状态会长期受影响，他们患膝关节炎的概率也变得更大。更加有趣的是，接近 70% 的前交叉韧带损伤都是非接触性损伤，这很可能与不良的落地技术有关。出于这个原因，我们认为可以通过改善落地的生物力学并发展良好的身体素质来预防许多与落地相关的损伤。

落地训练对运动员竞技表现和损伤预防的重要性

研究表明，运动员对于指令十分敏感，他们能够通过指令来改变他们落地时的生物力学。事实上，简单的一句指令"落地轻一点"就能很明显地让运动员增加其膝关节和髋关节屈曲的角度从而减少前交叉韧带所承受的负荷[14]。虽然视频和音频反馈（特别是与口头指令相结合时）对于优化落地机制很有帮助。但是需要注意的是，人们对于复杂的指令往往不能做出很好的回应，例如让运动员落地时收缩某一特定的肌肉这类指令。所以要注意我们对运动员进行指导时的语言。

在进行落地时的肌肉激活训练时，需要有针对性更强的特定肌肉激活训练。实际上，全面的落地训练计划包含多项训练内容，包括落地技术指导训练、神经肌肉控制训练、本体感觉训练以及旨在促进神经肌肉协调和生物力学适应的体能训练。在一项关于旨在降低女性运动员前交叉韧带受伤概率的训练计划的 meta 分析中，作者得出了以下结论：

- 18 岁以下的受试者进行损伤预防的神经肌肉协调训练效果更好；
- 赛季中以及赛季前都进行训练比单独赛季中或赛季前训练效果更好；
- 训练中，快速伸缩复合训练和力量训练比平衡性训练更加重要，但是神经肌肉控制训练和生物力学纠正性训练的重要性还有待考究[15]。

如何为精英运动员设计落地训练计划

支撑落地的身体因素

尽管影响落地的身体素质因素和技术问题都能通过训练——解决，但是需要注意的是，这些因素之间相互影响。也就是说，身体素质的限制会影响运动员对于技能的学习和掌握。同时，拥有强大的身体素质也并不能保证拥有良好的落地技术。但是有一点是清楚的：落地技术和身体素质高度相关。运动员需要拥有良好的身体素质来作为发展落地技术的基础。

身体移动能力和力量素质的相互作用

为了让运动员在落地的时候更有效地缓冲冲击力，保持身体稳定，我们必须要让运动员有充分的移动身体的能力、足够的关节活动度以及足够强大的肌肉力量。但是，需要注意的是，"可实现"的关节活动度并不意味着能保证运动员在整个关节活动范围都能对身体进行很好的控制。所以，运动员需要具备一般的力量素质和特定的力量素质以便在落地减速时高效地对身体进行控制并对冲击力进行吸收。因此"可实现"的关节活动度是不够的，运动员需要"有效"的关节活动度，运动员必须通过神经肌肉控制和足够的肌肉力量在这一"有效"的关节活动度内对身体进行控制，对冲击力进行有效的吸收和缓冲，才能做到我们所说的安全、正确地落地。但是，就像之前提到的，足够强大的身体素质依然是发展这一技术的基础。

力量素质的发展

对于发展落地技术来说，力量素质的训练至关重要，并且下肢力量训练、躯干（核心）力量训练和上肢力量训练同等重要。因为落地时的首要目标是吸收强大的地面反作用力，所以在进行训练时，首要考虑的是发展强大的力量素质。一般肌肉力量的训练和最大肌肉力量的训练是发展落地技术的基础，因为身体产生力和吸收外力的能力受最大肌肉力量的影响。

我们推荐运动员以自由重量训练作为主要的力量训练方法，因为自由重量训练能够将力量训练的成果很好地转化到落地能力的发展上。例如，自由重量下蹲训练要求运动员通过肌肉的向心收缩和离心收缩对全身进行控制并保持平衡，这能够让运动员在做某些动作或保持某些姿势的同时就能够发展与落地相关的力量和稳定性。双侧训练和单侧训练同样都很有效。双侧训练，例如深蹲对于力量素质的发展很有帮助，而单侧训练如单腿下蹲或提踵等则能帮助运动员发展单腿平衡能力和控制能力，这对一些需要大量单腿跳跃和落地的运动项目十分有帮助。

其他的补充训练，例如强调离心动作的踮脚单腿下蹲（如增加负荷或在下蹲过程中有意增加 3 ～ 4 秒的肌肉离心收缩）也能改善肌腱积极适应性并能促进力量素质和控制能力的发展 [16]。奥林匹克举重训练（如抓举和挺举）也是一种很好的训练方法。在正确的指导下，这种方法不仅安全而且高效，能够很好地帮助运动员增加爆发力，并且能够训练运动员动态吸收外力的能力。虽然举重这一动作不是跳起这一动作的后续动作，但是举重动作中要求运动员在抓举的抓起阶段承受高负荷并对强大的外力进行吸收，这一动作和双腿落地的动作相似（如图 10.6 所示）。

与自由重量训练和举重训练发展力量素质同等重要的是组织对拉伸负荷的高耐受性，如包含拉伸—缩短周期的快速伸缩复合训练，这一能力可以和以上两项训练同时进行，也可以最后训练。这一能力对于将力量最大化地应用到跳跃和落地相关的速度中至关重要，冲击性训练，例如，单腿或双腿长距离跳远、交替弹跳、跳深、深蹲跳都是很好的快速伸缩复合练习，并且在训练该能力的同时，还能很好地训练运动员的落地技术。因此，对有力量训练基础的运动员进行快速伸缩复合训练对落地技术的发展是很有帮助的，快速伸缩复合训练不仅能够训练运动员对高负荷的承受能力，还能训练其在高负荷情况下对肌肉离心收缩的控制能力，这些能力对于落地动作来说都是很重要的。

力量是一种基本的身体素质，必须加强力量，以保证落地的稳定性。想要提升落地时的特定力量，要遵循该公式：落地时的力量素质＝最大力量＋奥林匹克举重＋快速伸缩复合训练＋补充训练。

（a）

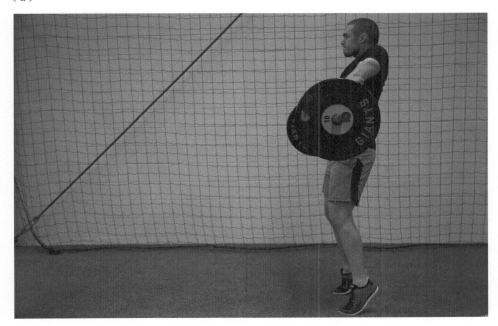

（b）

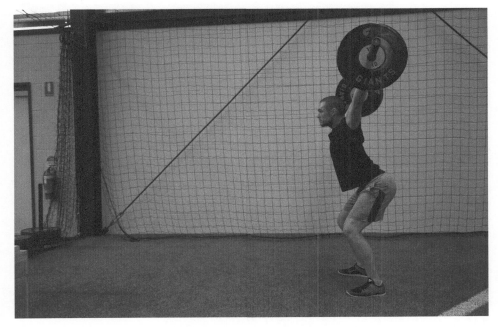

图 10.6　抓举练习：（a）抓举的推进阶段末期；（b）抓举的初始负荷

（c）

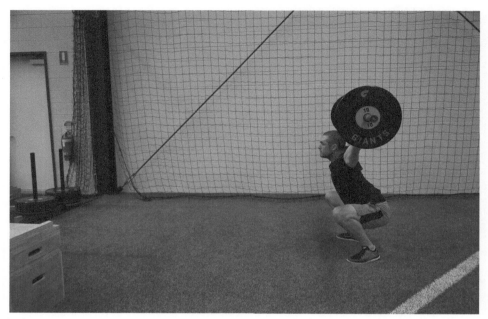

（d）

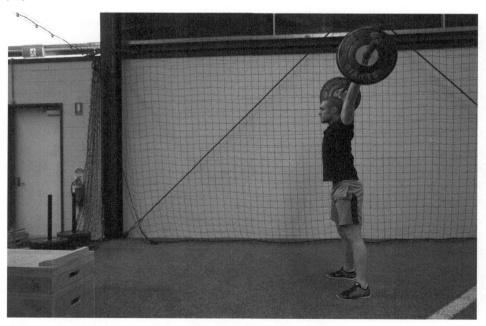

图10.6 （续）抓举练习：（c）抓举的深蹲位置；（d）抓举完成

灵活性的发展

　　良好的灵活性能够保证落地时身体处于一个吸收冲击力的最佳姿势，特别是髋、膝、踝关节的关节活动度。举例来说，膝关节的屈曲角度不够会导致僵硬落地（对冲击力缓冲不够），并且可能因此通过增大髋关节的屈曲角度来代偿。同样地，背伸角度不够也会导致踝关节对冲击力缓冲不够充分，从而使身体的其他部分（如膝关节、髋关节、腰背部）被迫地对这部分力进行吸收。

　　我们可以通过膝关节触墙测试来评估踝关节的灵活性，对于普通人而言，脚尖与墙距离 6～8 厘米是可以接受的，但是对于运动员，我们必须要求更高，精英冲浪运动员的标准是 12 厘米以上，而男子排球国家队运动员这一标准是 15 厘米以上。

> 　　尽管髋、膝、踝关节的关节活动度很重要，但是身体是一个整体。整个身体的活动能力还需要时常将身体动态灵活性活动与拉伸相结合，并时常进行软组织护理，如肌筋膜放松、松动术、手法治疗、泡沫轴放松等。

发展落地技能

　　与发展其他技能一样，落地技能的发展也需要长期的指导和训练。然而，落地在很多运动中是不可控的，所以不同运动中理想的落地技能是不一样的。例如，在团队项目中，理想的落地是双腿同时落地来缓冲冲击力。然而，事实并非如此。例如在排球运动中，排球运动员扣球以后，为了避免身体与拦网的接触，会改变他们的身体姿势。并且，在体育运动中，理论上最安全的落地方式并不是最高效的落地方式。因此，我们训练运动员的落地技能的主要目标是训练他们在特殊运动环境下实现最安全、最高效的落地。尽管如此，无论最安全的落地方式对运动员来说是理想还是不理想的，我们都要不断训练安全的落地方式，因为这一最基础、最安全的落地方式是发展高效与安全相对平衡的落地方式的基础。

　　最简单、最高效的单独训练落地技能的方式是对落地动作进行分解训练。对于那些下肢肌力不太好或落地技能差的运动员，简单的落地训练，例如，从静止状态落地，单腿向前跳或多方向跳、落地后保持正确的姿势不动、有意识地控制自己的姿势等训练方式都是可以的。随着运动员技能和身体素质的提高，就应该加入更加有挑战、难度更大的落地训练（如图 10.7 所示）。

（a）

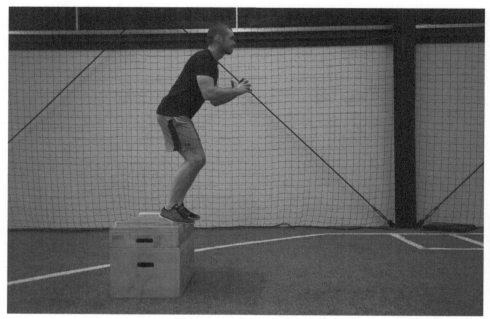

（b）

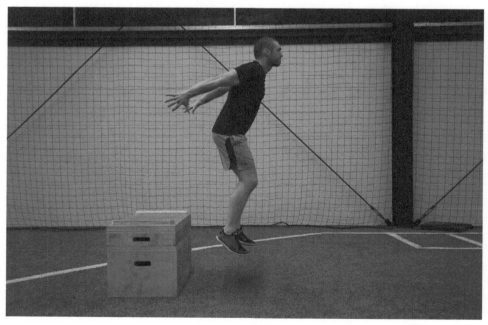

图10.7 有效的高空落地：（a）高空落地的起始姿势；（b）从跳箱上跳下

（c）

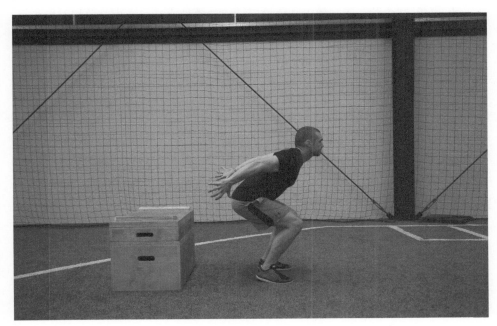

（d）

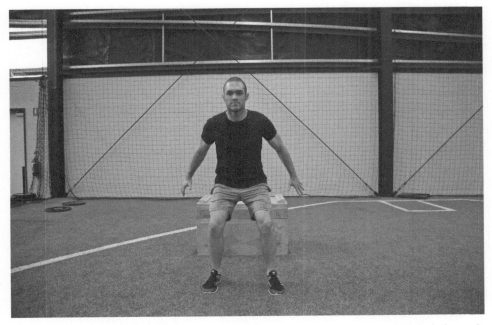

图 10.7　（续）有效的高空落地：（c）高空落地完成（侧面）；（d）高空落地完成（正面）

在对运动员进行指导时，也可以根据具体情况来选择指令。有时指令可以直接一点，有时则含蓄一点。例如，落地轻一点、落地声音小一点、落地时像弹簧一样吸收冲击力等指令就偏含蓄一点，而膝关节和髋关节继续屈曲这一指令则更直接一点。训练时也可以结合视频反馈来协助运动员发展落地技能。例如，在进行排球扣球时，扣球和落地动作可以在屏幕上重复播放，这样运动员可以自我评估落地是否安全和高效。他们可以将相关信息反馈给教练，或自我思考"我是不是在落地时像弹簧一样吸收冲击力""落地时我的相关肌肉是否有激活"。通过学习落地技能方面的知识，运动员也能自我纠正他们动作中的错误。与教练的指导相比，运动员自我体会动作中的错误、自我暗示、自我纠正动作的效果更好，持续时间更久。

监测落地负荷

在高速跳起—落地（如排球、篮球、无板篮球）运动中，监测和控制训练时的负荷也就是落地时的负荷，对于降低运动员发生慢性运动损伤的概率是有重要意义的。但这并不是说我们要减小训练时运动员的负荷。实际上，有些时候，只有通过高负荷的训练才能发展运动员的某些技能，使其达到顶尖水平。同时，跳跃能力越强的人出现损伤的风险越高，这也可以看作是他们进行高强度、高负荷训练的"后果"。所以科学的训练方式是精确地监控运动员训练（落地）时的负荷，而不是简单地降低其负荷。

调控每一个训练单元（日、周、区块）中的负荷，同时根据训练年限以及身体状况循序渐进地增加训练量，对于避免在高速跳起—落地的项目中发生不必要的慢性劳损有重要意义。

> **监测训练负荷**：训练负荷的单一性可以用平均日负荷（如 1 周的负荷等）除以在那一阶段的日负荷的标准差来计算 [17]。我们也可以使用类似的方法来计算跳跃—落地负荷的单一性。例如某高级网球国家队运动员，他的周训练负荷能达到 3800 次跳跃—落地活动，并且每天上下浮动 0 ～ 1200 次跳跃。
>
> 跳跃—落地负荷单一性 = 平均日跳跃数量 / 周跳跃标准差。
>
> 单一性 =543/450 ≈ 1.2。

将训练周内负荷的上下浮动考虑进来也是很重要的。从我们的经验来看，长期且持续的跳跃—落地负荷的增加（即每周大于 10%），或是罕见的"无负荷"（在这一周总负荷量急剧减少），更容易发生损伤。因此，训练负荷的时间划分对于运动准备来说是最基础的。基于成熟的负荷的准备、他们的体能以及训练史，中期训练计划进程也必须能反映出运动员的长期发展。

总结

　　作为许多运动的基础，落地动作要求运动员有适合的技术动作来吸收足底与地面接触时产生的强大的地面反作用力，从而降低损伤的风险。所以我们必须要了解不同落地动作中的生物力学机制，才能很好地指导运动员正确、高效地落地并吸收冲击力。

　　落地技术动作中的窍门包括：髋、膝、踝关节屈曲，避免过度跨越，避免躯干过度屈曲，保持足部中立位和确保神经肌肉的协调性。

　　良好的落地表现需要运动员有优秀的身体素质和熟练的落地技术，所以在进行落地技能训练时，我们不仅要训练运动员的身体素质，还要优化其落地技术。

　　足够的关节活动度、身体整体的移动能力和力量素质等都是必须要发展的，只有这样运动员才能进一步发展落地技能，安全高效地走向成功。

参考文献

[1]Although athletes land on a variety of surfaces, including fixed apparatus and equipment that is free to move (e.g. a skate board), for ease of explanation we will refer to landings in which the athlete's foot contacts the ground.

[2]Yeow, C. H., Lee, P.V.S., & Goh, J.C.H. (2011). An investigation of lower extremity energy dissipation strategies during single-leg and double-leg landing based on sagittal and frontal plane biomechanics. Human Movement Science, 30 (3): 624-635.

[3]Nigg, B. M., Cole, G. K., & Bruggemann, G. P. (1995). Impact forces during heel toe running. Journal of Applied Biomechanics, 11 (4): 407-432.

[4]Whitting, J. W., Steele, J. R., Jaffrey, M., & Munro, B. J. (2009). Does foot pitch at ground contact affect parachute landing technique? Military Medicine, 174 (8): 832-837.

[5]Steele, J. R. (1990). Biomechanical factors affecting performance in netball: Implications for improving performance and injury reduction. Sports Medicine, 10 (2): 88-102.

[6]Butler, R. J., Crowell, H. P. 3rd, & Davis, I. M. (2003). Lower extremity stiffness: Implications for performance and injury. Clinical Biomechanics, 18 (6): 511-517.

[7]Podraza, J. T., & White, S. C. (2010). Effect of knee flexion angle on ground reaction forces, knee moments and muscle co-contraction during an impact-like deceleration landing: Implications for the non-contact mechanism of ACL injury. The Knee, 17 (4): 291-295.

[8]Pollard, C. D., Sigward, S. M., Ota, S., Langford, K., & Powers, C. M. (2006). The influence of in-season injury prevention training on lower-extremity kinematics during landing in female soccer players. Clinical Journal of Sports Medicine, 16 (3): 223-227.

[9]Dempsey, A. R., Elliott, B. C., Munro, B. J., Steele, J. R., & Lloyd, D. G. (2012). Whole body kinematics and knee moments that occur during an overhead catch and landing task in sport. Clinical Biomechanics, 27 (5): 466-474.

[10]Bisseling, R. W., Hof, A. L., Bredeweg, S. W., Zwerver, J., & Mulder T. (2008). Are the take-off and landing phase dynamics of the volleyball spike jump related to patellar tendinopathy? British Journal of Sports Medicine, 42 (6): 483-489.

[11]Steele, J. R., & Brown, J.M.M. (1999). Effects of chronic anterior cruciate ligament deficiency on muscle activation patterns during an abrupt deceleration task. Clinical Biomechanics, 14 (1): 247-257.

[12]Blackburn, J. T., & Padua, D. A. (2008). Influence of trunk flexion on hip and knee joint kinematics during a controlled drop landing. Clinical Biomechanics, 23 (3): 313-319.

[13]Cowling, E. J., & Steele, J. R. (2001). Is lower limb muscle synchrony during landing affected by gender? Implications for variations in ACL injury rates. Journal of Electromyography and Kinesiology, 11 (4): 263-268.

[14]Laughlin, W. A., Weinhandl, J. T., Kernoek, T. W., Cobb, S. C., Keenan, K. G., & O'Connor, K. M. (2011). The effects of single-leg landing technique on ACL loading. Journal of Biomechanics, 44(10): 1845-1851.

[15]Yoo, J. H., Lim, B. O., Ha, M.., Lee, S. W., Oh, S. J., Lee, Y. S., & Kim, J. G. (2010). A meta-analysis of the effect of neuromuscular training on the prevention of the anterior cruciate ligament injury in female athletes. Knee Surgery, Sports Traumatology, Arthroscopy, 18 (6): 824-830.

[16]Cook, J. L., & Purdam, C. R. (2003). Rehabilitation of lower limb tendinopathies. Clinical Journal of Sports Medicine, 22 (4): 777-789.

[17]Foster, C., Florhaug, J. A., Franklin, J., Gottschall, L., Hrovatin, L. A., Parker, S., Doleshal, P., & Dodge, C. (2001). A new approach to monitoring exercise training. Journal of Strength & Conditioning Research, 15 (1): 109-115.

第 11 章

投掷生物力学在预防损伤以及功能恢复中的应用

史蒂夫·麦凯格（Steve McCaig）、马克·扬（Mark Young）

引言

在很多运动中，与投掷有关的肩关节和肘关节疼痛很常见，这通常被称为投掷手臂疼痛（TAP）。该类型伤病的发生主要是由于以下三个因素：

- 技术缺陷；
- 身体素质不足（如肩关节灵活性和肩关节力量不足）；
- 负荷过大或者不足。

尽管大多数相关从业人员会帮助投掷类运动员进行准备活动、伤病管理以及训练负荷监控，而技术动作的分析通常由教练来完成，但有时即使是教练也对技术动作分析无能为力。当要用更高效的干预和更协调的方法进行伤病管理时，我们就需要了解最佳的投掷生物力学和投掷技术动作。本章将对投掷手臂疼痛进行讨论，并为实践者提供有价值的策略来预防这两种情况下的损伤和处理因此受伤的投掷类运动员。

投掷手臂疼痛

肩部和肘部的损伤种类繁多（如表 11.1 所示），这些伤病都比较容易导致投掷手臂疼痛。在棒球运动中，此类损伤比较多。列出的所有这些上肢伤病的发生率为 45% ~ 58%，并且大部分都与投掷运动有关。板球运动中与投掷动作相关的肩部和肘部疼痛也比较常见，然而，运动员却很少因此而缺赛，因为运动员会通过选择上场时的场上位置来尽量避免投掷动作 [1, 2]。

表 11.1　常见的与投掷运动有关的肩部和肘部损伤

常见的与投掷运动有关的肩部损伤	常见的与投掷运动有关的肘部损伤
肩袖撕裂损伤	尺侧副韧带拉伤
肩袖肌腱病变	肘关节骨质增生
关节囊损伤	尺骨内上髁肌腱病变
盂唇撕裂损伤（包括 SLAP 损伤）	尺神经病变
肱二头肌肌腱撕裂损伤及肌腱病变	肘关节的关节松动

投掷生物力学分析

良好的投掷技术动作能够在帮助运动员提升运动竞技表现的同时降低受伤风险。在投掷生物力学研究中最多的还是对棒球投手投掷动作的生物力学研究，其他运动中过肩投掷类运动也可以被认为与此相似[3]。然而，在不同的投掷类运动中，还是有一些特定的不同，例如，球的尺寸的不同、投掷时使用的工具的不同、释放球的时间的不同、投掷距离的不同以及支撑面的不同。

实际上，投掷动作是一个整体的过程，为便于分析，通常将投掷动作分解为6个部分[4]：

- 准备阶段；
- 上步；
- 摆臂；
- 手臂加速；
- 手臂减速；
- 随挥。

准备阶段

这是投掷动作的第一个阶段，需要考虑分析：

- 运动员需要朝目标运动一定的脚步；
- 足部侧面要面对目标；
- 重心在后侧腿。

上步

当前侧腿髋关节最大屈曲并面对目标准备跨步时，就是上步阶段开始的标志。而上步阶段结束的标志为前足与地面接触。前足与地面接触时需要注意的关键点是：

- 前足指向目标；
- 前侧腿膝关节屈曲45度左右；
- 上步的步长约为身高的80%；
- 骨盆微微打开，指向目标；
- 肩关节外展100度、外旋50度和水平外展20度；
- 屈肘90度。

摆臂

第三阶段开始于前足触地时，结束于上肢达到最大外旋（如图11.1所示）。这个阶段的关键特征包括：

- 躯干带动骨盆向目标旋转；
- 前臂侧拉；

- 前侧腿膝关节稳定；
- 上肢被迫达到最大外旋状态，并伴有盂肱关节和肩胛骨的后倾、躯干的后伸以及肘关节外翻 [5, 6]。

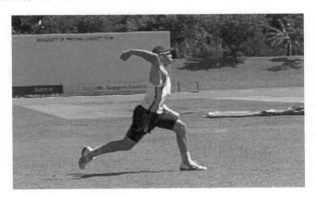

图 11.1　摆臂阶段最大外旋的侧视图

手臂加速

　　手臂加速阶段在达到最大外旋之后开始，并以球离手结束（如图 11.2 所示）。这个阶段特别值得注意的特征是：

- 肩关节迅速内旋并水平内收；
- 肩胛骨前伸；
- 肘关节伸直；
- 肩关节的旋转角速度高达7000度每秒，肘关节的旋转角速度达2500度每秒；
- 前侧腿膝关节伸展，骨盆旋转停止；
- 躯干继续屈曲和旋转。

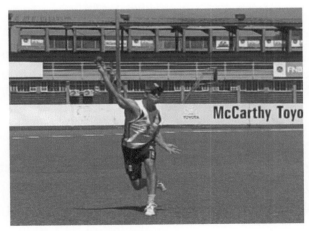

图 11.2　手臂加速阶段结束球离手时的前视图

手臂减速

手臂减速阶段开始于球释放，终止于上肢达到最大内旋。在这个阶段，肩关节继续内旋和水平内收，而肘关节则继续伸直并旋转。前侧腿膝关节伸展，躯干屈曲并继续旋转，直到后侧腿离开地面。

随挥

投掷的随挥动作是整个投掷动作的完结，在随挥阶段，整个身体在进行下一个动作之前持续性减速（除了肩关节内旋）。完成随挥动作对于运动员对产生的强大的力进行缓冲至关重要。

投掷生物力学和损伤

现在我们已经详细介绍了投掷动作的主要生物力学特征，这为了解投掷手臂疼痛提供了一个更好的平台。

肩关节损伤

在摆臂期、手臂加速期和手臂减速期 [7]，上肢的压力最大。因此，损伤大多数出现在这些阶段。在摆臂期和手臂加速期，肩关节达到最大外旋，在这个位置上，一般认为有两种情况可能导致受伤，即内旋撞击和剥离伤 [8, 9]。

内旋撞击

当肩关节外旋外展达到极限时，肱骨头后缘紧贴关节盂的后下部，这种情况就是我们说的内旋撞击。在内旋撞击时，盂唇、冈上肌和冈下肌肌腱在关节盂和肱骨之间被卡压，在顶尖运动员中，因为高强度和重复性的动作，盂唇和肩袖就很容易受伤。当肩前部不稳、肩胛骨前伸，以及肩关节水平外展时，受力还会增加 [9]。

剥离伤

肩外旋时，肱二头肌腱的长头扭转，加上肩关节的分离应力（distraction），会增加肱二头肌长头的张力，造成盂唇从关节盂撕脱，这就是剥离伤损伤。再加上肩关节后下侧关节囊紧绷，而外力使肱骨头向前上方移动，造成肩关节不稳，则可能导致我们所说的肩胛盂缘上唇（SLAP）自前向后的撕脱损伤 [9]。

减速应力

在手臂减速期，肱二头肌腱的长头收缩，减速肘关节的伸直和前伸，同时防止肩关节产生过度的分离应力和向前的剪切应力 [4, 10]。通常认为，因为盂唇在手臂减速阶段受到的压力最大，过多的这种力会导致肩胛盂缘上唇自前向后的撕脱损伤和肱二头肌肌腱病变。

在肩关节水平内收和内旋时，肩关节外旋肌肉会受到很大的离心压力，这可能会导致肩袖后部和关节囊的微小损伤 [10]，以及肩袖后部肌肉的肌腱病变和瘢痕的产生，并且可能进一步导致后侧关节囊的紧绷 [11]。

肘关节损伤

投手肘关节疼痛被认为与外翻应力的增加有关。肘关节在内侧通过尺侧副韧带、在外侧通过桡骨小头关节面来抵抗肘关节外翻应力。在投掷时，外翻应力可能超过尺侧副韧带所能承受的拉力，导致尺侧副韧带的拉伤或撕裂，并进一步导致肘关节外翻松弛，桡骨头和肱骨小头相互挤压，造成桡骨头和肱骨小头软骨炎，从而导致关节炎的生成。外翻应力的增加还会导致鹰嘴向鹰嘴窝靠近，而这又可能导致骨赘的增生以及鹰嘴应力性骨折。这个过程通常被称为外翻 – 伸直过度负荷 [12]。

在投手中也会出现屈肌总腱的肌腱病变或肌腱撕裂损伤，因为这些肌肉是防止过度肘关节外翻的二级稳定结构。当肘关节外翻应力增加时，也可能会因为尺神经在尺神经沟内受压而导致尺神经病变。

运动表现和伤病预防中的关键因素

研究已经表明，以下几个关键的因素能够帮助提高运动表现（投掷速度）和降低伤病发生率。

步幅

当步幅在身高的 85％～ 90％时，投掷速度会增加 [13]。因为步幅的增长延长了发力的时间 [14]，这对于投掷速度来说是十分重要的。

前足足地接触时的力线校准

如果使用右手投掷的投手前足落地时的指向在目标的左侧，我们将这称为"开放位置"。这将会导致：

- 过早骨盆旋转；
- 肩关节水平外展缓慢；
- 传递到上肢的力量减少 [4]；
- 肩关节前部应力与肘关节外翻应力增加。

如果右手投掷的投手前足落地时的指向在目标的右侧，我们将这称为"闭合位置"（如图 11.3 所示）。这将会导致：

- 骨盆和躯干旋转减少；
- 在手臂加速期传递到上肢的力量减少；
- 随挥期，由于骨盆和躯干旋转减少，在减速时，上肢负荷会增加。

（a）

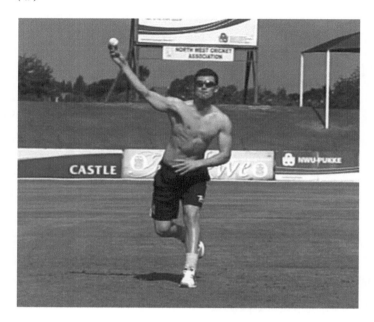

（b）

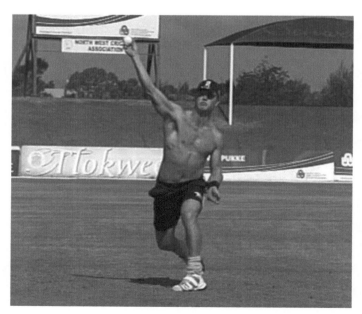

图 11.3　前足触地时良好和较差的下肢力线：在（a）中，前足与目标对齐；在（b）中，
前足处于"闭合位置"

前侧腿膝关节位置

在前足足地接触期，前侧腿的膝关节必须在手臂加速期保持伸直和稳定。这有助于将力量从腿部传导到躯干，最终到达上肢。任何一点点的膝关节屈曲都会导致投掷速度的下降。

骨盆和躯干旋转

投球速度更快的投手在投掷时骨盆和躯干的旋转速度更快，但是旋转的时机十分重要[15]。要点是：

- 骨盆旋转应该在摆臂时达到最大速度，而最大躯干旋转应该在手臂加速阶段完成；
- 这种躯干 - 骨盆的分离运动会导致腹部肌肉做被拉伸 - 缩短运动，这将增加力量的产生；
- 过早的旋转会导致"开放位置"（见上文）；
- 延迟旋转会导致前屈（见下文）。

躯干屈曲

手臂加速期的躯干屈曲将下肢和躯干的力传递到上肢。而在手臂减速期，躯干屈曲则帮助上肢减速。投掷速度慢的投手躯干更加正直，而其对侧躯干屈曲程度更大，肘关节压力更大[16]。

肩外展

肩外展角度应在 90 度～ 110 度，其中 100 度被认为是最佳的。在 100 度时，上肢负荷最小并且投掷速度最快[17]。

- 肩关节外展减少导致肘外翻应力增加[17]；
- 肩关节外展减少导致分离应力降低[5]。

肩部水平外展

在挥臂的后期，过量的肩关节外展会导致肩关节前部应力增加，而在手臂加速阶段增加水平外展会增加肘关节的外翻应力[5]，这也就是我们说的"肘主导投掷"。

肩外旋

在前足足地接触时，肩外旋应该接近 50 度。肩外旋增加时会增加肩关节前部的应力和肘关节的外翻应力[18]。

在手臂加速期结束时（最大外旋）的外旋对投掷速度来说特别重要[19]。这也会增加肩、肘关节的应力，比最大外旋更有伤病预测意义的是最大外旋与被动外旋的比值[20]。

肘关节屈曲

在投掷动作中，肘关节屈曲角度的增加会减少肘关节的外翻应力和肩关节的分离应力[19]。

评估投掷技术动作

3D 动作分析是评估投掷技术动作的黄金标准。但是，当不能使用 3D 动作分析时，应该使用信度和效度较高的场地测试来评估投掷技术动作。

尽管在设计投掷技术动作评估工具时，新设计的测试工具的信度和效度是一个挑战，但是我们发现，对运动员技术动作的参数进行测试的意义要大于对于测试工具准确性的担心。我们开发出了一种简单的投掷技术动作矩阵，也叫"检查清单"，来作为一个可供教练、物理治疗师以及运动防护师对板球运动员的技术动作进行评估的方法（如表 11.2 所示）。该矩阵是用来评估运动员受伤风险和协助提升运动表现的。可使用高速摄像技术对比投掷时的动作与运动员应该达到的标准。从投掷手侧方、前方、后方三个方向来对运动员进行摄像。我们指导运动员向着规定距离目标尽可能大力并尽可能准确地将球投掷出去。因为每次投掷之间的自然差异，需要测试多次才能对该运动员的技术动作有一个定论，然后再通过与标准动作对比，给出该运动员的技术动作相对标准动作的百分比。

在完成评估后，我们应该迅速将结果反馈给运动员，并在物理治疗师和教练的指导下，做投掷技术动作训练和体能训练，提高运动表现并降低受伤风险。在顶级板球运动员中，我们发现，在投掷矩阵测试中表现不好的运动员，在接下来三个月的比赛中，有出现投掷手臂疼痛的风险。更重要的是，该测试工具为教练和运动员就改善投掷技术、提高运动表现、降低受伤风险提供了一个切入点。

表 11.2　投掷矩阵评估表

投掷矩阵	分值	注解
步幅（>80%）	2	
摆臂阶段 – 最大外旋（>160 度）	2	
前膝释放（30 ～ 50 度）	2	
臀部和肩关节后移	2	
重心转移（释放球）	2	
肩关节旋转（水平外展）	2	
前臂 – 主动恢复	2	
腋下角（>90 度）	2	
站姿 – 前足指向目标	2	

投掷矩阵	分值	注解
投掷后期（手臂力线与随挥）	2	
总分	20	
百分比	100%	

分值：2 = 良好；1 = 受限的 / 稍差；0= 不良 / 风险

动作要点
1
2
3

投掷负荷量

研究发现，在棒球、板球运动中，投掷负荷量的增加与肘关节和肩关节的受伤有联系 [21, 22]。基于这样的研究结果，已经有相关机构制定了青少年棒球投掷指南。虽然负荷量的增加会导致受伤风险的增加，但是在投掷类运动中，我们还是要求运动员投掷训练量要达标，这样运动员的技术动作才会提高，并耐受更高强度的投掷训练和比赛。对于投掷类运动员，我们必须严密监控其投掷量、投掷频率以及强度。而教练必须严格计划好训练内容，使每一次投掷都达到训练效果并记录，避免不必要的训练。

投掷与疲劳

运动员在疲劳时进行投掷会增加受伤的风险，疲劳有多种表现，主要有 [23]：

- 最大外旋的减少；
- 在球离手时膝关节伸直程度的减少；
- 水平内收力矩的降低；
- 投掷速度的降低。

为了保证投掷的速度，较疲劳的投手将会更多地使用上肢，而这将会增加肩关节和肘关节所需承受的应力。其实这也是我们为什么这么强调下肢力量的传导以及高速投掷动作始于脚下的原因。

投手的身体适应

肩关节的关节活动度

在过肩投掷类运动员中，我们发现，由于软组织和骨组织的适应，优势侧的肩关节外旋的关节活动度增加而内旋的关节活动度减少 [24]。通常，在投手中，骨性适应导致的肱骨（头）后倾，进而导致肩关节内外旋角度变化的软组织变化有 [25, 26, 27]：

- 由投掷中的强大的前向剪切应力导致的获得性肩关节前侧关节囊松弛；
- 由手臂减速时应力导致的肩关节后侧关节囊紧绷。

肱骨后倾是指肘关节轴和肱骨头中心所呈的夹角为锐角。投手中肱骨后倾会出现肩关节内外旋角度的变化，但是他们两侧上肢总体的关节活动度可能没有什么差异。这种现象其实是投掷类运动员身体的适应性改变，让运动员在不给关节囊前侧施加过度压力的情况下有更大的外旋活动角度。近端肱骨骨骺大约在人12～16岁还未闭合，在这一年龄段进行投掷训练会导致这种适应性改变。研究发现，有肱骨后倾的运动员遭受肩关节和肘关节伤病的概率要偏小一点 [25, 26, 27]。

肱骨的旋转会影响肩关节旋转和水平屈曲的关节活动度，当对投手进行评估时，要将这一点考虑进来 [28]。通过超声检查，肱骨后倾能够很容易被检测出来。当纠正肱骨后倾后对运动员肩关节的关节活动度进行测量时，如果肩关节内外旋角度相同，那么可以认为该运动员关节旋转活动度正常，而当内旋角度大于外旋角度时，则认为该运动员肩关节后侧受限。

在投掷后以及一个赛季的比赛和训练以后，我们发现运动员肩关节内旋角度发生变化，肩关节的旋转活动度也会立即发生变化 [29, 30]。所以我们很有必要了解运动员赛季前的肩关节的关节活动度并在这一赛季对关节活动度进行密切监控。在赛季中，运动员需要有规律的灵活性训练来保持关节活动度，特别是内旋和水平屈曲角度。

肩关节力量

我们对投手进行肩关节等速和等动肌力测试时发现，投手的肩关节内旋肌肉肌力增强而外旋肌肉肌力下降 [31, 32]，致使外旋肌肉与内旋肌肉肌力比值下降。我们认为，这些改变会导致投掷损伤 [33, 34]。因此，我们也很有必要在赛季前评估肩袖肌力，并且在赛季中进行严密监控来降低伤病发生率。除此之外，我们应该让运动员进行有规律的肩袖训练来防止肩袖肌肉肌力下降并最小化伤病发生率。

投掷运动中下肢和躯干功能

由于双侧髋关节旋转带动骨盆的旋转、后侧腿髋关节外展和伸展 [35]，因此需要适当的胸椎旋转范围，以便骨盆旋转时躯干可以延迟旋转。髋关节或胸椎旋转的任何不足之处，都会导致传递到上肢的力减少。

为了产生和吸收与投掷有关的强大的力量，臀部外展肌、髋伸肌、股四头肌和股后肌群需要具有高强度力量。我们已经发现这些肌肉的高水平活动是在俯仰位运动期间产生的 [36]。前侧腿力量已被发现与投掷速度紧密相关 [37]。这进一步强调，需要评估和研究投掷类运动员的整个动力链。

康复与回到投掷

在投掷类运动员的康复期间，恢复上肢、躯干、髋关节的灵活性、力量和控制是至关重要的。手法治疗与灵活性训练应针对后肩、胸小肌长度、胸椎伸展和旋转，以及髋部伸展和旋转。水平内收和睡眠者伸展练习能帮助改善肩关节内旋角度。在肩部运动中，改善肩胛骨、肩袖的控制、肩袖运动时的力量针对性练习对盂肱关节稳定很关键。上肢训练，如使用哑铃和悬吊器材俯卧撑、下划和下拉练习，不仅整合了肩胛骨和肩袖功能，同时增强了投掷运动中上肢用于加速和减速的肌肉力量。抓握和前臂运动可以提高屈肌起始力量，以帮助肘关节外翻稳定。此外，除了单关节练习，划船、下拉和硬拉练习也是有用的。

针对改善髋关节的关节活动度、腿部和躯干强度的练习应采用，并可立即开始。多角度弓步、单腿下蹲、平衡练习、躯干训练可开始进行。即使运动员被固定在悬吊带上，也可以进行躯干练习。健身领域中的实心球投掷者已经发现能够复制躯干活动[38]，常用作改善下肢和躯干的力量转移训练和康复的一部分。

一旦运动员在临床检查中通过，并具有所需的基础体能，就应开始回到投掷计划。然而，首先需要进行具体的投掷技术方面的工作，如步幅长度和前脚触地时脚对齐，不包括投球。然后进行投球练习，建议运动员开始时投掷较短的距离，并且在进入每个阶段之间的休息日之前首先增加强度与投掷距离。重点应该放在投掷技术上，刚开始投掷不宜疲劳，应该监视运动员投掷后是否存在任何迹象或症状，例如肩关节后部运动范围或外部旋转活动度的下降，这可能表示运动员可承受负荷量的能力不足或恢复不足[39]。完成的投掷量和类型应基于具体运动的要求，而当在封闭环境中能够实现全强度投掷时，可以增加任务的复杂度。

投掷损伤康复训练必须包括：

- 应用灵活性训练、手法治疗来处理活动受限，特别是肩关节、胸椎和髋关节；
- 肩袖训练，针对力量、耐力和力量平衡；
- 练习在投掷时减速阶段的肌肉肌力；
- 下肢、躯干力量和爆发力训练；
- 逐渐回归投掷运动，先增加强度再增加投掷量；
- 监测回归投掷运动后关节活动度和肌肉力量的变化。

总结

投掷是一项全身运动，它是从地面开始将力量通过下肢传递到躯干，再通过躯干传递到上肢。这是一项复杂的任务，常见的大部分的损伤是由于技术动作失误、身体素质不足或负荷不适当导致的。因此，整个动力链的评估和发展对于预防和恢复这些损伤至关重要。因为投手肩关节的关节活动度和力量变化容易导致伤病，所以投手的身体准备和康复工作必须确保他们有足够的投掷运动所需的上肢、躯干及下肢肌肉力量和关节活动度。最后，了解投掷运动的技术动作组成很关键。因此，"投掷矩阵"很有用，并且可以通过在"投掷矩阵"中的发现来进行相应的技术动作指导。

参考文献

[1]Dick, R., Sauers, E. L., Agel, J., Keuter, G., Marshall, S. W., McCarty, K., & McFarland, E. (2007). Descriptive epidemiology of collegiate men's baseball injuries: National Collegiate Athletic Association Injury Surveillance System, 1988-1989 through 2003-2004. Journal of Athletic Training, 42:183-193.

[2]Ranson, C., & Gregory, P. (2008). Shoulder injury in professional cricket. Physical Therapy in Sport, 9:34-39.

[3]Fleisig, G. S. (2010). Biomechanics of overhand throwing: Implications for injury and performance. In M. Portus (Ed.), Conference of Science, Medicine & Coaching in Cricket: Conference Proceedings (pp. 17-20). Queensland, Australia: Cricket Australia.

[4]Fleisig, G. S., Andrews, J. R., Dillman, C. J., & Escamilla, R. F. (1995). Kinetics of baseball pitching with implications for injury mechanisms. American Journal of Sports Medicine, 23 : 233-239.

[5]Werner, S. L., Fleisig, G. S., Dillman, C. J., & Andrews, J. R. (1993). Biomechanics of the elbow during baseball pitching. Journal of Orthopaedic and Sports Physical Therapy, 17 : 274-278.

[6]Mihata, T., McGarry, M. H., Kinoshita, M., & Lee, T. Q. (2010). Excessive glenohumeral horizontal abduction as occurs during the late cocking phase of the throwing motion can be critical for internal impingement. American Journal of Sports Medicine, 38 : 369-374.

[7]Oyama, S. (2012). Baseball pitching kinematics, joint loads, and injury prevention. Journal of Sport and Health Science, 1:80-91.

[8]Jobe, C. M. (1995). Posterior superior glenoid impingement: expanded spectrum. Arthroscopy, 11: 530-536.

[9]Burkhardt, S. S., Morgan, C. D., & Kibler, W. B. (2003). The disabled shoulder; spectrum of pathology Part 1; Pathoanaotmy and biomechanics. Arthroscopy, 19 : 404-420.

[10]Escamilla, R. F., & Andrews, J. R. (2009). Shoulder muscle recruitment patterns and

related biomechanics during upper extremity sports. Sports Medicine, 39 : 569-590.

[11]Tyler, T. F., Nicholas, S. J., Roy, T., & Gleim, G. W. (2000). Quantification of posterior capsule tightness and motion loss in patients with shoulder impingement. American Journal of Sports Medicine, 28:668-673.

[12]Wilson, F. D., Andrews, J. R., Blackburn, T. A., & McClusky, G. (1983). Valgus extension overload in the pitching elbow. American Journal of Sports Medicine, 11:83-88.

[13]Montgomery, J., & Knudson, D. (2002). A method to determine stride length for baseball pitching. Applied Research in Coaching and Athletics Annual, 17:75-84.

[14]Stodden, D., Fleisig, G. S., Mclean, S. R., Lyman, S. L., & Andrews, J. R. (2001). Relationship of pelvis and upper torso kinematics to pitched baseball velocity. Journal of Applied Biomechanics, 17:164-172.

[15]Escamilla, R. F., Fleisig, G. S., Barrentine, S., Andrews, J., & Morrman, C. 3rd. (2002). Kinematic and kinetic comparisons between American and Korean professional baseball pitchers. Sports Biomechanics, 1:213-228.

[16]Aguinaldo, A. L., & Chambers, H. (2009). Correlation of throwing mechanics with elbow valgus load in adult baseball pitchers. American Journal of Sports Medicine, 37:2043-2048.

[17]Matsuo, T., Flesig, G. S., Zheng, N. Q., & Andrews, J. R. (2006). Influence of shoulder abduction and lateral trunk on peak elbow varus torque for college baseball pitchers during simulated pitching. Journal of Applied Biomechanics, 22:93-102.

[18]Matsuo, T., Escamilla, R. F., Fleisig, G. S., Barrentine, S. W., & Andrews, J. R. (2001). Comparison of kinematic and temporal parameters between different pitch velocity groups. Journal of Applied Biomechanics, 17:1-13.

[19]Werner, S .L., Gill, T. J., Murray, T. A., Cook, T. D., & Hawkins, R. J. (2001). Relationships between throwing mechanics and shoulder distraction in professional baseball pitchers. American Journal of Sports Medicine, 29:354-358.

[20]Miyashita, K., Urabe, Y., Kobayashi, H., Yokoe, K., & Koshida, S. (2008). The role of shoulder maximum external rotation during throwing for elbow injury prevention in baseball players. Journal of Sports Science and Medicine, 7:223-228.

[21]Olsen, S. J. 2nd, Fleisig, G. S., Dun, S., Loftice, J., & Andrews, J. R. (2006). Risk factors for shoulder and elbow injuries in adolescent baseball pitchers. American Journal of Sports Medicine, 34:905-912.

[22]Saw, R., Dennis, R., Bentley, D., & Farhart, P. (2011). Throwing workload and injury risk in elite cricketers. British Journal of Sports Medicine, 45:805-808.

[23]Escamilla, R. F., Fleisig, G. S., Barrentine, S. W., Andrews, J. R., & Morrman, C. (2007). Pitching biomechanics as a pitcher approaches muscular fatigue during a simulated baseball game. American Journal of Sports Medicine, 35:23-33.

[24]Borsa, P. A., Laudner, K. G., & Sauers, E. L. (2008). Mobility and stability adaptations of the shoulder of the overhead athlete: A theoretical and evidence-based perspective. Sports Medicine, 38:17-36.

[25]Pieper, H. G. (1998). Humeral torsion in the throwing arm of handball players. American Journal of Sports Medicine, 26:247-253.

[26]Whiteley, R. J., Adams, R. D., Nicholson, L. L., & Ginn, K. A. (2010). Reduced humeral torsion predicts throwing-related injury in adolescent baseballers. Journal of Science and Medicine in Sport, 13:392-396.

[27]Myers, J. B., Oyama, S., Rucinski, T. J., & Creighton, R. A. (2011). Humeral retrotorsion in collegiate baseball pitchers with throwing-related upper extremity injury history. Sports Health, 3:383-389.

[28]Myers, J. B., Oyama, S., Goerger, B. M., Rucinski, T. J., Blackburn, J. T., & Creighton, R. A. (2009). Influence of humeral torsion on interpretation of posterior shoulder tightness measures in overhead athletes. Clinical Journal of Sports Medicine, 19:366-371.

[29]Kibler, W. B., Sciascia, A., & Thomas, S. J. (2012). Glenohumeral internal rotation deficit: Pathogenesis and response to acute throwing. Sports Medicine Arthroscopy Review, 20:34-38.

[30]Reinold, M. M., Wilk, K. E., Macrina, L. C., Shehame, C., Dun, S., Fleisig, G. S., Crenshaw, K., & Andrews J. R. (2008). Changes in shoulder and elbow passive range of motion after pitching in professional baseball players. American Journal of Sports Medicine, 36:523-527.

[31]Wilk, K. E., Andrews, J. R., Arrigo, C. A., Keirns, M. A., & Erber, D. J. (1993). The strength characteristics of internal and external rotator muscles in professional baseball pitchers. American Journal of Sports Medicine, 21:61-66.

[32]Magnusson, S. P., Gleim, G. W., & Nicholas, J. A. (1994). Shoulder weakness in professional baseball pitchers. Medicine and Science in Sports and Exercise, 26:5-9.

[33]Trakis, J. E., McHugh, M. P., Caracciolo, P. A., Busciacco, L., Mullaney, M., & Nicholas, S. J. (2008). Muscle strength and range of motion in adolescent pitchers with throwing-related pain: Implications for injury prevention. American Journal of Sports Medicine, 36:2173-2178.

[34]Byram, I. R., Bushnell, B. D., Dugger, K., Charron, K., Harrell, F. E., & Noonan, T. J. (2010). Preseason shoulder strength measurements in professional baseball pitchers: Identifying players at risk for injury. American Journal of Sports Medicine, 38:1375-1382.

[35]Robb, A. J., Fleisig, G. S., Wilk, K., Macrina, L., Bolt, B., & Pajaczkowski, J. (2010). Passive ranges of motion of the hips and their relationship with pitching biomechanics and ball velocity in professional baseball pitchers. American Journal of Sports Medicine, 38:2487-2493.

[36]Campbell, B. M., Stodden, D. F., & Nixon, M. K. (2010). Lower extremity muscle activation during baseball pitching. Journal of Strength & Conditioning Research, 24:964-971.

[37]Lehman, G., Drinkwater, E. J., & Behm, D. G. (2013). Correlation of throwing velocity to the results of lower body field tests in male college baseball players. Journal of Strength & Conditioning Research, 27:902-908.

[38]Stodden, D. F., Campbell, B. M., & Moyer, T. M. (2008). Comparison of trunk kinematics in trunk training exercises and throwing. Journal of Strength & Conditioning Research, 22:112-118.

[39]Whiteley, R. J. (2010). Throwing mechanics, load monitoring and injury: Perspectives from physiotherapy and baseball as they relate to cricket. Cricket Australia. Conference of Science and Medicine in Coaching in Cricket, 21-24.

评估投掷运动表现和损伤风险的主要因素是：

- 步幅；
- 前脚触地时脚对齐；
- 前膝位置；
- 盆骨与躯干旋转；
- 肩部水平外展和外旋；
- 肘部屈曲。

第 12 章

核心稳定性在预防损伤以及功能恢复中的应用

李·伯顿 (Lee Burton)、格雷·库克 (Gray Cook)

引言

近年来，不管是业余健身领域还是运动竞技领域，人们都在强调训练核心区肌肉的重要性[1]。一般人群通常希望通过核心区肌肉的训练来塑造腰腹部肌肉的良好外形。但是在体育界，毫无疑问，我们训练的重点应该是功能而不是外形。因此，我们选择的核心区肌肉的测试和训练要能够反映和锻炼核心区整体的功能。而像仰卧起坐这样的动作，在日常生活和竞技表现中很少出现，所以通过仰卧起坐来评价核心肌力，从一定程度上来说，意义不是很大。

但是，如果只对核心区（包括躯干、髋关节和肩胛带）肌肉进行力量训练，并不能保证人体在静态和动态的情况下都能保持在合适的时间表现出最高效的神经肌肉协调。如果不能在合适的时机表现出高效的神经肌肉协调，那么受伤的风险就会增加。因此，发现人体核心区的所有缺陷是任何一个相关医疗人员或体能教练的首要任务。

研究表明，在核心区，腰椎和骶髂关节的伤病都与神经肌肉协调障碍有关[2, 3, 4, 5]。因此，纠正神经肌肉协调障碍对预防伤病以及减少过去伤病的影响都是有巨大意义的。

核心区神经肌肉协调障碍不仅对下腰痛有预测意义，有研究表明，这一障碍还与下肢损伤有关[6, 7]。举例来说，有研究成果显示，通过核心区本体感觉、核心区稳定性、核心区脊椎位置是否正确和是否有下腰痛病史等指标建立的伤病预测模型，能够很好地识别运动员是否有膝关节韧带受伤风险[8, 9]。有趣的是，在女性运动员中，以上指标中的任何一个单独项都对前交叉韧带损伤有预测意义。而在男性运动员中，只有下腰痛病史这一项有针对前交叉韧带损伤的预测意义[10]。这一研究更加证明了核心区稳定性与脊椎损伤和下肢损伤的相关性。因此，在提高竞技表现和伤病预防训练计划中，恢复核心区正常功能的计划必不可少。

核心区是什么

从字面上来看，核心区是身体所有功能的中心区域，不管是简单的呼吸，还是高强度的运动都需要核心区的参与。因此，对于核心区功能的评估必须要多样性，必须要从全方位体现出核心区的功能好坏。

核心区深层的肌肉就像罐子，对人体的重要器官起到支持保护作用。横膈膜是这个罐子的顶，而盆底肌是这个罐子的底。腹横肌和胸腰筋膜构成罐子的壁[11]。横膈膜有助于吸气，盆底肌对内脏器官起支持作用[12]。腹横肌作为稳定肌，在直立姿势时可保持脊柱的稳定，同时也有助于呼气。脊柱两侧的肌肉（如棘间肌、横突间肌和多裂肌等）连接脊柱各节段并使脊柱保持稳定，同时调节有关脊柱运动的感觉信息，以改善反射稳定所必需的本体感觉[13, 14]。

更浅层的核心区肌群包括竖脊肌、腹直肌、腹内外斜肌以及骨盆和肩胛带附近的支持性肌肉。这些肌肉的功能是增强姿势稳定和脊椎稳定，并在动态情况下将力量从上肢传递到下肢或从下肢传递到上肢（视具体运动情况而定）。深层肌肉几乎在所有强度的活动中都会被激活，而那些更加浅层的肌肉则会应具体运动的需求而被逐层激活[14, 15, 16]。

高速、高爆发、力量型运动要求人体通过躯干来保持稳定和进行动作控制。当核心区肌肉出现功能障碍，神经肌肉协调控制异常时，可能会导致在低强度时浅层核心区肌肉过度的募集（如弯腰捡东西）[5, 14, 16]。这一异常的肌肉募集方式可能会影响深层肌肉功能，让其无法发挥稳定脊椎的功能，从而增加一些被动结构如韧带椎间盘等的受伤风险。

由此可知，在进行核心区肌肉训练之前，我们必须进行相关测试，才能决定我们的康复目标：在需要进行核心区整体原动肌训练之前，是否需要进行深层稳定肌肉募集训练。核心区肌肉的神经肌肉协调是十分重要的。就如设计一辆汽车，其设计目标就是在高速情况下高强度、长时间运转的汽车，然而在出厂之前产品却没有经过一系列精确调校和测试，以致任何小问题都可能在高速、高强度、长时间的运转下被放大，甚至导致更严重的问题。

评估核心区素质

核心区肌肉的解剖学结构决定了它们是最适合稳定的肌肉。这些平整方正的肌群可以高效地进行能量传递和行为控制，反之，四肢棱形的肌肉的解剖学结构决定了它们的功能是通过收缩发力来使身体产生活动。四肢肌肉肌腱的功能是储存弹性势能，而肌肉组织内弹性收缩元件的收缩能使肌肉比静息状态下拉长或缩短更多。四肢肌肉的功能在全活动范围向心收缩时表现得最为明显，训练四肢肌肉和肌腱比较好的方式是超等长收缩训练。然而，对于核心区肌肉，使用四肢肌肉的测试和训练方式来进行测试训练不太合适。虽然核心区肌肉也要在全活动范围内发挥作用，但是核心区肌肉的峰值力矩是在关节活动范围内。因此，改善核心区肌肉在合适的时机正确的发力比最大肌肉力量更有意义，并且，反射稳定比有意识地激活肌肉更重要。

核心区肌肉素质的测试和训练要根据解剖学结构和肌肉功能，并且同时考虑活动范围以及需要核心区肌肉参与的具体活动的多少来决定。我们需要各种各样的测试来对核心区肌肉功能进行测试分级并设定基线。单凭一个测试结果就来评定被测试运动员的核心区肌肉素质是不严谨的，需要基于运动员的运动水平和身体素质以及训练目标来进行大量测试，才能最终得到结果。

需要用客观的测试来评估所选用的核心区肌肉训练策略是否有效。并且，在测试中，对深层的局部稳定肌和浅层的整体原动肌都要有足够的重视，确保在伤后康复进程和核心区肌肉训练中不会有持续性反复出现的核心区肌肉的问题。在这一章中，我们会介绍三个阶段（或等级）的核心区肌肉测试，并且会给出一些可以应用到实际中的例子（测试），这些测试可以用来设定不同层级核心区肌肉功能的基线。

第一阶段

第一阶段的核心区肌肉测试包含动作模式筛查。动作模式筛查的优点在于能够评估运动员的动作控制和核心区肌肉的自然反射是否正常。因为单独的核心区肌肉测试可能不能反映出核心区肌肉在更高运动要求时的缺陷。举例来说，单独的核心区肌肉测试能够显示出该肌肉的等长肌力和向心肌力，但是在实际环境下（运动环境或更高强度更复杂的运动中），核心区肌肉可能就没有办法很高效地保持脊椎的稳定。动作模式筛查能帮助相关专业人士发现最基本（最原始）的风险因素，功能性动作筛查（FMS）就是一个较好的评估运动员核心区肌肉素质的工具 [16, 17, 18]。在任何运动训练中，避免受伤都是我们的首要目标，功能性动作筛查能够很好地帮助我们发现风险因素。这一内容在第 6 章中已经详细介绍了。

第二阶段和第三阶段

当对运动员进行动作模式测评之后，就可以开始第二阶段的测试了。核心区肌肉表现分为两种：整体原动肌和局部稳定肌。第二阶段的测试的目的主要是测试能量通过躯干传递的效率，并评估运动员是否有两侧不平衡的现象。在这一阶段，我们会测试能量从下肢到上肢和从上肢到下肢的传递效率。我们会通过一系列的动作来测试这一能量，例如双腿跪位和半跪位的砸药球测试、Y 形平衡测试、单腿跳停、立定跳远、站位左右药球传递测试等。而第三阶段主要是针对局部稳定肌的测试。这一阶段的测试就没有第二阶段那么动态，这一阶段的测试目标是局部稳定肌稳定躯干的能力，测试包括双腿下降测试、侧桥或平板支撑。

核心区肌肉功能的测试结果及在测试中发现运动员动作中存在的问题能够帮助我们识别运动员存在的核心区肌肉的功能障碍。如果局部稳定肌肌力测试结果表明运动员的肌力在正常参考范围内，那么我们就没有必要再单独进行核心区肌群的训练。但是，动作模式训练是很有必要的，要将正确的核心区动作模式融入那些可能出现问题或可能出现神经肌肉控制不协调的动作模式中。需要指出的是，我们选择的局部稳定肌测试都必须要能够测试出运动员是否存在左右侧的不对称（立定跳远除外）。立定跳远测试是用来测试运动员肌肉产生力的能力和动力链能量传递效率的测试。通过分析测试结果可以设定运动员的基线，帮助我们很好地选择训练方式。

以下是三个阶段测试的大概流程：

- 动作模式筛查：功能性动作筛查（FMS）；
- 整体原动肌表现测试：双腿跪位和半跪位砸药球测试、立定跳远、站位左右药球传递、Y 形平衡测试和单腿跳停；
- 局部稳定肌表现测试：双腿下降测试、侧桥、平板支撑。

第一阶段：动作模式筛查

动作模式筛查的目标是测评动作模式的质量，可以用 FMS 来帮助我们完成这一工作 [17, 18]。可以通过测试结果来对运动员的动作模式进行分级，这样能够帮助我们去发现该运动员动作模式中最大的缺陷。FMS 由七个基本的功能性动作组成，这些动作都要求运动员有足够的稳定性和灵活性，包括深蹲、跨步、弓箭步、伸展、直腿抬高和俯卧撑起等。这些动作可以帮助我们发现受试者在完成动作时的代偿性动作，以此来帮助我们评估受试者是否有左右侧不平衡以及灵活性、稳定性方面的不足。

这七个动作通过近端向远端传递效应理论来迫使运动员的身体必须整体高效地完成动作。这一过程能够帮助运动员身体动力链中的各部分更加高效地完成一个动作。但是，随着时间的推移，动力链中的薄弱环节会逐渐使运动员的动作模式出现问题，发展出不正确的动作模式。一旦发现了运动员任何不正确的动作模式，我们就需要采取策略进行干预，以防止其养成其他不正确的动作模式，减少运动员受伤的风险。

当对运动员进行了动作模式筛查之后，就可以利用测试结果来评估哪些是该运动员最显著的错误的动作模式。已经有研究显示，在 FMS 测试中得分较低的人群受伤风险显著增高。在更详细、更具体的研究结果出来之前，我们可以将这个研究结果作为一个基本的准则 [19]。但是，FMS 的优点之一是可以用测试成绩来为运动员设定基线，这些数据对我们下一阶段测试具有指导意义。

第二阶段：整体原动肌表现测试

第一阶段的动作模式筛查能够帮助我们发现运动员动力链中的薄弱环节。基于在动作模式筛查中的发现，可以选择这一阶段哪些测试是最适合该运动员的。动作模式筛查能够在不同位置、不同体位对运动员的核心区肌肉素质发起挑战。在动作模式筛查中发现的功能障碍可以在第二阶段的测试中进一步测试。整体原动肌表现测试既可以定性也可以定量。这些测试可以在不同体位通过不同动作测试运动员的核心区能量传递效率、是否存在不对称以及核心区肌肉发力能力等。

　　Y 形平衡测试可以测试每一侧下肢在多平面上活动时稳定脊椎的能力[20]。测试方法是单腿支撑，另一只腿尽可能用脚尖触及远方并保持稳定。我们让受试者单腿支撑，支撑腿置于标志线前，然后我们通过指令，让受试者用非支撑腿尽可能地将脚尖触及远方并回到原地，同时保持稳定。一共测试前侧、后外侧、后内侧三个方向，后外侧、后内侧测试时，非支撑腿伸出方向与支撑腿呈 45 度夹角（如图 12.1、图 12.2 和图 12.3 所示）。

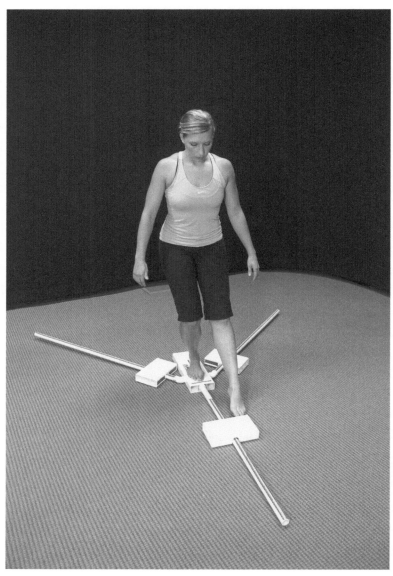

图 12.1　Y 形平衡测试：前侧

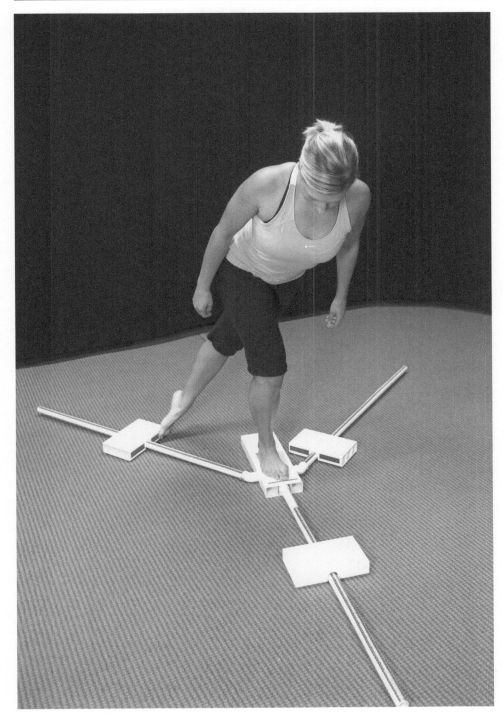

图 12.2　Y 形平衡测试：后内侧

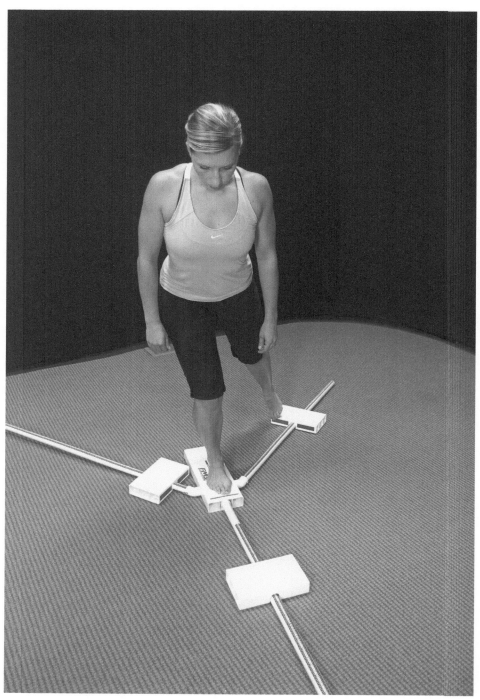

图 12.3　Y 形平衡测试：后外侧

　　砸药球测试也是一种很好的测试方法，可以用来测试运动员核心区肌肉产生力的能力和两侧是否有不对称现象。这一测试可以选用两种体位：半跪位或分腿站位、双腿蹲位或半蹲位。核心区肌肉在这两种体位的表现并不相同，所以在两种体位下进行测试都是很有必要的。在半跪位完成动作时，下肢无法进行代偿，帮助完成动作，此时进行核心区肌肉测试就可以排除很多干扰。

　　半跪位的砸药球测试流程如下：使受试者半跪，跪姿腿膝关节置于髋关节下方，蹲姿腿踝关节背伸，并保持膝关节屈曲 90 度。两腿之间的水平距离保持约 1.2 米，我们可以在蹲姿腿和跪姿腿膝关节之间放一块板来保持这一姿势（如图 12.4 所示）。

（a）

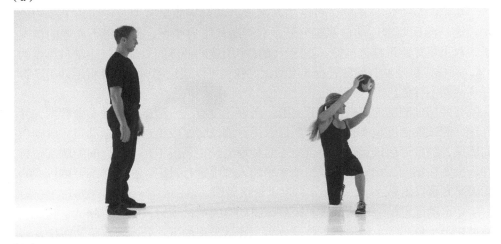

（b）

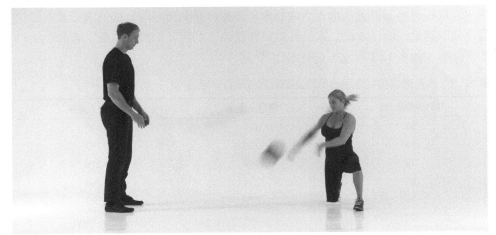

图 12.4　（a）向右对角线投掷的起始位置；（b）向右对角线投掷的松开位置

　　双腿跪位的测试流程如下：使受试者双腿跪，膝关节置于髋关节正下方，踝关节屈曲，使得足底能够垂直于地面。

在这两个体位的测试中，我们都要求受试者保持躯干的正直，并且在测试过程中躯干尽量保持稳定不动。

用来进行测试的药球应该为运动员体重的 3%[17]。受试者上手持药球，以 45 度角斜向下砸向地面，使球弹得越高越好。动作质量的好坏由两个因素决定：躯干是否有过度的移动；药球弹起的高度。受试者左右侧各完成 5 次动作。测评的关键是观察受试者躯干是否稳定并且是否有两侧的不对称现象。

在初次测试时，我们可以将运动员砸药球反弹高度设为基线，并且我们可以将墙作为背景。

站位的双手传药球测试可以用来测试运动员将能量从下肢传递到上肢的效率。这一测试要求运动员双腿分开，双脚距离比肩稍宽，在双腿不离地的情况下，双手将球传得越远越好。在这一测试中所选的药球的重量也是运动员体重的 3%，同样，也是左右侧各进行 5 次测试。我们可以通过测试结果分析运动员是否存在两侧不对称。

有关药球测试的研究还十分有限，所以还没有这一测试的标准参考数据，并且这一测试的信度也有待检验。所以，进行测试时，应重点关注运动员完成动作的质量，并且评估该运动员是否有不对称现象。在分析不同个体之间的测试结果时，也要在相同或相似运动项目或水平的人群中进行对比。在更详细、更权威的相关研究报告出来之前，都应该按以上说法操作。

立定跳远也是一项测试核心区整体原动肌的测试项目，它主要测试上肢力量通过躯干（核心区）传递到下肢的效率。测试流程如下：受试者双腿站在标志线前，然后根据测试者的指令，受试者半蹲，重心下压，然后尽自己最大努力水平跳出。从标志线到最近落地点之间的水平距离就是测试成绩。受试者必须双脚起跳、双脚落地。测试 3 次，取最好成绩并记录，然后我们可以将受试者的成绩与正常标准（如表 12.1 所示）进行对比 [21]。

表 12.1 精英男性和女性运动员的立定跳远成绩百分等级

百分等级 /%	男性 / 厘米	女性 / 厘米
90	375	315
80	339	293
70	309	279
60	294	264
50	279	249
40	264	234
30	249	219
20	234	204
10	219	189

　　虽然立定跳远测试可以测试整体原动肌的力量传递效率，但是其只能体现受试者的整体能力，并不能体现身体两侧的差别，也不能体现受试者是否有两侧不对称现象。但是通过单腿跳停测试，可以发现运动员是否存在以上所说的问题。这个测试的原理是让运动员通过单腿跳停使下肢肌肉进行超等长收缩，以此来测试运动员产生力的能力（爆发力）、缓冲冲击能力以及动力链的能量传递效率[22]。单腿跳停测试中有三个关键的要素：两侧下肢的功能；最大单腿跳距离；最大可控跳远。单腿跳停测试具体流程如下：受试者单腿站于标志线前，另一条腿膝关节屈曲 90 度抬起，双手置于体侧（髋关节旁）。注意在单腿跳停测试中，受试者非支撑腿不能摆动且双手不能离开身体，受试者尽自己最大的努力水平跳出，并且用发力腿落地，另一条腿不能落地支撑。测试成绩为起跳点与最近落地点之间的距离。

　　在立定跳远测试和单腿跳停测试中表现不好的运动员可能就有核心区动态情况下能量传递效率方面的问题。这一不良的表现（不佳的能量传递效率）可能由很多因素导致，包括不佳的身体灵活性、不佳的稳定性、肌力不足或柔韧性不足等，并且以上情况很可能都会出现。

第三阶段：局部稳定肌表现测试

　　在进行局部稳定肌表现测试时，我们要注意进行一些特殊的动作，以排除腹部肌肉的干扰。局部稳定肌的功能是在运动中稳定脊椎和骨盆。所以在设定测试动作的时候，就要考虑到我们设定的动作要让骨盆和脊椎不那么稳定，以此来测试局部稳定肌的功能。分级的测试对核心区局部稳定肌的功能障碍评估有指导意义。前面阶段中我们用的测试更加动态、更加注重整体的运动模式和核心区能量传递效率。在这一阶段中，我们将会介绍两种常用的测试，这两种测试通过动作完成数量和完成质量来对核心区局部稳定肌的等张肌力和耐力进行测试，以此来对核心区肌肉功能进行评估。

　　第一个测试是麦吉尔（McGill）发明的侧桥[23]。测试方法如下：运动员侧躺，双腿伸直，从髋关节处离开地面，并且身体力线保持正确后开始计时，直到运动员不能坚持，停止计时。两侧都要进行测试，这样我们可以评估运动员两侧是否有明显的不对称现象。

　　测试时可作为参考的侧桥耐久时间为：右侧 81 秒，左侧 85 秒[23]。在这一测试中表现不好的运动员可能存在腰方肌和腹部肌肉的问题[15]。

　　另一个测试，双腿下降测试是用来测试核心区局部稳定肌的肌肉力量[24]。在这一测试中，双腿下降动作能够很好地测试腹部肌肉对骨盆的控制能力。在这一测试中，我们通过血压计检测骨盆是否因为压力的变化而有倾斜。具体操作如下：将血压计置于腰椎下，并调至 40 毫米汞柱（1 毫米汞柱 =133.28 帕），然后使运动员髋关节被动屈曲 90 度并保持膝关节伸直。如果运动员不能达到这一角度，那么很有可能是运动员身体整体灵活性不足，这一情况需要单独记录。接着，使运动员缓慢地降低他们的双腿同时保持骨盆的前倾，当运动员不能保持骨盆前倾时记录这时的角度（相对于地面）。详细动作如图 12.5 所示。血压计下降 10 毫米汞柱（1 毫米汞柱 =133.28 帕）表明运动员不能保持骨盆前倾了。正常的角度范围应该是 40 度～ 50 度，如果运动员在这一测试中不能表现得很好，那么说明运动员可能腹部肌肉肌力不足。

（a）

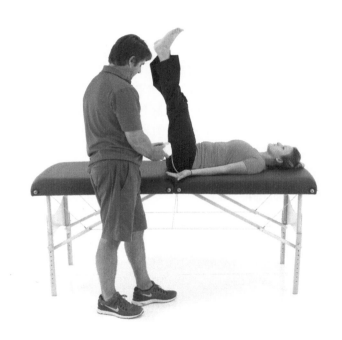

（b）

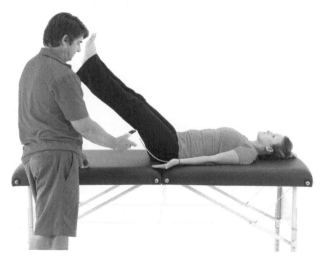

图 12.5 （a）双腿下降测试的起始位置；（b）降低双腿，直到骨盆失去控制

侧桥和双腿下降是两种局部的核心肌肉测试，专门用于腹部肌肉功能。在运动过程中，局部核心肌肉被用来稳定躯干。这些测试提供了关于腹部肌肉如何执行这一动作的基线数据。这两项测试主要用于测试核心肌肉等长收缩能力。

还有另外一个因素可以显著改变核心肌肉的稳定性，那就是运动时出现疼痛。疼痛以不可预测和使运动不连续的方式改变运动，因此必须正确处理运动时产生的疼痛或疼痛部位，才能使核心肌肉训练更加高效。

只要确定运动员在运动时没有出现疼痛，就可以正确处理筛查和测试结果。因此，在测试中我们发现运动员有任何的运动模式障碍或低于可接受运动质量基线的动作，我们就需要通过正确的策略来进行优先处理。

恢复核心稳定性和性能的最有效途径，并未明显区分灵活性训练和核心稳定性训练。其实际上是回归一种运动模式，利用灵活性和柔韧性技巧来获得适当的活动度，然后通过动作控制来增强稳定性。这种进程能够让运动员发展更高效的动作。并且一旦建立了正确的运动模式，就可以进行增强核心区肌肉力量和爆发力的训练。

在发展核心肌群时，柔韧性训练和灵活性训练要循序渐进。有多种柔韧性发展方法可供选择，从软组织手法到自我拉伸都是可以的。通常来说，我们建议运动员专注于发展脊椎、踝关节、髋关节的活动能力。

常用的提高胸椎活动能力的方法有侧躺旋转和四肢伸展（如图 12.6 所示），提高髋关节活动能力的方法有跨步伸展和半蹲位跨步伸展（如图 12.7 所示）。

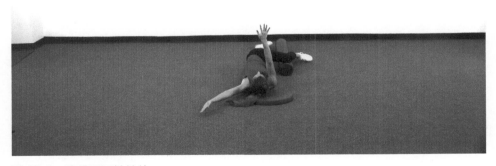

图 12.6　胸椎灵活性拉伸

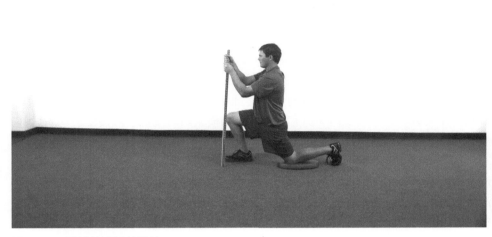

图 12.7　髋关节灵活性拉伸

在半跪位时，可以通过使运动员踝关节背伸来锻炼踝关节的灵活性（如图 12.8 所示）。通过这一动作，不仅能够训练运动员踝关节的灵活性，还能发现他们身体两侧是否存在不对称现象。

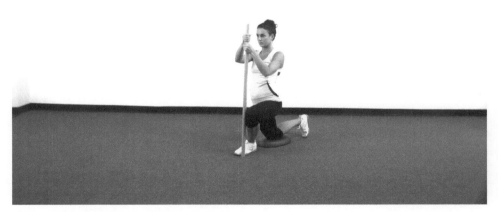

图 12.8　半跪位踝关节灵活性拉伸

当通过适当的方式改善了运动员的灵活性后，接下来一步很关键，即动作控制训练，只有这样，才能帮助运动员发展高效正确的动作模式。在这一阶段，我们应该以反射稳定为基础，选择适当的训练方式，来增强运动员的神经肌肉协调和动作控制能力。需要强调的是，为了使训练更加高效，必须要选用合适的组数和训练方式。运动员必须专注于高质量完成每一个动作，保持正确的姿势，而不是仅仅专注于训练的负荷、组数和重复次数。我们必须要根据运动员的具体情况选择合适的训练体位，在这一体位下，运动员不得不主动地通过高效的肌肉收缩和动作控制来保持平衡。但是需要注意的是，难度也不能太大，如果难度太大，超出运动员所能控制的范围，运动员就会为了完成动作而出现代偿，这样其实对训练不利。

因此，我们的工作就至关重要了，必须要在动作难度与动作质量之间找到平衡，让运动员的弱点暴露出来，使他们不得不通过肌肉募集和高度的神经肌肉协调来完成动作，从而起到增强核心区肌肉功能的效果。负荷、组数、重复次数的设定都是基于运动员保持正确姿势完成相应技术动作的能力。通常，改变运动员体位也能起到通过增加负荷、组数和重复次数来增加难度的效果。例如，在进行半跪位砸药球训练中，可以通过减少支撑面面积（减少蹲姿腿与后面跪姿腿膝关节之间的水平距离）来增加难度。这一看似简单的操作，在不增加负荷、组数和重复次数的情况下也能增加动作难度，使得运动员的核心区和下肢在完成这一动作时不得不比之前更加稳定。当然，当运动员能够正确地在当下的姿势完成动作后，就可以增加负荷、组数和重复次数了。需要强调的是，我们注重的是动作质量，必须确保运动员在当下的训练难度下能够保持正确的动作模式，这是最重要的。

斜劈上提是一种非常好的提高核心区反射稳定的方式。现在有很多斜劈上提训练，但是在选择训练体位时，第一步要确定到底是半跪位还是双腿蹲位的训练体位对运动员的效果最好，通过分析测试结果可以达到这一目的。我们关心的重点应该放在什么是最严重的功能障碍或不对称。斜劈上提训练方式多样，从简单地跪着并保持姿势到砸药球训练都叫斜劈上提训练。不管选择什么样的训练方式，最重要的还是在训练时要对运动员强调保持动作正确和稳定，来达到高效的训练动作控制和神经肌肉协调的目的。

一旦解决了灵活性、动作控制和不对称的问题，下一步就应该进行动作模式的训练了。在这一训练环节中，应该加入一些基础的运动模式的训练，例如深蹲、弓箭步和单腿支撑。

最开始，动作模式训练应该将重心放在建立或提高髋关节铰链生物力学或硬拉生物力学。基于之前的动作控制和灵活性测试，再决定到底使用单腿硬拉还是双腿硬拉。并且，选择什么样的器械来作为外部阻力也取决于你想要的训练目标，这些器械包括杠铃、弹力带、壶铃、哑铃等。硬拉应该被看作是训练核心区稳定性最基础、最不可或缺的训练部分。基于基础动作模式的核心区肌肉力量训练和爆发力训练是核心区肌群持续高效工作的基础。

总结

不管是哪一种完善、全面的训练方案，都应该以系统全面的动作模式筛查和评估作为开始。在这一过程中，能够建立运动员的基线，发现运动员动力链的薄弱环节，设定训练目标。

核心区肌肉训练不仅在训练刚开始很重要，也需周期性进行动作监控，因为运动员受伤很常见，并且运动员有时也会有不正确的动作模式。

以下 4 个关键因素可以有效提高运动员的核心区稳定性：

- 定期筛查，研究诸如疼痛或功能障碍等重要的指标，这样能使策略更正确、高效；
- 用有层次的一系列测试找出最薄弱的环节，这能创造更有效的策略，因为在神经发育过程中，最基础的动作模式往往会受累；
- 应用正确的策略来产生快速高效的反馈；
- 在进行肌肉力量和爆发力训练时强调应用正确的技术动作。

大多数训练都是为了创造一种积极的适应，但体能的适应需要几周的时间。纠正不高效的动作模式很大程度上取决于动作控制和稳定性，这一改变能在较短的时间内完成，特别是在改善了运动员的灵活性并将其应用到适当的训练负荷下时，效果显著。

因此，2 ～ 3 个关键的纠正策略一直将注意力集中到稳定性上更重要。我们可以将这种纠正策略放到运动后的放松中，也可以将其作为体能训练的一部分，来确保运动员在整个训练中都有良好的动作质量。这些策略可以作为一种运动冷却准备，也可以在锻炼中作为一个超级组来完成，以确保在整个锻炼过程中保持动作模式的质量。

参考文献

[1]Akuthota, V., & Nadler, S. F. (2004). Core strengthening. Arch Phys Med Rehabil, 85:86-92.

[2]Nelson-Wong, E., Alex, B., Csepe, D., Lancaster, D., & Callaghan, J. P. (2012). Altered muscle recruitment during extension from trunk flexion in low back pain developers. Clin Biomech, 27(10):994-998.

[3]Shadmehr, A., Jafarian. Z., & Talebian, S. (2012). Changes in recruitment of pelvic stabilizer muscles in people with and without sacroiliac joint pain during the active straight-leg-raise test. J Back Musculoskelet Rehabil, 25(1):27-32.

[4]Mehta, R., Cannella, M., Smith, S. S., & Silfies, S. P. (2010). Altered trunk motor planning in patients with nonspecific low back pain. J Mot Behav, 42(2):135-144.

[5]Cholewicki, J., Greene, H. S., Polzhofer, G. K., Galloway, M. T., Shah, R. A., & Radebold,

A. (2002). Neuromuscular function in athletes following recovery from a recent acute low back injury. J Orthop Sports Phys Ther, 32(11):568-575.

[6]Boling, M. C., Padua, D. A., Marshall, S. W., Guskiewicz, K., Pyne, S., & Beutler, A. (2009). A prospective investigation of biomechanical risk factors for patellofemoral pain syndrome: The joint undertaking to monitor and prevent ACL injury (JUMP-ACL) cohort. Am J Sports Med, 37(11):2108-2116.

[7]Plisky, P. J., Rauh, M. R., Kaminski, T. W., & Underwood, F. B. (2006). Star excursion balance test as a predictor of lower extremity injury in high school basketball players. J Orthop Sports Phys Ther, 36:911-919.

[8]Zazulak, B. T., Hewett, T. E., Reeves, N. P., Goldberg, B., & Cholewicki, J. (2007). Deficits in neuromuscular control of the trunk predict knee injury risk: A prospective biomechanical-epidemiologic study . Am J Sports Med, 35(7):1123-1130.

[9]Renkawitz, T., Boluki, D., & Grifka, J. (2006). The association of low back pain, neuromuscular imbalance, and trunk extension strength in athletes. Spine, 6(6):673-683.

[10]Vera-Garcia, F. J., Elvira, J. L., Brown, S. H., & McGill, S. M. (2007). Effects of abdominal stabilization maneuvers on the control of spine motion and stability against sudden trunk perturbations. J Electromyogr Kinesiol, 17(5):556-567.

[11]Hides, J., Wilson, S., & Stanton, W. (2006). An MRI investigation into the function of the transversus abdominis muscle during 'drawing-in' of the abdominal wall. Spine, 31. (6): 175-178.

[12]Hodges, P. W., Sapsford, R., & Pengel, L. H. (2007). Postural and respiratory functions of the pelvic floor muscles. Neuro and Urodyn, 26(3):362-371.

[13]Stokes, M., Hides, J., Elliott, J., Kiesel, K., & Hodges, P. (2007). Rehabilitative ultrasound imaging of the posterior paraspinal muscles. J Ortho Sports Physical Ther, 37 (10):581-595.

[14]Cholewicki, J., van Dieen, J. H., & Arsenault, A. B. (2003). Muscle function and dysfunction in the spine. J Electromyogr Kinesiol, 13(4):303-304.

[15]McGill, S. M., Juker, D., & Kropf, P. (1996). Quantitative instramuscular myoelectric activity of quadratus lumborum during a wide variety of tasks. Clin Biomech, 11:170-172.

[16]Reeves, N. P., Cholewicki, J., & Silfies, S. P. (2006). Muscle activation imbalance and low-back injury in varsity athletes. J Electromyogr Kinesiol, 16(3):264-272.

[17]Cook, G. (2001). Baseline Sports Fitness Testing. In High-Performance Sports Conditioning (pp. 19-48), B. Foran (Ed.), Champaign, IL: Human Kinetics.

[18]Cook, G., & Burton, L. (2007). Impaired Patterns of Posture and Function. In Musculoskeletal Interventions: Techniques for Therapeutic Exercise (pp. 379-399), M. L. Voight, B. J. Hoogenboom & W. E. Prentice (Eds.), New York: McGaw-Hill.

[19]Kiesel, K., Plisky, P. J., & Voight, M. L. (2007). Can serious injury in professional football

be predicted by a preseason Functional Movement Screen? North Am J Sports Phy Ther, 2(3):147-158.

[20]Juris, P. M., Phillips, E. M., Dalpe, C., Ewards, C., Gotlin, R. S., & Kane, D. J. (1997). A dynamic test of lower extremity function following anterior cruciate ligament reconstruction and rehabilitation. J Ortho Sports Phys Ther, 26(4):184-191.

[21]Harman, E., & Garhammer, E. Administration, scoring and interpretation of selected tests. In T. R. Baechle & R. W. Earle (Eds.), Essentials of Strength Training and Conditioning (pp. 249-294). Colorado Springs, CO: National Strength and Conditioning Association.

[22]Plisky, P. J., Gorman, P. P., Butler, R. J., et al. (2009). The reliability of an instrumented device for measuring components of the star excursion balance test. N Am J Sports Phys Ther, 4(2):92-99.

[23]McGill, S. M., Childs, A., & Liebenson, C. (1999). Edurance times for low back stabilization exercises: Clinical targets for testing and training from a normal database. Arch Phys Med Rehabil, 80:941-944.

[24]Krause, D. A., Youdas, J. W., Hollman, J. H., & Smith, J. (2005). Abdominal muscle performance as measured by the double leg-lowering test. Arch Phys Med Rehabil, 86:1345-1348.

第 13 章

柔韧性在预防损伤以及功能恢复中的应用

安东尼·布拉泽维奇（Anthony Blazevich）

引言

虽然柔韧性训练是运动员训练中不可或缺的一部分，但是在体育界，关于柔韧性训练的重要性以及如何进行柔韧性训练还有一些争论。本章的主要内容是谈论在运动员训练中的肌肉拉伸问题。柔韧性这一概念在本章中主要有两个含义：关节活动度和肌肉－肌腱延展性。

为什么要拉伸

在体育界，已经有很多有关神经肌肉系统和软组织对于力量训练、耐力训练和其他一些类型的训练的适应性的研究。而对于拉伸训练，虽然在很多书和文章里面都有写到要进行拉伸训练，但是在其机制、神经肌肉系统和软组织对于拉伸训练的适应性方面，我们还知之甚少。我们都知道，动态拉伸和静态拉伸都能增加关节活动度，有时还能减少组织抵抗（如增加软组织延展性）。拉伸对于肌纤维和肌腱（或筋膜组织）的适应性改变在一些网站文章和一些书的某些章节里面有所提到，但是，我们还没有发现任何有关这方面的研究。尽管如此，我们大家还是都知道，就算是短时间（5秒）的拉伸也能增加肌肉或肌肉－肌腱复合体在一定负荷下储存弹性势能的能力（当然，长时间的拉伸，如1小时以上的拉伸能够延长这一效应）。但是即使是最好的拉伸技术动作也需要注意以下事项，以调整肌肉产生的肌力大小以及增强肌肉的耐受力和形变能力。

- 拉伸训练可以帮助运动员的身体产生以下变化：关节活动度的增加、关节角度和力矩之间的关系改变（如肌肉－肌腱复合体发生的长度－张力曲线变化）[1]、离心肌肉力量的增加[2]。而这些变化，都可能有助于影响运动员的发力情况，并帮助降低伤病发生率。

- 已经有研究发现，静态被动拉伸能够帮助运动员降低伤病发生率[3, 4]，而对于柔韧性不好的运动员，伤病发生率则会大大增加[5, 6]。当运动员进行了力量训练和平衡训练之后，再加入拉伸训练会更高效[7, 8]。

- 在训练之后的拉伸训练可以减少原发性酸痛（如关节、肌肉和腰部的酸痛），所以拉伸训练可以让运动员感觉更好，更快恢复 [3]。

- 已经有研究证明，在训练前的准备活动中加入动态拉伸训练能够降低所有种类伤病的发生率 [9]。然而，还是有很多伤病（如踝关节扭伤、骨折、赛中对抗性伤病）与关节活动度不足和软组织过紧没有什么关系。这些伤病受其他因素影响，例如炎症、筋膜区间隔综合征等。有很多研究表明，训练或比赛前的拉伸训练能够降低软组织受伤概率 [10]，并且从理论上来讲，在一定程度上，如果运动员在赛前或训练前拉伸的范围更大，这种降低受伤概率的效果会更加明显。

- 拉伸还会带来其他好处，例如增强运动员自信、帮助运动员在赛前的身体准备更加充分并增强运动员本体感觉。许多运动员通过在赛前或者赛后进行拉伸训练，来自我感觉是否有肌肉紧绷、肌肉酸痛或损伤，甚至检查自己两侧软组织紧张度是否不平衡。

拉伸、柔韧性和运动表现之间的关系

肌肉通过收缩产生的力在到达肌腱和骨骼之前，在肌纤维、肌纤维束和肌肉群之间是双向传递的。因此，任何肌肉和肌腱生物力学上的改变（如僵硬、储存弹性势能效率改变）都可能影响力的传递，从而影响运动表现或表现。

刚度更高的肌肉－肌腱复合体能够更迅速、更高效地将力从肌肉传递到骨骼。因此，身体软组织刚度更高的人群在肌肉进行等长收缩和向心收缩时就有先天优势，能够表现得更好 [11]。肌肉中的被动弹性成分也是肌力的重要组成部分，特别是在肌肉被拉长的时候（如图 13.1 所示），所以人体软组织的刚度会直接影响肌肉发力。并且，刚度更高的肌肉－肌腱复合体在被拉长以后，收缩也会更快，肌肉－肌腱复合体在拉长－缩短周期就像弹簧一样（如图 13.2 所示）。相反，顺应性更好的（刚度更小）的肌肉－肌腱复合体则更适合肌肉拉长收缩频率更低或关节活动度更大的运动，因为自然的肌肉拉长和缩短速度更能满足需要运动速度更加精确的运动。软组织的顺应性在机体短时间内承受较大力的时候显得更加重要。例如我们做深蹲跳动作，从高处（80 厘米以上）落地时，因为在这一过程中的减速阶段，身体需要对强大的冲击力进行缓冲，所以在特定情况下，通过拉伸训练改变运动员软组织的顺应性（或刚度）有助于提高运动员运动表现。因此，在体能训练时，优化软组织的刚度（或顺应性）是一个很重要的目标。

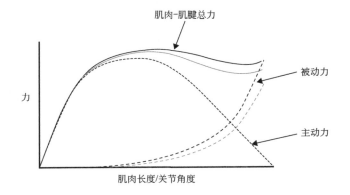

图13.1　被动肌肉－肌腱刚度变化对肌肉发力的影响。总力量输出（实线）等于主动力（虚线）和被动力（点线）的总和。理论上，无论是否考虑到拉伸（如灰线表示较长的肌肉长度下被动力和总力减少），刚度的变化总会影响到力的产生

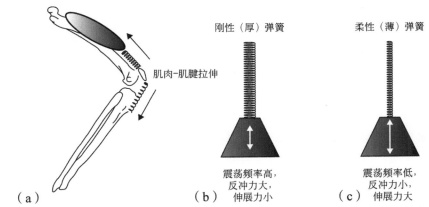

图13.2　（a）肢体的活动和伸展更像一个弹簧；（b）刚性好的肌肉－肌腱单位在产生同等力的情况下震荡频率更高（快速 SSC 运动的理想状态）、反冲力更大而伸展力更小；（c）柔性的肌肉－肌腱单位的情况则相反

　　有趣的是，尽管有理论假设和一些未经验证的证据表明，被动拉伸训练可能会影响力量型运动和肌肉需要快速缩短拉长的运动。但是，我们发现，持续几周或几个月的拉伸训练并不会影响肌肉等长肌力和向心肌力[12]，反而会增加优秀举重运动员的肌肉力量，因为拉伸训练增强了其储存弹性势能的能力（不会减弱运动员的牵张反射）[13]，并且还能增强运动员肌肉快速缩短拉长的能力[14]，还不会影响优秀长跑运动员的跑步效率[15]。这些研究表明，拉伸训练其实是一种可以锦上添花的训练方式，并且几乎没有负面影响，还能一定程度上提升运动员的竞技表现。所以，在下文中我们将会介绍怎样为运动员定制个性化的、对他们效果最好的拉伸训练。

拉伸训练的分期

将运动员的拉伸训练进行有规律的分期不仅能够增加运动员的关节活动度，让他们有足够的关节活动度来完成特定技术动作，或降低伤病发生率。更重要的是，将拉伸训练进行分期能够让运动员软组织同时保持很好的刚性。这种分期训练的目标是将训练分期，先高效地进行拉伸训练以降低受伤风险，增加柔韧性，然后在一个特殊的点（如柔韧性最好的时候）通过减少柔韧性训练来调整肌肉 - 肌腱刚度，使其达到一个最适合该运动员的状态。像这样的分阶段拉伸训练可以在基于大周期训练的拉伸分期中找到，因为每一阶段的拉伸训练方式都有其特定的目标。不过，尽管这一方式看上去在实际情况中很常用并且可以通过运动员训练前后的对比来检测该训练的有效性，但是还没有研究检测过这一训练方式的效果到底如何。

> 通过将拉伸训练进行分期分阶段，不仅能通过增加运动员的关节活动度来降低伤病发生率或让运动员正确地完成特定技术动作，而且还能帮助运动员将其肌肉 - 肌腱刚度调整到一个恰到好处的强度。

基于小周期训练的分期训练也是可以的（如表 13.1 所示）。例如，一个比赛周期是以周为单位的运动员，他在比赛结束后的几天内可能都需要进行大量的被动拉伸来保持或提高他的柔韧性，减少肌肉的疼痛和酸痛，从而在一定程度上降低伤病发生率。但是在比赛前的几天时间，这位运动员便需要减少拉伸训练，从而增加肌肉 - 肌腱的刚度，特别是在比赛前的最后一次训练后，运动员只需要进行极小量的拉伸训练。运动员需要在一场比赛结束后到下一场比赛开始之前这短短几天内就让自己的关节活动度和顺应性（刚度）发生巨大的变化。必须要注意的是，肌肉 - 肌腱适宜刚度在不同运动员、不同关节、不同肌群之间都是不一样的，所以在设计分期训练计划时我们必须要考虑到这一点。

表 13.1　短跑运动员基于小周期的拉伸训练周计划（简化版）案例

	星期一	星期二	星期三	星期四	星期五	星期六（比赛）	星期日
上午	热身和训练	6 组短跑（60～100 米）		6 组短跑（60～100 米）			恢复性训练

	星期一	星期二	星期三	星期四	星期五	星期六（比赛）	星期日
	全面拉伸	短时间拉伸		可选：短时间拉伸或动态拉伸			全面拉伸
下午	全速跑（80～150米，3组）+急速跑（2×60米拖拽跑）	起跑训练10组	加速跑80米6组；最后一组全速跑	起跑训练（动作标准的情况下做6组）	3×60米短跑	比赛	
	半拉伸	半拉伸	动态拉伸	动态拉伸	动态拉伸	半拉伸	

全面拉伸 = 2×15 秒 —被动（如有需要，使用 PNF 技术）：足部内 / 外翻、踝关节背伸 / 跖屈、小腿拉伸（伸膝和屈膝）、股四头肌拉伸、腘绳肌拉伸（屈膝和伸膝）、内收肌、髋关节屈肌、上肢肌肉拉伸。

半拉伸 = 1×15 秒 —被动：足部内 / 外转动、踝关节背伸 / 跖屈、小腿拉伸（伸膝和屈膝）、股四头肌和腘绳肌拉伸（伸膝和屈膝）、内收肌、髋关节屈肌、上肢肌肉拉伸。

短时间拉伸 = 1×5 ～ 10 秒 —被动：踝关节背伸 / 跖屈、小腿拉伸（屈膝和伸膝）、股四头肌拉伸、腘绳肌拉伸（伸膝和屈膝）、内收肌、髋关节屈肌、上肢肌肉拉伸。

动态拉伸：腿部摆动（从前向后并围绕身体），有无短暂停顿均可；臀部灵活摆动，伴随短暂停顿；手臂垂直伸展并伴随短暂停顿。

复杂训练方案中的拉伸部分

拉伸是一个全面完整训练方案不可或缺的一部分，在一个完整的训练方案中，不管是在训练、比赛或是单独的训练课之前和之后，我们都必须让运动员进行肌肉拉伸。拉伸有好处但是也对运动员有影响。

> 在训练、比赛或单独的训练课前后我们都需要进行拉伸，拉伸对运动员有潜在好处也有潜在影响，所以意识到这一点非常重要。

训练和比赛之前的拉伸

潜在好处

在进行热身准备时，对于那些需要较大关节活动度的运动，我们需要在短时间内帮助运动员大幅度提升关节活动度。人体软组织刚度下降（顺应性增加）能够让软组织储存更多能量，在相同情况下，刚度较低的软组织可能受伤的风险更低。更重要的是，我们发现，要想在短时间内增加关节活动度、降低软组织刚度，拉伸时间控制在 5 秒内是比较合适的 [16]。因此，持续时间太长的拉伸反而达不到我们预期的效果。

在训练前进行拉伸还可以帮助运动员进行自我检查，检查肌肉刚度是否正常、是否有肌肉酸痛或是否有损伤。并且，进行拉伸还能让运动员自我对于准备活动的本体感觉良好。也有证据表明，静态拉伸（训练前后）能够减少训练后的肌肉酸痛 [3]。

动态的拉伸，特别是动态弹性拉伸，对肌肉发力和提升灵活性有帮助。因此，在进行训练或比赛前的准备活动中，很有必要针对身体重要部位进行动态弹性拉伸来提升运动员的运动表现。同样，滚法按摩（如用泡沫轴进行按摩）也有这样的好处，并且滚法按摩能够在不影响肌肉发力的情况下降低肌肉的刚度并增加关节活动度。对于下肢的肌肉（如小腿三头肌、前侧或侧面的大腿肌肉、腘绳肌、臀肌、髋关节侧方肌肉），我们通常使用固定压力进行 5 ～ 30 秒的滚法按摩，可以用快速滚法（1 秒 1 次来回滚动）或慢速滚法（4 ～ 5 秒 1 次来回滚动），一般我们选择快速滚动的方法压力要小一些。

潜在影响

静态被动拉伸（以及 PNF 技术）在拉伸后短时间内会影响肌肉的发力以及肌肉爆发力，然而在拉伸一段时间后（如 15 分钟后），这一影响就会消失。但是，如果在比赛前进行拉伸还是会有影响，因为运动员进行热身以后，再进行拉伸，在拉伸的同时运动员可能会体温下降，这样会影响运动员接下来的运动表现。值得一提的是，对于那些肌肉初长度较长的肌肉，拉伸对肌肉的影响似乎更小 [17]，而且对离心肌力几乎没有影响 [18]，而大部分的肌肉受伤都是发生在做离心运动肌肉被拉长的情况下。因此，静态被动拉伸应该做到以下几点：在准备活动前，尽量早一点进行拉伸，以便肌肉发力受影响的情况可以恢复；时间尽量短一点（除非需要大幅度增加运动员的关节活动度），以便减少因拉伸而造成的对肌肉发力的影响；在拉伸完成后，进行完整的热身活动或转向技能的练习。做到以上几点，拉伸就能成为热身活动中必不可少的一部分，而且因拉伸而影响到比赛状态的情况就几乎不可能出现。

活动前拉伸方案设计

我们有很多种活动前做准备活动的方案，因此我们也有很多种方式将拉伸加入准备活动中（如表 13.2 所示）。以下是三种基本方案。

- 单组拉伸方案。静态拉伸或动态拉伸通常在 10 ～ 30 分钟进行，按单组进行，并在静态或动态拉伸之后进行强度更大、更完整的循序渐进的热身活动。这种方案特别适合那些需要在比赛或训练之前增加关节活动度来完成特殊技术动作的运动员，也适用于那些需要通过拉伸来自我激励的运动员，还可以帮助运动员进行自我检测，检查自己是否有肌肉酸痛、两侧肌肉紧张度不同等情况。

- 多组拉伸方案。身体不同区域的状态其实是不同的，在进行拉伸的时候需要特别考虑到这一点，因此在对不同肌群进行拉伸时，我们会在拉伸时伴随一些特定的动作训练。这样能让运动员专注于身体中某一重要区域，来监测是否有肌肉紧绷或伤病问题，并且在拉伸时进行特定的动作训练还能让运动员保持体温，防止体温下降。

- 混合方案。在这一方案中，主动或被动拉伸可以在热身活动过程中的任何一个时间点进行（或重复）。并且，拉伸还需伴随一些特定的动作训练来激活特定的肌群，这一过程和数据块相似。然而，在这一方案中，我们可以根据运动员主观的对于肌肉紧张度的感受在每个热身活动间隔中进行单独特定肌群的拉伸，我们可以在训练间隔进行短暂的动态或静态拉伸来调整肌肉或关节的刚度，或者也可以增加拉伸时间。这种拉伸方案可以让运动员在拉伸的同时保持体温和身体活动。

运动前拉伸可以有几种可用方案，包括单组拉伸方案、多组拉伸方案和混合方案。

表 13.2　短跑运动员运动前拉伸的不同方案（简化版）案例

单组拉伸方案	多组拉伸方案	混合方案
慢跑热身（5 分钟）	慢跑热身（5 分钟）	慢跑热身（5 分钟）
静态拉伸（2×5 秒）	静态拉伸（2×5 秒）	小腿伸直（1×5 秒）（无须屈膝）
小腿伸直	小腿伸直	
小腿弯曲	小腿弯曲	足踝练习 ×2
屈膝拉伸腘绳肌	足踝练习 ×2	屈膝拉伸腘绳肌（1×5 秒）
髋屈肌拉伸	屈膝拉伸腘绳肌	高抬腿 ×2
髋关节屈曲	直膝拉伸腘绳肌	屈膝拉伸腘绳肌（1×5 秒）
股四头肌拉伸（伴随髋外展）	高抬腿 ×2	（无须直膝）
内收肌拉伸	髋屈肌拉伸	屈髋肌拉伸（1×5 秒）
前肩拉伸	髋关节屈曲	膝部提升 ×1
慢跑热身（2 分钟）	股四头肌拉伸（伴随髋外展）	髋关节屈曲（1×5 秒）
足踝练习 ×2	膝部提升 ×2	膝部提升 ×1
高抬腿 ×2	内收肌拉伸	髋关节屈曲（1×5 秒）（不

续表

单组拉伸方案	多组拉伸方案	混合方案
膝部提升 ×2	横向跑	含股四头肌）
横向跑	前交叉步（左右）	内收肌拉伸（1×5 秒）
前交叉步（左右）	前肩拉伸	横向跑
全速短跑热身	全速短跑热身	前交叉步（左右）
		前肩拉伸
		全速短跑热身

运动后、运动期间或单独期间的拉伸

潜在好处

运动后的拉伸通常用来改善运动员的关节活动度。运动后的拉伸通常持续时间较长（大于 15 秒），我们通常采用静态拉伸（或 PNF 技术），理想的组数一般为 2～4 组。这种拉伸方式使用广泛，因为运动后的拉伸被认为有降低受伤风险的功效，特别是能降低软组织受伤风险。年轻运动员和女性运动员通常柔韧性更好，所以与年龄较大或男性运动员相比，他们所需的拉伸的量就相对更小一些。

有了运动后的拉伸能够帮助降低受伤风险的认识后，有假设认为，拉伸能够降低肌肉刚度，从而减少肌肉内压，并且有以下好处：增加血液循环，促进组织恢复；加速新陈代谢和机体对损伤组织的清除，从而减少疼痛和压力感受器的激活，达到降低肌肉疼痛的目的。降低肌肉内压还能直接减少机体对于疼痛和疲劳的感知。尽管看上去拉伸能够缓解烦人的酸痛感[3]，但是还是需要相关研究来证实这一现象，并且运动员应该自己明确，拉伸是不是真的能够帮助他们缓解酸痛。运动后的拉伸也能让运动员评估自己是否有肌肉紧绷或出现伤病，如果出现任何状况，他们可以及时进行处理。

潜在影响

拉伸受伤的组织会加重伤病，因此，当出现伤病后，只有在物理治疗师或相关医疗人员同意的情况下才能进行拉伸。同样，长期拉伸训练可能会导致一些运动员的关节活动度过大，从而增加训练或比赛中的受伤风险，过度的柔韧性训练也是风险因素之一。

什么时候应该避免拉伸

虽然拉伸有很多潜在好处，但是还是有一些情况我们不能进行拉伸。这些情况包括：

- 关节活动度过大；

- 关节强直或粘连（如关节刚度异常增加，通常和炎症有关）；
- 术后不久；
- 关节疼痛或僵硬；
- 关节炎症；
- 神经卡压；
- 心血管疾病或其他血管异常。

在拉伸训练之前，必须要有经验的医疗人员进行评估，确保没有以上情况后再进行拉伸。

柔韧性测试：一个非常重要的反馈工具

我们对于肌肉－肌腱如何适应长期或短期的拉伸训练、发生刚度变化以及神经肌肉系统适应性改变这一机制还知之甚少，但是，将柔韧性与拉伸方案结合考虑，并不断优化，我们还是可以设计特定的指导方案。因此，很有必要对运动员的拉伸训练和柔韧性变化进行不断的监测。虽然我们都知道要对运动员的很多运动素质进行评估，但是我们却很少对柔韧性和肌肉－肌腱刚度进行评估，并且对于其对运动员运动表现的影响方面的研究也很少。因此，就算是对同一运动员训练前后进行对比或是在同一运动员群体中进行对比，我们都很难说清楚柔韧性对运动员运动表现到底有什么样的影响。设定一个标准的最佳柔韧性目标或者设计一个标准的拉伸训练计划基本是不太可能的，并且运动员训练计划永远都没有一个最佳标准。因此，我们进行拉伸训练的出发点应该是通过拉伸训练，来优化运动员运动表现的同时降低伤病发生率，并且我们的拉伸训练必须伴随对运动员柔韧性的监测才能达到目标。

> 肌肉拉伸必须伴随对运动员柔韧性的监测，这样我们才能优化运动员运动表现以降低受伤风险。

总结

肌肉拉伸训练是运动员常常采用的训练。然而，有关神经肌肉系统对于短时间拉伸（如赛前的拉伸）和长期的拉伸训练的适应性方面的内容，我们还并不是十分清楚。因此，给出一个统一的、可以适用于不同关节活动度、不同肌肉－肌腱刚度或对于肌肉发力要求不同的运动员的训练标准其实是不太可能的。尽管如此，当我们对运动员进行良好的拉伸训练后，还是有降低受伤风险并提升运动表现的潜在好处。我们需要对拉伸的类型（如动态拉伸、被动拉伸、静态拉伸、主动拉伸和 PNF 技术）以及拉伸的分期进行选择。当在运动前进行拉伸时，我们需要设定好拉伸的时间、组数和方式，并且在热身活动之前进行，这样我们可以最大化拉伸的好处，如增加关节活动度，增强运动表现，让运动员自我感觉身体已经做好准备。此外，这样做还能减少因为拉伸而造成的负面影响。不管怎样，拉伸都应该要使运动员的身体准备充分以迎接接下来的挑战。对运动员的柔韧性和运动表现进行监测也很重要，这样有助于优化拉伸训练计划，帮助运动员提升运动表现并降低伤病发生率。

参考文献

[1]Alonso, J., McHugh, M. P., Mullaney, M. J., & Tyler, T. F. (2009). Effect of hamstring flexibility on isometric knee flexion angle-torque relationship. Scandinavian Journal of Medicine and Science in Sports, 19 (2), 252-256.

[2]Handel, M., Horstmann, T., Dickhuth, H. H., & Gulch, R. W. (1997). Effects of contract-relax stretching training on muscle performance in athletes. European Journal of Applied Physiology and Occupational Physiology, 76 (5), 400-408.

[3]Jamtvedt, G., Herbert, R. D., Flottorp, S., Odgaard-Jensen, J., Havelsrud, K., Barratt, A., ... Oxman, A. D. (2010). A pragmatic randomised trial of stretching before and after physical activity to prevent injury and soreness. British Journal of Sports Medicine, 44 (14), 1002-1009.

[4]McKay, G. D., Goldie, P. A., Payne, W. R., & Oakes, B. W. (2001). Ankle injuries in basketball: injury rate and risk factors. British Journal of Sports Medicine, 35 (2), 103-108.

[5]Arnason, A., Sigurdsson, S. B., Gudmundsson, A., Holme, I., Engebretsen, L., & Bahr, R. (2004). Risk factors for injuries in football. American Journal of Sports Medicine, 32(1 Suppl), 5S-16S.

[6]Witvrouw, E., Danneels, L., Asselman, P., D'Have, T., & Cambier, D. (2003). Muscle flexibility as a risk factor for developing muscle injuries in male professional soccer players: A prospective study. American Journal of Sports Medicine, 31 (1), 41-46.

[7]Mandelbaum, B. R., Silvers, H. J., Watanabe, D. S., Knarr, J. F., Thomas, S. D., Griffin, L.Y., ... Garrett, W., Jr. (2005). Effectiveness of a neuromuscular and proprioceptive training program in preventing anterior cruciate ligament injuries in female athletes: 2-year follow-up. American Journal of Sports Medicine, 33 (7), 1003-1010.

[8]Olsen, O. E., Myklebust, G., Engebretsen, L., Holme, I., & Bahr, R. (2005). Exercises to prevent lower limb injuries in youth sports: Cluster randomised controlled trial. British Medical Journal, 330(7489), 449.

[9]Thacker, S. B., Gilchrist, J., Stroup, D. F., & Kimsey, C. D., Jr. (2004). The impact of stretching on sports injury risk: A systematic review of the literature. Medicine and Science in Sports and Exercise, 36(3), 371-378.

[10]McHugh, M. P., & Cosgrave, C. H. (2010). To stretch or not to stretch: The role of stretching in injury prevention and performance. Scandinavian Journal of Medicine and Science in Sports, 20(2), 169-181.

[11]Wilson, G. J., Murphy, A. J., & Pryor, J. F. (1994). Musculotendinous stiffness: Its relationship to eccentric, isometric, and concentric performance. Journal of Applied Physiology, 76 (6), 2714-2719.

[12]Kroll, P. G., Goodwin, M. E., Nelson, T. L., Ranelli, D. M., & Roos, K. (2001). The effect of increased hamstring flexibility on peak torque, work, and power production in subjects with seventy degrees or greater of straight leg raise. Physical Therapy, 81:A27.

[13]Wilson, G. J., Elliott, B.C., & Wood, G. A. (1992). Stretch shorten cycle performance enhancement through flexibility training. Medicine and Science in Sports and Exercise, 24. (1), 116-123.

[14]Kallerud, H., & Gleeson, N. (2013). Effects of stretching on performances involving stretch-shortening cycles. Sports Medicine, 43 (8), 733-750.

[15]Nelson, A. G., Kokkonen, J., Eldredge, C., Cornwell, A., & Glickman-Weiss, E. (2001). Chronic stretching and running economy. Scandinavian Journal of Medicine and Science in Sports, 11 (5), 260-265.

[16]Kay, A. D., & Blazevich, A. J. (2008). Reductions in active plantarflexor moment are significantly correlated with static stretch duration. European Journal of Sport Science, 8 (1), 41-46.

[17]Herda, T. J., Cramer, J. T., Ryan, E. D., McHugh, M. P., & Stout, J. R. (2008). Acute effects of static versus dynamic stretching on isometric peak torque, electromyography, and mechanomyography of the biceps femoris muscle. Journal of Strength and Conditioning Research, 22 (3), 809-817.

[18]Ayala, F., De Ste Croix, M., Sainz De Baranda, P., & Santonja, F. (2013). Acute effects of static and dynamic stretching on hamstring eccentric isokinetic strength and unilateral hamstring to quadriceps strength ratios. Journal of Sports Sciences, 31 (8), 831-839.

第三部分

损伤过程、预防和康复

第 14 章

肌肉损伤

丹尼尔·莱文德（Daniel Lewindon）、贾斯汀·李（Justin Lee）

引言

肌肉损伤在各类运动项目和不同水平的运动员中都会频繁出现。

当我们尝试提高运动员运动表现或比赛变得密集的时候，我们需要知道，运动员的肌肉可能承受不了运动强度、运动频率或训练量的增加。此外，肌肉损伤的复发率也很高，这可能有两个原因。第一，运动员面临着尽快回归赛场的压力；第二，我们对于损伤风险和伤后康复方面的认识不够。因为以上这些原因，复发肌肉损伤的康复时间可能要比首发肌肉损伤的康复时间更长 [1]。

在体育运动领域，我们和运动员都会面临受伤和康复方面的压力，作为这方面的专业人士，我们必须随时不断学习，了解软组织伤病预防和康复方面的知识。

在过去的十年里，伤后康复和功能重建方面已经有了很多高质量的研究，这有助于我们更好地认识肌肉功能以及肌肉损伤的诱因和影响。站在巨人的肩膀上，我们能够更好地选择康复策略，优化康复方案。医疗领域和体能领域的结合和合作能够让这两个领域的专家更好地进行软组织伤病预防和伤病管理。

本章的目的是：

- 简单地总结正常的肌肉功能，简述肌肉损伤的发生机制和病理生理学特征；
- 简述影像学检查对于伤病分级、伤后预测以及恢复运动的重要性；
- 讨论康复过程中关键的科学原理，特别是运动训练在组织修复，以及最终的功能恢复和康复并回归运动中的重要性；
- 回顾目前有关预防肌肉损伤方面的观点。

本章将着重于下肢软组织损伤的内容，其中我们着重关注腘绳肌拉伤（因为在所有需要跑步的运动中，腘绳肌损伤最常见）。但是，我们所讨论和使用的原则在所有肌群上都适用。

特定的肌肉功能

要想运动员成功地康复并回归赛场，我们必须要对受伤的肌肉在动力链中的重要性和日常生活的活动中我们对于这块肌肉的需求有一个透彻的了解。也就是说，更深入地了解特定肌肉的功能和结构能够帮助我们在康复进程中的轻重缓急方面更有针对性地进行训练选择。

从广义上说，肌肉－肌腱复合体（muscle tendon unit，MTU）是由收缩元件构成的，它被包裹在三层结缔组织中，两端通过肌腱与骨相连。我们都知道肌丝滑行理论，其已经有几十年的历史了，并且其在许多的生理学教科书中都是重要的基础知识之一。肌丝滑行理论认为，这些棘齿状的收缩元件（系统）通过收缩和拉长使我们的肢体产生活动。尽管这一理论能够很准确地解释和描述收缩元件的活动，但是，这一理论没有考虑游离肌腱（游离肌腱是指不与肌肉相连接的肌腱）和非收缩组织（在肌肉中的胶原纤维）的重要性，并且如果在高速或大负荷情况下进行肌肉的拉长和收缩，肌丝滑行理论就不能很好地解释肌肉的新陈代谢和时间效率。

然而，在高速或大负荷情况下的运动表现对于肌肉中的非收缩组织和游离肌腱是高度依赖的[2]。因为在这种情况下，这些组织对于产生力量和吸收缓冲都至关重要，我们将在第15章的肌腱部分讲这一点。需要强调的是，不管是预防还是康复，非收缩组织和游离肌腱对于肌肉损伤都至关重要。低效的弹性组织和不良的神经肌肉激活时间会增加肌肉系统的负荷，从而可能增加受伤风险。

肌肉－肌腱复合体作为力量放大器

在肌肉超等长收缩情况下，肌肉－肌腱复合体的肌腱部分像弹簧一样工作，储存弹性势能并加以利用。在这种情况下（通常在拉长－收缩循环中），足底和地面接触的时间可能很短，有观点认为，当肌肉在进行最大自主等长收缩时，肌肉－肌腱复合体中的游离肌腱部分和嵌入肌腱部分（intra-muscular tendon）的弹性组织会被拉长[2]。

肌肉－肌腱复合体作为减震器

在人体缓冲时（如高处落下、下坡行走、接球或抵抗重量或对手），肌肉－肌腱复合体中的肌腱部分最先被拉长，以迅速地吸收冲击力，而肌肉中的收缩元件则需要一定的反应时间来收缩，实现对能量的缓冲[3]。当关节活动度到达最大时（如在落地时踝关节的背伸），肌肉－肌腱复合体达到最大被拉长状态，此时肌腱开始收缩，将一部分能量转移到肌肉，而另一部分则被转化为热能。同时，肌肉渐渐从拉长和收缩状态变为休息状态，从而吸收从肌腱中转移过来的能量。但是很重要的是，肌肉缓冲的过程很慢，通过这一整个过程，肌肉－肌腱复合体对能量进行缓冲吸收，从而降低运动员受伤的概率。在这个过程中，肌肉－肌腱复合体中肌腱的作用至关重要，肌腱就像是肌肉－肌腱复合体中的缓冲器，将吸收能量的整个过程变长，以便更好地对力量进行缓冲（吸收相同能量时，时间越长，单位时间内机体所需承受的负荷就越少）[2]。

肌肉肌腱的这种离心工作的机制对于人体是十分重要的，这种机制不仅能降低伤病发生率，还能帮助机体更高效地发力。这样的离心工作需要人体中枢神经系统和周围神经系统协同工作，通过独特的神经信号来精确调整神经系统[4]。它们也需要人体内的肌腱和具有生物力学特征的部分来提供。因此，毫无疑问，离心训练是肌肉损伤康复中必不可少的一个部分[5]。

> 大负荷（大发力）/高速运动中，会涉及不同的生物力学特征和不同的神经通路，所以在我们的康复计划中，必须将这些不同生物力学特征和神经通路所对应的功能区分开来。

肌肉结构

骨骼肌的大小、纤维组成、肌肉形态、肌纤维排列，以及肌腱的大小和长度都有很大的不同。结构对应功能，这些肌肉在结构上的差异也能让我们明白它们在功能上的不同。因此，了解不同肌肉结构所对应的不同功能能够帮助我们在运动员进行康复或训练时更加有针对性。

肌肉形态

肌肉形态（定义为肌肉内肌纤维相对于肌肉发力方向的排列）可以很好地揭示肌肉的功能。简单来说，梭形肌内的肌纤维平行排列并且排列方向与肢体活动方向一致，所以梭形肌更适合于产生肢体活动。相反，羽状肌内的肌纤维排列则与中间肌腱有一定的夹角，而羽状肌的这种肌纤维排列方式使得其有潜在的节省空间的优势，能够让单位长度内的肌纤维数量更多，所以其结构决定了其功能是保持肢体刚度。相比于梭形肌，羽状肌的抗阻能力更强，更适合保持关节稳定[6]。

有新的研究证据表明，利用超声对有腘绳肌拉伤病史的运动员进行检查，结果发现他们的腘绳肌肌筋膜的长度显著减小，如果不加以干预，这种变化可能会成为二次损伤的风险因素[7]。

在一定程度上，游离肌腱的长度也能揭示我们之前讨论的肌肉的功能——肌腱长度越长，储存的能量越多，释放的能量越多。

最近的研究发现，在肌肉－肌腱联合处（muscle tendon junction，MTJ）的肌腱或肌筋膜组织与肌肉体积的比例也被认为与肌肉拉伤有关。我们已经发现，在股二头肌的长头腱处，肌腱或腱组织相对于肌肉体积越大，那么肌肉－肌腱联合处的压力就会越小，正因如此，压力可以被分散到面积更大的相关区域[8]。

肌纤维类型

肌肉中的肌纤维有两种，快肌纤维和慢肌纤维。这两种肌纤维在体积、能量需求和产生力的潜力上都不一样[9]。通过对目标肌群正常（基本）功能的认识，能够帮助我们了解该肌肉中肌纤维的比例。有了这些基本知识，我们才能很好地指导运动员对目标肌群进行康复，才能精确地控制训练的强度、持续时间、应该选用的负荷或运动时的速度。

实际案例

- 半腱肌和半膜肌虽然都被称作腘绳肌内侧并且在解剖学结构上也相近，但是它们的结构和功能是不同的。半腱肌的肌纤维长度更长，排列更平行，横截面面积更小，游离肌腱长度更长[6]。因此，结构决定功能，从生物力学的角度来说，半腱肌的结构决定了其能够在更大的关节活动范围内收缩，并且半腱肌的游离肌腱的长度决定其能够很好地进行缓冲，储存和利用弹性势能。
- 而半膜肌的纤维长度较短，横截面面积更大，游离肌腱长度更短。因此，半膜肌的功能可能更多地体现在通过提高膝关节内侧刚度来稳定膝关节和抵抗旋转应力方面。肌电图（EMG）研究显示，类似这样的肌肉选择性激活在上、下肢中都有出现[9, 10]。
- 比目鱼肌已被证明含有较高含量的 I 型 / 慢肌纤维，同时拥有一个非常大的横截面区域和较短的肌纤维长度。因此，比目鱼肌可以在较小的关节活动度产生更大的力并且有更强的抗疲劳能力[11]。
- 肱三头肌横截面面积较大并且肌纤维较长，因此肱三头肌的功能体现在要求大活动范围和大阻力的训练[11]。

肌肉的可塑性

肌肉组织具有高度的可塑性，短短几次的训练或是短短几天的制动都能让肌肉组织发生结构性的变化[12]。受伤后不正确的训练方式、卧床或是不必要的制动都可能使肌肉结构和肌纤维类型发生变化，从而使运动员发生二次损伤的风险增加。

从肌肉结构方面来说，腘绳肌损伤后的康复就是一个很好的例子，如果在受伤后只进行固定负荷的向心训练对运动员有不良影响，这样的训练会影响肌肉内侧活动范围（肌肉收缩从全范围的中点位到最大收缩位这一范围）内的峰值力量的角度，从而影响肌肉弹性。反过来说，腘绳肌受伤后我们应该将重点放在肌肉外侧活动范围（肌肉收缩从完全伸展到全范围的中点位这一范围）内的离心训练[13]。

目标肌肉的结构和具体功能对于肌肉功能重建训练项目的选择是有指导意义的，也就是说，我们要清楚地了解目标肌肉的结构和正常功能。肌肉是具有可塑性的，并且对于不同的刺激具有选择适应性（当然，缺乏有效的刺激也会使得肌肉结构发生变化）。

受伤过程

肌肉损伤大致可以分为拉伤、挫伤及割裂伤[14]。大体来说，从这些伤病中康复，肌肉主要经历组织修复和再生，而修复占主导地位。这一过程的主要特征是由胶原蛋白组成的瘢痕的形成和成熟。出于本章目的的考虑，我们会着重讲述肌肉拉伤的生物力学和病理生理学特征。

生物力学特征

最典型的，肌肉快速地离心收缩或肌肉在被拉长的状态下被激活收缩，超过了肌肉－肌腱复合体所能承受的负荷，造成肌肉和神经血管组织的损伤[14]。损伤部位最常见于肌肉－肌腱联合处，当然，损伤有时也发生在更浅层的肌筋膜组织，有时甚至还会累及游离肌腱，更严重时这三种情况都会出现[15]。

值得一提的是，单纯的肌筋膜组织的损伤的恢复比包括肌肉－肌腱联合处损伤或游离肌腱损伤在内的损伤要快得多。

还有一种情况并不是很常见，但是一旦发生，导致的问题就更加严重，即过度拉伸，超出了肌肉所能承受的范围，这种情况在腘绳肌中比较常见。在芭蕾舞运动、滑冰运动，以及橄榄球、足球和网球运动中的一些特殊动作有可能会导致这种情况（如橄榄球运动的争球，或是网球运动的分腿垫步）[16]。尽管过度拉伸造成的损伤在一开始看上去并不是很严重，但是其康复时间却相对来说更长[17]。有趣的是，因过度拉伸而导致的肌肉损伤通常最先累及半膜肌肌腱（80%以上）[16, 17]。如上文所述，半膜肌因其独特的结构使得其在关节活动度很大时更容易受伤。

神经肌肉疲劳也会在很大程度上增加肌肉受伤风险。流行病学研究显示，肌肉损伤的发生率在比赛的第三节和第四节大大增加[18, 19, 20]。肌电图研究显示，在使受试者进行一轮重复冲刺跑后，受试者的肱二头肌长头处的神经肌肉离心活动显著减弱，并且膝关节屈肌的离心肌力也显著降低[18]。所以我们认为，这样（疲劳）会增加运动员肌肉拉伤的风险。

病理生理学特征

肌肉受伤后，肌肉及其周围的组织通常会经历 4 个阶段的修复过程，这一内容在表 14.1 中有简要的介绍。

在肌肉出现伤病后，肌肉会出现一种"断电"的情况，这是因为肌肉内的兴奋收缩耦联停止工作。其实这对肌肉是有好处的，这种"罢工"可以避免肌肉进一步受到损伤，同时在最开始的炎症阶段，肌肉处于"全通电"的状态，通常在 5 ～ 7 天后消退 [21]。

每个阶段的肌肉组织修复时间都是不同的却是相互影响的。我们已经有了这样的共识：在伤后的 2 ～ 3 天都应该特别注意，最小化受伤处肌肉的压力，这段时间之后，便应该在无痛状态下进行肌肉的等长收缩训练 [14]。

肌肉修复和痊愈的过程可能需要持续数月，并且研究发现痊愈过程耗费的时间与个体的功能恢复之间没有线性的联系。影像学检查证据表明，运动员的功能往往在其损伤康复之前就已经完全恢复了 [14, 22]。

因此，毫无疑问，了解肌肉损伤的病理生理学特征能指导我们对处于伤后急性期的运动员进行健康管理。但是，我们却不能让病理生理学所界定的修复和痊愈时间主导我们的康复策略。出于生理学的考虑，必须要与其他指标如敏感性、客观性、功能性等指标相结合，来保证整个康复进程。在康复过程中，我们永远要将运动员放在整个康复进程的中心，从运动员的角度出发，考虑病情，不仅仅是因为受伤情况因人而异，更因为运动员伤病的严重程度和康复时间对于运动员何时才能重返赛场有重大的指导意义 [23]。

表 14.1 损伤修复过程

阶段	主要标志	时间
出血	稳定出血	几小时
炎症阶段	炎症级联反应（细胞转移到受伤处，清除废物，开始修复）	持续几天
组织修复和重塑阶段	主要是组织的修复和再生，标志是新的血管的生成和胶原纤维瘢痕的生成	持续 1 ～ 3 周
成熟阶段	瘢痕的进一步强化成熟，新的纤维的生成	持续数月

组织修复和愈合的时间通常是可以预测的，但是组织修复和愈合的时间却并不一定与功能的恢复一致 [22]。

影像学检查的重要性

随着影像学技术的发展和更多的应用，我们对肌肉损伤的认识也有了很大的进步。这一进步帮助临床医生诊断更加精确，以往只能对肌肉损伤进行 1 ～ 3 级的分级，而现在通过影像学技术，临床医生能精确定位肌肉损伤的部位到底是在肌肉 – 肌腱复合体中的哪个位置。这种变化或进步很大程度取决于技术的更新换代。

在过去的 20 年里，影像学技术在急性肌肉损伤评估中的地位已经有了巨大的变化，过去影像学检查的结果几乎不能直接下诊断，而现在影像学检查已经能够精确到定位损伤或撕裂的具体位置、撕裂长度以及肌肉水肿面积。

磁共振成像（magnetic resonance imaging，MRI）也是诊断间接肌肉损伤的选择之一，其在进行 I 度肌肉损伤和帮助判断间接性肌肉损伤预后方面比超声诊断更加准确。虽然超声诊断并不是非常敏感，但其受到更多使用者的依赖。在急性肌肉损伤的诊断方面，超声诊断已经变得越来越受欢迎。超声诊断相对磁共振成像来说有几个优点，包括体积小、造价低、方便、可携带且可进行动态诊断。

肌肉损伤分级

表 14.2 描述的是欧洲足球冠军联赛使用的肌肉损伤放射性检查分级系统 [24]。

表中展示的足球运动员的损伤恢复时间虽然为我们大致预测损伤恢复时间提供了一个基本的参考，但是我们必须明白，没有两种损伤是完全一样的。

表 14.2　腘绳肌拉伤分级的 MRI 影像学特征表现

等级	在 MRI 中的表现	平均恢复时间 / 天
0	没有明显的肌肉水肿或宏观结构的异常。可能存在细微的肌肉损伤，但是低于当前 MRI 检查的敏感性	8
1	在流体敏感的脂肪抑制序列中，在损伤部位的肌肉可以看到羽毛状增强信号，但肌肉的宏观结构没有扭曲变化	17
2	羽状肌水肿和损伤部位的正常变化。通常，筋膜周围液体广泛依赖重力方式从损伤部位扩散	22
3	肌腱单位完全断裂，断裂的部位血肿。肌腱靠近身体的一侧而不是远（止）端更容易出现 3 级的肌腱损伤	73

损伤恢复的时间也受多种内源性因素和外源性因素的影响，而有一些因素是不可改变的，包括年龄、既往伤病史、肌肉肌纤维类型；而有些因素是可以通过干预来纠正改变的，包括肌肉力量、柔韧性或训练方式。对于表 14.2 中列出来的肌肉损伤的康复时间我们也要谨慎看待，并且不要将某一肌群的康复时间应用到其他肌群，这样做是不明智的。

管理肌肉损伤

肌肉损伤的成功康复需要科学与艺术的结合。本章主要讲的是"科学"的部分，而"艺术"的部分其实不是那么好形容。"艺术"这一部分很大程度上是取决于我们的临床经验和其他很多因素，包括我们与运动员之间的关系以及我们对于运动员从事的运动的了解程度。这一部分是不能被忽视的，并且与"科学"部分同等重要。在康复中，我们的直觉（敏感性）、沟通能力、换位思考能力都是十分宝贵的技能和素质。

我们将康复的进程大概分为了三个阶段：

- 急性期康复；
- 渐进负重阶段；
- 恢复运动表现。

第一阶段：急性期康复

这是损伤后最先进入的阶段，机体将稳定出血并开始组织的修复和再生。通常来说，从治疗的角度来看，通过冰敷和加压我们能解决疼痛和炎症的问题。短暂的制动也是很有必要的，因为肌肉被激活拉长和负重的环境其实对于瘢痕组织的形成和恢复都是不利的 [2]。对于腘绳肌拉伤的急性期，运动员可能需要使用拐杖或抬高患肢；对于肱二头肌拉伤的急性期；运动员可能需要悬吊前臂；对于腹斜肌拉伤的急性期，运动员则可能需要固定腹部。

> 不负重的决定主要取决于临床诊断，但是，只应在正常负重无痛前使用。就如我们之前提到的，肌肉萎缩的发生十分迅速，特别是当肌肉不负重时。

冰敷

"冰敷－冰敷－冰敷（ice-ice-ice）"已经成为每一个运动医学从业人士最常用的减少继发性损伤和控制炎症的方法，但是实际上，对于怎样最好地使用冰敷，还缺少一个准确、清晰并且有临床依据的说法 [25]。根据损伤的深度来决定冰敷的时间当然是说得通的，但是如果将脂肪细胞纳入考虑，这又会复杂许多。目前，我们主要认为，冰敷最主要的用途还是缓解疼痛以使运动员保持更好的身体功能，或缓解疼痛以利于功能的恢复。

> 冰敷通常采用每 2 个小时冰敷 10 ～ 20 分钟的疗法，当然具体还是要取决于运动员的反应。目前，冰敷依然是我们最好的策略，但同时冰敷的方法还需要进一步的研究。

药物、注射和饮食

在损伤的急性期最好避免使用抗炎症药物，因为抑制正常炎症反应并不是最明智的选择，并且有一些研究已经表明使用抗炎症药物的效果并不是很理想 [26]。

最近，也有很多文献提出了一些新颖的注射疗法，但是我们这一章不会讨论这一点，因为根据我们的经验，注射疗法并不能对康复的时间产生很积极的影响。但是在损伤后的急性期保持良好的饮食却是很重要的，详情参考第 4 章。

负重训练

在经历了早期的短暂休息之后，受伤组织便需要进行低强度的负重训练，这将有助于促进损伤的恢复并尽可能延缓或预防肌肉萎缩。但是，我们一定要对受伤部位进行实时监测（包括疼痛情况、炎症标志物、关节活动度等）来确保负荷是合适的，不会对运动员造成伤害。

在早期，运动员可以在减重跑台或游泳池内进行负重（部分负重）训练，从而慢慢过渡到完全负重训练。当然也可以使运动员在关节活动的中间范围小心地进行低强度的等长收缩，并且一定要注意肌肉缓慢低强度发力。在中间范围内进行肌肉的等长收缩可以使拉伤部位的肌纤维最小化地激活，这对于肌肉发力是有好处的。

> "保护压力线"是很关键的一个概念。我们需要尊重受伤部位的脆弱性，提供一个有利于组织修复愈合的最佳环境，但是又必须谨记，一个部位的受伤并不意味着运动员身体的其他部位就要罢工，其他部位同时也需要训练。

正如第 1 章中所讨论的，损伤其实也是一个帮助运动员提高竞技表现的契机，所以我们的思维模式是要给运动员强调什么能做而不是什么不能做。虽然受伤后运动员的提高是生理上、心理上的技术还是战术上的取决于具体的损伤和损伤的严重程度，但是我们的工作是使运动员的注意力从伤病上转移开来，不要过分集中在伤病本身。

在这一阶段，我们要找到一种新的训练方法，来保持运动员的健康水平和力量水平。但是同时又要注意不要对患处施加不利于组织愈合和修复的压力，简单来说，重点就是避开任何会阻碍康复或可能导致二次损伤的训练。因此，在这一阶段我们可能会进行上肢力量训练、单腿训练或卧位训练。

电刺激疗法和血流限制训练

为了使运动员"获利最大化"，我们还需要一些辅助的方法来激活肌肉，电刺激疗法（在一定程度上治疗部位离患处稍远，但是要作用在目标肌群）和低强度的血流限制训练就是很好的选择。

在腘绳肌拉伤后，腘绳肌周围的神经组织也发生了巨大的变化，变得迟滞，因此，在这时进行电刺激疗法能使神经和肌肉同步康复，是有潜在好处的。

实验研究和临床证据都已经证明，相较于传统力量训练而言，血流限制训练能够在更低的强度提升肌肉力量和促进肌肉增长 [27]，但是从细胞层面来讲，在软组织损伤后何时进行血流限制训练还是一个未知数。

下文中列举了一些早期负重训练的例子。

早期的训练是一个循序渐进的过程，运动员功能的恢复和症状的减轻是重要标志，虽然如此，我们还是要将病情的严重程度纳入考虑，这很重要。我们必须要确保运动员恢复到了良好的状态，在增加负荷的同时不会增加受伤的风险。

在康复期的任何阶段我们都可以用准出标准来进行风险验证，具体例子如表 14.3～表 14.6 所示。在腘绳肌损伤急性期的准出标准（如表 14.6 所示）中，很明显，第 1 条标准表明运动员已经有了低强度的负重能力，而第 2 条标准表明运动员急性期的炎症反应已经趋于稳定，达到最后 2 条标准表示运动员已经可以进行低强度的慢跑。在进行低强度慢跑时，腘绳肌通过双关节的活动或跑动时摆腿中期被拉伸，在这样的环境下，腘绳肌是处于一个舒适的体位，并且在摆动中期到摆动末期和支撑期，腘绳肌也是处于一个比较舒适的体位进行等长收缩（但是张力更低）。如果对运动员是否应该进入负重阶段有任何的担忧，下表这些例子能够给你信心。

表 14.3 肌肉伤后急性期进行电刺激疗法和血流限制训练的例子（股四头肌拉伤的急性期）

关键词	位置	设定	训练
电刺激疗法	覆盖目标肌群的远端和近端	30～40 赫兹间歇放电程序 3 组，每组重复 15 次（组间休息）	坐姿位伸膝
血流限制训练	大腿上缘	100 毫米汞柱（1 毫米汞柱 =133.28 帕）的恒定压力 3 组，每组重复 15 次（休息时降低压力）	

表 14.4 急性期训练举例（小腿三头肌负重训练）

练习项目	数量	持续时间	幅度
坐姿提踵	5 组	保持 6 秒	等长收缩

表 14.5　急性期训练举例（冈下肌负重训练）

练习项目	数量	持续时间	幅度
靠墙外旋	5 组	保持 6 秒	等长收缩

表 14.6　腘绳肌损伤急性期的准出标准

标准
1. 无痛步态，能够使用楼梯上下楼，能够进行自重深蹲
2. 肌肉晨僵或激惹状态减轻
3. 进行坐姿位伸膝时，相较于健侧，患侧在 75% 以上的关节活动范围内没有疼痛
4. 单腿臀桥，在膝关节屈曲 90 度、45 度和小于 30 度时保持动作都没有出现疼痛

> 如果要进入康复的第二个阶段，应当达到以下标准：
>
> - 解决日常生活和活动中疼痛的问题；
> - 相较于健侧，患侧在大于 75% 的关节活动范围内活动都没有疼痛；
> - 在中间范围、外侧范围和内侧范围内进行肌肉等长收缩都没有疼痛；
> - 炎症反应稳定。

第二阶段：渐进式负重阶段

　　一旦运动员在日常生活的简单活动中可以正常地使用受伤部位，我们就可以通过不断地调整负荷、训练强度、训练速度和动作复杂性来提高组织承受压力的能力。

　　持续地监测训练或负荷的强度是至关重要的，这样可以保证负荷不超过运动员的耐受范围，并且不再进入炎症反应的恶性循环或二次损伤。我们要仔细地和谨慎地计划我们方案里的每一个因素，不要让这些训练的诱惑（负荷渐进的诱惑）蒙蔽了受伤运动员（让其不能正确地认识自己的身体状态）。我们需要阶段性地计划和实施我们的功能重建方案，来给运动员足够的时间适应，最终达到最好的康复效果。

“你不能在独木舟上发射炮弹”

　　无论是下肢肌肉损伤还是上肢肌肉损伤，在康复训练中都应该注意躯干（核心）和四肢功能之间的关系。简单来说，就是要让躯干在四肢活动或发力时保持稳定或处在正确的位置，我们所选择的训练动作要和运动员从事的运动相关并且要让躯干暴露它的不足（包括肌力不足、控制力不足）。

　　　躯干适当的稳定性对于降低损伤风险毫无疑问是非常重要的，特别是对于髋关节肌肉的损伤。这一理论在腘绳肌伤后的康复中已经得到证明，良好的核心肌肉力量会带来良好的康复效果 [28]。同理也可以延伸到像足部和踝关节这些动力链的末端环节，因为这一影响（核心稳定性）会在动力链中相互影响，并向远端传递。

特殊负重训练

　　如前文所述，我们选择的训练要能够具有代表性地帮助运动员改善肌肉各项机能，包括肌肉结构、肌肉形态、神经肌肉功能，最大限度地达到我们的预期。永远都要考虑进行肌肉锻炼的平面，确保关节和肌肉在其相应的平面和幅度内活动。我们一定要在训练中考虑和结合所有因素来确保训练能够达到这样的目标。

实例

　　在腘绳肌伤后康复过程中，坐姿位、向心位可能导致神经肌肉的顺应性改变，增加受伤风险。一般好的模型可以看到负荷的进展，保持急性恢复期的等距主题，即渐进控制力臂、负荷、活动速度、不对称性与降低可预测性 [12]。然后必须进入下一个进程，包括主动拉长 / 离心运动，根据我们对上述肌肉功能的描述，首先将目标肌肉作为"缓冲器"，然后作为一个"放大器"。

　　图 14.1 和图 14.2 中分别展示了腘绳肌和内收肌伤后康复的渐进负重训练的例子。

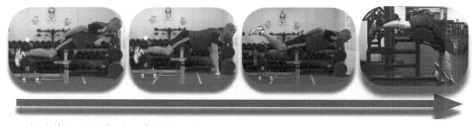

　　渐进等长收缩负荷，有以下方法：

　　　1. 增加负荷（外部负荷）；

　　　2. 进行非对称负重训练；

　　　3. 髋关节进行离心动作。

图 14.1　腘绳肌伤后康复的渐进负重训练

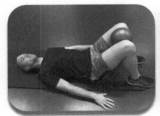 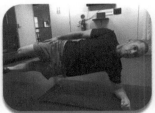 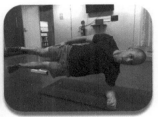

渐进等长收缩负荷，有以下方法：

1. 增加负荷（外部负荷）；

2. 进行离心训练（侧向箭步蹲、跨步滑行）；

3. 提高动作速度和动作复杂性。

图 14.2 内收肌伤后康复的渐进负重训练

离心训练必不可少

在康复进程中让运动员进行离心训练是必不可少的。就像我们整章都在强调的，肌肉拉伤最常见于肌肉做离心收缩时，而在肌肉受伤后要使肌肉重新恢复功能，需要肌肉在神经层面和结构层面都重新恢复正常 [5, 12, 29]。

有大量的研究强调了北欧式腘绳肌练习有保护腘绳肌的效果，这也是本章不得不提到的特殊训练 [28]。这种"缓冲"训练在整个腘绳肌的康复进程中都应该被选择。

动态对应

除了专项的肌肉负重训练，我们还应该进行一些功能性动作训练，以确保我们是将运动员看作一个整体来进行功能重建，而不是专注于某一区域。举一些简单的例子：深蹲、上台阶练习、推雪橇以及多方向拖雪橇训练对于有下肢伤病的田径、举重运动员，或者不稳定的俯卧撑训练、单手拉绳和摔跤训练对于有上肢伤病的对抗性运动的运动员都是很好的。

至关重要的是要转移运动员集中在自身损伤上的注意力。这主要通过让运动员执行熟悉的目标动作以及在基础技能的训练上布置更多任务，从而使运动员的大脑和身体在同等程度融入训练之中实现。

重返跑步训练

在运动员遭受肌肉损伤之后，通过密切地监测和严格的准出标准来使运动员尽早地重返跑步是十分成功的。重返跑步训练对运动员和教练来说都是十分具有诱惑力的里程碑，所以我们很有可能太急于求成。因此，我们需要非常清楚怎样才能进行跑步训练，怎样开始跑步训练，怎样推进跑步训练。深刻意识到这一点的重要性以及跑步对于肌肉的要求是十分重要的，这样才能确保我们以最小的风险来使运动员重新恢复肌肉力量、发力率以及肌肉耐受力。

通常，我们通过结合增加跑步时的负荷、步频、速度和在进行适当肌肉训练时监测肌肉的反应来达到上述目标 [30]。同时，对于直线跑步来说，我们还可以通过改变接触面（如沙地、软硬交替的跑道）来渐进训练。

实例

加速跑就是一个很好的例子。在加速跑时，运动员加速，保持特定的步频，然后在一定距离内减速。我们可以通过改变运动员中间阶段的速度或加速、减速阶段的距离来改变难度 [30]。

在训练的开始阶段按照一天训练、一天休息的比例进行训练是很明智的，这样可以让运动员在下一次训练前能够有足够的时间来进行身体的恢复。一旦我们发现运动员能够承受这样的频率，我们就可以将训练强度渐进到训练两天、休息一天。通常来说，对于田赛的项目，这样的频率其实和他们平常每周的训练频率一致。而当运动员的身体状态表现出他们可以耐受更高频率的训练时，我们就可以渐进到训练三天、休息一天的频率。也有很多种方法可以测试出运动员的耐受力，例如主观的肌肉酸痛和疲劳评分，客观的关节活动度和肌肉收缩功能测试。关于跑步生物力学和跑步康复的更加详细的内容可以参见第 9 章。

增加功能重建的复杂性

许多运动要求运动员在比赛的很短时间内就要做出很多截然不同的动作。举例来说，一个橄榄球运动员，当他在追球时，他需要：

- 尽全力加速 30 米；
- 在躲避对手时突然减速；
- 纵跳来争球以重新获得球权；
- 在受到对方阻挡时依然全力向前跑；
- 为了下次进攻，要以快速的节奏跑 40 米的弧线回到进攻线上。

如果我们关注到这些动作对于肌肉的要求，那很明显，我们需要通过将不同板块的完全不同的训练结合起来，以增加训练的复杂性，所以运动对于肌肉具体的要求是康复中很重要的一个组成部分。结合实际，这可能意味着将康复训练按以下列方式组合（如表 14.7 和表 14.8 所示）。

随着训练的渐进，使运动员在训练前预疲劳，进一步增加肌肉和神经肌肉系统所需承受的压力，能够使功能上已经可以进入下一阶段训练的运动员更有信心。

表 14.7　将多种动作融入康复训练

过渡训练（股直肌撕裂损伤的英式橄榄球运动员）
1. 特定的负重训练：8 次离心仰卧起坐 +10 千克负重
2. 功能训练 1：上 / 下，加速 5 米，撞击对抗垫
3. 功能训练 2：拖雪橇熊爬 10 米（大重量）
4. 功能训练 3：以 3/4 的步频进行 30 米的恢复跑 + 带球或穿过目标技巧训练，休息 60 秒

表 14.8　渐进康复阶段的准出标准

腘绳肌损伤渐进康复阶段的准出标准
1. 以最大速度的 80% 进行 10 组 ×50 米的加速 / 减速跑并伴随已知方向的变向
2. 进行 20 分钟的低强度技能训练：无对抗（部分阶段内容 <最大速度的 70%）
3. 恢复 80% 以上的单腿对称俯卧位等距拉伸 + 俯卧位负重训练
4. 恢复 80% 以上的单腿对称硬拉强度、能力和形式
5. 恢复 80% 以上的单腿对称加速强度、能力和形式
6. 对康复训练没有不良反应

准出标准

以下是一个英式橄榄球运动员结束这一阶段康复训练进入重返训练阶段的准出标准。

> 当运动员满足以下条件后，就可以渐进到第三阶段的康复训练中：
> - 对康复训练没有不良反应；
> - 在关节活动全范围内都没有疼痛；
> - 肌肉收缩功能或肌肉力量达到健侧的 85% 以上，并且没有疼痛；
> - 开始在低速的情况下进行与其专项相关的技能训练（如跑步、轻踢、击球、投掷）。

第三阶段：恢复运动表现

当运动员的肌肉力量素质和功能恢复到和伤前差不多的水平以后，运动员就会期望将训练水平提升到竞技水平。但是很显然，运动员肌肉功能层面的能力还需要很长时间的监测和训练才能恢复到竞技水平。在接近真实赛场的环境中，用准确的教练主导的评估手段来对运动员的关键动作以及在训练中面对压力和对抗时的自信进行评估能够真正给予运动团队里的每个成员以信心，让他们确保运动员真正已经准备好重返竞技比赛。有关肌肉功能的这部分内容在第 18 章中有详细的介绍。

特定的肌肉测试

在这一阶段，任何测试都应该尽可能彻底全面地量化目标肌群的肌肉力量和肌肉功能。这一过程可能包括单独的肌肉力量测试、整个肢体完成功能动作的能力测试，或者两者一起测试。要素如下所述：

- 肌肉力量以及峰值力矩角度（这一角度是否与肌肉应有的功能相契合）；
- 肌肉功能；
- 力量发展速率；
- 神经肌肉协调性以及神经肌肉募集时序。

毫无疑问，我们需要一些设备来获得相关数据，而在实验室外，这些设备可能并不是十分常见（如等速肌力测试仪、测力台、纵跳测试仪）。尽管如此，我们还是要尽最大的努力来确保运动员的肌肉已经达到重返竞技水平。下列例子能够给读者提供多种解决方案。

实例

- 冈下肌耐力测试：使运动员侧卧位负重 5 千克进行肩关节外旋。
- 腘绳肌拉伤后，使用等速肌力测试仪可以准确地测试出运动员的肌肉力量、力量发展速率、峰值力矩角度以及主动肌与拮抗肌的肌力比值。
- 腓肠肌拉伤后，可以用测力台来进行单腿反应、肌肉强度测试（从 20 厘米高度单腿落地跳）。
- 在股四头肌拉伤后，可以用三级跳来对单腿爆发力进行评估。

达到以下准出标准后，才能允许运动员过渡到重返竞技比赛阶段：

- 以受伤前的能力（表现）完成比赛强度的训练，无论怎样，都应该使用一些客观的重返运动表现的标志来证明运动员有这样的能力，例如，奔跑速度、跳跃高度或踢球距离；
- 患侧的肌肉力量、爆发力和功能恢复到基线或恢复到健侧的 90% 以上；
- 运动员对于患处的信心完全恢复，可以在没有保护的情况下进行肌肉完全收缩。

预防二次损伤：目前的概念

我们广泛认同，如果一位运动员在没有经过影像学检查确认，没有经过特殊处理来降低受伤风险之前就重返运动，那么在接下来一段时间内，该运动员受伤的风险就会大大增加。就算在单独的肌肉组织检查、功能评估、运动员运动表现评估结果都正常以后，伤病还是很有可能复发，所以对于伤病的预防工作一直都要进行下去，这是康复过程中很重要的一个部分。最近的研究已经证实，肌肉力量和功能恢复后，在肌电图中显示的肌肉电位也存在延迟 [31]。

从基本的持续性伤病预防的角度出发，我们应该注意以下几个关键要点：
- 关节活动度重新恢复或保持；
- 使肌肉组织做好充分的准备；
- 注重发展离心肌肉力量；
- 协同肌的评估和发展；
- 与专项动作相关的训练。

损伤预防的重要内容——关节活动度

关节活动度的降低是肌肉损伤后最典型的问题之一。无论关节活动度的降低是因为组织结构变化或瘢痕生成，还是简单的神经调节来使机体避免处于易受伤的体位（如外侧范围），只要我们发现了关节活动度的降低，我们就应该解决这一问题。关于拉伸及其应用的详细信息不在本章讨论范围内，这方面的内容在第13 章中有详细描述。尽管还没有很清楚的证据和文献证明活动前拉伸能够降低受伤风险，但是由于受伤导致功能性关节活动度降低，无法达到运动要求，会增加运动员受伤风险，这是毫无疑问的。

损伤预防的重要内容——热身活动

热身是任何训练课程中的基本环节。热身活动的好处包括增加肌肉温度、增加神经肌肉活性、增加组织顺应性。对于有肌肉损伤史的运动员，我们需要延长其热身的时间，来使其有足够的时间确保肌肉 - 肌腱复合体的温度和神经肌肉活性都处于一个最佳的状态。

损伤预防的重要内容——离心训练

已经有实验证明，离心训练能够通过增加肌肉组织活动范围，甚至增加胶原纤维长度来增加外侧范围肌肉力量，从而减少受伤的风险 [32]。如前所述，根据肌肉的功能训练肌肉将确保运动员的神经系统得到适当的调整。离心训练的保护作用的产生是迅速的，我们认为这是由于神经系统功能的增强导致的 [33]。单从组织的角度出发，离心训练应该被认为是任何肌肉损伤预防和康复计划的一部分。

损伤预防的重要内容——协同肌

没有肌肉是独立工作的，事实上，评估因果关系可能包括某些初始风险，即可能包括理解协同肌的功能和力量。例如，处理腘绳肌拉伤时，要将臀大肌和大收肌肌力纳入考虑，因为这两块肌肉也参与伸髋。

损伤预防的重要内容——运动能力

要尽可能通过体能训练帮助运动员重新获得与其运动项目相关的能力与伤病耐受力。对于跑步运动员来说，只进行向心的双腿深蹲（发展下肢力量的很好的训练方式）对于其保持后链的动能是完全不够的。这意味着，如果这块肌肉是高速肌肉（如股四头肌、腓肠肌），那么我们的训练就应包括高速训练。如果只在低速环境下进行训练，我们无法能要求这些肌肉耐受高速环境。

总结

肌肉损伤依然在运动伤病中占很大的比例。高效的康复训练要求我们对于目标肌群的结构和特殊的功能有清晰的了解且将相关知识很好地运用到运动处方中。肌肉损伤后的训练需要注重离心训练并且每一阶段的准出标准要清晰合理。最重要的是，运动员重返运动并不意味着功能重建的结束，运动员需要在这之后继续进行康复来降低未来的损伤发生概率。

参考文献

[1]Fyfe, J., Opar, D., Williams, M. et al. (2013). The role of neuromuscular inhibition in hamstring injury recurrence. Journal of Electromyography and Kinesiology 23, 523-530.

[2]Roberts, T. J., & Konow, N. (2013). How tendons buffer energy dissipation by muscle. Exercise Sport Science Review, 41 (4), 186-193.

[3]Ishikawa, M., Pakaslahti, J., & Komi, P. (2007). Medial gastrocnemius muscle behavior during human running and walking. Gait Posture 25 (3), 380-384.

[4]Hoppeler, H., & Hertz, W. (2014). Eccentric exercise: Many questions unanswered. Journal of Applied Physiology, 116 , 1405-1406.

[5]LaStayo, P., Woolf, J., Lewek, M. et al. (2003). Eccentric muscle contractions: Their contribution to injury, prevention, rehabilitation, and sports. Journal of Orthopaedics and Sports Physical Therapy, 33, 557-571.

[6]Ward, S., Eng, C., Smallwood, L. et al. (2009). Current measurements of lower extremity muscle architecture accurate? Clinical Orthopaedic Related Research, 467 , 1074-1082.

[7]Timmins, R. et al. Differences exist in the architectural characteristics of the biceps femoris long head in previously injured individuals. Journal of Science and Medicine in Sport, 18 , e143-e144.

[8]Fiorentino, N. M., & Blemker, S. S. (2014). Musculotendon variability influences tissue strains experienced by the bicepsfFemoris long head muscle during high-speed running. Journal of Biomechanics, 47 (13), 3325-3333.

[9]Schiaffino, S., & Reggiani, C. (2011). Fiber types in mammalian skeletal muscles. Physiological Reviews, 91 , 1447-1531.

[10]McAllister, M., Hammond, K., Schilling, B. et al. (2014). Muscle activation during various hamstring exercises. Journal of Strength & Conditioning Research, 28 (6), 1573-1580.

[11]Wickiewicz, T., Roy, R., Powell, P. et al. (1983). Muscle architecture of the human lower limb. Clinical Orthopaedics and Related Research, 179 , 275-283.

[12]Lieber, R. L. (2009). Skeletal muscle structure, function, and plasticity. Baltimore, MD: Lippincott Williams & Wilkins.

[13]Brockett, C. L., Morgan, D. L., & Proske, U. (2004). Predicting hamstring strain injury in elite athletes. Medicine & Science in Sports & Exercise, 36 (3), 379-387.

[14]Järvinen, T. A., Järvinen, T. L., Kääriäinen, M. et al. (2005). Muscle injuries: Biology and treatment. American Journal of Sports Medicine, 33 , 745.

[15]Pollock, N., James, S. L., Lee, J. C., & Chakraverty, R. (2014). British athletics muscle injury classification: A new grading system. British Journal of Sports Medicine, 48 (18), 1347-1351.

[16]Askling, C. (2011). Types of hamstring injuries in sports. British Journal of Sports Medicine, 45 (2), e2.

[17]Askling, C. M., Tengvar, M., Saartok, T., & Thorstensson, A. (2008). Proximal hamstring strains of stretching type in different sports injury situations, clinical and magnetic resonance imaging characteristics, and return to sport. The American Journal of Sports Medicine, 36 (9), 1799-1804.

[18]Timmins, R. G., Opar, D. A., Williams, M. D., Schache, A. G. et al. (2014). Reduced biceps femoris myoelectrical activity influences eccentric knee flexor weakness after repeat sprint running. Scandinavian Journal of Medicine & Science in Sports, 24 , 299-305.

[19]Brooks, J. H., Fuller, C. W., Kemp, S.P.T., & Reddin, D. B. (2005). Epidemiology of injuries in English professional rugby union: Part 1 match injuries. British Journal of Sports Medicine, 39 (10), 757-766.

[20]Brooks, J. H., Fuller, C. W., Kemp, S. P., & Reddin, D. B. (2006). Incidence, risk, and prevention of hamstring muscle injuries in professional rugby union. The American Journal of Sports Medicine, 34(8), 1297-1306.

[21]Warren, G. L., Ingalls, C. P., Lowe, D. A. et al. (2001). Excitation-contraction uncoupling: Major role in contraction-induced muscle injury. Exercise and Sport Sciences Reviews, 29

(2), 82-87.

[22]Orchard, J., & Best, T. (2002). The management of muscle strain injuries: An early return versus the risk of recurrence. Clinical Journal of Sport Medicine, 12 (1), 3-5.

[23]Moen, M., Reurink, G., Weir, A. et al. (2014). Predicting return to play after hamstring injuries. British Journal of Sports Medicine, 48, 1358-1363.

[24]Ekstrand, J., Healy, J. C., Waldén, M., Lee, J. C., English, B., & H.gglund, M. (2012). Hamstring muscle injuries in professional football: The correlation of MRI findings with return to play. British Journal of Sports Medicine, 46 (2), 112-117.

[25]Bleakley, C., Glasgow, P., Webb, M. (2012). Cooling an acute muscle injury: Can basic scientific theory translate into the clinical setting? British Journal of Sports Medicine, 46 , 296-298.

[26]Orchard, J., Best, T., Mueller-Wohlfahrt, H. et al. (2008). The early management of muscle strains in the elite athlete: best practice in a world with a limited evidence basis. British Journal of Sports Medicine, 42 (3), 158-159.

[27]Wernbom, M., Augustsson, J., & Raastad, T. (2008). Ischemic strength training: A low-load alternative to heavy resistance exercise? Scandinavian Journal of Medicine & Science in Sports, 18 , 401-416.

[28]Sherry, M.A., & Best, T.M. (2004). A comparison of 2 rehabilitation programs in the treatment of acute hamstring strains. Journal of Orthopaedic & Sports Physical Therapy, 34. (3), 116-125.

[29]Thorborg, K. (2012). Why hamstring eccentrics are hamstring essentials. British Journal of Sports Medicine, 46 (7), 463-465.

[30]Brukner, P., & Khan, K. (2001). Clinical sports medicine. New South Wales, Australia: McGraw-Hill.

[31]Fyfe, J. J., Opar, D. A., Williams, M. D., & Shield, A. J. (2013). The role of neuromuscular inhibition in hamstring strain injury recurrence. Journal of Electromyography and Kinesiology, 23 (3), 523-530.

[32]O'Sullivan, K., McAuliffe, S., & DeBurca, N. (2012). The effects of eccentric training on lower limb flexibility: A systematic review. British Journal of Sports Medicine, 46. (12), 838-845.

[33]LaStayo, P., Marcus, R., Dibble, L., Frajacomo, F., & Lindstedt, S. (2014). Eccentric exercise in rehabilitation: Safety, feasibility, and application. Journal of Applied Physiology, 116 (11), 1426-1434.

第 15 章

肌腱损伤

克雷格·兰森（Graig Ranson）、戴维·乔伊斯（David Joyce）、波利·麦圭根（Polly McGuiggan）

引言

在运动医学领域，对于肌腱病变的管理是最具有挑战性的。虽然不断有新的治疗肌腱病变的药物、注射、手术、物理和运动疗法出现，但这些治疗方法涵盖的范围很广泛，这也说明，现在还没有能够成功治疗肌腱病变的通用方法。

人体中几乎每一根肌腱都可能发生疼痛。在跑跳类运动中，下肢的跟腱病和髌腱病是很常见的，临床研究的重点也在这个地方。然而，在内收肌、腘绳肌、胫骨后肌、腓骨肌肌腱也经常出现疼痛和病变。虽然严格意义上足底筋膜不算是肌腱，但是有些时候我们也将足底筋膜的这种功能障碍分类到肌腱病变里面。而上肢的肌肉肌腱也不是说没有问题，包括常见的肘伸肌（尤指桡侧腕短伸肌——"网球肘"）、肩袖、拇短展肌和拇长伸肌肌腱（德奎尔万氏病）。负荷是将所有肌腱病变联系在一起的关键因素。实质上，当肌腱在短时间内承受的负荷超过了其能够承受的范围，或长期承受负荷，肌腱内部就会变得紊乱。这就是为什么在踢腿类运动中内收肌肌腱病变很常见 [1]，而肩关节肌腱病变在投掷类运动中很常见的原因 [2]。

本章旨在探索和回顾肌腱病变的评估和管理。本章将介绍一系列重要的有关肌腱病变的临床病理学特征及其风险因素，我们将重点介绍赛季中肌腱病变的管理，并且重点介绍赛季中的肌腱病变的治疗方法，着眼于如何恢复并维持肌腱的高级功能。

肌腱在肌肉骨骼系统中的作用

简单来讲，肌腱的作用就是将力从肌肉转移到骨骼。这种力包括肌肉产生的转移给肌腱的内力和来自动力链中其他环节的外力。当力作用于肌腱时，肌腱首先被拉伸，然后再将力转移给它附着的肌肉组织。在传递力量之前，肌腱的延展程度取决于自身的刚度，刚度又取决于肌腱中的胶原纤维的数量和肌腱的横截面面积（如平行的胶原纤维的数量和大小）。

和传递力量一样，在运动中，肌腱对于弹性势能的储存和释放也发挥着重要的作用。肌腱收缩的速度是肌肉的两倍，所以在肌肉 - 肌腱复合体中，使肌腱有预张力来进行肌肉收缩远比仅仅进行肌肉的向心离心收缩有效，并且收缩速度更快。举一个最常见的例子，在跑步时，在支撑相的早期，下肢负重，踝关节背伸，跟腱被拉伸。在这一过程中，小腿三头肌在踝关节背伸时保持等长收缩，踝关节的活动受肌腱被拉伸的影响 [3]。当在支撑相的第二个阶段时，下肢不再负重，肌腱收缩，为运动员进入腾起阶段供能。据统计，利用弹性势能的吸收和释放能够帮助运动员减少大约 **30%** 的能量代谢消耗 [4]。

> 生物力学的原则为我们在肌腱病变康复中使用等长肌力训练提供了理论依据。

对于一个既定的力，肌腱被拉伸时形变越多，那么其储存的弹性势能就越多。肌腱形变的程度取决于其刚度。顺应性更好的肌腱能够形变更多并且储存更多的弹性势能，而对于相同的力，刚度更高的肌腱储存的能量更少，但是刚度更高的肌腱却能更快地传递能量，并且相比顺应性更好的肌腱，在断裂之前其能够承受的力更大。出于这一生物力学特征，顺应性更好（松弛）的肌腱受伤的风险会增加，因为其被拉伸的程度更大，储存的弹性势能更多。而刚度过高的肌腱也可能因为其储存弹性势能的能力太差，从而导致受伤的风险变大。实际上，降低肌腱的弹性或弹性形变能力有可能会增加肌肉筋膜的负担。导致肌肉筋膜长度改变的重复和无效的疲劳和损伤可能是肌腱病变和肌肉拉伤的一个关键影响因素。

显微镜下的肌腱细胞：肌腱细胞在肌腱功能中的重要性

类似于制动导致的肌肉萎缩或者负重训练导致的肌肥大，对于外界刺激，肌腱也会进行适应性改变。肌腱细胞能够产生胶原纤维来对肌腱进行补充，从而帮助肌腱进行适应性改变。肌腱细胞的活动与拉伸相关。也就是说，增加对肌腱拉伸的负荷能够促进肌腱细胞的活动。这种"力传导"影响 [5] 为在肌腱病变康复中使用大负荷训练为主的康复方案提供了理论支持 [6, 7]。然而，虽然增加肌腱负荷能够促进肌腱细胞的活动，但是这一过程不会在增加负荷后立刻进行，在进行肌腱高负荷（high-tendon-load，HTL）比赛或训练后，肌腱会需要 2 ～ 3 天来对肌腱中的组织进行清理和再生 [8]。在一天内重复进行 HTL 活动或连续几天进行 HTL 活动会使肌腱没有足够的时间来进行组织再生。然而，定义什么样的量是高负荷是很难的，并且在不同个体中也有很大的差异。例如，对于跳跃类运动的运动员来说是低负荷的训练可能对于中年壁球（软式网球）运动员来说就是高负荷，对于刚从休赛期回归训练的运动员来说，在赛季中的低负荷对于此时的他们也可能是很高的负荷。所以很明显，设定肌腱的负荷是非常不容易的，并且必须结合运动员的情况进行个性化处理。

肌腱病变过程

肌腱病变其实是肌腱对于过度负荷的不适应表现。特别是在一段时间低负荷或休息之后，突然增加训练负荷，这种情况就很容易出现。举例来说，在赛季前的第一天进行快速伸缩复合训练或因生病缺训两周后突然进行一轮三场的羽毛球比赛。表 15.1 和表 15.2 中，改变其中一个、多个，或者全部的因素，都可能会导致肌腱疼痛。

与突发性运动损伤如腘绳肌拉伤不同的是，肌腱病变的病理学特征通常是不太容易被发现的，并且肌腱病变最开始的症状并不是很严重，虽然比赛和训练的效果并不好，但是在此时运动员是可以继续训练和比赛的。因此，运动员、教练和医疗人员通常允许腘绳肌拉伤的运动员进行几周的休息和康复，而有肌腱病变的运动员，却常常得不到同样的待遇。

> 在运动员出现肌腱病变的早期，如果不充分减少运动员承受的负荷，使其循序渐进地回归训练和高强度比赛，那么运动员的肌腱病变很可能从此转变为慢性病。

表 15.1 肌腱病变的潜在风险因素及其缓解

风险因素		案例	管理
外源因素	训练量、训练频率、训练强度的突然改变	加入训练营 在长周期损伤后回归训练	HTL 训练之间要有足够的时间间隔，特别是对于曾经有肌腱疼痛病史的运动员
	运动鞋的更换	增加或降低鞋垫的缓冲性 品牌 / 型号的变更 有磨损的鞋或没有磨合的鞋 鞋底类型（长钉、短钉、刀片）	选择一系列适用于运动员的鞋型 两三双鞋更替使用 选择优质鞋面
	训练场地的改变	如改变到拱形路面、山地、沙地或柏油路面	逐步引入
	训练装备的更换	球拍柄的尺寸、球拍弦或者球拍重量的改变	逐步引入
	外部阻力增加	负重跳跃（负重背心、深蹲跳）	逐步引入，仅针对非常强健的运动员使用且必须谨慎

续表

风险因素		案例	管理
		跳伞或蹦极跳跃	逐步引入，仅针对非常强健的运动员使用且必须谨慎
内源因素	年龄	年轻运动员生长相关的末端病 年长运动员肌腱退化	快速生长期减少 HTL 运动 取消必要的 HTL 运动以外的运动
	体重	增加脂肪量	使用饮食和运动策略来优化身体成分
		因项目需要增加瘦体重，这可能给下肢肌腱带来压力	应考虑对肌腱易疼痛的运动员的副作用
	解剖学因素	跖肌摩擦跟腱内侧 跟腱短小灵活可使部分比目鱼肌肌束脱落 胫骨后肌短小灵活引起跗管狭窄	小心管理其他可变风险因素 可能需要手术处理
		不稳定（半脱位 / 脱臼）或高位髌骨可能会应力遮挡髌腱的某些部分并导致其他部分负荷过重	贴扎 / 辅具 运动康复
	遗传学因素	遗传因素可能是肌腱病变的病因	小心处理其他可变风险因素
	不同的肌肉骨骼力量特征（灵活性）	详见表 16.2	详见表 16.2
	技术因素	前足跳跃或前足着地，致使髌腱承受高负荷 过度或过快的足外翻 网球切削发球——肩袖的压应力 棒球弧线球——肘关节内上髁疼痛	技术更新有困难，需要改变其他风险因素 选择合适的鞋 逐步引入技术改变

表 15.2 常见肌腱病变的肌肉骨骼活动度和力量风险因素

肌腱病变	受限活动	过量活动	弱点
足底筋膜病变	第一跖趾关节背伸 踝背伸	第一跖趾关节背伸 踝背伸 距下旋前 跖间活动 跗 - 跖间活动	胫骨后肌 跖屈肌 足内部

续表

肌腱病变	受限活动	过量活动	弱点
胫骨后肌腱鞘炎	距下旋前 第一跖趾关节背伸 踝背伸	踝背伸 距骨内旋	胫骨后肌 跖屈肌 比目鱼肌
跟腱病	第一跖趾关节背伸 踝背伸	第一跖趾关节背伸 踝背伸 距骨内旋	胫骨后肌 跖屈肌 足内部
膝盖骨肌腱病变	踝背屈	髌骨内外侧	股四头肌
髌腱病	股四头肌 / 屈膝 腘绳肌 距下旋前	高位髌骨	
腘肌腱病变		膝外旋	腘肌
内收肌腱端病	髋内旋 髋伸展 FABER 征	髋外旋 伸髋 FABER 征 耻骨联合 / 骶髂关节（SIJ）	腘绳肌内侧 髋内收肌 髋外展肌 髋伸肌
髂腰肌腱病变	髋内旋 伸髋	髋内旋 伸髋	下腹部（骨盆过度前倾）
肩袖 / 肱二头肌 长头肌腱病变	肩内旋 胸部伸展 / 旋转 / 侧屈	肩外旋 肩上抬 肩锁关节	肩袖 / 肱二头肌长头 肩胛骨 – 肱骨间肌肉组织 肩胛骨 – 胸壁间肌肉组织 下肢和躯干动力链
肱骨外上髁	腕屈 / 伸	前臂旋前	旋后肌 腕伸肌
德奎尔万氏病		腕尺偏 前臂旋前	EPL&APB 手柄 肘屈肌

　　就像适当的负荷可以促进肌腱健康一样，肌腱负荷不足也可能是肌腱病变的潜在病因之一。这涉及"应力遮挡理论"，部分肌腱组织，例如深层髌腱、内收肌肌腱起始部分，都有可能因为负荷不足、张力不足而导致肌腱功能紊乱[9]。

　　压力也可能造成肌腱损伤，尤其是在附着位点上，肌腱组织可能挤压骨骼、滑囊或者脂肪垫等组织结构，最典型的案例是插入型跟腱肌腱病变[10]。压力和摩擦力也可能造成肌腱病变，这时候，肌腱沿两侧活动，或者从一侧转到另一侧。例如，内跟腱病变伴随跖肌压力和跖肌内陷、腱鞘炎的拇长伸肌[10]、德奎尔万氏病中的拇短伸肌。因此，介入治疗能提高肌腱承受压力的能力，例如内收肌腱病变中腹股沟过度拉伸、冲击式拉伸，或者足跟跟腱疼痛，以及其他容易恶化的病症，都应该可以避免。

肌腱病变的诊断

大多数肌腱病变不难诊断，因为肌腱病变疼痛定位准确，病程有明显的逐渐发展的趋势，不适症状可能在一次单独训练后就加重，也可能在几周甚至几个月内逐渐加重。晨僵和功能受限（如跑步速度、跳跃能力下降或握力降低）也是肌腱病变的主要特征。尽管如此，还是需要全面透彻的临床检查来对肌腱病变进行诊断，排除其他与肌腱病变相关的病理学特征和风险因素，这对我们制定合理的肌腱病变管理方案是至关重要的。

影像学诊断

影像学诊断有助于确定肌腱异常的程度。最有效的首选检查方式是超声波扫描（USS）。超声波扫描可以发现与肌腱疼痛或肌腱病变有关的各种异常情况。此外，超声检查价格不高，设备便携，并且我们可以通过超声对运动中的肌腱进行检查。除此以外，超声图像还能帮助我们对治疗进行定位，举例来说，超声对于注射和手术有指导意义。然而，超声还是有其局限之处的，例如超声检查对于操作者的技术要求较高，并且对于深层组织以及关节和骨组织来说，其超声图像就不是那么清晰了。

磁共振成像是备选的检测手段。磁共振成像可以提供清晰的深层肌腱、肌腱撕裂和肌腱断裂以及相关关节和骨组织的图像，例如髌股关节，髌尖的骨刺可能预示着髌腱的肌腱病变。

一些肌腱（特别是跟腱和髌腱）的生物力学特征也可以通过结合使用超声和测力计在体内进行检测，或者也可以使运动员做功能性动作，例如单腿跳、跑步、双腿跳，同时我们使用超声、3D 动作分析以及测力台进行分析。通过这些手段，我们可以了解在负重时，肌腱中力和长度的变化，从而计算出肌腱的刚度。顺应性较好的肌腱对于相同的力，形变更多，所以相比刚度更高的肌腱来说，其更容易处于一个过度负荷的状态。值得一提的是，不同个体之间肌腱刚度的差异很大 [11]，这在一定程度上也可以解释为什么相同强度的训练，有些人会患肌腱病变而有些人不会。

是什么导致肌腱疼痛

实际上，对于肌腱疼痛的病理还有待进一步研究，因此在治疗上面我们也面临着很大挑战。不过，在里欧（Rio）等人发表的文章中，极好地概述了许多潜在的造成肌腱疼痛的病理和生理学因素 [12]。

值得重视的是，不是所有肌腱病变患者都会出现疼痛的症状。许多时候，即使肌腱出现了结构上的异常，运动员也不会有疼痛感。事实上，许多遭受肌腱断裂伤病的患者都表示先前他们肌腱并没有疼痛感。这并不是说在超声或磁共振成像检查上发现的异常就应该被忽略。有证据表明，如果肌腱负荷太高，就算是没有症状的肌腱也可能会有疼痛甚至断裂的风险[13]。

肌腱病变的阶段

将肌腱病变进行分级和分期能够引导我们对运动员进行管理。表 15.3 中根据一种常用的模型概括总结了肌腱病变的各阶段[14]。

首先是反应阶段，肌腱细胞的活动显著增加，因为肌腱细胞要通过增加肌腱刚度来对外部负荷增加做出回应。此时，肌腱细胞会增加亲水蛋白质的浓度，从而引起液体大量进入肌腱（形成常见的梭形肿胀，使用超声检查可见）。肌腱内持续性的肿胀开始于胶原蛋白结构裂解。其次是失修复阶段，肌腱细胞努力地让自己的活动匹配肌腱内负荷的增加，但是负荷太大超过了肌腱细胞所能调节的范围，从而导致肌腱组织病变恶化。最后是退化阶段，特点是大规模的肌腱细胞死亡（细胞凋亡）并伴随着胶原蛋白结构的裂解。在超声检查中，我们可见大面积的低回声结构缺损，肌腱看上去就像是被"虫蛀过"一样。当肌腱长期处于超出其能够承受负荷时，肌腱就可能出现永久性的"退变"[14]或者"退化"[15]，其特点是形成大范围不规则的新血管和肌腱内的钙化（如图 15.1所示）。

表 15.3　肌腱病变阶段[14]（修正）

	反应阶段	失修复阶段	退化阶段
发生	急性	亚急性	慢性、急慢性
应激性*	高等	中等	中低等
年龄 / 负荷	青年（15～25 岁）	年轻成人（20～35 岁）	中老年（30～60 岁），或者经历多年肌肉快速伸缩复合训练的成人
肌腱反应	主动，适应短期负荷增加 潜在的炎症	主动，尝试恢复，但是某些结构出现裂解	被动 细胞死亡的证据
潜在修复能力	完全	减少 / 有限	有限 / 无

　＊应激性和产生疼痛的活动量、疼痛级别及疼痛时长有关。

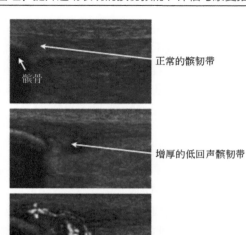

正常的髌韧带

髌骨

增厚的低回声髌韧带

高多普勒效应表明形成异常的新血管

图 15.1 肌腱病变的阶段

　　重要的是，虽然这是一个持续的过程，但不是每个阶段都会有症状表现出来。举例来说，对于一个 45 岁的跑者来说，如果出现髌腱疼痛的症状，很可能已经经历了反应阶段和失修复阶段。需要注意的是，在发生肌腱病变的肌腱内，不是所有组成部分的状态都处于同一个分级中。举例来说，有可能中间肌腱处于失修复阶段，但是相邻的其他部分可能已经处于退化阶段。同样，不同分级之间也有重叠，例如处于退化阶段的肌腱，如果所承受的负荷突然增加，也有可能间断性处于反应阶段。

　　虽然肌腱的持续性退变这一说法较受认同，能够让我们很好地对肌腱病变进行分期并指导治疗，但是近期有一些观点重新强调了炎症可能也是肌腱病变的病因之一。Rees 等人认为 [15]，许多典型的运动性肌腱病变的典型特征（如组织变性和新血管生成）在骨关节炎和风湿性关节炎这些炎症性疾病中也很常见。尽管对于这一点还有争议，但是对于运动性肌腱病变（疼痛），进行抗炎治疗可能获得潜在的益处。

肌腱疼痛的管理

　　肌腱疼痛有多种病因（详见表 15.1 和表 15.2），但是如果想要帮助运动员更好地康复，有几种病因需要进行重点管理。找到可能导致肌腱病变的最关键的风险因素并对相关指征进行评估是最重要的。除了关注肌腱本身，还要关注其他点，例如运动或场上位置对于肌腱负荷的要求，可能会影响（削弱）肌腱负荷的因素（如肌肉力量、生物力学缺陷）以及个体差异（如是否有向心性肌肥大和对疼痛的感知差异）。这些因素都应该被纳入考虑。说到这一点，对那些比较好纠正的风险因素（如训练量、鞋、装备和肌肉力量）进行识别和管理通常要比对那些不太好纠正的风险因素（如技术动作、生物力学缺陷）进行识别和管理更容易看到成效。

我们很有必要认识到长期的肌腱病变可能会导致肌肉萎缩，我们必须要通过增加相关肌肉围度来减轻这一影响 [16]。选择能够增加肌肉力量和肌肉围度的同时不会给肌腱带来过多负荷的训练是很有必要的。所以需要指出的是，肌腱需要以当前能承受的超负荷进行训练，来促使肌腱对这个超负荷进行适应，但是这个超负荷的量需要进行严格的控制。出于这一点，我们只有在康复末期才会进行有肌肉牵张－收缩循环类的缓慢、低冲击负荷的训练，特别是在急性增生阶段，应避免激惹肌腱，并进行精心安排，每 3 ～ 4 天进行 1 次肌腱高负荷训练。

如前所述，肌腱高负荷（High Tendon Load，HTL）训练日的安排因人而异，并且最重要的是，HTL 训练日、肌腱中负荷（Medium Tendon Load，MTL）训练日及肌腱低负荷（Low Tendon Load，LTL）训练日之间的时间安排要合理。我们的目标是在康复期间逐渐增加肌腱的强度，例如对于一个运动员来说，刚开始的HTL 可以被重新定义为 MTL 并逐渐过渡到 LTL。

举例来说，在康复早期，对于跟腱来说，HTL 可以被定义为完成 6 组等长提踵，每组保持 5 秒。随着肌腱的适应（并逐渐增加训练量），这一量就可以重新被定义为 MTL。而随着时间的推进，这一 MTL 又可以重新被定义为 LTL，而这一时期，重复的单腿跳远才是 HTL。

肌腱病变管理中的运动处方原则

不能对所有出现肌腱疼痛的运动员使用相同的运动处方。治疗方法必须考虑肌腱病变的阶段（如前所述），并且考虑运动员的实际情况。内容详见表 15.4。

表 15.4　肌腱疼痛的负荷管理

	反应阶段	失修复阶段	退化阶段
限制加重症状的活动	直到疼痛肿胀消失，例如，跳跃时跟腱未见疼痛反应。持续 1 ～ 3 周	直到完全康复。持续8 ～ 12 周	可短期持续，如 7 天，然后再次增加负荷
寻找其他风险因素	可调整的相关风险因素	肌肉萎缩和可改变的生物力学问题	相关的肌肉萎缩和可改变的生物力学问题

	反应阶段	失修复阶段	退化阶段
恢复训练/比赛	非常缓慢地增加运动量、负荷和速度，密切监测应激性反应	完全康复后，将负荷分级到3天的循环周期中	将负荷分级到3～4天的循环周期中
运动康复	重负荷往往会有不良反应，如果需要进行负重训练，仅做等长训练	重负荷可能有效，但注意24～48小时后的反应	只要管理好相关（加重的）负荷，重负荷就有作用

在许多肌腱病变的治疗方案中，重负荷康复训练被广泛应用，并且这一方法也是最常用的有循证支持的方法[17, 18]。这一方法在某些情况下是适用的（如对于正处在失修复阶段的肌腱）。但是在运动领域，使用在科学文献中所描写的方法通常还是很有挑战性的。例如，对于正处在反应阶段和失修复阶段的肌腱，如果使用重负荷的方法，肌腱的反应通常不是很好，并且就算是肌腱对于重负荷训练反应良好，但是出于时间考虑，对肌腱病变进行一个为期3个月的康复训练对于运动员和教练来说还是很难接受的。

如前所述，让肌腱保持合适的张力对于保持和改善肌腱健康非常重要。然而，在运动员训练和比赛时，频繁地进行重负荷离心[6]、向心-离心运动[7]是不合适的[19]。此外，使肌腱等长负荷，可以使肌腱保持赛季中应有的"动力传导"张力，并且不会激惹到肌肉和产生肌腱疼痛。

最有效的等长收缩训练方法现在还没有一个定论，我们在表15.5中提供了简单的在赛季中针对跟腱中部和髌腱疼痛（处于退化阶段）的训练方案。

对于每一种训练来说，我们都应该使用重负荷，也就是说在重复训练期间维持重负荷。只要没有发现对侧肌腱出现有任何异常或任何不适的症状，那么同时进行两侧的训练都是有好处的。在组间进行两侧的交换，并同时把控好训练-休息的比例，在组与组之间进行1～2分钟的休息。进行等长负荷训练的频率和时机（时间）的把控也是很重要的。在1周内进行4次最大肌腱负荷训练（背靠背训练，连续2天只进行1次）的计划中，我们建议在HTL后立即进行等长负荷训练（也就是说，在下一次HTL之前的24～48小时），这样，运动员的肌腱将有足够的时间去适应。

当然，运动康复疗法不限于这些相对简单的关节或肌腱的负荷训练，还包括增强肌肉力量、增加协同肌肉的活动度和控制能力的训练，以及提高肌腱强度、合作肌的控制和活动能力的训练，而且对人体其他相关组织的训练也有可能会有益于受损的肌腱。例如，进行旨在改善躯干"后链"和下肢功能的训练，有助于减缓有伤病的髌腱的负荷，同理，提高对足部和踝关节控制能力的训练有益于跟腱病的改善。

表 15.5　跟腱和膑腱病变的康复训练方案示例

肌腱病变	运动	等量练习	姿势	保持 / 秒	重复次数	组数
跟腱中部病变 1	1	史密斯器提踵	伸直膝关节	5	6	3 ～ 5
	2		屈曲膝关节	5	6	
跟腱中部病变 2	1	提踵腿举	伸直膝关节	30	1	3 ～ 5
	2		屈曲膝关节	30	1	
膑腱病变 1	1	低足位腿举伸膝	20 度、40 度、60 度屈膝	30	1	3 ～ 5
	2		0 度、30 度、60 度屈膝	30	1	3 ～ 5
膑腱病变 2	1	史密斯器斜面单腿蹲	20 度、40 度、60 度屈膝	5	6	3 ～ 5

赛季中肌腱负荷的管理

赛季中，如果一位运动员有下肢肌腱病变，那么他可能不能完成和其队友或者对手相同强度的专项技能训练，这时我们必须调整训练，来保持肌肉肌腱系统和心血管系统的健康以及保持最佳的体重，这对运动员能进行运动项目和保养其脆弱的肌腱来说都是很重要的。为了尽量最小化对慢性跟腱疼痛的加重，职业足球运动员可以通过蹬功率自行车、小幅度跳跃、弓箭步走等方式来进行热身，而不是参与队中以跑跳为主的热身活动。试想，一个顶级足球运动员，每周要进行多次专项足球技能训练，使用这样的策略能够让其在一年之中减少许多需要 HTL 运动的时间。

还有其他方式来保养肌腱，例如在赛季中使用 7-4-2 方案，即，有肌腱病变史的运动员，在 1 周（7 天）内，最多进行 4 场比赛或足球专项训练，并且最多只有 2 天为连续肌腱高负荷训练。7-3-1 方案或者 7-2-1 方案（7 天内只有 2 天甚至 1 天肌腱高负荷训练，并且没有连续）可能适用于肌腱病变处于急性反应期的运动员。

通常来说，有肌腱病变的运动员在赛季中可能会突然发作。除了对运动员 HTL 进行管理以外，适当的以拉伸为主的康复以及预防性负荷和其他治疗方案也应该被考虑。当肌腱处于急性反应期时，肌腱完全没有负荷能帮助肌腱更快地恢复。当运动员跟腱出现急性的疼痛和肿胀时，可以使用软底登山靴和拐杖来帮助运动员减轻跟腱的负荷（详见表 15.3），并且双脚都使用后跟垫也是有帮助的。大剂量的血液制品（自体全血或者富血小板血浆）注射的使用虽然存在争议，但是也是有潜在好处的 [20]，至少注射可以为运动员多提供一个康复的"机遇之窗" [17]。法伦（Fallon）及其同事描述的某些口服药剂（如 Polypill）也可能是有

用的辅助剂 [21]。

需要手术治疗的情况很少见，但是当高质量的保守治疗都不再有效时，特别是当肌腱疼痛是由解剖学结构的异常导致的时，例如，近端的髌腱钙化影响了肌腱和肌腱下面的脂肪垫，或者内陷的跖肌肌腱刺激了内侧跟腱时，就需要考虑手术治疗 [10]。

何时回归运动场

何时回归运动场完成比赛或训练，取决于运动项目的要求。如果该项运动要求高强度和高频率的奔跑动作，而这种动作在以前会激惹肌腱，那么有必要向运动员强调，奔跑前必须先适应步行。刚开始，每 3 天进行 1 次快速的"大步走"比较合适，接着逐渐增加步行速度和路程，然后逐渐加入加速、减速、变向的练习。如果需要跑圈，建议从第 8 跑道开始，逐渐进入第 1 跑道。其他需要 HTL 运动项目的渐进训练和运动员管理原则应该和我们之前讨论过的一致。

当重新开始跳跃—落地运动（如篮球、排球、猫跳滑雪、体操）时，应合理控制从双腿跳跃转到单腿跳跃，逐渐调节肌腱负荷的强度、频率和方向。对肌腱来说，减速比加速承受的负荷更大。在短跑后减速、跳跃后启动或跳跃后着地时，肌腱会承受过度的拉力。训练在减速时减少肌腱内负荷的能力对于帮助肌腱恢复十分有效，例如，使用前足起跳和落地会增加髌腱的负荷 [22]，而完成同样动作时踝关节背伸程度更大则会相应增加跟腱内的负荷。同样，从平地跳上台阶也是一个使运动员重新开始跳跃的很好的方式，因为从平地跳上台阶这一过程中，运动员需要减速的距离（台阶）更短，逐渐地，可以使运动员从平地跳起，落在平地上，再过渡到从一定高度跳下。很显然，所有这些训练项目都可以通过从双脚落地转到单脚落地来增加 50% 的肌腱负荷。

总结

肌腱病变的治疗存在很多困难，运动员的运动表现和身体状况也存在潜在的肌腱疼痛因素，因此，肌腱疼痛的早期治疗非常重要。及时治疗对于肌腱病变非常关键且非常有效，无论未来的训练或者比赛有多么重要，都要确保教练和运动员们有一定的时间和方法去解决第一次肌腱病变造成的不良影响，这是运动员预防治疗肌腱疼痛的最佳选择。

参考文献

[1]Sheen, A. J., Stephenson, B. M., Lloyd, D.M., et al. (2013). 'Treatment of the sportsman's groin': British Hernia Society's 2014 position statement based on the Manchester Consensus Conference. Br J Sports Med, 48 (14), 1079-1087.

[2]Kibler, W. B., Kuhn, J. E., Wilk, K., et al. (2013). The disabled throwing shoulder:

Spectrum of pathology - 10-year update. Arthroscopy, 29(1), 141-161, e126.

[3]Lichtwark, G. A., & Wilson, A. M. (2007). Is Achilles tendon compliance optimised for maximum muscle efficiency during locomotion? J Biomech, 40 (8), 1768-1775.

[4]Sawicki, G. S., Lewis, C. L., & Ferris, D. P. (2009). It pays to have a spring in your step. Exerc Sport Sci Rev, 37 (3), 130-138.

[5]Khan, K. M., & Scott, A. (2009). Mechanotherapy: How physical therapists' prescription of exercise promotes tissue repair. Br J Sports Med, 43 (4), 247-252.

[6]Alfredson, H., Pietila, T., Jonsson, P., & Lorentzon, R. (1998). Heavy-load eccentric calf muscle training for the treatment of chronic achilles tendinosis. Am J Sports Med, 26 (3), 360-366.

[7]Kongsgaard, M., Kovanen, V., Aagaard, P., Doessing, S., Hansen, P., Laursen, A. H., . . . & Magnusson, S. P. (2009). Corticosteroid injections, eccentric decline squat training and heavy slow resistance training in patellar tendinopathy. Scandinavian J of Med & Sci in Sports, 19 (6), 790-802.

[8]Magnusson, S. P., Langberg, H., & Kjaer, M. (2010). The pathogenesis of tendinopathy: Balancing the response to loading. Nat Rev Rheumatol, 6 (5), 262-268.

[9]Orchard, J. W., Cook, J. L., & Halpin, N. (2004). Stress-shielding as a cause of insertional tendinopathy: The operative technique of limited adductor tenotomy supports this theory. J Sci Med Sport, 7(4), 424-428.

[10]Alfredson, H. (2011). Midportion Achilles tendinosis and the plantaris tendon. Br J Sports Med, 45(13), 1023-1025.

[11]Farris, D. J., Trewartha, G., & McGuigan, M. P. (2011). Could intra-tendinous hyperthermia during running explain chronic injury of the human Achilles tendon? J Biomech, 44 (5), 822-826.

[12]Rio, E., Moseley, L., Purdam, C., Samiric, T., Kidgell, D., Pearce, A. J., . . . & Cook, J. (2013). The pain of tendinopathy: Physiological or pathophysiological? Sports Med, 44 (1), 9-23.

[13]Fredberg, U., Bolvig, L., & Andersen, N. T. (2008). Prophylactic training in asymptomatic soccer players with ultrasonographic abnormalities in Achilles and patellar tendons: The Danish Super League Study. Am J Sports Med, 36 (3), 451-460.

[14]Cook, J. L., & Purdam, C. R. (2009). Is tendon pathology a continuum? A pathology model to explain the clinical presentation of load-induced tendinopathy. Br J Sports Med, 43. (6), 409-416.

[15]Rees, J. D., Stride, M., & Scott, A. (2013). Tendons - time to revisit inflammation. Br J Sports Med, 48,1553-1557.

[16]Popp, K. L., Hughes, J. M., Smock, A. J., Novotny, S. A., Stovitz, S. D., Koehler, S. M., & Petit, M. A. (2009). Bone geometry, strength, and muscle size in runners with a history

of stress fracture. Med Sci Sports Exerc, 41 (12), 2145-2150.

[17]Cook, J. (2010). Funky treatments in elite sports people: Do they just buy rehabilitation time? Br J Sports Med, 44, 221.

[18]Magnussen, R. A., Dunn, W. R., & Thomson, A. B. (2009). Nonoperative treatment of midportion Achilles tendinopathy: A systematic review. Clin J Sport Med, 19 (1), 54-64.

[19]Visnes, H., Hoksrud, A., Cook, J., & Bahr, R. (2005). No effect of eccentric training on jumper's knee in volleyball players during the competitive season: A randomized clinical trial. Clinical Journal of Sport Medicine, 15 (4), 227.

[20]Charousset, C., Zaoui, A., Bellaiche, L., & Bouyer, B. (2014). Are multiple platelet-rich plasma injections useful for treatment of chronic patellar tendinopathy in athletes? A prospective study. Am J Sports Med, 42 (4), 906-911.

[21]Fallon, K., Purdam, C., Cook, J., & Lovell, G. (2008). A 'polypill' for acute tendon pain in athletes with tendinopathy? J Sci Med Sport, 11 (3), 235-238.

[22]Zwerver, J., Bredeweg, S. W., & Hof, A. L. (2007). Biomechanical analysis of the single-leg decline squat. Br J Sports Med, 41 (4), 264-268.

第 16 章

骨损伤

亨利·沃杰斯奈尔（Henry Wajswelner）、索菲娅·尼姆菲尔斯（Sophia Nimphius）

引言

　　骨组织是人体最有韧性的组织，在正常情况下，最能抵抗损伤。骨组织对运动负荷有很强的适应性，了解了运动负荷大小和频率对骨组织的影响后，我们才能明白骨骼受伤的机制和康复原理。

　　骨组织一直处在破坏和重建的过程中。当骨组织破坏和重建这一敏感的平衡被打破后，骨骼则无法承受正常的负荷。这一类型的骨骼伤病和因为短时间内承受超高负荷而导致的伤病不一样。

　　骨骼破坏–重建的平衡尤其容易受到短时间内大量增加机械负荷并且没有适当休息的影响，这一平衡的破坏将会逐渐增加骨骼内压应力，可能导致骨骼伤病。本章将重点讲述慢性骨应力和骨损伤的复杂性。

骨骼结构

　　骨骼结构和组成成分可以有效地承受强大的冲击和重复性的机械负荷以及应变。骨骼结构的这些特性使骨骼系统在运动和保护身体器官方面发挥重要作用。此外，骨骼的组织成分、微体系结构和几何形态给予了骨骼很好的柔韧性和顺应性，并决定了骨骼在人体系统中需要受力的等级、大小和方位。

　　受力方向也影响着骨骼的弹性。骨骼抗压能力最强。此外，由于骨骼是黏弹性材料，所以骨骼承受力的等级越高，骨骼也就越强大。这是一个相当有益的特性（黏弹性），特别是当人做重复性负荷运动时，例如跑步和跳跃。再者，肌肉收缩会增加骨骼内压应力，这也更加说明了骨骼肌肉系统中所有组成部分之间的紧密的关系。

　　解剖学中的皮质骨（密质骨）和骨小梁（松质骨）说明了骨骼中的成分和每一块骨骼生物力学特性之间的关系，具体如图 16.1 所示。另一方面，皮质骨"更坚硬"，能够承受巨大的应力（每单位面积作用力），但不能承受巨大的应变（每单位长度相关形变量）。另一方面，骨小梁能够承受更大的应变，但不能承受巨大的应力。因此，我们应该了解皮质骨在重复性高强度的活动（如跑步）时可能容易受伤。这一概念对于我们监控骨骼受伤后的康复相当重要，本章后面部分将会讲到。

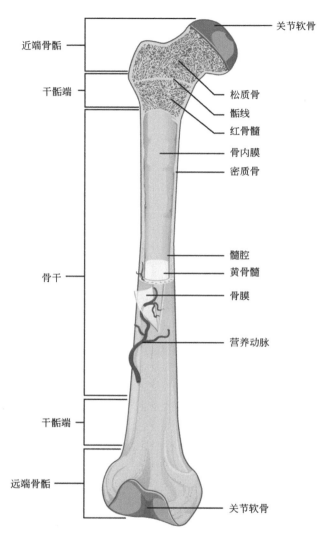

图中标注：
- 关节软骨
- 近端骨骺
- 干骺端
- 松质骨
- 骺线
- 红骨髓
- 骨内膜
- 密质骨
- 骨干
- 髓腔
- 黄骨髓
- 骨膜
- 营养动脉
- 干骺端
- 远端骨骺
- 关节软骨

图 16.1 长骨基本解剖学结构图解

此外，当人体承受强大的压力（或重负荷时），如果骨骼肌肉系统不能很好地发挥吸收缓冲的作用，那么骨小梁将会很容易受伤。和皮质骨相比，骨小梁的更新代谢率更高。当人体受休息、康复时间不足或骨营养不足等因素影响时，骨骼重塑－损伤平衡被打破，损伤的概率增高，此时的骨小梁面对很高的压力时更容易受伤。这一方面内容本章后面也会涉及。

骨强度

骨强度是许多方面"骨质量"的功能体现，具体包括以下几点：

- 骨骼的几何特性；
- 微观结构（如骨小梁和皮质骨组织的特点）；
- 组织特征（如胶原蛋白交联、细胞密度和水合作用）[1]。

许多非生物力学因素都可以加速或减缓骨骼的适应能力，如激素、营养、基因和年龄等[2]。这些内因和外因最终都可能影响骨骼受伤风险，本章后面将会详细介绍。

骨强度很大程度上由骨量决定。然而，我们注意到，70%～85%的骨量峰值由基因决定[3]。因此，最重要的是优化剩下的那些可变更的20%～25%的骨量，影响这些骨量的因素有：体重指数、瘦体重、体脂量、体力活动、营养、噻嗪类利尿剂、降低胆固醇药物、维生素 D、甲状旁腺激素[4]。

常见的骨骼健康评估方法

评估骨骼健康的常见办法是使用双能 X 线骨密度测量法（DXA）来测量全身的骨骼矿物质密度（BMD）。骨骼矿物质密度低的特点是骨质稀少并且疏松[4]，所以骨骼矿物质密度测试能够为运动员的发展提供侧面信息[5]，同时可以确定在重复性高强度机械运动中（如长跑），哪些运动员有骨骼受伤风险[4]。但是，由于骨骼的健康取决于多种不同的因素，对骨质疏松（或者骨损伤）的风险的评估还是应当多方面考虑。因此，除了测量骨骼矿物质密度之外，也要考虑其他测试[1]。

外周定量 CT 法（pQCT）是评估骨骼健康情况的另外一种测试手段，并且这一测试的接受度也越来越高。外周定量 CT 法除了可以测量骨量，还能对骨骼形态进行评估。骨骼形态，或者更确切地说是骨骼细长度，和应力性骨折风险有关[6, 7]，所以同时使用 BMD 和骨骼形态测试也许能更好地反映骨骼强度[8]。

使用外周定量 CT 法计算应力应变指数（SSI）也是相当有意义的。从理论上说，应力应变指数能反映骨骼形态（骨皮质厚度和骨半径）和骨骼体积密度，两者都包含可以得到更加综合的骨强度指标（即 SSI）。骨骼体积密度在图 16.2 中已经标明，白色部分表示密度最高。SSI 计算量可以表明总的骨强度或者说骨折恢复力。

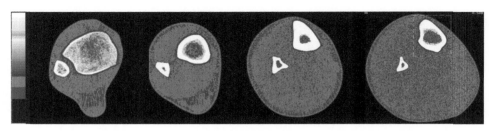

图 16.2 外周定量 CT 法（pQCT）胫骨骨密度（在 4%、14%、38% 和 66% 的长度处成像的左胫骨的横截面）

骨应力损伤：分级以及病理生理学

急性骨损伤的严重程度从应激反应（骨水肿但骨质连续）到应力性骨折（有时伴随有骨质不连续），再到创伤性骨折（伴随有严重的骨质不连续）不等。慢性骨损伤包括慢性应力性损伤，例如"胫骨内侧压迫综合征"（"外胫夹"）或者骨膜炎、应力性骨折等。

创伤性骨折

骨折指骨骼连续性的丧失，骨骼出现完全或不完全的断裂，常常是由外力或者外伤导致的，有时也可能因长期过度负荷导致。创伤性骨折的诊断和治疗已经在许多骨科文献中有详细介绍，所以本章不再讨论。

骨应力三联体

骨应力是连续体，与骨代谢紊乱有关。骨应力有三个阶段：骨应变、应激反应、应力性骨折。对于运动员，他们的骨骼长期处于重复性负荷所带来的应力之下，但是只有当骨应力导致运动员出现症状之后，我们才会考虑损伤的可能。

骨应变

在骨应变阶段，我们可以通过放射线检查诊断，但是通常运动员此时并没有什么症状。骨应变只能通过核素显像（骨骼扫描）检测骨的改变，或者通过磁共振成像（MRI）来检测骨水肿的情况。

应激反应

应激反应是骨骼重复性进行亚极量负荷所导致的骨骼结构受损的症状[1]。"应激反应"和"应力性骨折"在程度上有区别。两者都涉及骨代谢的紊乱。应激反应一开始没有剧烈疼痛，通过休息就能快速恢复，但如果坐视不理，就会迅速发展成骨折。应激反应只有通过骨骼扫描检测，或者 MRI 检测骨水肿来诊断。在应激反应阶段，骨骼上是看不到骨折线的[1]。

应力性骨折

骨骼过度疲劳会导致骨骼不能承受重复性的负荷，最终导致骨折[4]。任何固体材料都会存在这一现象，例如，如果反复弯曲回形针最后回形针会断裂，应力性骨折的机制和上述例子是相似的。应力性骨折会导致定位明显的疼痛和压痛，同样也会导致受伤部位的肿胀和皮温升高。因为应力性骨折的特点是骨质不连续，所以在 CT 扫描、MRI 或者 X 线检查中都可以清晰地看到骨折线。

> 就算是在运动员的症状已经完全消失，问题已经被解决后的几个月内，骨骼扫描和 MRI 的结果还是会显示受伤区域骨骼的活动信号增高。因此，不一定非要等以上检查显示都正常以后才让运动员回归训练和比赛。让运动员何时回归运动并不能只根据影像学诊断来决定，而应该结合临床综合考虑，再做出决定。

慢性骨应力性损伤的病理生理学

当骨损伤（也包括机械性负荷）和骨重塑的平衡被打破后，骨的应力性损伤就会出现。运动员进行可能会增加骨负荷量或负荷频率（或两者皆有）的活动，可能会导致骨骼的损伤，并且会使受伤的骨骼渐渐发展为应力性骨折[4]。图 16.3 所示为骨应变和应力性骨折的病理生理学基础。

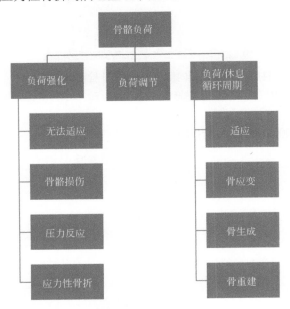

图16.3　骨应变和应力性骨折的病理生理学基础

由沃登（Warden）等人编写（2006）。

应力性骨折的类别

运动员应力性骨折根据严重程度和预后效果可分为高风险和低风险两种。高风险应力性骨折往往位于抗张力处，而低风险应力性骨折往往位于抗压力处（如表 16.1 所示）。对于保守治疗（包括无辅助负重）反应良好且预后良好的骨折，我们都认为是低风险应力性骨折。

在高风险应力性骨折中，运动员常常因为张力和血管供应不足而导致不完全康复。他们应该积极管理，高风险应力性骨折，通常是早期和长期的无负重导致的，偶尔也可能是因为手术导致，而低风险应力性骨折往往在负荷调整后反应良好。风险还与严重程度有关，因此，尽管腓骨通常位于低风险部位，但完全应力性骨折也可发展到不愈合骨折，应积极治疗。图 16.4 所示为高风险应力性骨折、股骨颈内侧皮层的 MRI 检测情况。

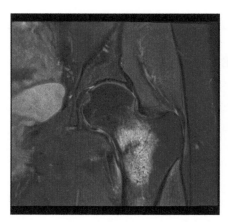

图 16.4 高风险应力性骨折、股骨颈内侧皮层的 MRI 检测情况
由维多利亚宫医学影像学院的安德鲁·罗特施泰因（Andrew Rotstein）先生提供。

表 16.1 高风险和低风险应力性骨折的发生部位

高风险应力性骨折	低风险应力性骨折
股骨颈	股骨干
髌骨	腓骨
胫骨前皮层	胫骨中区
籽骨	肋骨
跗舟骨	跟骨
距骨颈	尺骨干
内踝	第 1 ～ 4 跖骨
第 5 跖骨	

骨损伤的风险因素（内源性和外源性）

许多风险因素，包括内源性和外源性风险因素的结合常常会导致骨骼应力性损伤。

内源性风险因素

内源性风险因素与运动员个人的既往病史、身体姿态以及代谢有关。虽然对这些风险因素进行干预和纠正通常是不那么容易的（有时是不可能的），但是充分了解这些风险因素能够帮助我们识别和重点关注"有风险"的运动员，从而在对运动员进行管理时，能将这些风险因素优先考虑。内源性风险因素主要包括以下几种。

性别

女性骨骼损伤的风险大于男性，原因有许多。相比男性，女性骨盆更宽，髋关节内翻、膝关节外翻程度更大，股骨颈更小，使得她们的骨骼更瘦长，步态与男性不同，跑步时生物力学状态也不理想，这些都是可能存在的因素[9]。另外，研究发现，初潮年龄推迟、小腿围度变小已经成为女性应力性骨折最好的风险预测因子[2]。

并且，已经有报道显示应力性骨折和女性运动员三联征（膳食紊乱、闭经和骨质疏松）之间存在联系，特别是在女性长跑运动员中[10]。女性运动员三联征将在第 32 章中详细介绍。

维生素D/紫外线指数

维生素 D 对于骨骼健康有着非常重要的作用，其通过维持体内钙磷浓度的稳定来发挥作用。维生素 D 的缺乏可能会导致骨骼受伤风险增加。在运动员中，有缺乏维生素 D 风险的运动员包括：长期室内训练或在清晨和傍晚训练、衣服覆盖全身、黑肤色、定期涂防晒霜或刻意避免日照的运动员，以及四肢残缺、有胃肠道消化吸收不良（例如，有腹部疾病或脂肪吸收不良的运动员）或有骨疾病、骨代谢紊乱或维生素 D 缺乏家族病史的运动员[5]。

维生素 D 主要来源是人体暴露在太阳光下，接受户外紫外线（UVB）的照射[5]。少量维生素 D 可以通过食物摄入，但总的来说从食物中摄取的维生素 D 含量很少。因此，测试出来维生素 D 含量低的运动员还是要使用相应的补剂。

生物力学

地面反作用力增加以及造成这一现象的因素都和运动员下肢应力性骨折有关[1]。表 16.2 中归纳总结了不同部位的应力性骨折生物力学风险因素。

值得注意的是，这些生物力学的变化可以是既往伤病所导致的。例如，踝关节扭伤后，没有完全康复，可能会导致踝关节僵直的后遗症，从而导致足部不良的冲击缓冲策略，进一步导致地面作用于足部的反作用力增加，这有可能会导致足部应力性骨折。很显然，我们需要全面地评估运动员的既往伤病，检查是否有遗留的功能障碍，并且帮助运动员恢复正常功能来防止骨应力性损伤。

表 16.2 骨应力性损伤相关的生物力学风险因素总结

骨应力性损伤部位	相关生物力学风险因素
下肢	地面作用力增大，最大负荷率增高，着地瞬间膝关节刚度增加，后足着地
下肢	距下旋前，后足外翻
耻骨	臀部功能障碍，腹部肌肉激活延迟
肋骨	负重下肩胛骨稳定性不足，胸椎和肋椎关节功能障碍
舟状骨	弓形足，跖内收，第 1 跖骨长度较短，距下活动受限，踝背伸受限
脊椎峡部	伸髋不足，胸廓伸展不足

外源性风险因素

外源性风险因素是那些跟环境或者外在影响有关的因素，例如，负荷量、方向和频率，这些外源性风险因素可以影响内源性风险因素或者影响其发展。

运动或活动类型

某些运动或活动要求运动员承受重复性高强度冲击力或重复性高频率的机械负荷。例如，重复性冲击性落地运动（如跑步）以及重复性高强度肌肉收缩运动（如棒球投掷或划桨）。

训练负荷

训练负荷是骨应力性损伤的重要风险因子。尤其在度过低强度运动的一段时期（休赛期或受伤后）之后突然增加运动量，以及训练模式单调（缺乏变化）都有导致骨应力性损伤的风险。然而，应力性骨折的发展也不是总与训练量的增加有关 [4]。事实上，训练量的变化要求运动员要对训练量有良好的适应，如果突然加载大量负荷，再加上其他的外因或内因，就很可能产生应力性骨折。监测训练负荷及适当的运动员管理是识别和减少与骨损伤有关的风险因素的关键。

训练装备

一般来说，训练装备能起到吸收和重新分配负荷的作用，也就是说其能影响骨折风险。例如，将传统运动鞋换成极简跑鞋会改变骨骼所承受的负荷，因此，我们建议在更换任何训练装备时都要循序渐进。

环境风险因素

对于跑步运动来说，坚硬的地面似乎也是一个骨应力性损伤的风险因素，这看上去是符合逻辑的，但事实并非如此[4]，适应训练时的地面环境才是关键因素。只要运动期间有足够休息时间，运动员的骨骼就能积极地适应。另外，改变训练时的地面环境与改变运动量一样，会影响冲击负荷率（当换到更硬的训练地面时，冲击负荷率会相应增加）和对骨骼肌肉系统稳定性的要求（从坚硬的地面换到柔软的地面训练时，要求会增加）。

对骨应力性损伤运动员的管理

我们可以看到，骨应力性损伤的发展是多元化的，所以预防和管理需要全面，即要将运动量和运动技术改进、营养、医疗等因素加入考虑，必要时还要进行心理干预。

骨细胞会对高负荷量做出反应，在不同负荷下，快速将负荷施加于骨并且骨会快速适应。运动员需要重复增加负荷促进骨生成，这也是决定适应过程的重要因素。在相对较少负荷的加载周期后，骨细胞对加载的成骨反应趋于饱和，这一事实导致骨细胞对长时间的机械刺激变得不敏感。不过，经过一个无负荷时期后，骨细胞的机械敏感性会恢复正常，而短期的休息也可使骨细胞重新恢复敏感性[1]。

因此，加载负荷可以促进骨生成，这应该在短负荷期内完成，期间间歇休息，负荷期可从加载低负荷开始。例如低空跳，间隔 10 秒测试时间，发展到加载更高负荷，到一个负荷期内达到 90 循环数，但训练回合之间要间隔至少 4 小时休息时间。在篮球集训营，这可以说是由跳跃和落地 2 个动作组成的短负荷期概念，中间间隔休息时间，而不是长负荷期紧跟着一场比赛。

低风险应力性骨折可以成功使用限制运动疗法，然后逐步回归运动场。应该与运动员、教练和其他边缘学科小组商议决定详细的治疗方案。治疗方案应寻求现有的可减少的风险因素，二阶段治疗方案应用于治疗绝大多数低风险应力性骨折。

第一阶段是疼痛控制及相对休息、冰敷和口服止痛药。运动员应避免服用抗炎药，因为有可能影响骨骼的复原[5]。对于下肢应力性骨折，可勉强承受日常活动的负重，但要限制运动量（取决于运动类型）。运动员还应脚穿步行靴以消除走动引起的疼痛。对于上肢应力性骨折，治疗方案与下肢应力性骨折的治疗方案类似：手臂或上肢避免高强度冲击力或者坚决抵制负荷。锻炼心血管功能的低冲击力训练，例如泳池跑步、使用椭圆训练机和骑自行车，都是这个阶段健身保养选项。

第二阶段开始于运动员消除疼痛的 10 ～ 14 天之后。当骨骼局部疼痛减轻一周后，应该重新加载负荷，刚开始负荷强度为正常强度的一半。对于跑步运动员而言，这就是指慢跑；对于桨手而言，这指的是单人桨划小艇或者划船时安装测力器。减重跑台是治疗运动员骨应力性损伤的新兴方法[6]。减重跑台可调节体重支撑范围，在骨应力恢复后可协助保持身体健康，也提供了可控制的加载环境。刚开始，运动员治疗应力性骨折不应该每天加载负荷量，而应在早期疗程中，给予骨骼恢复的时间以康复。根据疼痛反应，在严格监督下，应在 3 ～ 6 周时间内将训练负荷逐渐增加到受伤前的水平，每次增加 25%。

> 回归运动的计划中应该包含一个全面的训练计划，以使所有下肢肌肉的力量、耐力和柔韧性正常化，并完成整个动力链的全部更新，包括全部关节活动范围和运动控制。

高风险应力性骨折需要更复杂的治疗方案，要转诊给运动医师、矫形医生和其他相关专家。第一阶段和第二阶段常规治疗方案适用于保守治疗，包括严格限制负重量或停止运动，直到重复成像时骨愈合。为了避免发展成完全应力性骨折及其并发症，必须确认运动员回归运动场前已完全康复。骨折部位、骨折程度较高、骨折康复阶段、骨折不愈合或迟缓愈合将决定是否选择手术治疗。脉冲超声波治疗、体外冲击波疗法（ECSW）和电容式电场（又名骨头刺激器）属于无创技术，已经应用于应力性骨折，可以促进骨折愈合和加速康复进度，特别是针对骨折迟缓愈合的案例[9]，但是这些治疗方法还缺少足够的证据证明其疗效，所以不建议日常临床使用。

总结

尽管骨骼有强度、刚度和柔韧性等固有特性，但当内因和外因相互作用时仍然容易受到结构疲劳、自然弹性差的影响。根据合理监测和鉴别风险因素，我们可以消除运动员应力性骨折的潜在风险。因此，一个优秀的顶尖运动员管理方法，包括骨骼强度测定、内因和外因的评估和改良、适当的负荷强度应用和负荷强度监测，将是骨应力性损伤的最佳康复选择。

参考文献

[1] Bennell, K. L., Malcolm, S. A., Thomas, S. A., Reid, S. J., Brukner, P. D., Ebeling, P. R., & Wark, J. D. (1996). Risk factors for stress fractures in track and field athletes: A twelve-month prospective study. The American Journal of Sports Medicine, 24 (6), 810-818.

[2] Heaney, R. P., Abrams, S., Dawson-Hughes, B., Looker, A., Marcus, R., Matkovic, V., & Weaver, C. (2000). Peak bone mass. Osteoporosis International, 11 (12), 985-1009.

[3] Siu, W. S., Qin, L., & Leung, K. S. (2003). pQCT bone strength index may serve as a better predictor than bone mineral density for long bone breaking strength. Journal of Bone and

Mineral Metabolism, 21 (5), 316-322.

[4]Cosman, F., Ruffing, J., Zion, M., Uhorchak, J., Ralston, S., Tendy, S., ... Nieves, J. (2013). Determinants of stress fracture risk in United States Military Academy cadets. Bone, 55 (2), 359-366.

[5]Fonseca, H., Moreira-Goncalves, D., Coriolano, H.-J., & Duarte, J. (2014). Bone quality: The determinants of bone strength and fragility. Sports Medicine, 44 (1), 37-53.

[6]Nattiv, A., Loucks, A. B., Manore, M. M., Sanborn, C. F., Sundgot-Borgen, J., & Warren, M. P. (2007). American College of Sports Medicine position stand: The female athlete triad. Medicine and Science in Sports and Exercise, 39 (10), 1867-1882.

[7]Schnackenburg, K. E., Macdonald, H. M., Ferber, R., Wiley, J. P., & Boyd, S. K. (2011). Bone quality and muscle strength in female athletes with lower limb stress fractures. Medicine and Science in Sports and Exercise, 43 (11), 2110-2119.

[8]Kobayashi, A., Kobayashi, T., Kato, K., Higuchi, H., & Takagishi, K. (2013). Diagnosis of radiographically occult lumbar spondylolysis in young athletes by magnetic resonance imaging. The American Journal of Sports Medicine, 41 (1), 169-176.

[9]Chen, Y.-T., Tenforde, A. S., & Fredericson, M. (2013). Update on stress fractures in female athletes: Epidemiology, treatment, and prevention. Current Reviews in Musculoskeletal Medicine, 6 (2), 173-181.

[10]Sarkis, K. S., Pinheiro Mde, M., Szejnfeld, V. L., & Martini, L. A. (2012). High bone density and bone health. Endocrinologia y nutricion: Organo de la Sociedad Espanola de Endocrinologiay Nutricion, 59 (3), 207-214.

[11]Frost, H. M., & Schonau, E. (2000). The "muscle-bone unit" in children and adolescents: A 2000 overview. Journal of Pediatric Endocrinology and Metabolism, 13 (6), 571-590.

[12]Rudolph, B. S., & Smith, A. L. (1999). Strength training for the windmill softball pitcher. Strength & Conditioning Journal, 21 (4), 27-33.

[13]Tenforde, A. S., Watanabe, L. M., Moreno, T. J., & Fredericson, M. (2012). Use of an antigravity treadmill for rehabilitation of a pelvic stress injury. PM&R, 4 (8), 629-631.

[14]Tommasini, S. M., Nasser, P., Schaffler, M. B., & Jepsen, K. J. (2005). Relationship between bone morphology and bone quality in male tibias: Implications for stress fracture risk. Journal of Bone and Mineral Research, 20 (8), 1372-1380.

[15]Turner, C. H., & Robling, A. G. (2003). Designing exercise regimens to increase bone strength. Exercise and Sport Sciences Reviews, 31 (1), 45-50.

[16]Veale, J. P., Pearce, A. J., Buttifant, D., & Carlson, J. S. (2010). Anthropometric profiling of elite junior and senior Australian football players. International Journal of Sports Physiology and Performance, 5 (4), 509.

[17]Warden, S. J., Burr, D. B., & Brukner, P. D. (2006). Stress fractures: pathophysiology, epidemiology, and risk factors. Current Osteoporosis Reports, 4 (3), 103-109.

[18]Zadpoor, A. A., & Nikooyan, A. A. (2011). The relationship between lower-extremity stress fractures and the ground reaction force: A systematic review. Clinical Biomechanics, 26 (1), 23-28.

[19]Ziltener, J.-L., Leal, S., & Fournier, P.-E. (2010). Non-steroidal anti-inflammatory drugs for athletes: An update. Annals of Physical and Rehabilitation Medicine, 53 (4), 278-288.

第 17 章

疼痛与运动表现

戴维·乔伊斯（David Joyce）、戴维·巴特勒（David Butler）

引言

康复治疗专家的干预治疗，其有效性体现在能否消除或减轻运动员的疼痛上。然而，很大程度上，人们对在运动场上的"疼痛"这一现象存在着误解。在过去的十年里，我们对于疼痛产生过程的认识有了重大的突破。这不仅是由于我们使用了更多更成熟的、更先进的成像技术（如功能性磁共振成像技术），还由于我们在疼痛心理学方面加大了研究力度。我们对于治疗疼痛的成本认识得越来越深入。据统计，2010 年，美国针对治疗疼痛的花费在 6000 亿美元左右 [1]。另外，在美国，流行性慢性疼痛的患病率高达 25%[2]，在慢性疼痛的治疗上大大增加了其负担。我们逐渐开始领会疼痛多层面的本质，然而目前针对体育运动损伤的管控方法却远落后于急性疼痛的临床管理方法、慢性疼痛的合理预防和疼痛与运动表现之间的关系等。我们力争在本章解决这些问题。

疼痛的"挑战"

疼痛是一种令人极其不悦的感觉。它不但能打乱运动员短期或长期训练的最佳状态，影响后勤人员，甚至能打破"粉丝"的期望。因此，对于一支体育团队来说，研究出一种能够正确解决疼痛的方法就显得至关重要。然而现在，对于运动损伤的管理更多地仍然停留在组织紊乱水平状态下的临床干预。这就说明了生物医学的模式不再站得住脚，且对于损伤康复，我们应一致推进一种新的、循证支持的方法。在这一必要条件的引导下，我们总结出了一套新的体系架构——"生物－心理－社会"框架来管理疼痛与运动表现。这一框架是基于生物学领域、社会领域以及心理学领域的一种动态的、相互的、复杂的作用 [3, 4]。在这一框架的指导下，我们将讨论疼痛与运动表现的关系，并大体上讨论如何解决运动中的疼痛问题。

疼痛是大脑的一种输出形式

疼痛是一种自适应的、由大脑皮层输出的注意需求，属于大脑皮层的最高优先级 [5]。它存在的目的是警示、教育、保护和刺激个人身体行为的变化，以保护身体免受其他威胁并且保持最佳的愈合状态。

对于许多人来说，一个重要的概念变化是：对疼痛的理解更容易，它是大脑的输出而不是输入。与大众的看法相反，由于没有疼痛通路或者疼痛末梢，身体不能将"疼痛信息"发送到大脑中。本质上，末梢神经能够使我们感知周围的环境，例如冲击性的压力、火焰的高温，或者是由于乳酸堆积引起的 pH 的变化等，并且发送一连串的伤害性感受（"危险"）冲动来刺激中枢神经系统。之后，脊髓后角的二级神经元将携带这些伤害性的感觉信息，在中枢神经系统中的大部分区域进行处理。根据上述过程，该信息若被理解为对身体有危险，大脑就会建立起防御反应。而这种反应最常见的表现形式就是疼痛。这也就是我们说疼痛是一个输出的过程的原因。

当足踝扭伤时大脑是如何反应的

回想一个扭伤足踝的情景。此时，将会向大脑发出一连串的冲动，实质上是警告大脑足踝区域有危险。大脑会根据过去的经验对信息进行权衡——包括它对未来的预测和期望（如果这些信息被忽略，会发生什么）、社会和家庭的因素（包括在其他变量中）。在这之后，如果它断定你的身体处于危险状态，大脑将输出调整为多种模式，疼痛就是其中的一种模式（其他还包括肿胀、肌无力、交感神经、内分泌、情感上和认知反应上的变化等）[6]。当然，大脑在权衡各相关信息的时候也可能会出现错误，例如在特定的时间和地点，事情的发展可能没有像大脑预测的那样危险，或是比预测的更危险。

严重的损伤不一定会导致剧烈的疼痛。同样，剧烈的疼痛也不一定表明有严重的组织损伤。这是因为我们所感觉到疼痛的程度是我们的大脑"认为"的受到威胁的程度，而这未必是我们的身体组织实际的受损情况。事实上，疼痛在很多情况下与组织损伤之间没有很大的关联性[7]，但是仍然有很多人认为疼痛和组织损伤之间有着某种线性关系。

我们都有这样的经历，发现胳膊上有一处擦伤，但是并不知道是何时以及如何造成的。组织的损伤是确实存在的，但我们可以清楚地看出，当大脑在那一特定的时间对情况进行全面衡量后发现，这一情况对自身机体造成的"威胁"程度很低，因此没有必要产生疼痛。与之类似的情况还有许多，例如运动员带伤继续进行比赛，并且在比赛结束时才意识到受伤了。这也说明了大脑对于在某种情况下是否需要产生疼痛的感觉会做出选择。

神经矩阵与神经信号

大脑中没有任何区域是专门负责处理疼痛的，但是大脑中几乎所有的区域都与个体的疼痛体验有关。这种集中和分布式并存的处理方式，促使建立一个新模式来发生疼痛，即痛觉神经矩阵[8]。这是指当大脑认为某一特定个体的身体处于危险状态的特定环境时，大脑皮层内的所有神经解剖学区域会被激活[9]。

在个体之间（甚至个体内部）的疼痛体验中，引发疼痛的确切的大脑区域有很大的差异，根据对大脑成像的研究，其结果揭示了当一个人经历疼痛时，大脑处于极为典型的皮层激活模式[10-12]。尽管大脑中有 400 个区域甚至更多的区域参与其中，但刺激的区域往往包括岛叶皮层、双侧丘脑、前扣带皮层（ACC，anterior cingulate cortex）、感觉皮层和运动区域，这些就构成了以神经解剖学为基础的疼痛神经信号[5, 13]。我们可以通过图 17.1 看出一些已被论证参与疼痛产生的相关的部分大脑区域。

大脑中的疼痛神经信号不仅包括神经元。事实上，神经元仅占中枢神经细胞的 10% 左右，其余的大部分都是具有免疫功能且与神经元有着密切的双向关系的细胞，如格子细胞（小神经胶质细胞）、星形胶质细胞、少突胶质细胞等[14-16]。

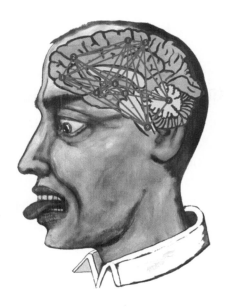

典型的疼痛神经区域
1.前运动皮层/运动皮层
安排且准备运动
2.前扣带皮层
专注
3.前额皮层
解决问题；记忆
4.杏仁核
恐惧；恐惧条件反射；成瘾性
5.感觉皮层
感觉辨别
6.下丘脑/丘脑
应激反应（压力反应）；自主（神经）调节；积极主动性
7.小脑
运动；认知
8.海马
记忆力；特殊认知；恐惧条件反射
9.脊髓
闸门效应

图 17.1　疼痛神经信号的有关部位
源自: Butler.D.S., & Moseley. G. L. [2013]. Explain pain [2nd. ed]. Adelaide, Australia: NOI Group.

从先前的神经中心观点到近现代的神经免疫理论的转变也支持了"生物 - 心理 - 社会"这一方法。因为这一方法不但认可了感染和受损是如何产生神经免疫的结果，而且阐述了社会心理条件是如何影响中枢神经系统中的抗炎细胞因子和促炎细胞因子之间的平衡，并影响着大脑的一系列输出[17]。这也告诉我们生物医学模式对于疼痛的控制显然是十分有限的。我们对于疼痛的治疗方法也必须涉及更广泛的领域，而不仅仅是身体组织。这也就解释了为什么有时只给运动员一片阿司匹林是毫无作用的。

小神经胶质细胞和星形胶质细胞从根本上说都是危险监控单位，也是运动员的学习和适应性的参与者。这两种细胞的反应虽然是暂时的，但是它们却有"持续的体验记忆"，在机体受损后的几个月甚至一年内一直处于警戒状态[17, 18]。如果运动员过分地担心自己的某个身体部位，并被一些词强化（如"足弓塌陷""椎间盘突出""退化"等），很可能被可塑性警觉潜能强化，使与该身体部位相关的大脑区域处于一种警觉状态。我们常常看见一些运动员不断地敲击自己受损的肘部，想使其内收肌放松下来，因为他们感觉到他们的腹股沟是紧绷的。如果不能给予恰当的处理，就会引起长期警觉感的产生，使得神经信号转换更加困难。我们还注意到，运动员曾经发生的疼痛状态在免疫系统疾病发作时［如流感或社会心理干扰（如与伴侣分手或有考试压力）］是如何再现的。

> 真正有效的是，我们对疼痛的管控和治疗方式需要深入到像疼痛构建本身一样复杂。

如何在体育运动中运用神经矩阵模式

现今有关受伤状态下做出的很多决定普遍基于运动员对疼痛的主观感知，这给教练和康复师就运动员（包括他们的组织器官）如何康复方面提供了参考。很大程度上，一些运动员对于疼痛的反应会受这种感觉关注度的影响。一般情况下，我们判断健康情况主要基于疼痛水平和损伤愈合的速度。正如我们看见的那样，疼痛是由一些信息输入和影响因素产生的复杂产物。其中，伤害性感受是最常见的一种（但不是最必要的一种），因此，仅在组织损伤层面上讨论是不恰当的。

很显然，除了组织损伤，其他能够引发疼痛神经信号的因素在临床推理时同样需要考虑。例如以往的受损情况、有类似损伤的不良经历、对疼痛的感知、目前的免疫健康以及工伤对就业的影响等，这些因素在确定一个人是否继续有不适应疼痛上都同等重要。简言之，所有可能增加威胁值的因素都需要考虑在内，因为任何因素都有可能加剧威胁。我们可以对这些因素进行分类，"我所听到的，我所说的，我所相信的，我所做的；我见到的人，我去的地方和我现在的生理状态"等[19]。这些因素因人而异，并且需要进行严格评估，就像在结构上对受损组织进行评估一样。这一信息将会成为未来决策的一部分（这种决策不只是关于组织基础输入因子的相对贡献[20]，更多的是以中心为本的因素，例如中枢神经系统中神经元和免疫细胞的反应性变化），之后会影响其他和组织健康相关的输出系统。除了疼痛，内分泌系统、自主神经系统和运动系统也可能影响组织愈合[6, 21, 22]，这也将会应用于损伤治疗过程中的临床推断过程。这些知识可以帮助指导我们判断运动员是否能安全地在疼痛中继续比赛或训练，或是否应该离开赛场。

这方面的例子可能包括运动员在受伤后的训练中表现出明显的压力反应。他们可能不会抱怨疼痛本身，但是压力造成的神经内分泌后遗症会阻碍组织愈合并且改变运动模式，这会增加二次损伤的风险。当运动员产生负面压力的时候给运动员贴上"软弱"的标签，在我们的体育文化中是很常见的，但是这对运动员毫无益处。简单来说，康复的过程只有在运动员心理上相信自身已经完全康复时才算完成。

所有的疼痛经历都是个性化的

我们都遇到过这样的运动员，他们告诉我们，当他们的小指关节过度伸展的时候，其疼痛感达到 10 级。同样，我们也了解一些人总抱怨腰部有一点疼，但是回顾过去，你会惊奇地发现他们仍然在做着高水平运动。他们都没有错，他们所经历的一切都是正确的，然而展现给我们的是疼痛是一种非常个性化的经历，这是因为有些人把疼痛视为一个很大的威胁，但有些人则是不以为意。因此，任何疼痛测量工具都不能作为一种手段来确定身体损伤的程度。此外，能够看出，将一个人的疼痛感觉和另一个人的相比较也是不恰当的。然而，我们可以比较同一个人在不同时间所经历疼痛的不同的阶段。例如，一位有着严重踝关节骨折病史的跳高运动员在奥运会前一个月只是扭伤了足踝也会表现得极为痛苦，这也是不足为奇的。这就表明理解损伤的来龙去脉并了解早期讨论的"免疫监督"的观点十分重要。

主观疼痛报告

我们通过简单地询问运动员"感觉怎么样？"这种方式来了解他们神经矩阵的"温度"，进而也能为我们提供预后信息。但这不一定会反映出结构损伤的程度。

疼痛和运动表现

疼痛对运动表现的影响是负面的，反之亦然。疼痛最先要求一定的注意力，这就分散了对其他任务的有意识的注意力，从而导致在这些任务上的表现更不尽如人意。这也影响中枢神经系统的表现，被称为"疼痛干扰"[23]。疼痛会延长反应时间并且可能会在简单的任务中造成严重的表现失误[24, 25]。一些运动员会在训练的时候不断地摩擦先前受伤的地方，这在运动员之间也是十分常见的。他们的注意力已经从对体育运动的需求上转移到一个敏感而焦虑的紧张中枢神经系统的需求上。毫无疑问，这有时的确是一种适当的行为，但不总是这样，有时它也需要加以抑制。持续的以身体组织为基础的"治疗"通常能够改善运动员的心态，要仔细考虑运动员是否需要干预。

然而，不仅是疼痛，还有对疼痛的预期都会影响运动表现。受伤之后重新完成重要任务时，焦虑水平会明显升高。但是，如果在任务进行过程中受伤了，或者是重返赛场时存在二次损伤的威胁，那么运动员的焦虑水平持续升高也是合理的。

有鉴于此，重返体育运动需要特别关注焦虑水平的降低，需要尽早地在安全范围内鼓励运动员进行正常的运动和功能的训练。只有当运动员的二次损伤的威胁被彻底移除，中枢神经系统才能以最高效率运转，这是安全重返运动的必要条件。

当疼痛高度分散人的注意力的时候，较准的认知任务会干扰疼痛感知，并会改变神经矩阵的活动。在完成挑战性的认知任务时，一些大脑区域表现为更强的激活，如眼窝前额皮层、前扣带皮层的情感区，而神经矩阵中负责疼痛注意力和强度编码的区域活动减少[11]。这些调查结果也支持了这一观点，即损伤管理是需要将认知需求任务和身体锻炼结合起来的。很明显，我们需要做的就是帮助运动员使他们的思想和身体相适应。

疼痛和慢性伤病运动员

当我们受伤的时候，我们的大脑会把更多的注意力转移到受伤区域，这就好比在犯罪活动区域增加监控摄像头。大脑希望了解周围发生的一切。大脑对我们"照顾"是因为它能感知威胁或二次损伤概率仍然很高。不幸的是，这些"监控摄像头"不会在一夜间消失，或在生理愈合过程彻底结束之后就消失。只要神经矩阵对威胁有所担心，就会一直表现出来，因此康复要一次性彻底完成：

- 生理上的愈合过程是彻底的；
- 身体活动能力的重新建立；
- 威胁水平降得足够低，让大脑感到满意，因此大脑就会关闭它的"监控摄像头"。

通常会有一些运动员告诉我们，他们之前受伤的部位虽然没有再次受伤，但他们能感觉到那个部位总是会有"异样的感觉"。这令人非常烦恼，这也可能是由于增强的神经免疫激发的对应部位的大脑活动增强，因此对之前身体受伤的部位保持"监视"。即便愈合的过程是彻底的，以前被大脑无意识地处理的感觉（如背景音乐），现在正在被有意识地处理（如前景音乐）。这是大脑在寻找它们，也是大脑对疼痛的提防。如果大脑不进行一些工作就不正常。但是如果这一过程持续的时间太长，大脑的"监控摄像头"不关闭，就会带来一些焦虑感或是可能会出现一些问题。这些问题不但会延迟恢复，还会导致表现力严重下降，例如不佳的执行能力、不佳的能源分配以及在运动方面的重要任务上注意力明显下降。

什么是康复？

我们把康复看作一系列的步骤，通过逐步加载负荷和调整受伤的组织，使其能够承受压力，使人在身体上做好充分恢复功能的准备，虽然这无疑是正确的，但我们认为这个定义是可简化的。康复是十分复杂的过程，需要做许多工作来使神经矩阵平静下来（为了"关闭大脑监控摄像头"，逐步地降低威胁的过程），正如其改善局部组织那样。

让大脑康复也让身体康复

运动损伤管理的核心目标是在严峻的环境下培育出一种相适应的行为，并且做出恰当的干预来限制不适应的行为。通过缓解疼痛的机制等来降低威胁程度，对恢复正常运动和功能并且同时不会提高神经矩阵的敏感性都是有所助益的 [5, 26]。这和在康复中恢复肌肉拉伤以及改善腰椎结构是同样重要的。其实，我们正寻求一种方法来恢复大脑中的肌肉骨骼系统，以及肌肉骨骼系统的自身表现。这也可能包含着健康免疫平衡的恢复以及大脑的抑制性控制。

假设疼痛是大脑对身体威胁的感知反应，我们应该在受伤之后采取措施来减少焦虑、恐惧以及误解。研究结果表明，非专业人员能够理解基础的神经心理学角度的疼痛 [27]，并且这种理解会降低疼痛的威胁值 [5]。我们得出了这样的推论，对运动员进行循证损伤管控必须还要包括损伤在神经心理学角度上的解释。这种类比推理方法非常有效，并且在某种程度上也解释了我们在这一章想要解决的问题。

我们用来介绍运动员的疼痛所使用的方法是很重要的。我们的研究需要使用一种自信但又让人安心的务实态度，表现出一种令人信服和平静的同理心。这对于减少由疼痛经历引起的过度的认知和行为反应至关重要，尤其当运动员对疼痛的性质和原因有预先设想时，这一点尤为重要。最有效的治疗策略之一就是对运动员进行关于"疼痛不一定等同于伤害"或者也可以说成"你也许会疼痛但是你是安全的"等类似的教育。这尤其和慢性疼痛情况或者是急性疼痛状态有着很大的关系。这一教育同样也需要一些概念上的挑战。所有疼痛的状态都被归于"组织的问题"以及组织表现出的改变和脑部受损。在很多长期疼痛状态下，组织器官会始终保持一种不健康的状态以及一种在预期愈合时间之后还会长时间保持的敏感状态。只有考虑到神经基质中的表征变化，才能进行最佳的循证评估以及治疗。

我们仅仅是为了方便起见，将损伤划分为"急性"与"慢性"（长期）有些时候是很武断的。因为损伤不一定会对某一疼痛经历的神经矩阵中特定区域的有关信息提供一个正确的指导，所以疼痛信号在某些可能出现的情况或者运行时间等因素的影响下会被激发。慢性疼痛状态下疼痛感可能会比组织愈合的时间长得多，或者运动员在某一临界点崩溃时，都很可能会产生很大的影响。针对受伤组织的单一的导向治疗也很有可能是不成功的。因此，需要将注意力转移到神经矩阵的其他区域。

对受伤的运动员解释康复过程并且给他们提供一个逐步的康复计划是很重要的。把注意力集中到运动员可以完成的训练方面（关于运动员可以做的事情与其不能做的事情，参见第1章），能够给中枢神经系统提供一个平静的以及益于恢复的环境，这样就能降低威胁程度，广义来说，疼痛就是大脑多模式的输出。

总结

运动损伤的康复大部分还是指专业人员在运动员组织紊乱时的介入维护。这个范例已经不再能站得住脚，因此对于损伤康复需要共同推进一个循证方法。对于疼痛与表现，这必然就需要一个现代的"生物－心理－社会"框架来处理。与疼痛和功能障碍的有效管理并列的是运动成绩的提高——运动康复的核心原则。

参考文献

[1]Institute of Medicine. (2011). Relieving pain in America: a blueprint for transforming prevention, care, education and research. Washington D.C.: National Academics Press.

[2]Blyth, F. M., et al. (2001). Chronic pain in Australia: A prevalence study . Pain, 89 (2-3), 127-134.

[3]Campbell, C. C., & Edwards, R. R. (2009). Mind-body interactions in pain: The neurophysiology of anxious and catastrophic pain related thoughts. Translational Research, 153 , 97-101.

[4]Gatchel, R. J., et al. (2007). The biopsychosocial approach to chronic pain: Scientific advances and future directions . Psychological Bulletin, 133 , 581-624.

[5]Moseley, G. L. (2003). A pain neuromatrix approach to rehabilitation of chronic pain patients . Manual Therapy, 8 , 130-140.

[6]Butler, D.S ., & Moseley, G. L. (2013). Explain pain (2nd ed.). Adelaide, Australia: NOI Group.

[7]Melzack, R., & Wall, P. D. (1996). The Challenge of Pain (2nd ed.). London: Penguin.

[8]Melzack, R. (1999). From the gate to the neuromatrix . Pain, 82, S121-S126.

[9]Moseley, G. L. (2003). A pain neuromatrix approach to patients with chronic pain . Manual Therapy, 8. (3), 130-140.

[10]Peyron, R., Laurent, B., & Garcia-Larrea, L. (2000). Functional imaging of brain responses to pain: A review and meta-analysis . Neurophysiologie Clinique, 30. (5), 263-288.

[11]Bantick, S., et al. (2002). Imaging how attention modulates pain in humans using functional MRI, Brain, 125 , 310-319.

[12]Apkarian, A. V., et al. (2011). Pain and the brain: Specificity and plasticity of the brain in clinical chronic pain, Pain, 152, S49-S64.

[13]Melzack, R. (2001). Pain and the neuromatrix in the brain. Journal of Dental Education, 65, 1378-1382.

[14]Fields, R. D. (2009). The other brain. New York: Simon and Schuster.

[15]Watkins, L. R., Milligan, E. D., & Maier, S. F. (2003). Immune and glial involvement in physiological and pathological exaggerated pain states. In Progress in pain research and management (pp. 369-386), J. O. Dostrovsky, D. B. Carr, & M. Kolzenburg (Eds.). Seattle: IASP Press.

[16]Yirmiya, R., & Goshen, T. (2011). Immune modulation of learning, memory, neural plasticity and neurogenesis. Brain, Behaviour and Immunity, 25, 181-213.

[17]Austin, P. J., & Moalem-Taylor, G. (2010). The neuro-immune balance in neuropathic pain: Involvement of inflammatory immune cells, immune like glial cells and cytokines. Journal of Neuroimmunology, 229, 23-60.

[18]Banati, R. B., et al. (2001). Long-term transynaptic glial responses in the human thalamus after peripheral nerve injury. Neuroreport, 12, 3439-3442.

[19]Moseley, G. L., & Butler, D. S. (2014). Explain pain handbo ok. Adelaide, Australia: NOI Group.

[20]Woolf, C. J. (2011). Central sensitization: Implications for the diagnosis and treatment of pain. Pain, 152 (3), S2-S15.

[21]Gifford, L. S., ed. (1998). Topical issues in pain. Falmouth, U.K.: NOI Press.

[22]Butler, D. S. (2000). The sensitive nervous system. Adelaide, Australia: NOI Group.

[23]Crombez, G., et al. (1997). Habituation and interference of pain with task performance. Pain Forum, 70, 149-154.

[24]Crombez, G., et al. (1999). Fear of pain is more disabling than pain itself. Evidence on the role of pain related fear in chronic back pain disability . Pain, 80, 329-340.

[25]Moseley, G. L., & Hodges, P. W. (2002). Chronic pain and motor control. In G. Jull & J. Boyling (Eds.), Grieves modern manual therapy of the vertebral column (pp. 215-323).

Edinburgh, Scotland: Churchill-Livingstone.

[26]Gifford, L. S. (1998). Pain, the tissues and the nervous system . Physiotherapy, 84, 27-33.

[27]Moseley, G. L. (2003). Unravelling the barriers to reconceptualisation of the problem in chronic pain: the actual and perceived ability of patients and health professionals to understand the neurophysiology . Journal of Pain, 4(4), 184-189.

第 18 章

重返赛场的决定

卡尔文·莫里斯（Calvin Morriss）、菲尔·帕斯克（Phil Pask）

引言

在这个时代，体育已经商业化，比赛胜利与失败的影响远不仅仅局限于荣誉。在决定一个运动员何时才能回归比赛时，通常我们会需要大量的信息输入。大部分的信息输入对于运动员的康复是有帮助的，并且这些信息大多来自直属运动团队。据不完全统计，这种团队中的主要工作人员包括内科专家、手术专家、运动医学专家、物理治疗师、软组织治疗师、运动伤害防护师、体能教练以及技术教练。来自这些专家的观点和信息输入以及运动员主观的想法和感觉完美的结合是确保运动员成功康复或功能重建的关键。

来自不同领域的专业人士综合的信息输入，对运动员重返训练和赛场能否达到其预期有着很大的意义。这些预期可能会包括以下几点：

- 完成动作时没有疼痛并且能够准确地完成动作，特别是某一运动的专项动作；
- 肌肉力量和爆发力至少要恢复到伤前水平；
- 在发挥高强度的运动表现时，肌肉骨骼系统和代谢系统要有一定抗疲劳性；
- 有能力和信心完成专项的技术动作。

当然，还是要根据伤病的类型和严重程度来调整完成以上预期的先后顺序。同理，对于运动团队中专家的信息输入也是如此。一个真正配合良好的团队中，各成员之间会互相尊重彼此的专业能力。而在一些不佳的模式中，医疗团队可能会"控制"运动员很长时间而不让体能教练介入（其实我们需要体能教练的介入，也需要让他们了解伤病的恢复情况）。在更糟糕的模式中，技术教练在康复的最后阶段才开始介入，其实早就应该让运动员进行低负荷的技术动作训练。图 18.1 所示阐明了这种不佳的模式对于一个为期 8 周的康复计划的影响。

一个更好的模式是从康复训练的早期开始，体能教练和物理治疗师联手参与其中，并且在康复的全过程中技术教练也参与其中（如图 18.2 所示）。这就允许运动员能够在伤病恢复的同时恢复运动表现。

综上所述，我们可以清楚地看到，一位运动员在受损伤后重返赛场的康复过程实际上就是恢复他们的运动表现，这并不简简单单只是从伤病中康复的问题。

常见的问题：团队中的角色划分

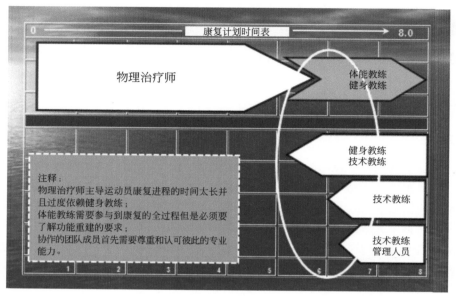

图 18.1 从损伤到重返赛场的不良（但普遍）模式

理想的方案——团队中的角色划分

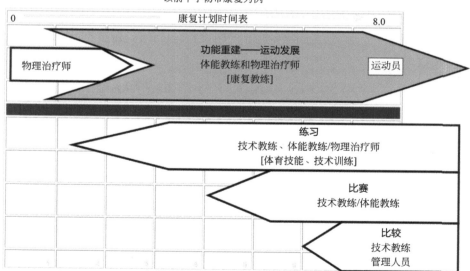

图 18.2 康复过程的良好综合模式

经同意，转自比尔·诺尔斯。

运动员是否成功康复不应用他们重返训练、赛场的速度来衡量，成功康复的评价标准应该是运动员恢复高水平运动表现并且降低二次损伤风险。本章的主要目的就是介绍帮助运动员伤后恢复竞技水平的强大的康复程序。

运动表现的恢复——远不止"医生说 yes"

只有当运动员的身体状态达到伤前水平，能够安全地、合理地完成其运动专项的相关动作时，我们才能做出让运动员重返竞技赛场的决定。

那么，我们如何才能了解运动员是否达到了竞技水平并能够重返竞技赛场呢？我们应从以下方面入手。

- 伤前运动员的基线数据。如果没有这些信息，我们很难了解运动员的竞技水平实际上是什么样的。对于某些伤病而言横向比较是有用的，但是当我们发现伤病是由肌力、柔韧性不足或抗疲劳能力不足导致的时，那么在康复过程中这些运动表现指标的顺利改变也是重要信息。
- 生理学和生物力学对运动的要求（以及队员的场上位置对其的要求）。为了使运动员保持竞争性，运动员的身体条件要与运动项目对运动员的体能要求相契合，我们对运动项目了解得越多，就越能帮助运动员准备好重返竞技赛场。

每项运动对运动员身体条件的需求是截然不同的。康复方案应考虑场上位置和专项技能，运动员所需的运动模式应能承受压力，特别是在疲劳时具备承受压力的能力，包括基于场上位置和基于运动专项技能的训练。对于一个运动员来说，仅仅恢复肌肉力量和柔韧性是不够的，还要将这些能力转换为专项的技术动作，例如英式橄榄球运动中的横向扑搂（也叫横向擒杀），这一动作要求运动员有良好的步法和强大的身体位置感，这两项指标也是重要的运动表现指标。这使得英式橄榄球运动在复杂性和技术方面的要求可以尽可能地提高。运动员必须能完成所有所需的体能和技术能练习，目的是能在疲劳状态下运动而不必担心"二次损伤"。如果拥有完成关键"扑救/取胜"的铲球技术而没有必要的身体条件却硬要做到这一点是很可怕的。

为了达到良好的效果，康复计划中也必须包括适当的超量负荷。过度的超量负荷（有害的）或者不充分的超量负荷（在适应强度以下）都是不够高效的，并且运动处方和训练时长并不像"食谱"。因为不同运动员对于相同的训练刺激反应是不一样的。

> 康复计划应该量身定做，并且康复计划应该由各项准出标准主导（而不是时间主导）。

在康复计划中，很有必要将短期或长期的目标以及准出标准和关键的运动表现指标写在一起。这些"运动表现指标和准出标准"对运动员来说也是一种很好的激励，这样，我们不仅能够直观地看到康复的进程，也能使运动员感受到自己的进步。

表 18.1 就是一个结构简单的、准出标准主导的康复进程。

表 18.1　康复末期：准出标准主导

第三阶段 后期 / 特定位置	第四阶段 末期 / 特定项目	第五阶段 保持阶段
目标	**目标**	**目标**
功能强度	重返赛场	• 确定筛查项目标准
		• 计划一个筛查项目
		• 将康复训练加入核心训练项目中
		• 阶段性回顾
准出标准	**准出标准**	**准出标准**
• 良好的全范围活动	• 完整体能训练	• 系统内稳态
• 无痛	• 根据场上位置的评估	• 最佳表现
• 不紧张	• 教练参与	
• 无代偿	• 10% ～ 15% 对侧肢体力量	
功能强度	**运动特定性**	**监测**
• 单腿跳计划，3 组，加入速度和转换变化	• 场上位置 - 教练	• 每周
• 等速测试	• 队中位置 - 教练	• 每日
• 闭链上肢稳定性测试	• 预疲劳 - 物理治疗师 / 体能教练	
• 单臂推墙俯卧撑	• 功能测试	

这一原则适用于任何损伤，例如膝关节内侧副韧带 1 度损伤。运动员需要从恢复简单的功能性动作的控制（如单腿深蹲）渐进到更加"动态"的动作（如单腿跳）。再将这些功能性动作融合到基于场上位置要求的动作中（如扭转和转向），再渐进到特定运动要求的动作中（如对抗中的发力和缓冲吸收力）。

这一过程并不是由时间主导的，而是由准出标准主导的，也就是说运动员必须要能"发挥"自己的运动表现。

康复末期——使运动员全面承受压力

康复的最后阶段，应该包括一些让运动员面临和平时比赛负荷相似的训练量。我们应该将压力分级并逐级递增，逐渐增加运动员所需面对的压力，直到运动团队中的每一位成员都对运动员的表现满意，同意其全面回归竞技比赛。在精英水平的运动中，神经肌肉疲劳和代谢疲劳都会不可避免地影响运动员的竞技表现和受伤风险。明白这一简单的事实以后，我们就必须清楚，最后一阶段的康复必须包括在相应的运动疲劳下进行训练，并且很好地适应疲劳，把自身抗疲劳能力恢复到伤前水平。

康复末期——高强度的体能训练

在许多运动项目中，获胜离不开强大的爆发力。而大部分伤病都会影响运动员的爆发力，即使是很短时间的伤病也会对运动员的爆发力有负面影响。一个完整的康复计划中应该含有高强度的体能训练，尤其是在康复末期。这样才能完全恢复运动员的爆发力，让运动员能够做好准备自信地面对接下来的训练和比赛。对于爆发力，我们有很多设备和策略可以使用，例如体操意识、爆发力与速度反馈系统、肌肉实验室、弹道测量系统等，这些方式都能在健身房环境中很好地量化爆发力大小。双侧对比也是一种简单易行的有效测试，使运动员在一系列负荷下进行评估，这一系列负荷下的测试能够让运动团队中的成员了解运动员的神经肌肉系统质量，以及两侧肌肉力量是否对称，并且能够为运动员是否准备好可以应对运动中生物力学方面的压力提供宝贵的参考。

量化康复过程：客观指标和准出标准才能确保成功

量化运动员的运动表现能够为康复进程提供极其宝贵的信息。它们能够帮助我们更好地理解运动员需要承受的生物力学以及生理学方面的压力，并且通过这些信息，我们可以设计出基于运动员自身情况的特定训练。在很多运动中，我们使用全球定位系统和心率监测系统，来帮助我们更好地理解相关训练以及比赛中运动员所需承受的负荷[1]。这些数据对于设定运动员身体状态能够达到重返训练或重返比赛的准出标准可谓十分珍贵。

表 18.2（a）展示了一组精选的数据，这些数据是在国际英式橄榄球比赛中从一位运动员身上收集的。表 18.2（b）展现的是相同的数据，但是这些数据是在康复末期运动员健康评估中收集的。这些数据的收集对于设定训练的限制是无比重要的，例如，是否应该限制最大跑动速度或其他与比赛相关的活动，或者设定休息频率。

表 18.2 典型的全球定位系统和心率数据

（a）来自英式橄榄球比赛中的运动员

分类	总时长	总千米数	大于最高速度40%的千米数	大于最高速度70%的千米数	米/分	有氧训练影响（最大为5）	平均值（千米/时）	最高值（千米/时）	%最高速度
整场比赛	84	6.1	2.05	0.50	73	4.0	4.3	26.1	89

（b）来自康复末期的运动员

分类	总时长	总千米数	大于最高速度40%的千米数	大于最高速度70%的千米数	米/分	有氧训练影响（最大为5）	平均值（千米/时）	最高值（千米/时）	%最高速度
康复阶段	40	3.1	1.52	0.83	73	2.9	4.4	23.9	89

关键指标

总时长：总共上场时长；

总千米数：总共跑动距离；

大于最高速度 40% 的千米数：当速度大于个人先前最快速度纪录的 40% 时跑动的距离；

大于最高速度 70% 的千米数：当速度大于个人先前最快速度纪录的 70% 时跑动的距离；

米/分：总共跑动距离除以总共上场时长；

有氧训练影响（最大为5）：心率监测系统提供的一组复合数据，等同于个人前期纪录的最高水平的耗氧量；

平均值（千米/时）：平均跑动速度；

最高值（千米/时）：最高跑动速度；

%最高速度：最高跑动速度占个人之前最快速度纪录的百分比。

通过对表 18.2（b）的观察，我们便能轻易地发现运动员康复中的很多信息。我们知道该运动员跑步时达到了其最高速度的 89%，这一数值与其在比赛中的速度相似。他在康复阶段只运动了 40 分钟（这只是一场比赛时长的一半），但是他的跑动速度等同于在一场比赛中所需的 73 米/分。尤其是大于最高速度 70% 的跑动距离是 0.83 千米，这比在一场普通比赛中的跑动距离还多了 0.33 千米。此外，在相对高速（跑动）的情况下的抗疲劳能力也是这一康复进程的关键。

对目标数据的使用，例如全球定位系统和心率监测系统数据的使用，使得运动团队能够更加自信地对运动员是否能重返比赛做出判断。

功能性表现测试

在可控的设定下测试运动员的身体素质，但是压力和动作都接近于运动员所能发挥的极限。我们把这叫作功能性表现测试。例如，一个曲棍球运动员，他的左膝内侧副韧带损伤，4 ～ 6 周不能参加比赛。在康复的不同阶段，功能性表现测试应该包括以下几个方面。

- 哑铃练习能帮助提升运动员的力量与稳定性。这个练习能够帮助我们了解运动员两侧肌肉力量是否对称，同时也能帮助运动员将肌肉力量恢复到伤前的水平。
- 单腿纵跳。这一练习使得我们能看出运动员左右侧爆发力是否对称。我们可以选择简单的弹跳，也可以在测试台上进行，两者的相同点是力量的形成。当两侧跳起高度相似但患侧力量发展速率更低时，便为康复末期的训练提供了进一步的方向。
- 侧步或单腿侧跳后落地的控制能力（在测试台上进行）。显示的力量曲线能够帮助我们了解运动员患侧和健侧落地时的控制能力。如果健侧和患侧的力量发展速率相等时，我们就可以自信地说该运动员的神经肌肉系统已经具备了在高速落地情况下吸收冲击力的能力，该运动员就可以进入下一阶段的训练。
- 单腿三级跳远测试。在完成最大力量测试后，这一测试对于控制能力和神经肌肉系统的爆发力要求更高。通常来说，我们希望健康的运动员在完成单腿三级跳时左右侧成绩相差不超过 10%。运动员有能力完成这一动作会给予运动员自身和运动团队成员信心，使得运动员能够进入更严酷的训练中。

以上我们提供的这些测试在某种程度上来说并不是十分详尽。上述例子中的测试类型能够标记运动员现有的控制能力和运动表现水平。这些数据能够为接下来对运动员进行更激进的、更有压力的训练提供指导。

基于特定项目和场上位置的场地测试

当运动员通过了所有的功能性表现测试并且被认定是"医学上的健康"后，那么运动员能否全面回归运动训练就应当由其在专项测试中的竞技表现所决定。这可能也需要训练及比赛中相似的运动率（相对于时间而言），例如足球中的拦截抢球、跆拳道中的踢腿、猫跳滑雪中的高空落地或者柔道中的摔技等。

基于比赛的 GPS 数据、加速度数据、心率数据都会被用来量化运动员在专项测试中生理的负荷，并且反映着一部分比赛的压力[2]。

表 18.3 描述了高强度间歇的体能测试。先合理地规避一系列技术组合以使运动员达到预疲劳状态，再进行根据橄榄球技术动作设计的一系列测试。理想状态

下，技术教练、物理治疗师、体能教练在这一评估过程中共同协作，并且在测试结束时进行开放性沟通，从而得出运动员究竟恢复到了什么程度。

方案如下。

- 在起跑线开始，鸣哨，冲刺 10 米，触线，转身往回冲刺 10 米回到起点，再转身冲刺 60 米（橄榄球专用赛道如图 18.3 所示）；
- 重复上述训练 6 次，组间休息 45 秒（每一次从另一端开始）；
- 6 组之后休息 80 秒；
- 之后进行橄榄球专项测试。

表 18.3 返回训练 / 比赛的评估

目标	总时长	总千米数	大于最高速度 40% 的千米数	大于最高速度 70% 的千米数	米 / 分	有氧训练影响（最大为 5）	% 最高速度
	40	3	1.00	0.2	70	5	85+

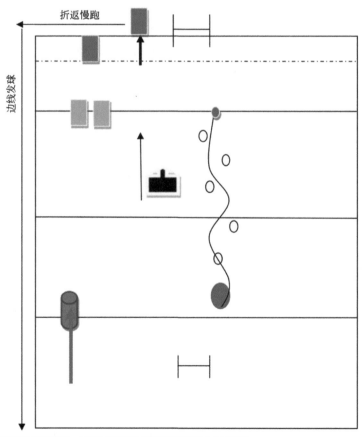

图 18.3 橄榄球专用赛道，有助于评估重返赛场的准备情况

训练 VS "体能测试"

在许多运动中，运动员经历的许多生理负荷是在训练中产生的。例如，曲棍球运动员，比赛间隔的 6 天中，他们 4 天都在训练。运动员对于负荷的适应和积极的反应也是成功康复的关键点之一。

根据经验，当运动员在之前几周都已经充分进行训练之后，相关人员才会认为运动员适应了这一训练。然而，这也会有例外。当他们完成一周的训练时，这给运动员和后勤人员都带来了很大的信心。因为日复一日地运动会对负荷以及后期的生理反应做出评估，而不是疲劳或紧张状态下运动员体能测试的急性反应。

重返赛场时教练的重要性

运动团队能正确地评估一名运动员的身体对于训练和比赛的反应。而技术教练最擅长判断运动员的动作是否高效，并能对技术动作和运动表现给出前瞻性的建议。教练的经验和技术洞察力对于设定专项测试的准出标准也是非常有用的，其能够让运动员在测试中受到的压力和真实比赛中相似。在体能测试中使教练参与进来的好处有：

- 让教练对运动员的能力产生信心；
- 当教练观看运动员的表现时，能够给予运动员信心和动力。

> 运动员和教练应该共同协作以想出一些评估方法，选择并确定一些运动员场上位置和专项运动所要求他们具备的元素。运动员参与得越多，他们对这个计划就越能应用并且坚持下来，同时也越关注这一领域。这些也需要并且要求运动员对成功重返赛场有充分的信心。

进行评估时，教练的目的是确保运动员在重返赛场时不但身体条件满足重返比赛的需求，还要具备能够完成比赛所需要的竞技水平。通常，我们很容易通过体能测试来确定运动员的身体条件是否合格，但是只有教练会注意运动员注意力和技术动作方面的问题，例如当运动员疲劳时传球的问题或对抗时的位置问题。教练掌握必要信息之后可以判断运动员是否达到了可以选择其参加比赛的标准。

明显地，损伤会引起运动员运动模式的变化。我们需要重新训练运动员的运动模式来防止二次损伤并提高运动员技术动作熟练度。我们不应该忽视教练对于运动员重获技术动作熟练度的重要性，特别是成功的康复关注的是运动员运动表现的恢复程度，而不仅仅是伤病的愈合情况。

重回训练的运动员的监测

我们了解到，运动员的受伤最大的风险因素是既往伤病史。这就意味着他们对于投入到新的训练以及新的负荷中是很敏感的。实际上，在很多顶级的运动团队中，运动团队成员将会花大量的时间与技术教练讨论刚回归时运动员的训练强度和训练内容。GPS 和心率数据在运动员的训练和比赛中相较于其同伴以及其历史数据而言非常有用。同样重要的是训练后或者比赛后要有医疗人员对运动员关于训练和比赛负荷的反应进行评估。

总结

成功的康复计划能够使运动员恢复到受伤之前的水平，并且不再惧怕二次损伤以及二次损伤的风险也不会增高，康复后他们的运动表现也不会"打折扣"。要做到这一点，要求团队中的医疗人员、体能教练以及教练团队完美结合，使功能重建计划中所有对于伤病恢复、体能恢复以及专项运动表现恢复的条件都得到保障。

功能重建计划应该是循序渐进的，而且不应该由时间主导，而是应该由运动员的能力主导。如果可行，来自比赛的数据（如 GPS 数据、加速度数据以及心率数据等）应被用来帮助进行体育专项能力训练和测试，这样训练和测试才会更准确，更能反映比赛时的真实情况。最后，当做出运动员可以重返赛场的决定时，运动团队中的医疗人员、体能教练、教练团队以及运动员自身都要有足够的证据证明运动员此时已经足够健康、足够强大。

参考文献

[1]Cahill, N., Lamb, K., Worsfold, P., Headey, R., & Murray, S. (2013). The movement characteristics of English Premiership rugby union players. Journal of Sport Sciences, 31 (3), 229-237.

[2]Reid, L. C., Cowman, J. R., Green, B. S., & Coughlan, G. F. (2013). Return to play in elite rugby union: application of global positioning system technology in return-to-running programs. Journal of Sports Rehabilitation, 22 (2), 122-129.

第四部分

运动员的损伤管理

第 19 章

运动员的颈部

凯·鲁宾逊（Kay Robinson）

引言

在许多运动项目中，运动员的颈椎要承受巨大的压力。尤其是在英式橄榄球、冰球这类有强烈对抗和快速移动的运动中，运动员的颈椎很容易受伤。不仅仅是高强度的冲击会造成颈椎的损伤，颈部长期遭受一些小的伤病，也会积劳成疾，造成不容小觑的后果。此类颈部损伤常见于赛车、滑冰类运动（如俯式冰橇和雪橇）等运动员需要承受很大的重力加速度和强烈震动的运动。在这类运动项目中，造成颈部损伤的机制是：运动员的颈部受到的力超出了其自身能够承受的范围，过度负荷导致损伤。

人体颈部主要依靠椎体的结构和功能以及椎间盘和颈部复杂的肌群来缓冲外力。对于那些颈部不能很好缓冲外力的运动员，他们发生颈部功能障碍或伤病的概率就会大大增加。严重的颈部损伤包括颈椎骨折导致脊椎不稳定（甚至有可能导致瘫痪），轻度的颈部损伤即为软组织损伤，但是因此导致的颈部关节活动度下降通常不易被察觉。

作为帮助运动员进行康复训练的专业人士，我们对颈部的结构和功能了解得越透彻，我们就越能准确地发现颈部的功能异常并更好地介入。并且我们能将自己的专业知识转换到接下来的康复训练中，这也是本章介绍的重点。

在运动中好发的颈部损伤

在美国，50% 的普通人在其一生中都会受到颈部疼痛的困扰[1]，而大约 10% 的颈椎损伤是由体育运动导致的[2]。易引起颈部损伤的运动有：

- 美式橄榄球；
- 英式橄榄球；
- 跳水；
- 马术；
- 单板滑雪；
- 赛车[3]。

很多轻微的颈部损伤并不会被记录在案。在一项研究中，我们通过影像学检查发现，几乎 1/3 的大学新晋美式橄榄球运动员都有颈部损伤史，而且这一数据还在不断增长 [3]。这一数据的增长无疑要归功于现在对伤病的检查和记录力度的加大。当然，随着橄榄球运动的发展，其越来越注重身体对抗，加上运动员不断增强"肩部以下"的力量，却常常忽视颈部力量训练，导致所有美式橄榄球运动员的颈椎所要承受的负荷前所未有的大，这也就使得他们的颈椎相当脆弱并容易受伤。

运动员颈部受伤的原因

当颈部承受的应力超过其承受范围时，伤病便发生了，颈部损伤的原因就像我们之前介绍过的一样，通常分为急性过度负荷伤病和慢性过度负荷伤病。为了更好地了解颈部疼痛的病因以及更好地帮助运动员预防颈部损伤或更好地从颈部损伤中康复，我们需要了解造成颈部损伤的不同负荷类型，包括以下几个方面：

- 力量大小；
- 受力方向和受力点；
- 外力作用于颈部时的速度；
- 颈部持续受力的时间。

急性颈部损伤原因——压迫

在运动中，颈椎损伤最常见的原因就是应力 [3]。而其中最常见的情况便是颈椎屈曲超过 30 度时，颈部因轴向受力而产生损伤。在这一体位（屈曲超过 30 度），颈椎的生理弯曲消失，颈椎也就失去其缓冲力的能力。当颈部后伸并侧屈时，过度的压力也会作用于颈椎后缘的组织和结构。当颈椎的生理弧度消失时，颈椎缓冲分散力的能力就会大大减弱，使颈部的其他结构也不得不参与到对力的吸收缓冲中，这也就让包括颈椎间盘、颈椎椎体、关节突关节等结构很容易受损。

颈椎压缩性损伤常发生在以下情形中：美式橄榄球比赛中，带球者受到防守球员阻挡，头先撞到防守球员；从高处坠落，例如体操运动员落地失误、马术运动员从马背坠落等。这种损伤机制带来的影响可能是急性的，也可能是日积月累的。也就是说，运动员的颈部受到压缩性损伤后，也许该运动员能很快从伤病中恢复，但也有可能该运动员已经遭受过类似的情况很多次。

急性颈部损伤原因——加速和减速

还有一类常见的颈部损伤，通常发生在突然加速或减速中，这类损伤也被叫作经典的"挥鞭样损伤"[4]。这类伤病的机制还包括外力直接作用于头部或者躯干。在以上两种情况下，力量传导到颈部，造成颈部像"鞭子"一样甩出去，造成颈部前方或后方结构受损[5]。此类型的损伤常见于一些高速的运动，例如赛车、对抗性运动和武术等。

急性颈部损伤原因——臂丛神经牵拉/压迫

臂丛神经伤，通常伴有"刺痛"或"灼烧感"，是指在自然情况下，臂丛神经受压迫或牵拉而导致的一系列症状。此类伤病常见于对抗性运动或高速落地后肩部着地的情况（如山地自行车选手从把手上向前飞出，肩部着地）。当颈部向一侧侧屈时，对侧的肩带受到向下的拉力，容易导致臂丛神经牵拉伤，而当一个突然的压力作用到同侧肩关节的后方结构时，则容易导致臂丛神经压迫伤。这两种受伤机制都容易影响臂丛神经或神经根，其中 C7 水平最常见。臂丛神经伤的症状通常为手臂的烧灼感或感觉障碍，肌肉无力。这些不适症状通常只是暂时的，但是还是要确保运动员不会有长期的神经功能障碍，并且不会因此影响其运动模式。

慢性颈部损伤原因——静态姿势

并不是只有打击或冲击会导致颈部疼痛或损伤以及颈椎功能障碍。长期的重复性的作用力或长期保持静止姿势也会累积，超出颈椎的承受限度。射击类运动，例如射击或射箭，要求运动员长期保持颈椎处于关节活动度末端，这特别容易造成颈部疼痛或颈椎功能障碍。

慢性颈部损伤原因——重力加速度

长时间处在震动或高重力加速度环境下，颈部也会出现问题。运动员会处于高重力加速度环境下的运动包括：飞行竞速（表演）、摩托车运动、高速滑冰类运动以及对抗性运动。通常，由高重力加速度带来的影响包括：眩晕、方向感下降、视觉异常、协调性下降、反应迟钝和颈部疼痛等[6]。简而言之，出现以上的任何症状都不利于你在高速情况下控制你的座驾。导致以上症状的原因通常有：脑部血供减少、前庭感觉异常，以及颈部肌肉过度负荷[6]。

除了以上的症状，处于高重力加速度的环境中，也容易造成运动员的颈椎间盘退化[7]，因此，颈部所需承受的所有负荷和重力加速度都必须严密监控，我们必须运用自己的专业知识和所有可能的工具来帮助运动员最小化长期的伤害。本章将详细讲述这些内容。

> 在对抗性运动中，我们也应考虑重力加速度的影响，因为在对抗性运动中，当两名运动员发生冲撞时，颈部所需的加速度能够达到 8g（g 为重力加速度）以上 [8]。这相当于一辆汽车以 30 千米 / 时的速度行驶时发生事故的加速度。如果这听上去还不够震撼，那么记住，在英式橄榄球运动中，一名运动员一场比赛可能要遭受高达 50 次的擒抱。

健康颈部的特征

在讨论了这么多运动导致的颈部损伤后，我们来讨论一下什么才是健康的颈部应有的样子。我们将从颈部的关节活动度以及肌肉力量的角度出发，将颈部作为人体动力链中的一个环节来考虑。

颈部评估

颈部的活动是很复杂的，任何一块颈椎都会参与不同角度的颈部活动。例如在完全屈曲或伸展位时，每一块颈椎都处于其最大关节活动度处 [9]。并且，中下节段的颈椎椎体主要负责旋转和屈曲，不会独立进行侧屈，侧屈的工作主要由上节段的颈椎来完成。

年龄在 20 ～ 29 岁的人群中，颈部的关节活动度大约为：前屈 54 度，后伸 80 度，侧屈 30 ～ 58 度，旋转 52 ～ 85 度 [10]。而随着年龄的增长，关节活动范围将逐渐变小。所以当判定一个人颈部是否健康时，必须考虑年龄因素。

影像学检查被认为是检查颈部关节活动度的"黄金标准"，但是，在很多时候，因为资金和设备的限制，做影像学检查是不太现实的，所以通常我们都用目测的方法来评定一个人的颈部关节活动度。当然，我们也应该使用一些信度和效度高的工具，例如四周测角计，来对颈部关节活动度进行评估，最起码，也要用卷尺（锚点法）来进行评估，详情见表 19.1。

颈深屈肌是颈部最主要的主动稳定器，并且能在所有平面内抗重力，保持颈部稳定。它包括头长肌、颈长肌、头直肌前束、头直肌侧束 [2]。实际上，要把颈深屈肌从颈部肌肉群中分离出来单独研究是很困难的，但是肌电图（EMG）显示颈深屈肌在颈部静态侧屈的情况下是保持收缩的，并且在关节活动全范围内，它和前斜角肌以及胸锁乳突肌一起收缩。颈深屈肌在人"收下巴"并伴随颈部屈曲和旋转时最活跃 [11]。当颈部出现疼痛时，这种肌肉的刺激显著降低 [12]，所以，在颈部出现伤病后，要密切监控颈部的肌肉力量，来保证颈部有足够的稳定性和预防进一步受伤的能力。

颈深屈肌的功能可以通过充气式压力计或生物反馈装置在仰卧位进行测试。测试时保持颈部自然伸直，将血压计充气到 20 毫米汞柱，然后让受试者下颌向内收（收下巴），继续以 2 毫米汞柱的量加压，在测量过程中尽量减小浅层肌肉的参与，例如胸锁乳突肌 [13]。

> 由于颈部最主要的作用就是为了优化头部的位置（特别是感觉器官的位置），因此在所有的项目中，我们都需要将头部的重量计算在内。人的头部的重量为 3 ～ 6 千克，而这一重量主要是由颈椎来承担。这也就说明了正确的姿势对于帮助颈部承重来最小化颈部稳定肌肉的负荷的重要性。

表 19.1　用卷尺（锚点法）来评估颈部的活动范围

锚点	弯曲（前屈）	伸展（后伸）	侧屈	旋转
锚点一	下颌尖	下颌尖	耳屏	下颌尖
锚点二	胸骨柄	胸骨柄	肩峰	肩峰

此外，还有其他一些关键肌肉在颈部的活动中也扮演了很重要的角色，包括胸锁乳突肌、中斜角肌、斜方肌、头夹肌和头半棘肌。我们也需要将这些肌肉加入考虑 [14]。以上肌肉的功能如表 19.2 所示。

表 19.2　原动肌对颈部活动的作用 [14]

肌肉	主动（原动）	拮抗	协同（协调作用）
胸锁乳突肌	屈曲	伸展	侧屈
中斜角肌	侧屈和伸展	屈曲	—
斜方肌	侧屈和伸展	屈曲	—
头夹肌	伸展	屈曲	侧屈
头半棘肌	伸展	屈曲	侧屈

在不同研究中，对于颈部屈伸的力量有不同的看法，但是一般认为，颈部的屈曲肌力比后伸肌力小（大约 59%），同时，后伸肌力在个体中还受优势侧的影响 [14]。后伸是在矢状面内的活动，但是在大多数人中，颈部后伸的同时还伴随着侧屈。因此，当我们进行训练时，需要将这种差别区分开，专注于特定肌群的训练，如果没有达到效果，还需重新训练。通常我们将轻微的向优势侧侧屈归结于侧屈肌肉的作用，这一现象在那些某侧身体运动表现相较于对侧明显突出的运动员中尤为常见，例如网球运动员和射击运动员。所以，我们不能总是将轻微的不对称看作一种不好的现象。

虽然在运动领域，对于颈部肌肉力量的测试还不是十分普遍。但是在英式橄榄球运动中，其应用越来越广泛，并且近期很多研究也表明了颈部肌肉力量测试

的重要性 [15, 16, 17, 18]。在航空领域和摩托车运动中，颈部肌肉力量测试也应用广泛，因为驾驶员会长期处于高重力加速度和震动的环境中。

测试颈部肌力和颈部耐受度的方式有很多种，包括等速肌力和等长肌力测试。这些方式中有许多是结合了肌肉活动性测试的，以反映颈部肌肉的整体功能。相比徒手肌力检查而言，这些测试都能提供客观的数据，效度也更高。有能力和条件的医疗人员都应该使用 EMG 来测试特定肌肉的激活情况、肌肉力量以及激活速度，特别是对于刚从颈部损伤中恢复的运动员。

> 为了确保测试数据的标准化，在测试中应该注意以下几点：
> - 固定身体，保证颈部不移动；
> - 脚站在软垫上，减少下肢的参与；
> - 测量一个范围（在集合内）；
> - 熟悉机器操作，热上升范围、非最大收缩量数据标准化。

颈部——人体动力链的一部分

颈部的功能并不是独立的，颈部疼痛和肩关节功能障碍有着紧密的联系。例如，有肩关节疼痛的顶级游泳运动员，在进行功能性训练和游泳专项训练时，斜角肌会过多地激活，并且颈部肌肉的肌张力会异常增高 [19]。这种肌肉不平衡会改变颈部的动力学，从而导致疼痛、功能障碍和颈部损伤风险的进一步增加。

> 当制定运动员的体能训练和康复方案时，需要考虑颈部和肩带的相关性，确保运动员在运动中保持最优力量传递的运动模式。不仅如此，在任何肩关节的康复方案中，我们也要注意保持正常的颈部关节活动度。

以此思路来看，由于颈部对于保持头部正确位置无比重要，因此在体育界，面临头部损伤时我们也要考虑颈部损伤，特别是脑震荡。在处理一个由于强力或撞击造成的急性颈部损伤的时候，我们要保持一定的警觉，即是否合并有脑震荡（反之亦然），因为力是在颈部和头部之间传递的。有关脑震荡的更多细节在第 6 章中有介绍。

颈部损伤的管理

当我们了解颈部受伤的机制、颈部负荷的范围，以及颈椎的结构和功能以后，我们就能更好地制定计划，来确保颈部足够强大以承受压力。

由于颈部损伤种类繁多，本章也不可能一一对应介绍其康复方案。本章介绍的是一种能够适用于几乎所有颈部功能障碍的治疗方案。很显然，每一阶段的康复还受病情的复杂程度和慢性颈部损伤的病程的影响，但是，我们始终坚持以准出标准为导向的康复原则。

第一阶段：急性期

在任何情况下，运动员都应该充分了解自身的受伤情况以及康复计划。这可能要求我们必须对运动员的病情进行影像学检查以及神经传导功能的研究，并进行其他专项转诊。必须将所有的信息汇集到一起，让每一位相关人员都同意该运动员的康复计划。这样透明的康复方案将带给运动员巨大的自信。

康复第一阶段的主要目标是缓解疼痛，恢复关节活动度。我们需要医疗团队的全面参与，来确保运动员摄入的止痛药是适当的。非常重要的一点是，疼痛和功能障碍的时间越长，缓解疼痛的过程就越长。更多的有关此方面的信息详见第18 章。

> 一旦怀疑运动员有严重的头部或颈部损伤，那么应由专业人士对运动员的神经和肌肉骨骼系统进行评估，并且这一工作最好在医院完成。

在排除严重的颈部或头部受伤之后，我们的首要任务则是减轻疼痛和解除肌肉痉挛。

大量的证据表明，目前还没有能够在急性期缓解疼痛的很好的办法[20]。但是在现实中，我们发现，按摩、电刺激、热疗、使用止痛药，以及进行一些增加关节活动度的活动还是有效果的。

> 如果在急性期，运动员对于活动颈部还有恐惧，有一个很好的策略是在早期保持其颈部和头部静止不动，取而代之的是旋转其躯干。

我们应该在急性期的早期使运动员保持颈部力线维持在正常的状态，来避免对神经根、椎间盘以及关节突关节进行刺激。这也给了我们很好的机会来评估颈深屈肌并进行肌肉募集训练以及颅 - 颈屈曲（收下巴）训练。

虽然我们要帮助运动员恢复关节活动度，但是要明白，急性疼痛期的肌肉痉挛导致的颈部僵直其实是有助于恢复的。我们还需知道，温和的颈部关节活动是有很好的止痛效果的[21]，所以应该尽早在无痛情况下进行颈部关节活动。这样的手法或活动应该最开始在去重力环境下进行（如仰卧位），但是要尽快进入抗重力环境。

在颈部损伤的急性期，应该避免太过激进的肌肉拉伸，因为这样人为的过早介入会对颈部本身的稳定系统带来负面影响，甚至可能导致更严重的肌肉痉挛和颈部僵直[22]。

当症状缓解后，恢复颈部在各平面内的关节活动度是至关重要的。因此，了解各运动对于颈部活动的要求是我们的首要任务。

> **运动员要满足以下准出标准后才能进阶到第二阶段的康复：**
> - 排除严重的损伤的可能（如骨折、脊髓或神经根损伤、脑震荡）；
> - 颈部在功能性关节活动度内活动无疼痛；
> - 没有任何神经问题的体征和症状；
> - 颈深屈肌的重新激活。

第二阶段：康复的早期

只要运动员可以开始无痛活动，我们就可以进行颈部的强化训练了。这种早期的肌肉力量训练的概念在四肢关节或肌肉的损伤后（如肩关节受伤或腘绳肌受伤后）已经被广泛使用了，但是在颈部损伤中，早期的肌肉力量训练似乎被过度忽略了。在早期，我们应该使运动员进行各个方向的肌肉等长收缩，并且变换无激惹的体位。通常，我们需要给运动员时间来学习我们要求其完成的动作，同时也使得运动员能够对负荷进行适应。

这类收缩可以通过徒手测试来评估，但是用握力计能够很好地显示运动员的最大随意肌肉收缩（MVC），方便我们控制训练量。最开始，将目标定为30%的最大随意肌肉收缩就可以了，最后逐渐进阶到100%。

在此阶段，使用滑轮/绳索系统同样也是很有帮助的。该仪器的用法是：运动员处于坐姿或站姿，仪器一端连接运动员枕骨部位，另一端连接重物，通过滑轮系统的控制能够很好地避免颈部过度负荷。因此，在早期的康复中，滑轮系统是一个很好的选择。

> 在使用滑轮系统时，有一个很好的评估运动员颈部素质的方法，就是测试在使用滑轮系统时，运动员肌肉收缩保持颈部力线的能力。这也是颈深屈肌的最基本的素质。

需要注意的是，在训练后症状不会出现反复之前，肌肉等长收缩训练的强度都不宜过大。肌肉等长收缩训练包括以下内容。

- 颈部前屈——运动员背对滑轮系统保持收紧下巴的动作，然后向前运动（远离机器）并保持收下巴的动作。注意，很多运动员在做这个动作时都会出现错误动作，即后伸颈部（抬下巴）。

- 颈部后伸——运动员面朝滑轮，并且使脊椎正中对准机器，然后逐渐远离，测量出颈部的伸展度。
- 颈部侧屈——运动员将一侧脸放在机器上，然后离开机器，接着换另一侧，重复上述动作。运动员也可以侧卧在机器上，来抵消人工施加的压力。

　　以上都是加强颈部耐受力的有效练习方式，但是我们也需要考虑运动员在运动中颈部的其他功能需求。具体地说，就是要考虑运动中颈部所受到的力的强度，以及重力和其他外力对颈部的影响。例如在俯式冰橇运动中，我们要关注滑动中运动员受力的情况，相反，在赛车比赛中，我们却要关注运动员坐在驾驶座上时受力的情况。我们必须注意到运动员的非常规动作，因为在身体虚弱或者动作不熟练的情况下，这些非常规动作很容易导致受伤。

　　在第二阶段的康复中，上肢、肩胛以及脊椎（核心）也要进行稳定性训练。这些部位的协同训练十分关键，因为颈部只是整个身体动力链的一部分。整体的训练才能更好地反映出运动员恢复的情况。

为了顺利进阶至康复的第三阶段，需要满足以下准出标准：
- 等长肌肉收缩训练中不再疼痛；
- 肩胛带稳定性良好；
- 有良好的锻炼技巧；
- 症状不再加重；
- 颈部受伤后的力量增加。

第三阶段：康复的中期

　　肌肉等长收缩训练效果良好，在恢复了颈部关节活动度之后，就要开始全方位活动颈部。在这个阶段，由于使用滑轮系统训练可能会使颈部耐受力超出负荷，因此我们选择使用测阻力仪。先做矢状面运动，然后慢慢拓展到冠状面，直到运动员可以很好地控制从一个平面到另一个平面进行交替活动，此项训练就完成了。

　　对颈部逐渐加压，是提高颈部的耐受力的好方法。可以先从手动加压开始，接着是在器材上倒立，最后在地板上倒立。即使摔倒了，也增加了运动员对自己颈部耐受力的信心。

　　激增的训练量以及强度不能达到提高颈部耐受力的目的，我们应该循序渐进，遵循原则，不断调整训练计划，推荐以周为单位逐渐增加训练量。因为颈部结构的复杂，其内部有多个需要稳定性协调的小型关节，而不是一个整体性关节，所以提高颈部耐受力是不能一蹴而就的。

> 运动员的运动背景在这个阶段十分重要。康复训练应该根据运动员的特点来制定，例如一个习惯了重负荷的摔跤运动员，他的颈部承受能力肯定比女性游泳运动员要好。为了防止出现错误的姿势，所有训练都要在严密的监控下进行。

在这个康复阶段，每位运动员康复的时间都会根据最初伤势而有所不同。训练的范围以及强度都将继续增加，直到力量、灵活性都达到了一定水平，才可以开始加入专项运动训练。

在碰撞类运动训练中，需要先控制触点（使用扑搂包）；在体操和花样滑冰训练中，我们可以从低难度的运动开始（如自旋），一直训练到运动员可以完成这些动作，并且伤势不复发。存在超负荷和震动的运动项目的运动员，也可以在这一阶段开始低水平的超负荷以及震动训练。定期的训练，加上颈部固定技术，对运动员的颈部康复是有利的[23]。

> 在训练中至关重要的一点就是，超负荷训练不仅对运动员的颈部有影响，而且对全身都会有影响。康复中耐受超负荷可能会导致心率过高、耗氧增加和周围的血管阻力增大[24]。因此，我们需要通过高强度的全身力量训练以及中强度的有氧训练来提高运动员在超负荷状态下的身体机能。

在为那些参与超负荷以及强震动的运动项目的运动员制定康复训练计划时，怎样才能在训练环境中复制这些运动项目特点，是一个比较大的挑战。如果训练设置不合理，使运动员长时间处于超负荷或者强震动状态，那么这样的训练可能对康复有负面影响。因此，我们要寻找和该运动项目有相似之处的运动进行康复训练，蹦床就是不错的选择。

蹦床运动会产生大于 4 倍自身体重[25]的垂直力，而且运动员超负荷的时间不会过长，是一项很好的锻炼颈部的耐受力的运动。同时蹦床还可以增强运动员的平衡性、对位置的控制以及稳定性。除了强度低，这种形式的运动的另一个好处是动作的重复性极高，这样就避免了过量训练。

在震动情况下训练的方法有：在动力板上进行练习；在头后部放置充气运动球进行相关训练。例如，在头后部放置运动球，进行靠墙深蹲训练。在训练过程中，教练会从不同角度以不同力度击球，运动员需在整个过程中保持正确的颈部姿势。

随着运动员能力和信心的增加，在训练中运动员的力量也会逐渐增强。例如在橄榄球项目中，抢断、擒抱、并列争球的力量会增强；在柔道项目中，擒拿、抛掷、落地的力量会增强；在跳水项目中则体现在跳水难度的增加，以及起跳高度的增加。

> **为了顺利进阶至康复的第四阶段，需要满足以下准出标准：**
> - 训练中伤口不再疼痛；
> - 训练中伤势不再加重；
> - 能够参与到正常训练中（包括训练必需的身体碰撞、超负荷、强震动环境）；
> - 肩部以及身体活动正常；
> - 脊椎强度与基线测量值一致。

第四阶段：重回赛场

为了使运动员重回赛场，在康复的最后阶段，重点在于恢复他们的能力和信心。把第三阶段以及这一阶段的强化训练融入正常训练中，可以更好地训练运动员的力量。康复训练应该根据不同项目、运动员受伤的不同位置以及情况的不同而制定。为了避免二次损伤，医疗团队应该确保运动员的力量和技能都得到了很好的恢复。

这一阶段，可以加入模拟特定运动和力量的辅助训练，对抗"Snap G"的辅助训练就是其中之一。Snap G 是指在加速运动中身体突然的变化。需要训练颈部肌肉在该情况下做出应激反应的能力，这对保持头部运动学有积极作用，能减少颈部损伤和脑震荡[26]。

通过一系列的训练方式，结合各种训练方法，来改善运动员的神经肌肉的性能、肢体协调性、动作效率以及动作稳定，使其恢复到伤前竞技水平。

> **为了能达到重回赛场的标准，需要满足以下准出标准：**
> - 病症已经得到控制；
> - 能够承受各种变化的外力；
> - 能够接受正常的训练；
> - 肩部以及身体活动正常。

颈部损伤的预防

颈部肌肉在各项训练中都是超负荷工作的，特别是受伤之后，所以颈部的训练对于降低颈部受伤风险是很重要的。凡是对颈部有危害的项目，任何运动员在进行训练之前，都应该测定一个受伤的基线标准。我们可以通过康复的第四阶段所介绍的一些手段，检查运动员的颈部关节活动度、颈部耐受力以及 Snap G 的耐受力。如果运动员的指标达不到项目所需的标准，那么就按照上述训练方式，逐步提高他们的颈部耐受力，直到可以接受训练。

任何运动训练和康复训练一样，都需要从宏观方面和微观方面去观测颈部受力强度的变化。一个新晋运动员，在身体肌肉组织耐受性很高的时候，任何新的训练项目、神经肌肉疲劳都值得关注，只要训练得当，增加训练也可以让运动员摆脱疲劳，从而表现得更好。

> 颈深屈肌和伸肌的训练是很容易产生疲劳的，训练量的提升其实取决于每天的负荷量 [27]。这就告诉我们该项训练是不能一蹴而就的。

总结

在体育运动中，颈部耐受力的测试应该成为一个常规项，为之形成相关标准，这不仅有利于运动员伤后恢复，也可以作为一个监测工具。将运动、力量、疼痛等级以及训练负荷数据收集在一起，通过专业分析，能够为顶级运动员提供很好的训练素材。

了解了颈部的运动模式以及颈部受力情况之后，教练就可以通过加强力量训练、改善运动模式以及其他方式来减少颈部损伤。比较测定法以及基线法也是帮助运动员康复的好方法。

虽然颈部的康复训练方式很多，但是作为一个渐进的康复训练项目，应该包含以下功能：

- 维持 / 恢复颈部关节活动度；
- 稳定肩带；
- 增强肌肉力量；
- 具备运动特性。

随着运动的发展和极限运动的普及，人们对颈部和头部损伤的研究也在加深。如果将该研究结果应用于我们的日常训练中，对于我们避免损伤、最大限度地提高运动员能力具有积极作用。

参考文献

[1]Jeyamohan, S., Harrop, J., Vaccaro, A., & Sharan A. (2008). Athletes returning to play after cervical spine or neurobrachial injury. Current Review Musculoskeletal Medicine, 1. (3-4), 175-179.

[2]Harris, K., Heer, D., Roy, T., Santos, D., Whitman, M., & Wainner, R. (2005). Reliability

of a measurement of neck flexor muscle endurance physical therapy . Physical Therapy, 85, 1349-1355.

[3]Cooper, M., McGee, K., & Anderson, D. (2003). Epidemiology of athletic head and neck injuries. Clinical Sports Medicine, 22, 427-443.

[4]Michalef, Z., & Ferreira, M. (2012). Physiotherapy rehabilitation for whiplash associated disorder II: A systematic review and meta-analysis of randomised controlled trials. British Journal of Sports Medicine, 46 (9), 662-663.

[5]Bogduk, N., & Yoganandan, N. (2001). Biomechanics of the cervical spine Part 3: Minor injuries. Clinical Biomechanics, 16 (4), 267-275.

[6]Rickards, C. A., & Newman, D. G. (2005). G-induced visual and cognitive disturbances in a survey of 65 operational fighter pilots. Aviation, Space, and Environmental Medicine, 76, 496-500.

[7]Lange, B., Nielsen, R., Skejo, P., & Toft, P. (2013). Centrifuge-induced neck and back pain in F-16 pilots: A report of four cases. Aviation, Space, and Environmental Medicine, 84 , 734-738.

[8]Wundersitz, D., Gastin, P., Robertson, S., & Netto, K. (2014). Validity of a truck mounted accelerometer to measure physical collisions in contact sports. International Journal of Sports Physiology and Performance, In press.

[9]Swartz, E., Floyd, R., & Cendoma, M. (2005). Cervical spine functional anatomy and the biomechanics of injury due to compressive loading. Journal of Athletic Training, 40 (3), 155-161.

[10]Youdas, J., Garrett, T., Suman, V., Bogard, C., Hallman, H., & Carer, J. (1992). Normal range of motion of the cervical spine: An initial goniometric study. Physical Therapy, 72 , 770-780.

[11]Falla, D., Jull, G., O'Leary, S., & Dall'Alba, P. (2006). Further evaluation of an EMG technique for assessment of the deep cervical flexor muscles. Journal of Electromyography and Kinesiology, 16 , 621-628.

[12]Fall, D., Jull, G., & Hodges, P. (2004). Neck pain patients demonstrate reduced activation of the deep neck flexor muscles during performance of the craniocervical flexion test. Spine, 29 (19), 2108-2014.

[13]Jull, G., O'Leary, S., & Falla, D. (2008). Clinical assessment of the deep cervical flexor muscles: The craniocervical flexion test. Journal of Manipulative and Physiological Therapeutics, 31 (7), 525-533.

[14]Gabriel, D., Matsumoto, J., Davis, D., Currier, B., & Kai-Nan, A. (2004). Multidirectional neck strength and electromyographic activity for normal controls. Clinical Biomechanics, 19 , 653-658.

[15]Hamilton, D., & Gatherer, D. (2014). Cervical isometric strength and range of motion

of elite rugby union players: A cohort study. BMC Sports Science, Medicine and Rehabilitation, 6 , 32.

[16]Naish, R., Burnett, A., Burrows, S., Andrews, W., & Appleby, B. (2013). Can a specific neck strengthening program decrease cervical spine injuries in a men's professional rugby union team? A retrospective analysis. Journal of Sports Science and Medicine, 12 , 542-550.

[17]Geary, K., Green, B., & Delahunt, E. (2013). Intrarater reliability of neck strength measurement of rugby union players using a handheld dynamometer. Journal of Manipulative and Physiological Therapeutics, 36 (7), 444-449.

[18]Hamilton, D., Gatherer, D., Robson, J., et al. (2014). Comparative cervical profiles of adult and under-18 front-row rugby players: Implications for playing policy. BMJ Open 2014;4:e004975.

[19]Hidalgo-Lozano, A., Fernandez-de-las-Penas, C., Madeleine, P., & Arroyo-Morales, M. (2012). Elite swimmers with unilateral shoulder pain demonstrate altered pattern of cervical muscle activation during a functional upper-limb task. Journal of Orthopaedic & Sports Physical Therapy, 42 (6), 552-558.

[20]Philadelphia Panel. (2001). Evidence-based clinical practice guidelines on selected rehabilitaion interventions for neck pain. Physical Therapy, 81 (10), 1701-1717.

[21]Schomacher, J. (2009). The effect of an analgesic mobilization technique when applied at symptomatic or asymptomatic levels of the cervical spine in subjects with neck pain: A randomized controlled trial. Journal of Manual and Manipulative Therapy, 17 (2), 101-108.

[22]Rihn, J., Anderson, D., Lamb, K., Deluca, P., Bata, A., Marchetto, P., Neves, N., & Vaccaro, A. (2009). Cervical spine injuries in American football. Sports Medicine, 39 (9), 697-708.

[23]Seng, K., Lam, P., & Lee, V. (2003). Acceleration effects on neck muscle strength: Pilots vs. non-pilots. Aviation, Space, and Environmental Medicine, 74 (2), 164-168.

[24]Barker, P. (2011). Reduced G tolerance associated with supplement use. Aviation Space and Environmental Medicine, 82 , 140-143.

[25]Sovelius, R., Oksa, J., Rintala, H., Huhtala, H., Ylinen, J. and Siitonen, S. 2006. Trampoline Exercise vs. Strength Training to Reduce Neck Strain in Fighter Pilots. Aviation, Space, and Environmental Medicine, 77:1.

[26]Eckner, T., Youkeun, K., Joshi, M., Richardson, J., & Ashton-Miller, A. (2014). Effect of neck muscle strength and anticipatory cervical muscle activation on the kinematic response of the head to impulsive loads. American Journal of Sports Medicine, 42 , 566.

[27]Netto, K., Carstairs, G., Kidgell, D., & Aisbett, B. (2010). Neck strength recovery after a single bout of specific strengthening exercise. Physical Therapy in Sport, 11 (3), 75-80.

第 20 章

运动员的肩部

伊恩·霍斯利（Ian Horsley）、本·阿什沃思（Ben Ashworth）

引言

运动员的肩关节需要有功能性的稳定性和灵活性来满足运动对于速度、负荷、关节活动度以及重复次数的要求。在不同的运动中，运动员所需承受的压力不同。举例来说，优秀游泳运动员每天训练要游 10 千米，肩关节要旋转超过 4000 次，而职业棒球运动员投球时肩关节旋转的角速度可以达到 7000 度 / 秒 [1]。这接近人类的极限。

盂肱关节（GHJ）的稳定性由解剖学结构（如骨性支撑、关节囊韧带结构以及神经肌肉反馈通路）提供 [2]。尽管如此，肩关节还是身体中最不稳定的关节之一，在正常肩关节和有症状的肩关节之间，盂肱关节的不稳定只有 1 ~ 2 毫米的差距 [3]。

因此，运动员保持肩关节稳定的能力是评估和康复的重点，这也是本章的重点。

功能性稳定阈

肩关节功能的保障就是肱骨头的中心保持在盂唇内，不发生不必要的移动。而这种稳定涉及肩关节的运动力学和神经肌肉系统控制相互配合。这一概念我们称作肩关节功能性稳定阈，详情如图 20.1 所示。

当运动力学部分表现不佳时，神经肌肉系统就会承受更大的压力来满足阈值，这就是我们所说的代偿，而这将导致神经肌肉系统过度疲劳，最终导致其不能有效保持肩关节稳定，导致肩关节不稳 [4]。当活动强度达到阈值时，不稳定的肩关节通常会表现为影响运动表现，或反复出现肩关节不适症状。因此，在那些能够有效通过代偿来满足阈值的运动中，肩关节出现不适的症状是很常见的，代偿本来就需要付出代价。

肌肉疲劳、创伤、过度松弛都会导致肩关节机械性刺激感受器受到过度压迫，减少传导到中枢神经系统的反馈，最终导致肌肉的延迟激活或激活不足。当肌肉对于保持盂肱关节的稳定参与不足时，肩关节的被动稳定结构——关节囊、韧带就会暴露在过度的剪切应力和压力下 [4]。

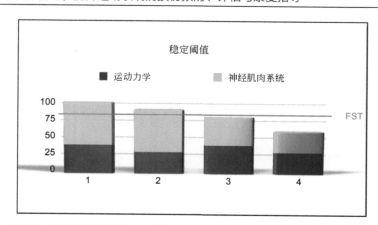

图 20.1 肩关节功能性稳定阈（FST）：运动员 1——肩关节运动力学稳定性正常，神经
肌肉系统稳定性正常；运动员 2——肩关节运动力学稳定性减弱，神经肌肉系统
出现代偿性稳定性；运动员 3——肩关节运动力学稳定性正常，神经肌肉系统稳定
性下降；运动员 4——肩关节运动力学稳定性减弱，神经肌肉系统稳定性也下降

由布兰奇（Blanch）改良 (2004)。

肩关节的动态稳定

本体感觉是位置觉（感知肢体在空间中位置的能力）和运动觉（对于主动运
动和被动运动的感知能力）的结合 [5]。众所周知，疲劳时，关节位置觉就会下降，
但是，这种改变只发生在关节活动的终末位置，在中间位置并不会发生变化。例
如，在英式橄榄球运动中，运动员重复做出擒杀动作，机械性刺激感受器就不能
在肩关节活动外侧范围反馈肩关节的位置，所以，在保护性肌肉激活之前，这很
可能导致肩关节前侧的结构受损 [6]（如图 20.2 所示）。这一缺陷可能会导致过劳
损伤以及轻微的盂肱关节不稳，从而增加肩关节受伤的风险。

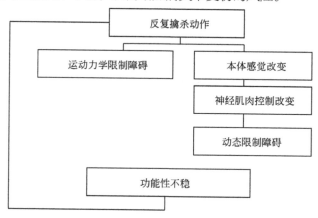

图 20.2 英式橄榄球运动中，擒杀动作造成的功能性不稳 [7]

肌肉疲劳、微小创伤和任何会影响盂唇关节囊功能的变化都可能降低机械性刺激感受器的敏感性，从而增加肩关节受伤的风险。

肩胛骨的重要性

就像下肢和躯干通过臀大肌和背阔肌之间的筋膜连接，肩胛骨作为盂肱关节和上肢之间的连接，让力量能够通过关节力线高效地传递。在过头动作中，保持稳定的肩胛面不仅能最小化肩关节所需承受的压力，还能让肩袖肌肉帮助将肱骨头稳定到盂唇内。为了达到这种稳定，肩关节周围肌肉的主动激活是至关重要的。如果肩胛骨不是处于最适位置（如翼状肩），那么从力学角度来说，肩关节周围的肌肉也并不处于良好的力学位置。此时的肌肉就必须产生比正常时更大的力量来保持稳定。长此以往，这就可能导致疼痛和功能障碍。不仅如此，因为盂肱关节主要肌肉的起点都在肩胛骨上，肩胛骨后缩肌肉或上回旋肌肉的疲劳可能导致肩峰下间隙空间的减少，使肩袖肌肉疲劳（特别是外旋肌肉），并导致肩撞击综合征。

肩袖的重要性

从解剖学结构上来讲，肩袖肌肉的力臂有一个十分重要的作用，就是中和盂肱关节肌肉产生的强大的前拉应力，保持肱骨头的稳定。相关研究的等动测试也表明了内旋肌肉力量和肩关节前侧肌肉力量之间的差异[8]。这种潜在的不平衡将肩关节后侧肌肉（肩袖肌肉和三角肌后束）置于不利境地。因此，我们建议，制定康复计划或训练前的热身训练都应该先解决肩袖肌肉和三角肌后束的功能障碍。中背部和肩胛骨稳定肌肉训练（I形、T形、Y形、W形）伴随水平后伸训练，我们认为也能激活后侧肩袖肌肉[9]。除此之外，闭链单手支撑训练也能使肩袖活动偏后侧。针对后侧肩关节肌肉的肩袖肌肉的运动处方也有很多种训练方式，例如，在30%～50%最大随意收缩的肌张力下，通过改变训练时间来训练肌肉抗疲劳能力和局部稳定肌的稳定能力。

肩功能综合评估

在临床中，发现感觉运动系统的功能障碍并不是一件容易的事情。但以下这些评估工具还是为我们测试上肢的本体感觉提供了选择。

开链评估

关节位置觉重现测试能够测试肩关节动态和静态的稳定肌肉。测试方法就是将运动员的肩关节置于一个特定位置（一般来说是外展和外旋位），运动员闭眼，使运动员在肩关节回到休息位时有意识地感受现在的位置，然后要求运动员在错误的口令下回到刚才的测试位置。这一测试可以进行多次，然后我们会发现，运动员关节位置的差异会越来越大。使运动员手握激光指示器能够帮助我们判断关节位置重置的准确性[10]。

对侧手臂镜像测试：在运动员闭眼的情况下，将他的一侧手臂摆出一种姿势，然后复原，要求运动员的另一侧手臂重复刚才的姿势。通过角度测量仪或者拍照记录两侧姿势之间的角度差异。随着智能手机的技术进步，成本较低的气泡倾斜计 / 量角仪也可以用来测量。

动态旋转稳定性测试（DRST）和动态迁移测试（DRT）：由于运动员需要在非常复杂的情况下，控制肩膀的稳定性，这两个功能测试可以通过评估方向性的控制缺陷，在一定范围内监测肱骨头的控制以及旋转肌的激活情况[11]。它可以用来重现在该范围内，运动员所遭受的症状（疼痛、虚弱、恐惧或不稳定）。测试要求运动员以坐着或者躺着的姿势，在保持肱骨和肩胛骨位置的同时，配合临床医生的要求，向内或向外旋转用力。一例阳性测试结果表明，治疗师通过触诊发现肱骨头部位失去控制，这可能导致产生疼痛感，并且丧失旋转力。使用动态迁移测试作为治疗工具，对已识别的控制功能障碍进行再次训练，可以减轻运动员的症状，也可再评估其整体表现。通过这个方法，成功地完成再次训练，表明坚持保守的康复计划是有用的，这种微妙的情况表明，不稳定性是功能性的而不是结构性的。

康复

在受伤后，肩关节的康复包括疼痛管理、炎症管理、最佳肌肉力量的恢复，以及功能性关节活动度的恢复。康复进程需要循序渐进，逐渐将运动员的专项对于运动员肩关节功能性的要求考虑进来。当然，循序渐进的基础就是运动员对于肩关节控制的基本要求逐渐达标，这一顺序依次为：肩关节的本体感觉恢复，动态稳定恢复，前馈机制（肌肉预收缩）激活以及反应性肌肉收缩训练。因此，在任何的康复进程中，通过本体感觉训练来重新建立感觉运动系统通路都是第一步，也是成功康复的基础。

康复进程需要通过增加难度来循序渐进，如表 20.1 所示。

表 20.1 康复训练的连续性

	早期阶段	后期阶段
支撑	支撑	不支撑
	两侧	单侧
表面	稳定	不稳定
压力	最小肩胛骨受压	最大肩胛骨受压
	中等范围	最大范围
速度	慢速	快速
压力反应	预先确定的 / 缓慢持续施压	随机性 / 快速施压
运动模式	简单模式	复杂模式

关节活动度的恢复

　　肩关节全范围关节活动度的恢复是很重要的，有时候，一个方向的活动受限也会给其他方向的活动带来问题（过度关节活动）。由于肩关节不能在减速时有效地平衡和吸收强大的压力而造成肩关节后侧肌肉紧绷，导致肩关节后侧肩袖肌肉的肌张力偏高 [12]。研究表明，肩关节内旋的显著减少（盂肱关节内旋障碍）是肩关节受伤和肩撞击综合征的很好的预测指标 [13]。恢复肩关节正常活动度的徒手治疗和自我拉伸对于改善肩关节肌肉的长度 – 张力关系是至关重要的 [14]。

　　肩关节整体的关节活动度的评估也是十分重要的。在投掷类运动的运动员中，一侧肩关节的关节活动度相较于对侧减少 5 度都足以导致该侧肩关节出现症状 [15]。在理想状况下，在训练前，我们最好能够评估一下运动员的关节活动度并恢复其正常的关节活动度。如果肩袖肌肉不能控制肱骨的前移，那么更大的内旋肌肉（如背阔肌和胸大肌）就会参与代偿来稳定肱骨，而这可能会打破肩关节内部的动态平衡，从而导致功能性活动范围的减少。并且这些较大的肌肉参与代偿还会对动力链中的其他区域产生影响，所以要处理这种情况，整体原动肌与局部稳定肌都要得到处理。

　　因此，不仅仅要考虑盂肱关节，我们还要将肩复合体看作一个整体，并且将整个动力链加入考虑。举例来说，在投掷动作中，摆臂动作不仅仅是靠盂肱关节的旋转来完成的，这一动作还对肩胛骨和胸椎的灵活性有要求。通过拉伸来解决这种动力链中的限制是很重要的，例如，图 20.3 中的手臂上举滚泡沫轴。在这一拉伸中，紧绷的背阔肌会导致肩关节在完全上举时外旋受限，并且也会对最佳的脊椎灵活性和稳定性产生不良影响。

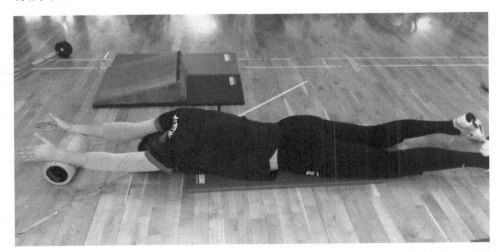

图 20.3　胸廓伸展，保持腰椎 – 骨盆中立，手臂抬高，肩胛骨上旋，盂肱关节外旋，伸展手臂，锻炼腰椎 – 骨盆

感觉动作系统的恢复

神经肌肉系统的康复目标包括：

- 提高运动员的关节位置觉和运动觉；
- 加强没有被动限制（稳定）的情况下肌肉对关节的稳定作用；
- 重建协同肌的参与以及恢复协调的运动模式。

本体感觉训练的目标是重建和增强关节到中枢神经系统的传入通路，来代偿因为受伤和疲劳而导致的变化[5]。为了最大化这一效果，康复需要高度契合运动员运动专项对于动作的要求。这将有助于增强运动员的关节位置觉和运动觉、动态稳定性以及前馈系统和反应性稳定。

闭链康复训练

通过对本体感觉和动作模式进行闭链评估发现的问题可以通过特定的闭链康复训练来解决。闭链训练能够促进肩袖肌肉的前馈功能，增加关节稳定性并刺激肌肉协同收缩和本体感觉。闭链训练在一种相对安全的和适当的位置促进肩袖肌肉的活动，例如手斜靠墙支撑或四点跪位。在刚开始时，应该使运动员在固定的平面上完成动作，在促进肌肉协同收缩和肩胛骨稳定的情况下，来确保肩关节不会承受过多的剪切应力。这一阶段的准出标准是肩关节在全关节活动范围内没有疼痛。

可以通过过渡到三点支撑（通过一只手或一条腿的伸直来完成）、再过渡到两点支撑负重来增加难度，这样（两点支撑）可以促进后链协助参与保持肩胛骨的稳定，以及协助参与肩胛骨稳定肌肉的激活。

> 虽然投掷是一个开链运动，但是运动员从闭链训练中获得的提升，对于提高投掷速度的帮助其实和开链运动中最大肌肉力量的提升对于速度的提升帮助是一样的。

闭链康复训练通常从使用固定平面过渡到使用不固定平面，不固定平面的项目有多种，例如摆动板、瑞士球或悬吊项目（如图 20.4 所示）。在训练中要密切关注动作的质量以及肩关节和肩胛骨，防止肩胛骨向下旋转过度，最大限度促进肩胛骨的稳定（前锯肌和斜方肌协同作用），产生完整动作。我们应监测运动员肩关节周围肌肉的紧张程度和主导作用，以及分离肱骨和肩胛骨活动的能力的缺失情况。另外观察肱骨头转换方向也有益处。

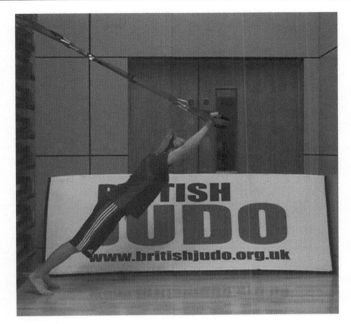

图 20.4　悬吊自重训练

> 　　运动前关注盂肱关节的休息位置很有必要，以确保它没有因相邻肌肉次等静息态作用而移位。了解肩关节的结构之后，无论在静态还是动态情况下，都可以通过触诊来诊断肱骨头是否错位。

　　另一种提高肩关节位置觉的方法是让运动员寻找身体的平衡点。如图 20.5 所示，运动员侧躺在地上，一侧胳膊与身体呈 90 度，告诉运动员对抗重力保持此姿势。该项目可以提高运动员的身体动态平衡感。

　　加强这项训练以完善动力链，要求运动员从这个姿势开始站立，保持身体平衡。

　　外力的作用有助于促进肩关节肌肉的协同收缩和稳定，如图 20.6 所示。

　　一旦我们确定，运动员在主动或被动运动中都有了很好的本体感觉控制，没有疼痛或整体固定的外界干扰反应，那么训练应该朝着针对更多的功能性姿势进阶。训练的体位对于运动员的关节位置觉以及上肢的运动有很明显的影响。在康复训练的后期，闭链训练的难度可以通过借助外力来减小，例如图 20.6 中在柔道垫上进行上肢移动训练。

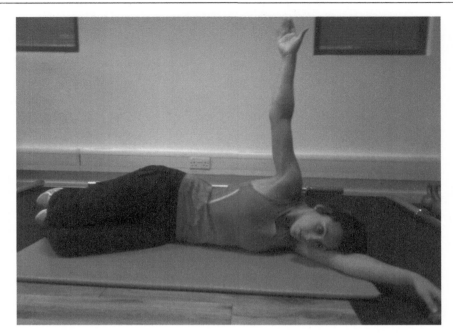

图 20.5 寻找身体的平衡点

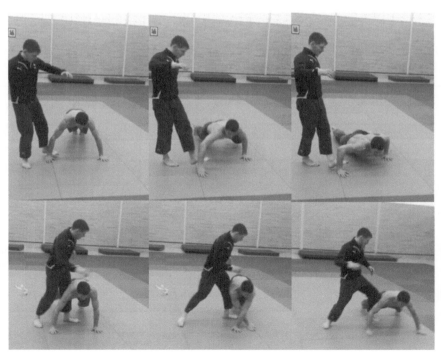

图 20.6 上身步行反应训练——对"蜘蛛侠"和"交叉步行"的干扰

快速伸缩复合训练

在康复的过程中，通过一些恰当的训练，运动员对速度控制的耐受力提升后，就需要进行肌肉强化训练，这个训练项目要尽可能模拟运动员在运动项目中肩关节的运动速度和功能。肌肉强化训练能够提高关节反射活动的稳定性，对于一些投掷类运动很重要，例如网球的发球动作，需要长期训练手眼的协调配合度。

常见的肌肉强化训练有：投掷运动、躯干运动、阻力带运动、球／墙训练和肌肉拉伸。鉴于肩袖力偶似乎对肩关节活动度的保持起到了一定的作用[15, 16]，我们可以先利用球类运动（如图 20.7 和图 20.8 所示）锻炼冈下肌以及肩后侧的肌肉，循序渐进，恢复肩袖的反应速度和其他功能。反抓训练旨在在速度更快、活动范围更大的情况下训练肩后侧肌肉的减速和控制能力，这种训练融入了更多的动力链，可提升肩部将受力分散至身体其他部位的能力（如图 20.9 所示），但应降低训练量以避免过度训练。

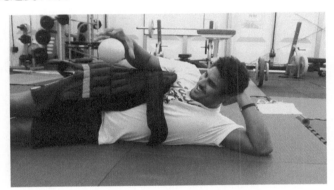

图 20.7　侧卧球类运动

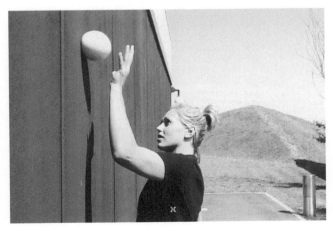

图 20.8　球／墙训练

（a）

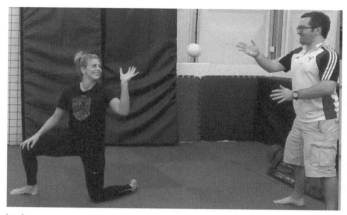

（b）

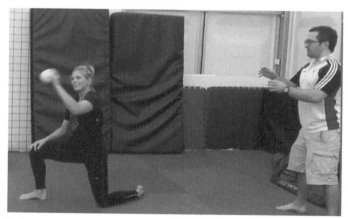

（c）

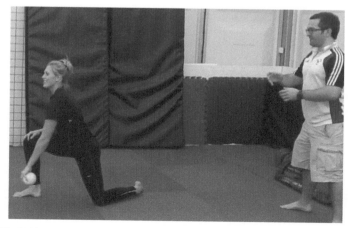

图 20.9 反抓训练

强化训练应注意的方面

训练频率： 每次训练间隔 48 ～ 72 小时。

训练次数： 虽然取决于团队的经验水平和能力，但是我们有如下建议。

80 ～ 100 次：身体较虚弱，或者没有进行过上肢强化训练的人。

100 ～ 120 次：身体较强壮，或者接受过一些上肢强化训练的人。

120 ～ 140 次：身体强壮，或者上肢强化训练经验丰富的人。

训练进阶： 应以运动员在具有良好的本体感觉敏锐性的前提下所展现出的全范围肩部动态控制能力为指导，逐步实行训练频率、强度（速度和阻力）和训练量的进阶。

在训练过程中，要严格控制训练强度和训练量，需密切注意上肢两侧力量是否一致，骨盆力量有没有控制好，要保证训练的质量。一旦组织受损，可能不会立即出现反应，所以应该在训练之后 24 小时之内监控运动员是否出现不良的身体反应。

力量从下肢传递到骨盆，再传递到肩膀，保持力量传递的流畅，才能保证肩关节的稳固。在整个投掷动作中，50% 的力量来源于下肢和躯干 [17]。

肩胛骨的康复

进行肩胛面的锻炼可以让肩部处于一个盂肱关节剪切力最小化、肌肉压缩程度最大化和肌肉激活程度最小化的"安全位置"。上臂外展并非沿冠状面，而是在其前 30 ～ 45 度，称为肩胛面，这一平面中，盂肱下韧带不旋转，冈上肌和三角肌实现最佳对齐以抬高手臂。引导运动员时要强调的一点是随着积极的运动，他们应在整个运动过程中看到自己的手臂且不用移动头部。类似的肩胛骨收缩练习，称为 I 形、Y 形、T 形和 W 形练习，上臂外展是肩胛骨康复训练中很重要的一部分 [9]。

有关合理训练的一些建议

康复训练不一定要囊括以上所有项目，只需要选取对运动员有用的项目，同时也要预防这些训练可能给运动员带来的负面影响，例如康复后期的开链肌肉强化训练。随着康复训练的进行，运动员的身体将会越来越疲惫，身体的敏感度会下降，因此复杂的训练对于稳定肩关节来说是具有风险的。在进行训练进阶（训练量、速度或阻力）前，必须持续评估运动员的运动模式和技术的执行水平。

肩胸部的综合康复

表 20.2 所示是针对肩胸部的一个综合性 8 周训练计划。

表 20.2　肩胸部的综合性康复

	周（估计值）							
	1	2	3	4	5	6	7	8
肩部运动								
胸廓 姿势练习	×	×	×					
躯干 屈曲练习 伸展练习 旋转练习	×	×	×					
下腹部 伸髋练习	×	×	×	×	×			
肌肉灵活性								
按摩	×	×						
电疗	×	×	×					
伸展	×	×	×	×	×	×	×	×
轻微胸肌拉伸	×	×	×					
睡眠拉伸	×	×	×					
闭链协同收缩训练								
重量转移锻炼	×	×						
平衡板锻炼	×	×						
肩胛时钟锻炼	×	×						
韵律球稳定性锻炼		×						
负重等距延伸锻炼	×	×						
靠墙俯卧撑		×						
桌面俯卧撑			×	×	×			
俯卧撑变式					×	×	×	×
轴心主动关节活动度训练								
肩胛面外展运动	×	×	×	×				
伸展滑行	×	×	×	×				

续表

	周（估计值）							
	1	2	3	4	5	6	7	8
外展滑行		×	×	×				
对角线滑行	×	×	×	×	×			
开链整合训练								
肩胛骨运动 + 手臂抬高运动			×	×	×	×	×	×
单侧 / 双侧阻力带运动				×	×	×	×	×
拉 + 躯干运动								
肩部的角度运动		×	×	×	×	×		
哑铃拳击及其进阶运动						×	×	×
弓步哑铃运动					×	×	×	×
快速伸缩复合训练								
抛接球训练						×	×	×
增强式抗阻训练						×	×	×

改编自基布勒（Kibler）和麦克马伦（McMullen）[18]。

总结

　　运动员要保持肩关节健康，不仅依赖于肌肉群的协调运作，更在于神经肌肉良好的反馈性。任何软组织的损伤，都会造成神经肌肉的反馈中断，进而影响肩关节功能。一旦神经肌肉受到损伤，要尽快采取恰当的康复训练，恢复神经肌肉系统的正常运转，只有神经肌肉系统恢复正常，肩关节的功能才能最大限度地恢复。

参考文献

[1]Allegrucci, M., Whitney, S. L., Lephart, S.M., Irrgang J. J., & Fu, F. H. (1995). Shoulder kinaesthesia in healthy unilateral athletes participating in upper extremity sports. Journal of Orthopaedic & Sports Physical Therapy, 69, 220-226.

[2]Suprak, D., Osternig, L., van-Donkelaar, P., & Karduna, A. (2006). Shoulder joint position sense improves with elevation angle in a novel, unconstrained task. Journal of Orthopaedic Research, 24, 559-568.

[3]Cholewinski, J. J., Kusz, D. J., Wojciechowski, P., & Cielinski, L. S. (2008). Ultrasound measurement of rotator cuff thickness and acromio-humeral distance in the diagnosis of subacromial impingement syndrome of the shoulder. Knee Surgery, Sports Traumatology, Arthroscopy, 16 (4), 408-414.

[4]Blanch, P. (2004). Conservative management of shoulder pain in swimming. Physical Therapy in Sport, 5 (3), 109-124.

[5]Janwantanakul, P., Magarey, M., Jones, M., & Danise, B. (2001). Variation in shoulder position sense at mid and extreme range of motion. Archives of Physical Medicine and Rehabilitation, 82 , 840-844.

[6]Herrington, L., Horsley, I., & Rolf, C. (2010). Evaluation of joint position sense in both asymptom-atic and rehabilitated professional rugby players and matched controls. Physical Therapy in Sport, 11(1), 18-22.

[7]Lephart, S., & Henry, T. (1996). The physiological basis for open and closed kinematic chain rehabilitation for the upper extremity. Journal of Sports Rehabilitation, 5 , 71-87.

[8]Moraes, G. F., Faria, C. D., & Teixeira-Salmela, L. F. (2008). Scapular muscle recruitment patterns and isokinetic strength ratios of the shoulder rotator muscles in individuals with and without impingement syndrome. Journal of Shoulder and Elbow Surgery, 17 (1), S48-S53.

[9]Oyama, S., Myers, J. B., Wassinger, C. A., & Lephart, S. M. (2010). Three-dimensional scapular and clavicular kinematics and scapular muscle activity during retraction exercises. Journal of Orthopaedic & Sports Physical Therapy, 40 (3), 169-179.

[10]Lephart, S. M., & Fu, F. H. (2000). Proprioception and neuromuscular control in joint stability. Champaign, IL: Human Kinetics Publishers.

[11]Magarey, M. E., & Jones, M. A. (2003). Dynamic evaluation and early management of altered motor control around the shoulder complex. Manual Therapy, 8 (4), 195-206.

[12]Myers, J. B., Laudner, K. G., Pasquale, M. R., Bradley, J. P., & Lephart, S. M. (2006). Range of motion deficits and posterior shoulder tightness in throwers with pathologic internal impingement. The American Journal of Sports Medicine, 34 (3), 385-391.

[13]Scher, S., Anderson, K., Weber, N., Bajorek, J., Rand, K., & Bey, M. J. (2010). Associations among hip and shoulder range of motion and shoulder injury in professional baseball players. Journal of Athletic Training, 45 (2), 191-197.

[14]Ellenbecker, T., & Cools, A. (2010). Rehabilitation of shoulder impingement syndrome and rotator cuff injuries: An evidence-based review, British Journal of Sports Medicine, 44., 319-327.

[15]David, G., Magarey, M. E., Jones, M. A., Dvir, Z., Turker, K. S., & Sharpe, M. (2000). EMG and strength correlates of selected shoulder muscles during rotations of the glenohumeral joint. Clinical Biomechanics, 15 , 95-102.

[16]Hess, S. A., Richardson, C., Darnell, R., Friis, P., Lisle, D., & Myers, P. (2005). Timing of rotator cuff activation during shoulder external rotation in throwers with and without symptoms of pain. Journal of Orthopaedic & Sports Physical Therapy, 35 (12), 812-820.

[17]Prokopy, M. P., Ingersoll, C. D., Nordenschild, E., Katch, F. I., Gaesser, G. A., & Weltman, A. (2008). Closed-kinetic chain upper-body training improves throwing performance of NCAA Division I softball players. The Journal of Strength & Conditioning Research, 22 (6), 1790-1798.

[18]Kibler, W. B., & McMullen, J. (2003). Scapular dyskinesis and its relation to shoulder pain. Journal of the American Academy of Orthopaedic Surgeons, 11 (2), 142-151.

第 21 章

运动员的肘关节

亚当·奥尔森（Adam Olsen）、迈克·赖诺尔德（Mike Reinold）

引言

在许多运动中，肘关节伤病的发生概率虽然很高，但是我们对肘关节伤病的认识还有待加深。需要上肢做重复性动作的运动员肘关节受伤的概率很高，受伤机制可能是重复性微小创伤和急性过度负荷。虽然在对抗性运动中，肘关节伤病也有发生，但是对运动员影响最大的还是过劳损伤，过劳损伤的管理和治疗对我们而言最具挑战。

肘关节康复要求我们对肘关节的解剖学、生物力学以及病理生理学有透彻的了解并与运动员的具体运动相结合。本章的目标就是大体讲述肘关节的生物力学以及现有的用于顶级运动员的肘关节康复方案。康复的终极目标，还是循序渐进并在保障安全的前提下尽可能快地使运动员回归赛场。

体育运动中的肘关节的生物力学

接下来，我们要讲的是肘关节的生物力学和病理生理学，我们将知识结合到 3 种肘关节伤病最常见的运动中进行讲解，这 3 种运动为棒球、网球和高尔夫球。当然，我们可以将相应原理推演到其他类似的运动中，不过有一些具体的要求会因为运动的不同而不同。受伤机制大致分两种：肘关节短时间承受巨大负荷或长时间承受较小负荷。不管是投掷时的外翻应力，还是网球发球时前臂和上臂的旋转，抑或是高尔夫球运动中屈肌和伸肌的协同收缩，了解受伤机制对于更好地指导运动员康复是至关重要的。

棒球投掷动作可以分解为 6 步：准备阶段、上步、摆臂、手臂加速、手臂减速、随挥（第 11 章中有详细介绍）。力主要产生在摆臂和手臂加速的过渡阶段，肩关节处于最大外旋位时。当手臂运动到外旋时，人体会产生内翻力矩，传递到前臂屈肌，再缓慢传递到关节囊和韧带，来防止外翻应力过大[1]。在达到最大外旋位之前的短时间内，肘关节屈曲大约 95 度，而此时的内翻力矩大小约为 64 牛顿·米[2]。在这一关键的阶段，任何过多的外翻拉伸应力都可能导致肘关节中部稳定结构受损，特别是尺侧副韧带，并且在桡骨小头和肱骨小头靠近时，肘关节外侧结构也容易受到压迫伤。

在网球运动中，过头发球动作的机制被认为和过头投掷动作相似，但是，网球更强调通过前臂的旋转来产生速度。研究报道，在网球发球中的手臂加速和手臂减速阶段，肘关节的伸直速度能够达到982度/秒，而旋前速度能够达到347度/秒[3]。根据莫里斯等人的研究[4]，在发球中，为了使球拍产生巨大的速度，旋前圆肌和肱三头肌会高度激活和收缩，此时就需要屈肘肌和旋后肌来离心收缩帮助肘关节减速，防止受伤。

而高尔夫球的挥杆动作则与肘关节和腕关节受伤有关，挥杆动作可以被分解为6个阶段：瞄球、水平挥杆、上挥杆顶点、水平下挥杆、杆球接触、水平顺势。相比上挥杆阶段，下挥杆阶段发生伤病的概率是上挥杆阶段的2倍。因为在这一阶段，肘关节和腕关节运动的速度接近上挥杆阶段的3倍[5]。在减速阶段，前臂肌肉为了保持对球杆的控制将会受到巨大的拉伸应力。肘关节的损伤主要发生在杆和球接触时，此时，主导手的肱骨外上髁以及后手的肱骨内上髁都会受到巨大的拉伸应力。并且，主导手的伸肌在杆和球接触时也会承受巨大的来自球和草皮的压应力[6]。在杆球接触阶段，腕关节屈肌活动活跃，接近最大随意等长收缩的90%。此外，通过肌电图我们还发现，腕关节伸肌的收缩也达到了最大随意等长收缩的60%[7]。

将有高尔夫球肘（肘关节内侧疼痛）的运动员和正常高尔夫球运动员的运动模式进行对比，我们发现，在上挥杆、过渡和下挥杆阶段，这些有高尔夫球肘的运动员的肘关节表现出腕关节屈肌活动异常强烈[7]。这可能表明，腕关节屈肌和伸肌的肌力不平衡会导致肘关节疼痛。因此，在康复计划中，解决这一问题对于肘关节是有潜在好处的。

肘关节康复

肘关节损伤和术后的康复是一个循序渐进的多阶段过程。

肘关节的康复的最终目标是在安全的前提下，尽可能快地使运动员恢复到之前的功能，与此同时识别动力链中的薄弱环节并加以干预，来降低二次损伤风险。在上述3项运动中，优秀的运动员能够正确地协调身体肌肉，例如在棒球运动中，专业投球手和业余选手相比，能够更加有效地利用下肢以及身体的力量，避免完全用肩胛和肩袖肌肉群发力，完成投掷动作。在网球运动中，专业选手也能更好地将下肢力量转移到手臂上。在高尔夫球运动中，由于对躯干肌肉更好地控制，专业高尔夫球手可以更好地控制后摆时的肩关节，避免受伤[8]。

因能更好地控制躯干肌肉，专业高尔夫球手比业余的高尔夫球手更好地控制后挥到下挥时的肩臀分离。这些能量转移关节保护技术有助于专业高尔夫球手在大量训练中预防损伤。这些例子都说明，在比赛中专业选手比业余选手能更好地调动全身肌肉，控制自己的身体协调性，以避免受伤。因此，正确评估人体动力链存在的弱点，对于预防受伤有很重要的意义。

以下是关于肘关节康复的建议。

当肘关节受伤后，开始应该尽量减少对肘关节的固定，首先对肘关节、腕关节和上肢进行初始测距训练，然后进行针对横膈膜、骨盆的训练，使身体各部分更加协调稳定，为全身训练打好基础。通过对膈肌、骨盆底、腹斜肌的训练来稳定躯干，可以为周围关节产生固定点，或者为实现最大移动创造"活动点"。这将优化全身能量的产生和消耗。

全身的训练更能体现出身体存在的问题，运动员通常会出现肌肉系统的可预测性失衡。杨达将这些症状称作交叉综合征，并分为上交叉综合征和下交叉综合征[9]。它是肌肉群发育失衡的症状，一旦运动员出现这种状况，就必须了解失衡的原因，因为在康复的初始阶段，腕关节和肘关节需要通过纠正肌肉的失衡来改善运动模式。

进行肘关节康复训练时，肩关节的影响也需要考虑。正确评估肩关节的活动范围、肩胛稳定性和肩袖肌肉力量，都有助于制定肘关节的康复计划，因为肩关节的运动间接影响着肘关节的运动模式。必须要综合全身运动来考虑[10]，例如在棒球投球动作中，只有身体整体稳定，才能保证肩膀和上肢的动作稳定［如图 21.1（a）～（f）所示］。

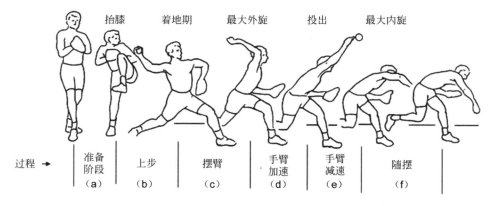

图 21.1　将身体整体稳定和完善的程序结合，如当发力的时候躯干的稳定性固定肩膀

肘关节受伤后应该首先恢复软组织功能，使手肘恢复活动能力。在所有的康复训练中，恢复肘关节的伸展性都是最重要的。由于肘关节肌肉结合紧密，所以肌肉容易屈曲挛缩，关节囊和前囊在受伤后容易发生粘连。除了在治疗师的辅助下，运动员进行被动运动之外，低负荷长时间的热拉伸和电阻带负荷有助于治疗手肘的旧疾。运动员也可以借助墙进行自我拉伸运动来恢复手肘的弯曲能力。随

着手肘活动范围的恢复，神经肌肉系统也将恢复。

　　以仰卧位进行一些节奏感强的等距训练，可以改善运动员自身的协调与平衡感，帮助运动员恢复本体感觉和神经肌肉控制，如图 21.2 所示。

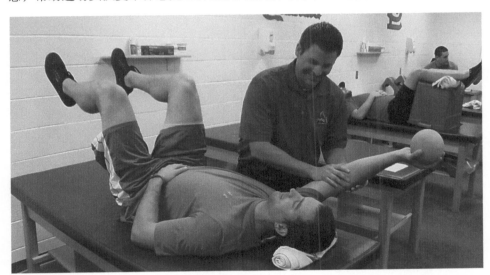

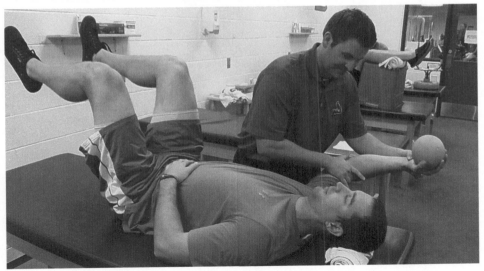

图 21.2　仰卧位等距训练。上肢各种角度有节奏的弯曲训练可以帮助恢复本体感觉以及神经肌肉控制

通过一系列训练巩固上肢肌肉力量是有好处的。人体肱二头肌主要作用于肘关节弯曲和前臂翻转，肱三头肌主要控制肘关节伸展和手臂内旋，二者是保证肘关节运动的重要肌肉。在进行下列训练前，必须确保这两种肌肉功能完整，没有受伤。可以利用离心训练和移动速度训练来巩固上肢肌肉力量，以下几个动作都能锻炼到上肢肌肉：屈肘、伸展、上臂的旋转、尺骨活动、桡骨活动、指骨弯曲和伸展。握力的加强训练可以从等距训练（如图 21.3 所示）到等张训练（如图 21.4 所示），再到快速伸缩复合训练（如图 21.5 所示）。

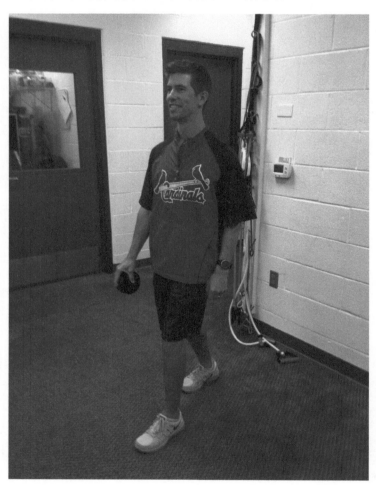

图 21.3 等距训练增强握力

为了使运动员的训练量一次不要过大，循序渐进，有些特定的康复训练需要一定的时间间隔，在间隔中我们就可以穿插关节肌肉的强化训练，有助于运动员更好地恢复。

随着运动员逐渐恢复，多关节快速伸缩复合训练［如图21.6（a）～（g）所示］缩小了与特定运动项目的差距。训练时需要逐渐增加负荷，这将有助于运动员的恢复。

许多慢性肘关节损伤，例如肱骨外上髁炎，可以通过软组织松解术来减轻大量的疼痛[11]，握拳的力度会在手术后明显增加，具体的治疗方案要根据炎症的严重性来确定[12]。急性的肱骨外上髁炎是肌腱炎的一种典型类型，但是慢性肌腱炎经过适当休息，炎症会得到控制，与急性肱骨外上髁炎的治疗方式是不同的。肘关节康复的重点仍然在修复软组织结构和恢复生物力学平衡上，摩擦按摩与离心训练之类的治疗手段有助于促进软组织结构的修复[13]。关于肌腱炎康复训练的细节参见第15章。

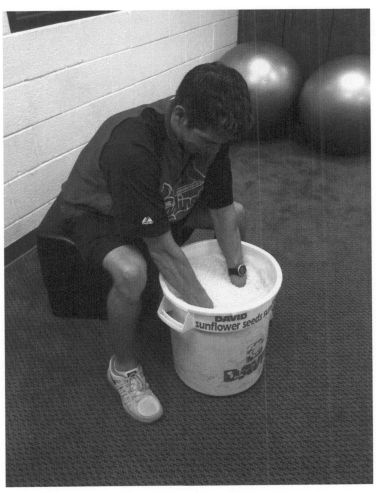

图21.4　米桶前臂等张力量训练。在连续时间内大量进行重复动作，加强手和前臂力量

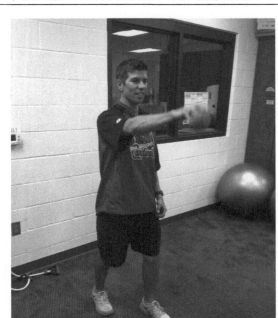

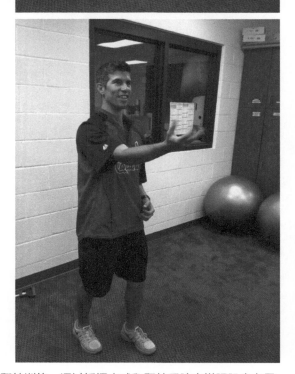

图 21.5 抓握和翻转训练。通过抓握小球和翻转手腕来增强肌肉力量

（a）

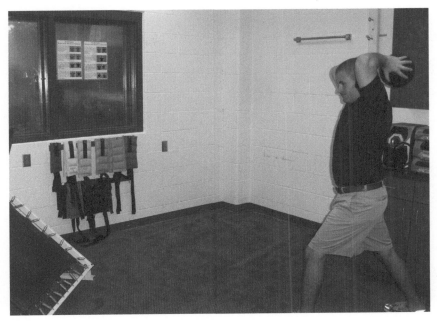

（b）

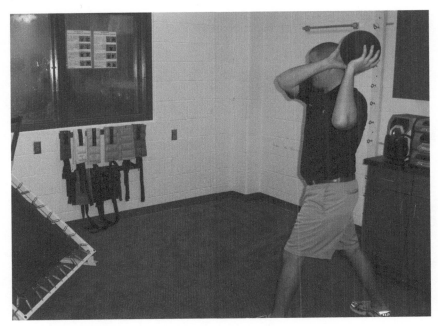

图 21.6　上肢肌肉强化训练。在特定的康复训练间隔内穿插关节肌肉强化训练，有助于运动员更好地恢复

（c）

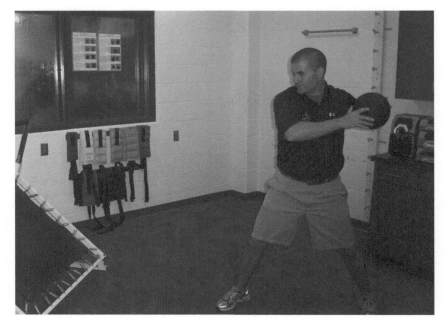

（d）

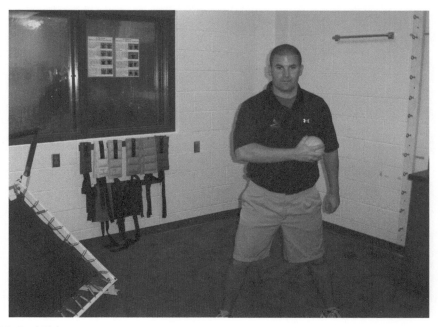

图 21.6（续）

（e）

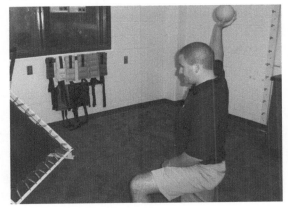

（f）

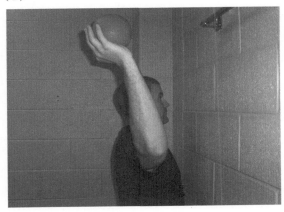

（g）

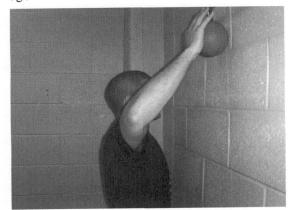

图 21.6（续）

　　运动员被允许进入康复的恢复活动阶段前，应可完成全关节活动范围的运动，无疼痛或压痛且临床检查良好。恢复活动阶段间隔运动项目中设计的特殊运动旨在逐渐对肘关节施加负荷[14]。

　　我们为投掷运动员制定了长期的投掷训练计划（如表 21.1 所示）。运动员每周训练 3 次，每个周期休息一天，进入下一步前每组至少训练 2 次，注意投掷训练隔天进行。例如，在第二阶段周五进行训练前，第一阶段周一、周三进行训练。投掷应在运动员无痛或无明显加重症状下进行。如果投手在某一组动作中受伤部位出现了疼痛或者症状加剧，应该立即停止，回到第一组训练。通过这一阶段的训练后，投手就可以进入第二阶段——投球训练（如表 21.2 所示），在第二阶段中，投球的次数、投球的方式以及力度会随着训练的深入而逐渐加强。

　　网球和高尔夫球的分段训练计划和棒球的分段计划的原理基本一致，网球的分段训练计划如表 21.3 所示。随着训练的进行，正手和反手击球的次数会增加，从第三周开始会有一些高手发球的训练加入，如果训练进行到第四周，运动员伤情稳定，就可以开始一些比赛了。

　　表 21.4 是高尔夫球的分段训练计划。训练第一周先从简单的打球入洞、削球和短铁杆挥杆开始；第二周进行中铁杆的挥杆练习；第三周进行长铁杆的挥杆练习。如果在草皮上进行大幅度挥杆练习，则要用球座来减少击球瞬间草皮对手肘的冲力，保护手肘。第三周训练快结束时可以用铁木杆进行训练，第四周则可以用 1 号木杆进行训练。四周训练结束后，如果运动员状况稳定，就可以打半场比赛了。

表 21.1　分段投掷训练——第一阶段：长传训练

45 度角投掷	60 度角投掷	90 度角投掷	120 度角投掷
第一组	第三组	第五组	第七组
a）热身运动	a）热身运动	a）热身运动	a）热身运动
b）45 度角投掷（25 次）	b）60 度角投掷（25 次）	b）90 度角投掷（25 次）	b）120 度角投掷（25 次）
c）休息 5 ～ 10 分钟	c）休息 5 ～ 10 分钟	c）休息 5 ～ 10 分钟	c）休息 5 ～ 10 分钟
d）热身运动	d）热身运动	d）热身运动	d）热身运动
e）45 度角投掷（25 次）	e）60 度角投掷（25 次）	e）90 度角投掷（25 次）	e）120 度角投掷（25 次）
第二组	第四组	第六组	第八组
a）热身运动	a）热身运动	a）热身运动	a）热身运动
b）45 度角投掷（25 次）	b）60 度角投掷（25 次）	b）90 度角投掷（25 次）	b）120 度角投掷（25 次）
c）休息 5 ～ 10 分钟	c）休息 5 ～ 10 分钟	c）休息 5 ～ 10 分钟	c）休息 5 ～ 10 分钟

45 度角投掷	60 度角投掷	90 度角投掷	120 度角投掷
d）热身运动	d）热身运动	d）热身运动	d）热身运动
e）45 度角投掷（25 次）	e）60 度角投掷（25 次）	e）90 度角投掷（25 次）	e）120 度角投掷（25 次）
f）休息 5～10 分钟	f）休息 5～10 分钟	f）休息 5～10 分钟	f）休息 5～10 分钟
g）热身运动	g）热身运动	g）热身运动	g）热身运动
h）45 度角投掷（25 次）	h）60 度角投掷（25 次）	h）90 度角投掷（25 次）	h）120 度角投掷（25 次）

150 度角投掷	180 度角投掷	
第九组	第十一组	第十三组
a）热身运动	a）热身运动	a）热身运动
b）150 度角投掷（25 次）	b）180 度角投掷（25 次）	b）180 度角投掷（25 次）
c）休息 5～10 分钟	c）休息 5～10 分钟	c）休息 5～10 分钟
d）热身运动	d）热身运动	d）热身运动
e）150 度角投掷（25 次）	e）180 度角投掷（25 次）	e）180 度角投掷（25 次）投掷项目每隔一天进行一次
第十组	第十二组	第十四组
a）热身运动	a）热身运动	开始进行定向投递或者让球回到指定位置的训练　每组动作做够 2 次才能进行下一动作
b）150 度角投掷（25 次）	b）180 度角投掷（25 次）	
c）休息 5～10 分钟	c）休息 5～10 分钟	
d）热身运动	d）热身运动	
e）150 度角投掷（25 次）	e）180 度角投掷（25 次）	
f）休息 5～10 分钟	f）休息 5～10 分钟	
g）热身运动	g）热身运动	
h）150 度角投掷（25 次）	h）180 度角投掷（25 次）	

投抛	平抛
a）热身运动	a）热身运动
b）18 米（10～15 次）	b）18 米（10～15 次）
c）27 米（10 次）	c）27 米（10 次）
d）36 米（10 次）	d）36 米（10 次）
e）18 米（平地上）用投掷机器（20～30 次）	e）18 米（平地上）用投掷机器（20～30 次）
	f）18～27 米（10～15 次）
	g）18 米（平地上）用投掷机器（20 次）

表 21.2　分段投掷训练——第二阶段：投球训练

第 1 阶段：仅限快球

第 1 步：分段投掷　　　　　　　　（使用分段投掷到约 36 米阶段作为预热）
　　　　15 次投球 50%*

第 2 步：分段投掷
　　　　30 次投球 50%*

第 3 步：分段投掷　　　　　　　　所有投球都应该在投球教练在场的情况下进行，
　　　　45 次投球 50%*　　　　　以强调正确的投球

第 4 步：分段投掷　　　　　　　　力学
　　　　60 次投球 50%*

第 5 步：分段投掷　　　　　　　　（使用测速轮协助控制作用力）
　　　　70 次投球 50%*

第 6 步：45 次投球 50%*
　　　　30 次投球 75%*

第 7 步：30 次投球 50%*
　　　　45 次投球 75%*

第 8 步：65 次投球 75%*
　　　　10 次投球 50%*

第 2 阶段：仅限快球

第 9 步：60 次投球 75%*
　　　　击球练习中 15 次投掷

第 10 步：50 ～ 60 次投球 75%*
　　　　　击球练习中 30 次投掷

第 11 步：45 ～ 50 次投球 75%*
　　　　　击球练习中 45 次投掷

第 3 阶段

第 12 步：30 次投球 75%* 热身
　　　　　15 次投球 50%* 变化球
　　　　　击球练习中 45 ～ 60 次投掷（仅限快球）

第 13 步：30 次投球 75%*
　　　　　30 次变化球 75%*
　　　　　击球练习中 30 次投掷

第 14 步：30 次投球 75%*
　　　　　击球练习中 60 ～ 90 次投掷（逐渐增加变化球）

第 15 步：模拟游戏：每项训练中 15 次投掷

* 最大力量的百分比。

表 21.3　网球的分段训练计划

头顶击球	正手击球（FH）			反手击球（BH）
	星期一	星期三	星期五	
第一周	12 FH	15 FH		15 FH
	8 BH	8 BH		10 BH
	休息 10 分钟	休息 10 分钟		休息 10 分钟
	13 FH	15 FH		15 FH
	7 BH	7 BH		10 BH
第二周	25 FH	30 FH	30 FH	
	15 BH	20 BH		25 BH
	休息 10 分钟	休息 10 分钟		休息 10 分钟
	25 FH	30 FH		30 FH
	15 BH	20 BH		15 BH
				10 BH
第三周	30 FH	30 FH		30 FH
	25 BH	25 BH		30 BH
	10 OH	15 OH		15 OH
	休息 10 分钟	休息 10 分钟		休息 10 分钟
	30 FH	30 FH		30 FH
	25 BH	25 BH		15 OH
	10 OH	15 OH		休息 10 分钟
				30 FH
				30 BH
				15 OH
第四周	30 FH	30 FH		30 FH
	30 BH	30 BH		30 BH
	10 OH	10 OH		10 OH
	休息 10 分钟	休息 10 分钟		休息 10 分钟
	Play 3 games	Play set		Play 1. sets
	10 FH	10 FH		10 FH
	10 BH	10 BH		10 BH
	5 BH	5 OH		3 OH

注意在每天训练后冰敷。

表 21.4 高尔夫球的分段训练计划

	星期一	星期三	星期五
第一周	10 推杆	15 推杆	20 推杆
	10 切杆	15 切杆	20 切杆
	休息 5 分钟	休息 5 分钟	休息 5 分钟
	15 切杆	25 切杆	20 推杆
			20 切杆
			休息 5 分钟
			10 切杆
			10 短铁杆
第二周	20 切杆	20 切杆	15 短铁杆
	10 短铁杆	15 短铁杆	20 中铁杆（5 号铁杆开球）
	休息 5 分钟	休息 10 分钟	休息 10 分钟
	10 短铁杆	15 短铁杆	20 短铁杆
	15 med. irons（5 号铁杆开球）	15 切杆 +15 中铁杆（5 号铁杆开球）	15 切杆
第三周	15 短铁杆	15 短铁杆	15 短铁杆
	20 中铁杆	15 中铁杆	15 中铁杆
	休息 10 分钟	10 铁杆	10 铁杆
	5 铁杆 15 短铁杆	休息 10 分钟	休息 10 分钟
		10 短铁杆	10 短铁杆
	15 中铁杆	10 中铁杆	10 中铁杆
	休息 10 分钟	5 铁杆	10 铁杆
	20 切杆	5 号木杆	10 号木杆
第四周	15 短铁杆		
	15 中铁杆		
	10 铁杆	9 洞	9 洞
	10 远球		
	休息 15 分钟		
	重复		
第五周	9 洞	9 洞	18 洞

高尔夫球项目的关键：注意击球前进行柔韧性练习，击球后使用冰敷。

切杆——劈起杆

长铁杆——4，3，2

中铁杆——7，6，5

短铁杆——W，9，8

木杆——3，5

远球——1 号木杆

总结

　　肘关节在体育运动中是一个很容易受伤的部位，受伤状况各种各样，有小面积的损伤，也有严重的脱臼骨折。能够透彻理解肘关节在运动中的生物力学原理以及解剖特性，有助于了解和评估运动员受伤的情况，以及制定适合的康复计划。无论是旧伤未愈还是进行了手术，都需要通过持续不断地进行训练，慢慢增强肌肉的力量，才能保证肘关节功能的恢复，切记不可一次用力过猛。康复训练的意义不仅在于通过恢复关节的活动度、肌肉力量、神经肌肉系统的控制能力来帮助运动员更快、更健康地恢复到竞技水平，更重要的是通过改变运动员一些错误的训练方式来预防其受伤。

参考文献

[1]Werner, S., Fleisig, G. S., Dillman, C. J., et al. (1993). Biomechanics of the elbow during baseball pitching. Journal of Orthopaedic and Sports Physical Therapy, 17, 274-278.

[2]Fleisig, G. S., & Barrentine, S. W. (1995). Biomechanical aspects of the elbow in sports. Sports Medicine and Arthroscopy Review, 3, 149-159.

[3]Kibler, W. B. (1994). Clinical biomechanics of the elbow in tennis: implications for evaluation and diagnosis. Medicine and Science in Sports and Exercise, 26, 1203-1206.

[4]Morris, M., Jobe, F. W., Perry, J., et al. (1989). EMG analysis of elbow function in tennis players. American Journal of Sports Medicine, 17, 241-247.

[5]McCarroll, J. R. & Gioe, T. J. (1982). Professional golfers and the price they pay. Physician and Sports Medicine, 10 (7), 64-70.

[6]McCarroll, J. R. (1985). Golf. In R. C. Schneider et al. (Eds.). Sports injuries: Mechanisms, prevention, and treatment (pp. 290-294). Baltimore: Williams and Wilkins.

[7]Glazebrook, M. A., Curwin, S., Islam, M. N., et al. (1994). Medial epicondylitis. an electromyographic analysis and an investigation of intervention strategies. American Journal of Sports Medicine, 22, 674-679.

[8]Zheng, N., Barrentine, S. W., Fleisig, G. S., & Andrews, J. R. (2008). Kinematic analysis of swing in pro and amateur golfers. International Journal of Sports Medicine, 29 (6), 487-493.

[9]Page, P., Frank, C., & Lardner, R. (2010). Assessment and treatment of muscle imbalance: The Janda approach. Champaign, IL: Human Kinetics.

[10]Kobesova, A., & Kolar, P. (2013). Developmental kinesiology: three levels of motor control in the assessment and treatment of the motor system. Journal of Bodywork and Movement Therapy, 18(10), 23-33.

[11]Vicenzino, B., Paungmali, A., Buratowski, S., et al. (2001). Specific manipulative therapy treatment for chronic lateral epicondylalgia produces uniquely characteristic hypoalgesia.

Manual Therapy, 6(4), 205-212.

[12]Ackermann, P. W., & Renstrom, P. (2012). Tendinopathy in sport. Sports Health, 4 (3), 193-201.

[13]Maffulli, N., Longo, U. G., & Denaro, V. (2010). Novel approaches for the management of tendi-nopathy. Journal Bone Joint Surgery American, 92 (15), 2604-2613.

[14]Reinold, M. M., Wilk, K. E., Reed, J., et al. (2002). Interval sport programs: Guidelines for baseball, tennis, and golf. Journal of Orthopedic and Sports Physical Therapy, 32, 293-298.

第 22 章

运动员的脊柱

蒂姆·米切尔（Tim Mitchell）、安格斯·伯内特（Angus Burnett）、彼得·奥沙利文（Peter O'Sullivan）

引言

脊柱疼痛对运动员来说，应该是最严重的伤病之一，它会导致运动员身体出现功能障碍，使运动员不得不减少训练时间，影响比赛的发挥，甚至过早地结束一个运动员的职业生涯。腰背疼痛作为最常见的脊柱疼痛，是本章介绍的重点。

腰背疼痛通常从一个人的青少年时期就会出现，疼痛的症状会持续超过 12 个月 [24]。腰背疼痛并不完全是由体育运动引起的，但是经过调查，在年龄 17 岁以下的腰背损伤患者中，有接近 20% 的人是因为运动引起腰背疼痛的 [39]。关于运动和脊柱疼痛发生关系的研究结果看似矛盾，其实不然，因为运动过多或者过少都会引起腰背疼痛 [15, 16]。不同的运动会造成不同类型的腰背疼痛。通常来说，包含较多体侧屈、脊柱旋转类的运动较容易引起腰背疼痛，例如足球、板球、体操、赛艇、曲棍球以及网球。

腰背疼痛的病因复杂，变化多样，因此对腰背疼痛的治疗通常会有很大的困难，需要根据病情不断地变化，有针对性地进行准确治疗 [37]。目前体育界常用的治疗方式仍旧比较落后，没有一个整体的治疗方案或者治疗模板 [14, 57]。因此，本章将为运动员提供一个在目前医疗环境下治疗脊柱疼痛的思路，帮助运动员更好地恢复健康并且避免伤病复发。

脊柱疼痛全面康复的基本思路

一旦运动员脊柱疼痛的程度已经影响到了训练、比赛，甚至到了需要康复训练的程度，那就不能只单单进行一方面的治疗，而要做一个全面的检查，并制定全面的康复计划（如图 22.1 所示）。在我看来，考虑不周、不够全面的康复训练对运动员来说是有很大风险的。

以下是关于脊柱疼痛全面康复的一个基本思路。

脊柱疼痛的机理

创伤性损伤看似可以通过增强预防意识、穿带护具、改进比赛规则来减少，但其实即使做好了所有预防措施，在有拦截性动作的比赛以及需要动态技巧和平衡性的运动中，脊柱外伤依然会频频发生，例如速度滑冰类的冰上项目以及体操项目。这些运动往往需要高空落地或者突然减速，其都能够造成脊柱及软组织明显的损伤，伤后恢复的速度则视软组织修复速度而定。

运动员脊柱疼痛康复计划框架表			
受损机制	外伤性（内部 / 外部）		非外伤性（过度使用 / 潜伏）
诊断	专项诊断（受力能力、椎体滑脱等情况）	非专项诊断（肌肉拉伤）	出现红旗征（交给专业人员处理）	没有红旗征（继续进行身体检查）
受伤阶段	急性	亚急性	复发	慢性
受伤类型	机械性————————————————非机械性			
外因	训练相关（训练量、应力大小、训练项目的类型、训练以及比赛的时间安排、休息情况）		导致脊柱受损的概率 低————————高	
	环境影响（器材、衣服、天气、教练）		低————————高	
	额外因素（家庭、工作、社交、其他运动、媒体、赞助商）		低————————高	
	其他因素（饮食、药物影响、早期的治疗）		低————————高	
内因	先天性因素（性别、年龄、身体的发育程度、种族、基因、病史）		导致脊柱受损的概率 低————————高	
	动作控制（习惯性姿势、运动模式、生物力学、特定的运动方式、科学技术）		低————————高	
	身体柔韧性（受力大小、耐力、身体健康程度、肌肉力量、关节活动度、肌肉张力、运动等级）		低————————高	
	生理因素（日常身体状况、疲劳、睡眠情况）		低————————高	
	心理因素（认知方面，包括信仰、应对策略、自我效能、过度担心；情感方面，包括压力、紧张、沮丧）		低————————高	
	其他因素（运动技能的等级、长 / 短期的目标）		低————————高	
受伤反馈	适应————————————————不适应			
管理计划	关键的作用因素→对应的治疗→负荷管理→有计划地重返训练 / 比赛			

图 22.1 运动员脊柱疼痛康复计划框架表

　　非创伤性损伤可能与过度使用或潜伏的发病机制有关，腰背疼痛就属于过度使用的常见类型。当某项运动训练量过大（如跑步、跳高、投掷），就会导致脊柱受力过量，运动协调能力下降，脊柱结构变得敏感不稳定，随之出现脊柱劳损。针对这种病情，治疗的关键在于减小训练量和脊柱的受力，注意脊柱的运动协调因素以及使用科学的训练手段。

　　隐匿性脊柱疼痛与脊柱外伤和过度使用是没有关系的，通常与运动员的一些特定的日常动作模式（如久坐）和固定的训练模式有关，同时运动员压力增大、睡眠不足、身体不适也会导致软组织结构张力的增大以及脊柱结构的不稳定，以上因素都是造成运动员比较隐匿的起病损伤的原因。对于这些比较隐匿的起病损伤，弄清楚病因是很重要的，因为这种类型的损伤是不能依靠休息或者药物治疗康复的，必须在了解清楚起病损伤的原因之后进行针对性的治疗。

病情诊断

　　体育运动中引起腰背疼痛的常见疾病有：

- 应力性骨折；
- 脊体滑脱；
- 椎间盘突出伴神经根病变。

　　由于运动员的脊柱长时间地高负荷运作，腰背疼痛几乎成为运动员的"标配"病症，有超过半数的运动员都患有此疾病[45]。但是，运动员都是在出现了比较严重的腰背疼痛症状之后，再去进行相关的病理检查，例如椎间盘突出、脊柱关节错位等。然而还有很多症状不明显的腰背疼痛会经常被忽略[21]，这些症状往往也是需要及时治疗的，这就要求我们要关注所有能够引起腰背疼痛的因素[30]。

　　脊柱内部损伤引起的腰背疼痛在临床上的表现通常和病理学理论不一致，内部损伤是由于人体为了满足外界要求而过量地运动，损伤了运动协调系统造成的（通常和运动模式有关）。在上述所有情况中，治疗腰背疼痛的最佳方案，都是在发病早期综合致病的内外因素，尽早进行治疗。

疼痛特征

　　腰背机械性疼痛的特征：

- 病灶清晰且稳定；
- 对刺激可以做出相应的反应；
- 由特定的动作或者运动引起[52]。

　　除了以上情况，其余的都属于腰背非机械性疼痛。腰背非机械性疼痛的特点是对刺激的反应不成比例（缺失或夸大），缺乏被特定活动和姿势刺激或缓解的

明确模式 [52]。在运动员早期出现腰背疼痛的症状时，确诊是否为腰背非机械性疼痛是很重要的，因为腰背非机械性疼痛可能是由于身体有潜在的炎症、肿瘤或者中枢神经疼痛等问题而引起的，这些病灶的治疗方式和腰背机械性疼痛是不一样的 [27]。

引起腰背疼痛的外部因素

腰背疼痛是由外部因素和身体内部因素引起的 [58]。近期研究表明，能够引起腰背疼痛的外部因素也在逐渐增多 [51]。运动员的训练项目、周围的环境等都可能成为引起腰背疼痛的原因，图 22.1 中第 5 行就从各个方面列举了一些外部因素。相比运动员自身的身体素质，这些外部因素更加重要，要密切关注这些外部因素对运动员脊柱的影响。我们可以通过与运动员本人、教练以及训练团队其他的成员进行沟通，了解这些可能对运动员造成威胁的外部因素，以及运动员在该情况下的表现。特别是包含跑步、投掷、跳跃以及举重的运动。

引起腰背疼痛的内部因素

腰背疼痛的内因是导致运动员腰背疼痛不能自愈的身体内部因素，其中可以被细分为先天性因素、动作控制、运动员自身健康状况、伤后运动反应、生理、心理等方面的因素。造成腰背疼痛的内因可以通过询问运动员本人，以及体检来查明。下面是对一些内因的详细介绍。

先天性因素

腰背疼痛的早期是最佳的治疗时间，了解腰背疼痛的原因，以及发展的过程，对预防和治疗腰背疼痛有很大的好处。个体的脊柱结构、骨架结构、椎间盘退化程度、椎体滑脱、身体内部器官的下垂以及软组织受伤的临界值都受到遗传因素的影响 [23, 33]。因此，某些项目的运动员在特定的运动项目中受到高强度的周期性脊柱负荷之后，受伤的风险就明显增大。

动作控制

每位运动员的动作控制能力都是不一样的，脊柱结构的些许差异，也会使个体承受外界负荷的生物力学方式有所不同。某些姿势和运动习惯会使一部分运动员更容易产生脊柱疼痛 [48]，但是另一部分运动员有可能对这些因素表现出耐受性 [36]。所以在评估运动员脊柱疼痛的风险时，必须将个体动作控制的复杂性和差异性考虑进去。以下是治疗脊柱疼痛时，动作控制对治疗的关键影响因素：

- 遗传因素和性别；
- 身体的物理结构；
- 体能（如训练要求、肌肉力量、耐力和柔韧性）；

- 生活方式（如睡眠、精神状态、坐姿和饮食）；
- 认知和心理因素 [7, 10, 32, 50]。

人体的运动是多器官多组织协调运转的结果，只有了解了人体动力链的运转机理，才能更好地分析造成运动员的各种损伤的原因 [5]。

越来越多的研究证明，一些特殊的不良站姿（如站立时摇摆、驼背、脊柱侧弯）和坐姿（如坐着时塌腰或腰椎过度前凸）会给脊柱带来很大的风险 [40, 48]，这些不正确的姿势会导致动作控制的改变，从而增大腰背疼痛的风险 [36]。在运动中，这些不良的姿势也会潜移默化地影响运动员完成一些复杂的动作 [53]。

脊柱各部分的活动是相互独立的 [34, 53]，脊柱中部与肋骨相连，容易受到胸腔的影响，脊柱下部与髋骨组成骨盆，容易引起腰背疼痛 [1]。运动模式不同，脊柱的受力情况就不相同。例如，在脊柱伸展状态时，轴向的旋转和侧屈动作就会受限 [4]，如果旋转或者侧屈超过了身体的承受范围，软组织就会拉伤，例如在板球、网球、赛艇运动中，这种情况就经常出现。此时如果运动员没有很好的动作控制能力，脊柱又受到了很大的压力，就很容易受伤。对于教练和运动员来说，在一个动作中，不仅要关注脊柱的受力情况，还要注意髋骨和盆骨的受力，这三者存在着内在的联系，一处受伤容易导致其他两处也受伤。

了解动作控制是如何对运动员的运动动作进行调控是很重要的。例如，一旦有难度较高的动作，人体就会通过躯干肌肉协同收缩、产生腹腔内压（intra-abdominal pressure，IAP）来完成动作。此时脊柱容易出现暂时的僵硬 [31]，而动作控制通过稳定脊柱，调整运动员的身体状态，使该动作对脊柱的伤害最小化 [41]。然而，当神经肌肉系统控制失调，就很难保持身体的稳定性了。

运动员自身健康状况

运动员自身的健康状况决定了他们的身体稳定性，继而影响他们在比赛中的表现，如果健康状况不佳，在某些方面也可以反映出身体存在的问题，身体哪部分比较容易受到损伤 [42]。运动员的耐力受到遗传、脊柱的形态、年龄、性别、身高、心理状态、生活方式以及个人受伤的临界值的影响 [6, 28]，存在个体差异。如果背部肌肉的耐力不佳，背部肌肉就容易疼痛，特别是一些需要经常性弯腰的运动项目，例如赛艇，高频次的弯腰会导致腰背疼痛。在一些需要单腿站立的项目中，如果运动员的臀肌力量不够强，动作控制就会重新调节身体的受力情况 [43]，使人体腰椎骨盆的负荷达到一个新的平衡状态。评价一个运动员的耐力、身体受力情况、躯干灵活性以及活动范围，都需要综合运动员在整个训练中的表现情况来进行判断。躯干的灵活性是判断运动员脊柱是否受伤的主要指标，一旦脊柱的局部受损僵硬，脊柱整体的受力就会增加（如图 22.2 所示）。

只有熟悉运动项目，清楚在运动过程中运动员的身体受力机制以及原理，再结合运动员的临床症状，使用一些疼痛激发试验和特定姿势来确定受伤的部位，我们才能更好地判断运动员的受伤情况，如图 22.3 以及图 22.4 所示。

　　一个例子是，像芭蕾舞、投掷和网球等涉及后弯和旋转的运动中，站立时的摇摆姿势，会导致下腰椎的伸展劳损（与髋关节或胸椎伸展损伤有关）。另一个例子是习惯性的懒散坐姿（与背部肌肉耐力差、骨盆前旋转受限和胸部伸展有关），这表明尾端腰椎弯曲劳损与旋转过少有关，如自行车运动员、曲棍球运动员和赛艇运动员。

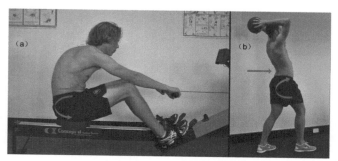

图 22.2　运动模式不同，脊柱受力不同：（a）该运动模式下，骨盆前倾和伸髋肌的紧绷可导致身体末端屈曲时脊柱负荷增加；（b）该运动模式下，骨盆后倾和屈髋肌的紧绷可导致身体末端伸展时脊柱负荷增加

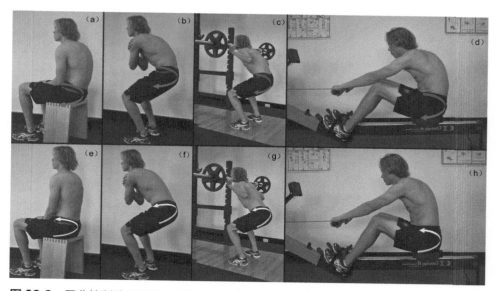

图 22.3　屈曲控制障碍导致功能性任务和训练中的胸腰椎屈曲增加：（a～d）习惯性胸腰椎屈曲，骨盆后倾；（e～h）功能性保留，骨盆前倾，胸腰椎屈曲减少

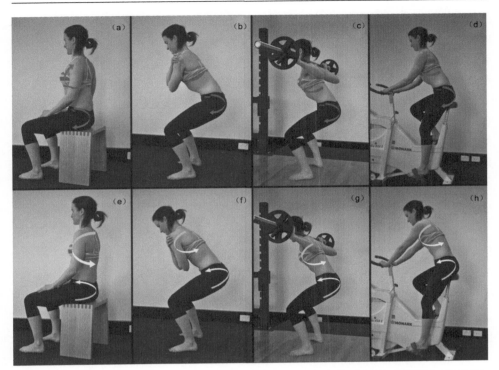

图 22.4 在功能性任务和训练中，屈曲控制障碍伴胸廓伸展导致下腰椎屈曲增加：
（a～d）习惯性下腰椎屈曲，骨盆后倾，胸部伸展；（e～h）功能性保留，骨盆前倾，胸部放松

人体骨盆是一个相对来说比较稳定的组织，人在运动时，骨盆是身体的重心所在，保证个体躯干和脊柱的稳定。骶髂关节是下肢力量传递给躯干的"必经之路"，骶髂关节的活动范围很小，只有 2～6 度，它在骨盆中的主要作用也不是实现旋转功能[46]。尽管能够通过疼痛激发试验来确定运动员受伤的情况[22]，但是一般情况下，这种临床检查骶髂关节活动性的方法既无效又不可靠[49]。如果运动员的骨盆受损，临床上的表现为，无法长时间保持一个姿势，或者不能进行一些需要四肢爆发力的运动，例如跑步。骨盆特殊的结构以及它在身体受力中扮演的角色，决定了它是人体运动中很重要的结构之一，骨盆的健康就意味着躯干和脊柱的受伤概率减小[38]。筛查特定的骨盆带情况，如骶髂关节炎和骨应激反应，对于出现局限性骨盆带疼痛的运动员来说很重要。

对疼痛的运动反应

虽然说动作控制系统是人体动作的发生器，能够使人体避免在运动过程中受伤，但是我们仍然要了解运动员受伤后的身体条件性反应，以及受伤对动作控制

的影响。神经系统对每种受伤的反馈是不同的，但是大部分伤后的临床反应都是肌肉萎缩[17]，尤其是在一些急性的损伤中，身体的这种反应是对伤口的一种自我保护和自愈功能，但同时也增加了软组织的潜在负荷[17]。最大的风险是在伤口愈合后，身体仍然惯性保持这种肌肉紧绷的状态，会很容易造成伤后腰背疼痛症状复发[44]。

腰背长期疼痛的运动员由于身体机能的改变，导致运动能力下降，竞技水平降低，运动员需要调整心态并重新认识自己的身体，这些都是运动员在伤后必须面对的[9]。这类运动员在训练中的某些姿势，一旦触发伤口的应激机制，身体为了缓解疼痛，神经系统会加强肌肉收缩来保护脊柱[9, 47]。这些对伤口有刺激性的动作可以根据运动的方向不同大致分为身体弯曲、伸展、在矢状面上的动作等姿势，并提醒运动员在康复训练中避免这些动作[36, 42, 52]。这项理论正逐渐应用在运动员的康复计划中，同时运动员通过加强身体核心力量的训练，来安全度过伤后的恢复期[25, 37]。

生理因素

生理因素主要影响运动员的身体机能整体性，例如日常健康状况、疲劳、睡眠不足都会降低运动员免疫系统能力，破坏身体机能。近几年来，生理因素对运动员健康的影响，已经引起了体育界广泛的关注，对运动员日常身体健康状况的监测以及对过量训练的调控已经纳入训练管理中[20]。建议大家可以多了解这方面的信息[54, 55]。生理因素对运动员脊柱疼痛的影响通常也会伴随着心理因素的影响，下面会详细提到。

心理因素

心理因素对腰背疼痛也有影响[36]。心理因素是个体的认知因素和情感因素的广义代名词。

认知因素关系到运动员如何认识自己的错误，态度和信仰决定运动员能否保持一个积极的康复心态，这些都受到文化、家庭、是否有受伤经历的影响。在康复中，对伤病保持一个积极的心态是很重要的，主观态度有时候在某种程度上会影响病情的发展，极度害怕和恐惧的条件下（相信脊柱结构已受损），消极的态度会导致肌肉僵硬，身体出现一些应激反应，不利于康复[12]。在受伤后不及时治疗，坚持锻炼，也会损伤软组织。运动员受伤后，我们可以通过以下方式简单测试他的疼痛等级：调查运动员的职业生涯、与运动员讨论他自身对于伤病的感受。这些方法在第18章有详细的介绍。

运动员对自己的期望值也是背伤康复过程中重要的认知因素[19]，不切实际的期望不利于康复，恰当的期望会帮助运动员达到更好的康复效果[35]，所以我们也要重视运动员的心理素质的教育。

个人情感因素方面，例如焦虑、消极都会放大伤病对运动员的影响[56]。我们可以通过详细地询问以及利用一些筛选的工具（问卷调查），来判断运动员是否有心理方面的疾病[26]。人体软组织的负荷能力以及耐受力是不同的，不仅个体与个体之间有差异，个体在不同时期也有差异[29]。如果个体出现焦虑、失眠、免疫力低下、疲劳以及其他遗传因素，身体的软组织在身体正常受力情况下，都会变得更加敏感[13]。因此，关注运动员的心理状态也是很重要的，这也是影响运动员受伤的潜在原因。

管理计划

总结所有受伤的内因、外因，最终目的都是使运动员更好地接受治疗，进行康复，以便运动员能够早日恢复竞技水平。从运动员受伤开始，就需要有专业的医生进行治疗，如果运动员想尽快恢复到受伤之前的水平，就不仅仅需要医生，还需要专业的运动科学研究团队与医生合作，才能确保运动员达到最佳恢复效果。

管理急性脊柱疼痛

如果在检查之后，可以排除脊柱严重性损伤（如脊柱骨折），那么这类急性脊柱疼痛的治疗方案和其他急性骨骼受损的治疗方案是相似的。脊柱软组织损伤可以和踝关节的扭伤做同等处理，这说明脊柱疼痛并不像一般认为的那样比其他类的损伤更加严重、危险。

急性脊柱疼痛处理的关键因素：

- 受伤不严重，非特殊性脊柱疼痛；
- 短期休息 3 ～ 5 天，避免触发疼痛的姿势；
- 恰当的药物治疗（首先选择乙酰氨基酚，然后是非甾体抗炎药）；
- 对受伤的初始节段进行支持性贴扎，减轻脊柱周围软组织负荷；
- 为运动员即将进行的训练或比赛制定明确的管理计划；
- 和相关的人员（教练、家人）进行沟通；
- 建议根据运动员动作控制障碍分级，在不加剧症状的前提下，进行一些替代训练，保持适当的活动。

基于分类的认知功能疗法

这是一种现代治疗脊柱疼痛的方法。该方法提供了包括认知性和功能性因素的特定靶向干预，这些因素被认为与他们的问题相关。在一些保守的治疗方案中[27]，认知疗法可以帮助所有类型的脊柱疼痛运动员重新构建一个积极的心态[42, 52]，以及对问题的正确认识。

认知性组成

影响脊柱疼痛的关键认知因素包括：

- 着重于治疗的配合；

- 对于导致受伤症状因素的理解；
- 调控生活方式、认知水平和其他产生影响的事件；
- 设定目标；
- 通过使用镜子、录像和进行一些转移训练来提高身体意识，恢复动作控制；
- 让运动员去适应一些有利于康复但并不舒服的习惯姿势。

运动员在受伤后应该明确清楚自己的伤势情况，并积极参与康复，整个康复团队要在运动员受伤的前期就展开行动，运动员作为康复训练中的重要人员，必须和康复团队有一个很畅通的信息沟通。双方的协作才能确保康复计划能够帮助运动员最大限度地恢复运动状态。

一旦运动员被检查出有严重的心理问题，与运动员开诚布公地谈过之后，就需要先解决心理问题，再进行身体训练。目前的康复训练中，运动员的心理状况通常被忽略，在没有进行心理治疗的情况下，强行进行身体训练会严重损害运动员的健康。在今后的康复计划中，这部分还有待提升。

功能性组成

功能干预是为了使运动员更快地恢复身体姿势以及运动能力而进行的训练。包含以下三个阶段：特定的转移训练、功能性促进训练、针对性训练。在这些阶段中，具体的训练重心和频率要视运动员的状况而定。

阶段一：特定的转移训练

在这一阶段，训练的动作都是根据运动员自身的身体状况而定的。在运动员开始转移训练时，必须保证脊柱和躯干的肌肉处于放松的状态，如果肌肉紧绷，可以通过平躺、静坐或者站立来放松肌肉。训练动作是根据不同的动作类型来归类的[36]，这一过程是循序渐进的。图 22.5 中运动员在习惯了上一个动作以后，再进行下一个动作。在训练中我们可以通过看镜子、录像来纠正动作，屏住呼吸来感受在运动中身体的变化和心理的活动。

对于那些动作控制受到了损伤的运动员来说，这类训练就是帮助他们纠正那些会刺激疼痛的姿势。例如，在运动员坐着、弯腰或者举重会导致身体不适的情况下，该训练就会纠正运动员的这些姿势，来减小腰骶神经的弯曲，减少疼痛感。首先要求他们在坐着时，胸部运动打开腰椎骨盆，这样可以减少腰椎骨盆的弯曲。然后再进行弯曲和抬升运动，重点是促进髋部或者骨盆的运动，以放松的方式促进中性脊柱前凸和胸椎屈曲状态[36]。参见图 22.5。

相比之下，患有主动伸展控制障碍的运动员首先要学会放松脊柱肌肉，并使骨盆向后倾斜，以减少腰椎前凸的状况，然后形成运动中疼痛刺激的特定功能姿势。参见图 22.6。对患有不良运动障碍研究有重大贡献的运动员需要不同的管理方法，这个在本书其他地方也有介绍[36]。

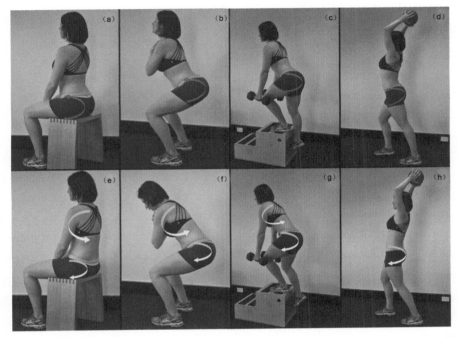

图 22.5 主动伸展控制障碍导致功能性任务和训练时下腰椎伸展增加:(a～d)习惯性下腰椎伸展,伴有骨盆前倾和胸部伸展;(e～h)功能性保留,骨盆后倾和胸部放松

阶段二:功能性促进训练

第二阶段的训练是从一开始的简单低负荷逐渐过渡到中等强度、较复杂的训练,再然后是针对特定运动的训练,运动员将在这一环节逐渐恢复信心,能更好地控制身体。在这一阶段,一次性的训练不能超过 3～4 个项目。通过这种功能性强化训练,让运动员能够完成受伤后无法完成的动作,这对于所有运动员来说都是一个挑战。运动员可以对着镜子进行训练,有利于观察自己的脊柱姿势是否正确,提高自己的心理意识,也可以通过拍照或者录像的方式,将整个训练过程记录下来。例如一些仰卧位的训练、坐姿、屈膝和站姿。

阶段三:针对性训练

每位运动员脊柱疼痛的情况不一样,身体的状况也就不一样。特别是,运动员应该进行一些对脊柱不造成刺激的训练,避免脊柱在伸展状态下负荷过大(如自行车、赛艇、脊柱放松状态下的自我保护)、弯曲状态下负荷过大(如走路、全功能训练器、游泳、水中跑步),或者受到多方位的负荷(取决于主要损伤)。进行一些合适的训练,能够使运动员更快地康复。

　　另一种相似的训练方式是体能训练和针对症状的训练的结合，先从比较刺激伤处的姿势开始训练，如果脊柱不再疼痛，就可以加入其他的体能训练。

> 　　一个好的训练计划的判断标准是，如果训练在无痛的情况下进行且在动作控制和生物力学下完成，那么它们是安全的，这个过程涉及力量的调控、治疗师和教练的沟通，以确保运动训练合适且训练进度一致。

　　基础的力量训练是很重要的，对于运动员的康复和损伤预防都有很好的作用，将基础力量训练系统化，在基础力量训练（基础性、功能性和技能方面的训练）和针对症状的训练的结合之下，运动员更容易提升自己的成绩[2,3]。

　　一些顶尖运动员通常会在赛前进行高负荷的训练，来保证身体能够保持一个最佳的力量状态，例如深蹲和抬举运动。根据我们的经验，这些训练项目也很适合用来作为运动员的康复项目。重要的是，这些项目可以锻炼大腿肌肉和脊柱的受力方式。研究发现，当身体处于最佳力量状态时，大腿肌肉的受力最大，当保持腰椎处于自然状态时，脊柱的受力达到最小。但是要注意，脊柱受伤的运动员要进行这种类型的训练，需要避开他的脊柱应激姿势，如图22.6所示。

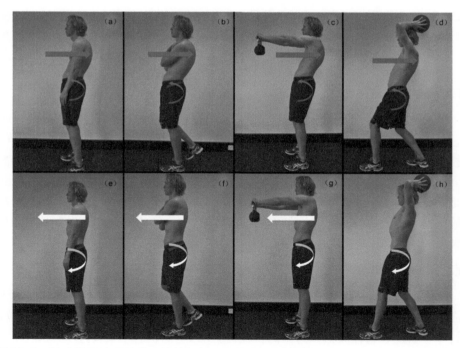

图22.6 被动伸展障碍导致功能性任务和训练中下腰椎伸展增加：（a～d）习惯性下腰椎伸展，伴有骨盆前倾，胸部后移和胸部屈曲；（e～h）功能性保留，骨盆后倾，胸部前移和伸展

评价以及指导工具

对脊柱疼痛的运动员的伤情判定，主要是通过判定他身体的一些特定功能，根据特定功能损伤度量表来评价运动员的功能障碍的等级[18]。例如，有腰背疼痛的自行车运动员，我们可以在他骑车上坡、坐着甚至睡觉时诊疗他的脊柱疼痛症状。在进行每一项测评时，要求运动员尽自己最大的努力去完成测评项目。经过一段时间的康复之后需要重新做评估来观察运动员的康复计划是否达到了效果，是否恢复了身体机能。

考虑重返赛场

由于脊柱疼痛有多种临床表现，病情复杂，因此至今并没有一个明确的方法可以保证使运动员完全恢复并重新回到比赛[11]。不过，我们可以参照一个最佳的恢复模型[8]，该模型在第 1 章和第 18 章有详细介绍。运动员如果在伤后继续比赛或者训练，通常会导致伤势恢复缓慢，因为脊柱疼痛会明显影响身体躯干的动作控制，在伤病未愈的情况下坚持训练，可能会产生不良代偿运动。

脊柱疼痛的预防

一般情况下，为了预防运动员脊柱疼痛所采取的一系列措施通常不会成功，大体有以下几个原因：

- 对某种情况下脊柱是否会受损的误判；
- 缺乏对脊柱疼痛全方面的了解，对脊柱疼痛错误分类；
- 在教练想提高运动员成绩时，很难确定到底是增加训练强度还是增加训练量。

有两类群体容易出现脊柱疼痛，一类是曾经有脊柱疼痛史的运动员，可能会复发；另一类是从事高风险项目的运动员。对这两类群体，着重进行身体特定功能的恢复训练，可以大大减少疼痛，帮助提高运动员本身的身体素质。但同时需要深入考虑的是受损脊柱的负荷调控，身体健康状态下软组织负荷过多容易受伤，一些容易受伤的软组织在正常的负荷下也会受伤。从实际情况来看，运动员持续进行一些周期性的强负荷训练，超过了软组织的负荷量或者超过了软组织的自我恢复能力，造成软组织损伤，这种情况还是很常见的。因此，密切监测运动员的身体需求是很有必要的。

团队协作治疗

佩里科（Perich）最近的一个研究表明[42]，有 61% 的青少年赛艇运动员能够在整个赛季中提高成绩，同时腰背疼痛的状况也会减轻。赛艇运动员有着特殊的运动姿势，这导致他们是腰背疼痛的高发人群。随着赛艇运动员以及他们父母的知识水平越来越高，他们越来越重视赛艇运动造成的脊柱疼痛，同时教练也会考虑到这一方面，所以赛艇运动员的训练课程中出现了针对个人的训练项目。在赛季前，一般会安排医疗团队和科学管理团队，为这些脊柱受损的运动员制定特殊的训练项目，保证他们在比赛中能够有好的发挥。正是因为有多方团队的治疗，才能够使运动员的腰背疼痛有一个较好的康复效果。这就说明康复并不是一个人的事情，多方团队的协作治疗才能使运动员达到康复的最佳效果。

总结

脊柱疼痛是一类比较复杂的问题，需要根据每个人不同的情况进行专业针对性处理。在现代的治疗方案中，对于体育运动导致的脊柱疼痛，除了病理学的检查治疗之外，还需要加强身体核心稳定性、纠正错误的运动姿势，注意其他因素对脊柱的影响。康复时考虑得越全面，与康复团队配合得越好，越能够使运动员最大限度地恢复。

参考文献

[1]Adams, M. A., Bogduk, N., Burton, K., et al. (2012). The Biomechanics of Back Pain (3rd ed.). Edinburgh: Churchill Livingstone.

[2]Alfieri, F. M., Riberto, M., Gatz, L. S., et al. (2010). Functional mobility and balance in community-dwelling elderly submitted to multisensory versus strength exercises. Journal of Clinical Interventions in Aging, 5,181-185.

[3]Beard, D. J., Dodd, C. A., Trundle, H. R., et al. (1994). Proprioception enhancement for anterior cruciate ligament deficiency: A prospective randomised trial of two physiotherapy regimes. The Bone & Joint Journal, 76 , 654-659.

[4]Burnett, A., O'Sullivan, P., Ankarberg, L., et al. (2008). Lower lumbar spine axial rotation is reduced in end-range sagittal postures when compared to a neutral spine posture. Manual Therapy 13 , 300-306.

[5]Campbell, A., Straker, L., O'Sullivan, P., et al. (2013). Lumbar loading in the elite adolescent tennis serve: A link to low back pain. Medicine & Science in Sports & Exercise, 45 (8), 1562-1568.

[6]Campbell, A. C., Briggs, A. M., O'Sullivan, P. B., et al. (2011). An exploration of the relationship between back muscle endurance and familial, physical, lifestyle, and psychosocial factors in adolescents and young adults. Journal of Orthopaedic & Sports Physical Therapy, ,41 , 486-495.

[7]Chany, A. M., Parakkat, J., Yang, G., et al. (2006). Changes in spine loading patterns throughout the workday as a function of experience, lift frequency, and personality. The

Spine Journal, 6 , 296-305.

[8]Creighton, D. W., Shrier, I., Shultz, R., et al. (2010). Return-to-play in sport: A decision-based model. Clinical Journal of Sport Medicine, 20 , 379-385.

[9]Dankaerts, W., O'Sullivan, P., Burnett, A., et al. (2009). Discriminating healthy controls and two clinical subgroups of nonspecific chronic low back pain patients using trunk muscle activation and lumbosacral kinematics of postures and movements: A statistical classification model. Spine, 34 , 1610-1618.

[10]Davis, K. G., Marras, W. S., Heaney, C. A., et al. (2002). The impact of mental processing and pacing on spine loading: 2002 Volvo Award in biomechanics. Spine, 27 , 2645-2653.

[11]Eddy, D., Congeni, J., & Loud, K. (2005). A review of spine injuries and return to play. Clinical Journal of Sports Medicine, 15 , 453-458.

[12]Flynn, T. W., Smith, B., & Chou, R. (2011). Appropriate use of diagnostic imaging in low back pain: A reminder that unnecessary imaging may do as much harm as good. Journal of Orthopaedic & Sports Physical Therapy, 41 , 838-846.

[13]Gatchel, R. J., Peng, Y. B., Peters, M. L., et al. (2007). The biopsychosocial approach to chronic pain: Scientific advances and future directions. Psychological Bulletin, 133 , 581-624.

[14]Hendrick, P., Mani, R., Bishop, A., et al. (2013). Therapist knowledge, adherence and use of low back pain guidelines to inform clinical decisions - A national survey of manipulative and sports physiotherapists in New Zealand. Manual Therapy, 18 , 136-142.

[15]Heneweer, H., Staes, F., Aufdemkampe, G., et al. (2011). Physical activity and low back pain: a systematic review of recent literature. European Spine Journal, 20 , 826-845.

[16]Heneweer, H., Vanhees, L., & Picavet, H. S. (2009). Physical activity and low back pain: A U-shaped relation? Pain, 143 , 21-25.

[17]Hodges, P. W., Coppieters, M. W., MacDonald, D., et al. (2013). New insight into motor adaptation to pain revealed by a combination of modelling and empirical approaches. European Journal of Pain, 17 , 1138-1146.

[18]Horn, K. K., Jennings, S., Richardson, G., et al. (2012). The patient-specific functional scale: Psychometrics, clinimetrics, and application as a clinical outcome measure. Journal of Orthopaedic & Sports Physical Therapy, 42 , 30-42.

[19]Iles, R. A., Davidson, M., & Taylor, N. F. (2008). Psychosocial predictors of failure to return to work in non-chronic non-specific low back pain: A systematic review. Occupational and Environmental Medicine, 65 , 507-517.

[20]Kellmann, M. (2010). Preventing overtraining in athletes in high-intensity sports and stress/recovery monitoring. Scandinavian Journal of Medicine & Science in Sports, 20 , 95-102.

[21]Kjaer, P., Leboeuf-Yde, C., Korsholm, L., et al. (2005). Magnetic resonance imaging

and low back pain in adults: A diagnostic imaging study of 40-year-old men and women. Spine, 30 , 1173-1180.

[22]Laslett, M., Aprill, C. N., McDonald, B., et al. (2005). Diagnosis of sacroiliac joint pain: Validity of individual provocation tests and composites of tests. Manual Therapy, 10 , 207-218.

[23]Leboeuf-Yde C. (2004). Back pain - individual and genetic factors. Journal of Electromyography and Kinesiology, 14 , 129-133.

[24]Leboeuf-Yde, C., & Kyvik, K. O. (1998). At what age does low back pain become a common problem? A study of 29,424 individuals aged 12-41 years. Spine, 23 , 228-234.

[25]Lederman, E. (2010). The myth of core stability. J Bodyw Mov Ther, 14 , 84-98.

[26]Linton, S. J., Nicholas, M., & MacDonald, S. (2011). Development of a short form of the Orebro Musculoskeletal Pain Screening Questionnaire. Spine, 36 , 1891-1895.

[27]Malfait, A. M., & Schnitzer, T. J. (2013). Towards a mechanism-based approach to pain management in osteoarthritis. Nature Reviews Rheumatology, 9 (11), 654-664.

[28]Mannion, A. F., O'Riordan, D., Dvorak, J., et al. (2011). The relationship between psychological factors and performance on the Biering-Sorensen back muscle endurance test. The Spine Journal, 11, 849-857.

[29]Marras, W. S. (2012). The complex spine: The multidimensional system of causal pathways for low-back disorders. Human Factors, 54 , 881-889.

[30]Maus, T. (2010). Imaging the back pain patient. Physical Medicine & Rehabilitation Clinics of North America, 21 , 725-766.

[31]McGill, S. M., McDermott, A., & Fenwick, C. M. (2009). Comparison of different strongman events: Trunk muscle activation and lumbar spine motion, load, and stiffness. Journal of Strength and Conditioning Research, 23 , 1148-1161.

[32]McHardy, A., & Pollard, H. (2005). Muscle activity during the golf swing. British Journal of Sports Medicine, 39 , 799-804.

[33]Miaskowski, C. (2009). Understanding the genetic determinants of pain and pain management. Seminars in Oncology Nursing, 25 , S1-7.

[34]Mitchell, T., O'Sullivan, P. B., Burnett, A. F., et al. (2008). Regional differences in lumbar spinal posture and the influence of low back pain. BMC Musculoskelet Disorders, 9 , 152.

[35]Mondloch, M. V., Cole, D. C., & Frank, J. W. (2001). Does how you do depend on how you think you'll do? A systematic review of the evidence for a relation between patients' recovery expectations and health outcomes. Canadian Medical Association Journal, 165 , 174-179.

[36]O'Sullivan, P. (2005). Diagnosis and classification of chronic low back pain disorders: Maladaptive movement and motor control impairments as underlying mechanism. Manual Therapy, 10 , 242-255.

[37]O'Sullivan, P. (2012). It's time for change with the management of non-specific chronic low back pain. British Journal of Sports Medicine, 46 , 224-227.

[38]O'Sullivan, P. B, & Beales, D. J. (2007). Diagnosis and classification of pelvic girdle pain disorders, Part 2: Illustration of the utility of a classification system via case studies. Manual Therapy, 12 , e1-e12.

[39]O'Sullivan, P. B., Beales, D. J., Smith, A. J., et al. (2012). Low back pain in 17-year-olds has substantial impact and represents an important public health disorder: A cross-sectional study. BMC Public Health, 12 , 100.

[40]O'Sullivan, P. B., Smith, A. J., Beales, D. J., et al. (2011). Association of biopsychosocial factors with degree of slump in sitting posture and self-report of back pain in adolescents: A cross-sectional study. Physical Therapy, 91 , 470-483.

[41]Parkinson, R. J., & Callaghan, J. P. (2009). The role of dynamic flexion in spine injury is altered by increasing dynamic load magnitude. Clinical Biomechanics, 24 , 148-154.

[42]Perich, D., Burnett, A., O'Sullivan, P., et al. (2011). Low back pain in adolescent female rowers: A multi-dimensional intervention study. Knee Surgery Sports Traumatology and Arthroscopy, 19 , 20-29.

[43]Popovich, J. M. Jr., & Kulig, K. (2012). Lumbopelvic landing kinematics and EMG in women with contrasting hip strength. Medicine & Science in Sports & Exercise, 44 , 146-153.

[44]Radebold, A., Cholewicki, J., Panjabi, M. M., et al. (2000). Muscle response pattern to sudden trunk loading in healthy individuals and in patients with chronic low back pain. Spine, 25 , 947-954.

[45]Ranson, C. A., Burnett, A. F., King, M., et al. (2008). The relationship between bowling action classification and three-dimensional lower trunk motion in fast bowlers in cricket. Journal of Sports Sciences, 26 , 267-276.

[46]Ridgeway, K., & Silvernail, J. (2012). Innominate 3D motion modeling: Biomechanically interesting, but clinically irrelevant. Manual Therapy, 17 , e11-12.

[47]Sheeran, L., Sparkes, V., Caterson, B., et al. (2012). Spinal position sense and trunk muscle activity during sitting and standing in nonspecific chronic low back pain: Classification analysis. Spine, 37, E486-495.

[48]Smith, A., O'Sullivan, P., & Straker, L. (2008). Classification of sagittal thoraco-lumbo-pelvic alignment of the adolescent spine in standing and its relationship to low back pain. Spine, 33 , 2101-2107.

[49]Sutton, C., Nono, L., Johnston, R. G., et al. (2013). The effects of experience on the inter-reliability of osteopaths to detect changes in posterior superior iliac spine levels using a hidden heel wedge. Journal of Bodywork and Movement Therapies, 17 , 143-150.

[50]Tijtgat, P., Vanrenterghem, J., Bennett, S. J., et al. (2012). Implicit advance knowledge

effects on the interplay between arm movements and postural adjustments in catching. Neuroscience Letters, 518, 117-121.

[51]van Wilgen, C. P., & Verhagen, E. A. (2012). A qualitative study on overuse injuries: The beliefs of athletes and coaches. Journal of Science and Medicine in Sport, 15 , 116-121.

[52]Vibe Fersum, K., O'Sullivan, P., Skouen, J., et al. (2012). Efficacy of classification-based cognitive functional therapy in patients with non-specific chronic low back pain: A randomized controlled trial. European Journal of Pain, 17 (6), 916-928.

[53]Wade, M., Campbell, A., Smith, A., et al. (2012). Investigation of spinal posture signatures and ground reaction forces during landing in elite female gymnasts. Journal of Applied Biomechanics, 28, 677-686.

[54]Walsh, N. P., Gleeson, M., Pyne, D. B., et al. (2011). Position statement. Part two: Maintaining immune health. Exercise Immunology Review, 17 , 64-103.

[55]Walsh, N. P., Gleeson, M., Shephard, R. J., et al. (2011). Position statement. Part one: Immune function and exercise. Exercise Immunology Review, 17 , 6-63.

[56]Wiech, K., & Tracey, I. (2009). The influence of negative emotions on pain: Behavioral effects and neural mechanisms. NeuroImage, 47 , 987-994.

[57]Williams, C. M., Maher, C. G., Hancock, M. J., et al. (2010). Low back pain and best practice care: A survey of general practice physicians. Archives of Internal Medicine, 170 , 271-277.

[58]Williams, J.P.G. (1971). Aetiologic classification of sports injuries. British Journal of Sports Medicine, 4, 228-230.

第 23 章

运动员的髋关节和腹股沟

恩达·金（Enda King）

引言

髋关节和腹股沟的损伤对所有要进行体能准备和功能锻炼的运动员带来了巨大挑战。从诊断方面，由于该部位解剖学结构的复杂性和组织的交叠，该类损伤难以诊断。除此之外，我们对于引起损伤的负面机制仍旧不明确。正是由于对运动员最初的损伤机制了解不足，使得损伤进一步加剧。值得关注的是，在进行影像学检查时，该部位许多病变的性质和意义尚不明确。更重要的是可能会缺乏确定的康复指南和恢复运动准出标准来指导进行有效和成功的损伤管理。这将导致运动员空缺训练的时间延长和损伤复发。

本章的目的是从以下几个方面为康复提供一些建议：

- 运动员髋关节和腹股沟损伤的鉴别诊断；
- 损伤的致病因素与诱发机制；
- 进行强有力的、全面的身体评估，鉴别致痛因素和病变部位；
- 运动员髋关节和腹股沟损伤后，开展运动优化训练，使其恢复到最佳状态。

目前存在的问题

在过去的十多年里，由于一些容易引起髋关节和腹股沟损伤的运动项目的普及，髋关节和腹股沟的发病率和患病率都有所上升。例如足球类赛事、冰球和网球比赛，都是容易导致髋关节和腹股沟受损的运动 [1, 2]。所有这类运动都有一个共同点，那就是需要多方位不停地运动，并且身体负担和训练负担都比较重 [2, 3]。

在运动中激进的动作、直接的碰撞都会造成髋关节和腹股沟的急性损伤，但是更常见的情况是由于髋关节和腹股沟的长期应力的积累而导致的慢性发病。运动中包含的一些高强度的动作，例如突然加速、突然减速、铲球动作、踢球动作，都会使病情恶化。受伤后通常会有以下一个或几个部位疼痛：

- 下腹部；
- 腹股沟内侧；

- 腹下区；
- 侧臀部。

通常，伤处的疼痛都是慢慢发作，在进行一些热身运动后，疼痛感会暂时得到缓解，一旦经过休息，又会加剧，尤其是在休息一夜，第二天起床后，疼痛感更甚。此病发病慢的特征意味着运动员很容易忽视此类型的运动损伤，不加重视，经常是旧伤未愈，带病训练。

鉴别诊断

对髋关节和腹股沟做出明确的诊断是很困难的，原因如下：

- 由于解剖学结构的复杂性和交叉性，导致不同组织在同一部位出现症状，有时会同时发生；
- 同一组织受伤的类别不同且种类繁多，对同一部位的疼痛采取的措施也各不相同；
- 没有受伤症状的运动员通过磁共振成像也能发现存在病灶。

如果想要确诊，那么就必须分清解剖学诊断和生物力学诊断。解剖学诊断是根据身体的解剖学特征对病变部位做出精确的诊断，并确保目前病体的状态能够进行康复训练。生物力学诊断则是通过寻找造成运动员活动、动作控制能力减弱的原因，对病情做出诊断。这就是生物力学诊断可以解释在同一部位同时有多种结构组织受伤的原因。

很重要的一点是，从生物力学角度看，同样的解剖学诊断结果，会有很多不同的症状。重要的是要认识到，对于任何一种解剖学诊断，都会有许多不同的生物力学表现，例如，两个受伤类型相同的运动员（耻骨水肿），可能会有完全不同的生物力学表现。那么问题就来了，到底是根据临床表现来确定处方药，治疗疾病的表象，还是通过找到致病的源头并加以解决来达到治疗的目的？

> 解剖学诊断治标，生物力学诊断治本。

解剖学诊断——确定患者病情

本章我们不会深入讨论解剖学诊断，但很多体育医学课本中还是涉及解剖学诊断检查的细节。当受伤部位在解剖学结构中属于重叠的部位时，或者当受伤部位位于解剖学结构交叉部位时，诊断检查就要非常小心。例如，腹股沟挤压检查中，内收肌、髂腰肌、耻骨、耻骨结合、耻骨联合和腹直肌都会有反应。三种最常用的检查姿势是 0 度、45 度、90 度弯曲 [4]。在髋关节屈曲、内收和内旋的过程中会伴随着盂唇撕裂和髋关节的撞击综合征，同时髂腰肌也会产生应激性的疼痛[5]。但其实，在该项测试中，身体没有表现的症状反而比表现出来的更有价值，因为它能够反映所有髋关节异常状态下的表现[5]。

　　髋关节和腹股沟的损伤类型多种多样，特别是很多类型都很相似，受伤部位互相交叉（如表 23.1 所示）。

表 23.1　髋关节和腹股沟的鉴别诊断与同义诊断

髋部	耻骨	内收肌	腹肌
股骨髋臼撞击	耻骨炎	内收肌肌腱病变	吉尔莫尔腹股沟（Gilmore's groin）
盂唇撕裂	耻骨受力过大	内收肌裂痛	疝气
凸轴病变	耻骨联合不稳	前板疼痛	腹股沟后臂偏薄
软骨损伤	运动性耻骨痛	内收肌肌腱端病	腹直肌肌腱病变

　　在之前的学术研究中为了降低系统命名的复杂性，把髋关节、腹肌、内收肌、髂腰肌的损伤都归为一类，统一命名[6]。这样就增加了理解的难度，尽管做了这样的尝试，这些名称还是有些混乱，例如，运动员很难理解为什么在他根本没有疝气症状的情况下，会确诊为"疝气"，并且接受一系列的治疗。

　　恰当的解剖学诊断会帮助我们确定受伤的解剖学结构、骨盆和髋关节的病理学情况（例如腰椎），以及目前的情况是否适合康复。例如，骨盆和腹股沟这种身体主要受力结构的病症，以及神经肌肉出现的受损症状都能通过康复治疗有效恢复。

磁共振成像检查

　　磁共振成像是筛查病因的利器，不仅可以检查出比较明显的症状，还可以帮医生"看见"不易觉察的病变。如耻骨受力过大，常见于无明显损伤的田径运动员身上[7]。所以我们不应该只重视那些看得到的损伤，还要注意和运动员损伤症状完全无关的因素。

> 　　经过一系列临床检查之后，很有必要用磁共振成像来进行最后的确诊，将磁共振成像作为主要的诊断工具，而不是简单用作扫描诊断的工具。

磁共振成像的应用

　　磁共振成像检查中，最难确诊的是髋关节的病症，特别是股骨髋臼撞击综合征。股骨髋臼撞击综合征是由先天性髋臼和股骨近端发育异常引起的一系列临床症状，分为凸轴病变和钳型病变[8]。凸轴病变指股骨颈交界处有一个凸轮样的增生，钳型病变则主要是由于髋臼的骨质增生造成的过度覆盖从而限制股骨髋臼自由通过。这两种形态的病变基本上都是从青春期开始的，这就意味着，可能在发生撞击之前，髋关节的控制和高速运动方面都不会出现问题，一旦出现股骨撞击，就会出现症状。

我们一定要特别注意这些解剖学诊断上的病变，因为很多已经发生病变的个体，并不会表现出患病的症状[9]。事实上，无论是诊断为凸轴病变还是钳型病变，这都是对髋关节的形态描述。由于撞击是在自然状态下动态发生的，因此如果要确定这些损伤是否由撞击造成，便不能通过静态图像检查来确定，例如股骨颈的水肿、髋臼缘和盂唇撕裂都是受到动态撞击的明显表现，但并不是在所有个体中都会出现。

结构撞击和动态撞击

实际上有两种形式的撞击：结构撞击和动态撞击。结构撞击导致髋关节形态改变，尤其是凸轴病变或钳型病变。动态撞击通常发生在股骨近端和髋臼边缘的异常撞击，或者发生在运动过程中咬合不紧的情况下。可以这样理解，结构撞击是因为髋关节本身存在异常病变，而动态撞击是由于在运动过程中的不当受力导致的。结构撞击就像是车过桥洞，由于卡车太高而不能通过桥下（或者对于卡车而言桥梁太低），而动态撞击就像是驾驶不当导致卡车撞上桥壁。

值得注意的是，这两种类型的病变会互相影响。例如，运动员在进行抗阻训练时，在快速变向、跑步、落地过程中，如果单腿的控制力不好，就会承受更大的外力，髋关节重复进行最大范围的屈曲、内收和内旋运动（动态撞击）。在这个过程中，股骨为了承受这部分额外的力，减小关节间的缝隙，就会产生增生，导致凸轴病变（结构撞击）。所以治疗和康复髋关节动态撞击损伤的关键，不仅在于减少动态撞击，同时也要遏制结构撞击的进一步发展。

> 如果没有及时治疗动态撞击损伤就会造成髋关节形态异常，随着时间的推移会越来越严重，这样就会减少运动员的"犯错空间"。所以要及时治疗运动员的动态撞击损伤，否则即使通过手术治疗了凸轴病变，凸轴病变还是会复发。如果动态撞击损伤没有得到治疗，即使通过手术移除了增生的骨质，也只是暂时的治愈凸轴病变，因为骨质还会增生，导致凸轴病变的复发。

髋关节和腹股沟的生物力学评估

运动性腹股沟疼痛和髋关节损伤是在多维的竞技运动中多关节控制失衡而造成的。事实上每一个解剖学诊断对应有多种不同的生物力学诊断。首先要确定所有造成运动员超负荷运动的因素，然后针对这些因素给运动员制定最高效的个人康复计划。在高速多维度的运动中，需要骨盆和髋关节的肌肉组织将身体所受的力很好地进行转化，通过全身动力链协调分布至身体各个部位，这样使运动员能够有最佳的表现。髋关节和骨盆具有这样的生物力学特征，使它们在人体动力链中占有很重要的地位，尤其是在额状面和矢状面，它们是调节关节和肌肉组织负荷的关键部位（例如，避免骨盆过度下垂、髋关节外展或躯干倾斜）。

3D 动作捕捉是分析高速运动的最佳方式。在进行 3D 动作捕捉时，动作设计应该包含一系列的剧烈运动，使肌肉受力呈现出渐进式的挑战，例如跳跃、落地、踢腿等，有计划地改变运动方向。分析这些特定的运动动作，了解运动员在这些动作过程中是如何受伤的，才是治疗获得成功的关键所在。通过这些动作更进一步分析整个动力链的运转情况，可以帮助我们了解在运动的瞬间，髋关节和腹股沟的关节、肌肉组织所受到的力以及扭矩。

运动员错误的运动模式，会导致髋关节承受过大的剪切应力，肌肉组织负荷过度。运动员处于站立状态时，躯干倾斜程度的增加，以及转动时偏离预定角度的增加，都会增加外侧踝关节、膝关节、髋关节和脊椎的负荷。特别是它可以增加髋关节外展的负荷，改变髋关节向量的方向，增加内收肌和腹肌的向心负荷。这一系列运动联动的状态以及它们对髋关节和肌肉组织的影响如表 23.2 所示。

表 23.2　快速变向、跳跃以及落地时刻的运动联动

		髋关节	肌肉组织
躯干 - 骨盆	髋关节和躯干屈曲	前部撞击伴随耻骨承受过大的应力	
	躯干平移增加	外侧撞击	长收肌承受过大的应力
	躯干旋转增加		腹直肌、髋屈肌承受过大的应力
骨盆 - 髋	骨盆倾斜过度	前部撞击伴随耻骨承受过大的应力	腹直肌、长收肌承受过大的应力
	髋内旋 / 骨盆旋转	前上部撞击伴随耻骨承受过大的应力	长收肌承受过大的应力
	骨盆下沉 / 髋内收	前上部撞击伴随耻骨承受过大的应力	长收肌承受过大的应力
膝	内扣 / 外翻	前上部撞击伴随耻骨承受过大的应力	长收肌承受过大的应力
	屈曲	骨盆 - 耻骨承受的应力增加	
踝	过度背伸	骨盆 - 耻骨承受的应力增加	
足	相对于骨盆外旋	外侧撞击	长收肌承受的应力增加

当然，3D 动作捕捉并不适用于每位运动员，大多数情况下还是用高清相机

进行相关评估。高清相机的评估虽然没有 3D 动作捕捉精确，关节的负荷、各个维度的观察不能实现，但是运动员存在的一些比较大的问题还是看得清楚的。

康复的组成

康复方案是基于对运动员的综合评估，一旦进行了对运动员的综合评估，个体化的康复训练会引导运动员回到最佳状态，康复训练中每一项训练都是针对运动员在综合评估中表现出的生物力学方面的缺陷来设计的，并不是由解剖学诊断来确定的，这样的康复训练会引导运动员回到最佳状态（如图 23.1 所示）。

康复过程中，虽然不需要在全部完成每一个训练阶段的项目之后才进入下一个阶段，但是很重要的一点是，如果没有掌握前一阶段的技能，那么就不可能在本阶段获得最佳的训练效果（例如纠正跑步动作时，身体前凸或者后凸会对身体生物力学产生不良影响）。

最为核心的一点是，所有康复训练都是建立在消除疼痛感的基础上。因为如果关节和肌肉组织已经承受过大的应力，此时进行康复训练是没有作用的。但是这并不意味着我们要先给运动员进行药物镇痛，然后再进行康复训练，因为有时候，疼痛反而能够帮助我们选出最佳的训练方式。从这个程度上说，注射类固醇反而可能会阻碍康复，因为注射类固醇之后，需要时间休息，同时身体疼痛感的减轻会干扰正确的康复训练计划的制定。

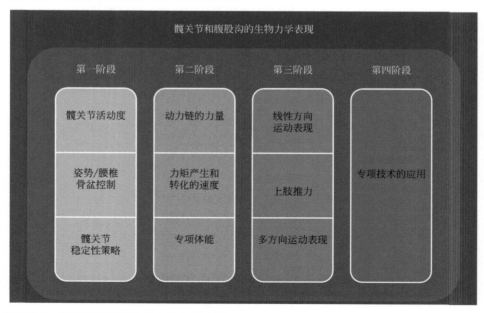

图 23.1 髋关节和腹股沟的生物力学表现

每个阶段的训练结束之后，我们都需要回顾一些关键的目标是否达成（如髋关节、疼痛刺激、姿势、神经肌肉控制），看看在该阶段是否达到相应的训练效果。如果训练计划制定得合适，并能够遵守计划执行，那么在每个阶段康复训练都会有明显效果。

疼痛刺激试验可以反映运动员目前的身体状况、康复效果以及身体状况是否能够承受高负荷训练。交叉测试是一种使用托马斯试验体位的手段，运动员仰卧，下肢一侧的髋关节屈曲，如果在对侧出现症状，那就说明情况比较严重。挤压试验也有助于评估骨盆前环的负荷耐受性，可以让髋关节分别进行 0 度、45 度和 90 度的弯曲来进行判断。压力袖带可以用来识别症状处所受的负荷，并且可以测量能够承受的最大负荷。如果进行了恰当的康复训练，那么随着训练的进行，挤压试验的结果会越来越好。

第一阶段

姿势/腰椎骨盆的控制

姿势控制是康复过程中经常被忽视的重要基础部分。通过相关运动纠正姿势，可以使身体恢复中立位。身体前倾角度的增加，会在很大程度上降低髋关节屈曲 / 内收 / 内旋的活动范围，使髋关节更容易发生撞击[10]。

综合性运动，能够锻炼运动员保持腰椎骨盆的中立，避免产生倾斜的姿势，是一种非常有效的改善姿势控制的手段。在这方面，硬拉，如"高脚杯式"深蹲和交替弓步对锻炼身体保持中立位也很有用，这些低负荷模式的训练尽量每天都要进行。在进行上肢力量训练时，要同时注重改善胸廓扩张，警惕骨盆倾斜和骨盆前倾。

髋关节活动度

髋关节活动度的缩小，尤其是髋关节的旋转能力的丧失，是导致运动性腹股沟疼痛的一个重要风险因素。髋关节活动范围的缩小也与运动性腹股沟疼痛和髋关节病变密切相关[11, 12]。此病情可能是由以下情况引起的：

- 髋关节的形态变化（不可调整）；
- 髋关节囊限制（可调整）；
- 肌肉限制（可调整）。

在进行髋关节活动度的检查时，要注意区分各种不同原因导致的髋关节活动度缩小：

- 托马斯试验——主要由髂腰肌导致的髋关节活动度的缩小；
- 仰卧位 90 度屈曲内旋——主要由臀大肌导致的髋关节活动度的缩小；
- 仰卧位 90 度屈曲外旋——主要由关节囊导致的髋关节活动度的缩小；

- 俯卧位 0 度内旋——主要由关节囊和外旋导致的髋关节活动度的缩小；
- 俯卧位 0 度外旋——主要由阔筋膜张肌和臀小肌导致的髋关节活动度的缩小。

通过关节松动术可以改善关节囊的限制，从而改善髋关节的滑动。关节囊可以调节髋关节的滑动，例如通过向后滑动，限制髋关节屈曲和内旋；通过向前滑动，改善髋关节伸展和外旋。该训练动作要保持流畅（即无停顿），并且保持每天高频率运动。髋关节被做过手术或者已经出现了明显病变的运动员，由于他们的关节内存在低度滑膜现象或轻度滑膜反应，因此需要在每个阶段的开始都先进行该项训练，来维持髋关节的活动范围。

髋关节活动度的缩小，特别是髋关节在 90 度屈曲时的旋转能力的丧失，通常是由于髋关节周围肌肉受力不平衡导致的。恢复髋关节的活动范围对恢复髋关节的生物力学负荷来说是很重要的一步。软组织按摩、泡沫轴滚压和针灸均可暂时缓解由于肌肉收缩引起的髋关节活动范围的缩小，如果想要彻底治疗，必须找到引起髋关节活动范围缩小的原因，并进行针对性的治疗和纠正。

> 确定导致髋关节活动能力损失的原因，以及有效恢复驱动因素是髋关节和腹股沟康复的重要步骤。

保持髋关节稳定性的方式

髋关节和骨盆的动态控制是产生力的肌肉和起稳定作用的肌肉的平衡，也就是主动肌和拮抗肌之间的平衡。髋关节和骨盆的动态控制也是收缩的肌肉群和未收缩的肌肉群之间的平衡。运动员在运动时，优先使用主动肌来保持稳定，而在做出优先补偿收缩肌肉群的动作时，或者是由于以前的受伤和不良姿势导致拮抗肌功能减退，主动肌紧绷来拉紧松弛的肌肉，这种平衡就被打破了，从而导致功能肌肉群失去收缩能力，处于松弛的状态，那么在运动中，就不能发挥很好的动态控制作用。这种失衡会导致两种结果：髋关节的动态稳定丧失，髋关节动态失控，造成关节撞击；肌腱或者骨盆附着部位收缩的肌肉群承受过大的应力，造成主动肌承受过大应力，通常是在肌肉肌腱联合处、肌腱或其他，最常见的是在骨盆附着部位。绝大多数时候，髋关节和肌肉群会同时受伤 [13]，这说明，髋关节周围的很多肌肉群对控制髋关节的动态稳定发挥着很重要的作用。

髂腰肌

由于髂腰肌附着在关节囊上，以及根据一些解剖学因素可知，髂腰肌在解剖学中是一种重要的屈髋肌，对于维持前髋关节的稳定有十分重要的作用 [14]。髂腰肌出现功能障碍时，它不能有效地对抗髋关节紧绷的关节后囊或阔筋膜张肌和股直肌的拉伸，以及关节后方臀肌收缩的力量，无法实现髋关节前部的稳定性，从而导致髋关节受到撞击。同时，髂腰肌功能障碍也会出现在髋关节伸展的末端，使关节前部受到过大的应力。此外，为了弥补不足的主动肌（髂腰肌），腹直肌及阔筋膜张肌就会承受过度的负荷。

髂腰肌在髋关节内收时是完全独立工作的，所以以仰卧位进行髋关节的屈曲，能够避免阔筋膜张肌和股直肌的过度活跃，以排除阔筋膜张肌和股直肌承受过大的应力，更加准确地评估髂腰肌的状态。人体从仰卧位迅速转变到站立位，虽然阻力有所增加，但机体可耐受。随着阻力的增加，为了完成动作，肌肉会进行等长收缩。我们可以通过在此过程中腹股沟的折痕来感受臀屈肌的作用，而不是感觉外侧阔筋膜张肌或大腿股四头肌的过度活动。

臀中肌/臀小肌

（深面的）臀小肌和臀中肌通过附着在关节囊深面来稳定髋关节外侧面[15]。当它们存在功能障碍时，不能对抗臀大肌和阔筋膜张肌的拉伸，以及不能维持髋关节外侧面的稳定性，从而迫使髋关节外侧面的撞击（类似于三角肌和肩袖）。臀中肌位于髂骨翼外面，臀中肌后部位于臀大肌深面，臀小肌是臀中肌的一部分，它们都是生活中走路、站立保持良好的姿势的重要肌肉。在保持单腿站立姿势时，这两块肌肉保证了髋关节内收和内旋的稳定性，如果功能丧失，就会导致过度兴奋和偏向于内收肌。如果这两块肌肉出现功能障碍，那么踢腿跨步就会出现问题，阔筋膜张肌会导致髋关节侧面撞击。同时这两块肌肉也是控制站立侧踢腿的重要肌肉，如果出现功能障碍，会导致内收肌承受过大的应力。

臀中肌和臀小肌作用于闭链的外展运动，此时相比于臀大肌和阔筋膜张肌，它们更有机械原理的优势[16]。站立侧踢腿可以锻炼臀中肌和臀小肌，臀中肌的后部类似于外旋肌的作用，在侧踢腿时，臀中肌能够起到协同作用。

腹斜肌

腹外斜肌和腹内斜肌，通常被腹直肌覆盖，具有抗侧倾和抗旋转的功能，它们对称分布以发挥最佳的作用。腹外斜肌和腹内斜肌都是控制身体侧向弯曲或使上身相对于骨盆旋转的肌肉群。腹直肌作为胸部主要的屈肌，能够使躯干弯曲及旋转，将骨盆拉向胸腔，并且防止骨盆前倾。相比于腹直肌，腹斜肌对身体机能的作用不是很明显，经常会出现腹直肌发达，而腹斜肌不发达的情况，这样容易造成耻骨联合处肌肉过于紧绷。此时的康复训练应该注重训练脊柱－骨盆的中立姿势，在这方面，支柱水平阻力抗旋训练（侧向绳索拉）、下劈上举训练均非常有效。

在进行核心力量训练时，经常会伴随着腹股沟的疼痛，这正是训练项目选择和执行不当的表现。仰卧或侧卧位时，运动员出现骨盆前倾、胸椎后凸或者腹直肌紧绷时，并不适合进行平板支撑的训练，因为这样会持续刺激并加剧伤处的症状，对于提高对腹部肌肉的控制是没有任何作用的。

内收肌

内收肌是稳定髋关节的重要肌肉，特别是在一些需要单腿站立的运动中。运动员的训练计划里面往往包含强化内收肌的训练，但是有腹股沟疼痛的运动员的训练计划则不会频繁地加入内收肌强化训练。加强内收肌的锻炼，可以减小腹股沟受伤的概率。通常情况下，当内收肌已经处于高张力状态时，如果再对其增加额外的负担，疼痛就会带来不良影响。在快速变向中，如果躯干 - 骨盆、骨盆 - 髋关节的运动联动不是很协调有力，往往在髋关节外展时，内收肌就会承受过大的应力。

> 运动员在运动过程中表现出来的力量不足，通常是为了避免伤痛，不能完全发力，并不是内收肌力量的欠缺。但是当疼痛的症状缓解之后，如果通过力量测试，发现内收肌力量还是有所欠缺，那么需要通过闭链训练来进行增强。

对髋关节和骨盆的肌肉进行标准化控制和力量的增强，是保证髋关节稳定以及有一定的灵活性的关键指标。针对这方面的辅助训练的质量要求远胜过对数量的要求，同一套动作可以进行多次（2～4套动作可以重复12次以上），每周训练4～5天。

第二阶段

动力链力量

考虑该部位症状的持续性，力量不足可能不是该部位疼痛的最初驱动因素，但多数人会为了避免疼痛而改变运动模式。虽然说缺乏肢体力量可能并不是髋关节和腹股沟受损的主要原因，但是受伤后，如果力量不足，或为了避免牵引伤口，可能会导致运动员运动模式的改变。鉴于大多数腹股沟的症状表现位于单侧，在评估肢体力量时应该使用单侧压腿或单腿蹲等方法。

> 对于有髋关节、骨盆和腹股沟损伤症状的运动员，单侧运动方案往往不受推崇。但事实上，单侧运动康复从第一天起开始使用就很有效。与目前的普遍认知刚好相反，如果该项训练不当，只会造成肌腱拉伤，不会对耻骨造成损害（除了一些罕见的产后案例）。

在多个运动平面上加强身体动力链的力量也是很重要的。虽然大家都清楚这点，运动员也都在进行各个平面的训练，但是大部分力量的训练是局限于矢状面的（如深蹲、硬拉、弓步）。

横向阻力拉推车是一个很好的项目，能够在额状面上综合提升上肢、躯干以及下肢的力量（如图 23.2 所示）。这种运动需要根据运动员之前的训练状况、肌肉萎缩的程度以及赛季时间来制定训练计划。然而大多数的单侧运动都属于辅助性的练习，一般情况下重复 6 ～ 12 次，每周锻炼 3 天，就能够达到较好的刺激效果。

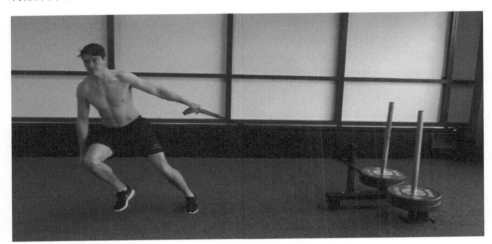

图 23.2　横向阻力拉推车

力矩产生和吸收的速度

大多数运动项目的核心特点都是为了增加产生力量的速度。很多运动取胜的关键都在于该特质，识别运动员双侧的差异以及与基准值对比发现不足是至关重要的。髋关节和腹股沟受伤的运动员，基本上都是单侧损伤，除了做双侧检查，还要格外注意检查他的单侧力量产生速度的能力。通过下蹲跳，我们既能评估运动员总体的力量产生的能力，也能观察单侧的关节活动情况。如果可能的话，再结合运动分析，我们就可以了解运动员双侧的运动学差异是出现在力量的产生阶段还是吸收阶段。

发展爆发力素质应侧重于力量薄弱的一侧并开始组建专项运动所需的动作模式。爆发式弓箭步迈步可以强化加速力学中的三关节伸展模式，而药球侧身抛则能打造在多向力学中所需要的额状面的爆发力素质。和所有的爆发力训练一样，针对髋关节和腹股沟的力量训练，重复组数低（小于 5 组），恢复间歇时间较长，但是每次训练需要强调运动员尽最大的努力来完成动作，并使用最佳的动作技术，每周训练 2 ～ 3 次即可。

运动负荷转移的重要性

身体力量不足的问题虽然很严重，但并不是诱发髋关节和腹股沟问题的最主要的因素，运动员自身的负荷转移能力也是诱发该问题很重要的一部分。瞬间运动负荷的接受和转移能力是指，运动员在受到力量的瞬间，保证肌腱受力最小的前提下，能够被身体吸收并且转移至身体各部位的力量大小的能力。这通常被称为肢体僵硬或反应强度，并利用拉长－缩短周期（stretch-shortening cycle，SSC），可以通过单腿弹跳、计算反应强度指数进行衡量，特别是在额状面观察运动机制时，更能清楚地看到身体的这一能力大小。运动负荷转移这一核心因素经常在康复和表现项目中被忽视，人们往往更加注重力量和同心动力的运动训练。

我们推荐在康复的早期就开始进行一些低强度的拉长－缩短周期训练，可以有效地锻炼身体的负荷转移能力。许多运动员之前没有接触过这样的训练，或者在康复期间没有进行过跳跃训练。我们可以从不同的方向使用单腿跳，以改善下肢的强度，训练中加入手臂动作也能有效地缓解躯干僵硬。在病情允许的范围内，进行可承受的弹跳训练和跳跃训练能够调整身体的负荷强度。进行这些练习时需要注意，在训练中保持合适的速度，尽量减少身体与地面接触的时间。建议每周进行2～3次该项训练，并进行一些低强度的发力训练，训练项目不宜过多，每个项目多重复几次，保证动作的质量。

专项体能

身体疲劳对运动员的表现以及神经肌肉控制都有负面的影响，会使运动员受伤的风险增大[17, 18]。很多运动员在赛季过程中发生髋关节和腹股沟的损伤，他们要么通过降低训练负荷的方式来继续完成赛季，要么期望通过长时间的停训来解决这个问题，这两种方式都会造成运动员的体能水平下降。下肢无负重的体能训练可以在不激发症状的前提下来避免体能水平的下降，直到运动员可以承受跑步的训练。如果在康复的早期就选择交叉训练很可能会激发症状的再次出现，而自行车、衔接绳索和游泳等训练往往是身体能承受的。等到身体能承受高速跑步时，再开始实施下肢负重的训练。

第三阶段

康复过程中，在训练房和场地训练之间出现的差距往往不能被合理解决或者完全被忽视。场地训练的技巧既可以帮助运动员提高运动能力，对损伤预防也大有裨益。

直线跑

直线跑在场地训练中是很常见的运动方式，因此直线跑能力对于运动员的运动表现和髋关节及骨盆前方的应力的负荷十分重要。康复训练往往集中在静态的训练，以及进阶的跑步训练和速度训练，而忽略了直线跑的能力。

使髋关节和腹股沟承受过大的应力并影响运动员表现的因素有：

- 腿部摆动水平恢复不佳——导致屈髋不佳，跨度减小；
- 触地时间过长——导致关节受到的应力增加，由于拉长 - 缩短周期训练效率的降低导致肌腱受到的应力增加；
- 跨步过大——在髋伸范围的末端增加髋关节前方的应力，且由于足跟着地在身体重心的前方导致髋臼承受应力方式的改变；
- 骨盆下沉，躯干摇晃——增加髋关节、内收肌和腹肌承受的应力；
- 躯干过度旋转——腿部支撑的不稳定，导致腹部承受过大的应力。

直线跑运动训练对运动员保持脊柱 - 骨盆中立姿势、优化腿部摆动姿态是很有用的。最好的训练方式是以尽可能简单的项目达到最佳的效果，跳绳、杠铃负重跑和拉车跑的训练都会很有帮助，这些训练可以改善运动员跑步姿势、腿部力学和地面接触时间，应在康复早期交替进行这些训练，并加入每项训练的热身运动中。

多向运动

改善身体运动的多向力学的关键在于改善神经肌肉控制的不足，即模拟一些运动中需求的刺激来优化身体的生物力学性能，以便使运动员以最佳状态返回赛场。在步法训练中使用弹力绳训练，在左右侧滑训练中使用药球进行练习，都能优化脚的位置、体位、蹬地爆发力和肢体的刚度（如图 23.3 所示）。进行这些训练时，应该通过外部刺激（跟随训练）或者专项刺激（传递训练）将反应性的内容纳入训练计划。

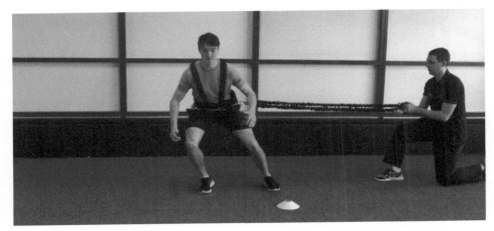

图 23.3　弹力绳左右侧滑训练

上肢力量的驱动

很多运动都会涉及上肢的摆动以及投掷动作。例如，曲棍球的击球、棒球的正手掷球、高尔夫球的挥杆击球等动作，以上类型的运动动作所需的爆发力，都可以通过药球训练实现，还可以在常规动作中加入外部干扰，来达到更好的训练效果。

第四阶段

专项运动技能的提高

通常运动专项的动作技术缺陷会增加运动员受伤的风险，导致运动员成绩下降（如网球发球技术、投掷技术、击球技术）。我们可以通过 3D 生物力学来评估和改善这些关键的技术动作，这项工作需要多方的协作才能完成，单靠健身教练、理疗师无法实现，必须在专业的、经验丰富的教练团队指导下进行。

重返赛场

运动员以及他的训练团队都必须重点认识到，训练强度循序渐进地增加才能帮助运动员更好地康复，早日返回赛场。髋关节疼痛激发试验是衡量运动员训练量的一个关键指标，特别是在训练后一天的早晨，运动员身体的酸痛程度就能说明训练量是否合理。

以下是对于进阶训练的建议：

- 当运动员在交叉测试中无痛，并且在屈髋 90 度时双侧具有对称的内旋，就可以开始直线跑训练；
- 当运动员在屈髋 45 度挤压中无痛，双侧具备对称性的髋关节局部控制动作，并且在以最快速度的冲刺跑中无疼痛反应时，就可以开始进行多向的跑步训练；
- 当运动员可以有效地进行髋关节对称活动、多向的运动，并且在 0 度、45 度、90 度时挤压髋关节，都没有疼痛感，就可以加入团队进行训练。

通常情况下，当运动员恢复了自信和运动能力，达到了能够出场的水准时，就可以回到赛场开始比赛。在回到赛场之前，通常要对运动员的每一个动作要求进行测试，通过测试运动员在疲惫状态下的动作完成情况，来作为判断一个运动员是否可以回到赛场开始比赛的条件。只有在这种测试条件下，运动员表现出了符合要求的力量、速度、刚度和耐力，才能够重返赛场。显然，运动员受伤恢复的时间越长，他们恢复到可以竞赛的水平就需要更久的时间，在整个康复过程中他们需要长达数周的全面训练，该内容在第 18 章有详细的介绍。

总结

　　生物力学的复杂性决定了运动员的髋关节和腹股沟受伤的种类多样性，也决定了康复计划的个性化。理解这一点的关键是了解解剖学诊断和生物力学诊断之间的区别，知道同一个解剖学诊断结果可能对应多个生物力学表现。而康复训练，要重视任何一个可能导致运动员受伤的因素，重点关注运动员的高速多维运动，并且在生物力学方面对这些动作进行不断的优化。康复训练不仅仅是帮助运动员预防受伤，它的意义更体现于帮助运动员恢复身体的最佳状态。最后我们还要注意造成运动损伤的外部因素、身体某部位承受的过大的应力，然后通过不断调整动作，尽可能减小外部因素对身体的伤害。

参考文献

[1]Falvey, E. C., Franklyn-Miller, A., & McCrory, P. R. (2009). The groin triangle: A patho-anatomical approach to the diagnosis of chronic groin pain in athletes. British Journal of Sports Medicine, 43(3), 213-220.

[2]Gray, A. J., & Jenkins, D. G. (2010). Match analysis and the physiological demands of Australian football. Sports Medicine, 40 (4), 347-360.

[3]Quarrie, K. L., & Hopkins, W. G. (2007). Changes in player characteristics and match activities in Bledisloe Cup rugby union from 1972 to 2004. Journal of Sports Sciences, 25 (8), 895-903.

[4]Delahunt, E., Kennelly, C., McEntee, B. L., Coughlan, G. F., & Green, B. S. The thigh adductor squeeze test: 45 degrees of hip flexion as the optimal test position for eliciting adductor muscle activity and maximum pressure values. Manual Therapy, 16 (5), 476-480.

[5]Reiman, M. P., Goode, A. P., Hegedus, E. J., Cook, C. E., & Wright, A. A. (2013). Diagnostic accuracy of clinical tests of the hip: A systematic review with meta-analysis. British Journal of Sports Medicine, 47 (14), 893-902.

[6]Holmich, P. (2007). Long-standing groin pain in sportspeople falls into three primary patterns, a 'clinical entity' approach: A prospective study of 207 patients. British Journal of Sports Medicine, 41(4), 247-252.

[7]Verrall, G. M., Slavotinek, J. P., & Fon, G. T. (2001). Incidence of pubic bone marrow oedema in Australian rules football players: Relation to groin pain. British Journal of Sports Medicine, 35 (1), 28-33.

[8]Pfirrmann, C. W., Mengiardi, B., Dora, C., Kalberer, F., Zanetti, M., & Hodler, J. (2006). Cam and pincer femoroacetabular impingement: Characteristic MR arthrographic findings in 50 patients. Radiology, 240 (3), 778-785.

[9]Kapron, A. L., Anderson, A. E., Aoki, S. K., Phillips, L. G., Petron, D. J., Toth, R., et al. (2011). Radiographic prevalence of femoroacetabular impingement in collegiate football

players: AAOS Exhibit Selection. The Journal of Bone & Joint Surgery, 93 (19), e111(1-10).

[10]Ross, J. R., Nepple, J. J., Philippon, M. J., Kelly, B. T., Larson, C. M., & Bedi, A. (2014). Effect of changes in pelvic tilt on range of motion to impingement and radiographic parameters of acetabular morphologic characteristics. American Journal of Sports Medicine, 42 (10), 2402-2409.

[11]Verrall, G. M., Slavotinek, J. P., Barnes, P. G., Esterman, A., Oakeshott, R. D., & Spriggins, A. J. (2007). Hip joint range of motion restriction precedes athletic chronic groin injury. Journal of Science & Medicine in Sport, 10 (6), 463-466.

[12]Kubiak-Langer, M., Tannast, M., Murphy, S. B., Siebenrock, K. A., & Langlotz, F. (2007). Range of motion in anterior femoroacetabular impingement. Clinical Orthopaedics and Related Research, 458, 117-124.

[13]Weir, A., de Vos, R. J., Moen, M., Holmich, P., & Tol, J. L. (2011). Prevalence of radiological signs of femoroacetabular impingement in patients presenting with long-standing adductor-related groin pain. British Journal of Sports Medicine, 45 (1), 6-9.

[14]Lewis, C. L., Sahrmann, S. A., & Moran, D. W. (2007). Anterior hip joint force increases with hip extension, decreased gluteal force, or decreased iliopsoas force. Journal of Biomechanics, 40(16), 3725-3731.

[15]Walters, J., Solomons, M., & Davies, J. (2001). Gluteus minimus: Observations on its insertion. Journal of Anatomy, 198 , 239-242.

[16]Kumagai, M., Shiba, N., Higuchi, F., Nishimura, H., & Inoue, A. (2005). Functional evaluation of hip abductor muscles with use of magnetic resonance imaging. Journal of Orthopaedic Research, 15(6), 888-893.

[17]Brazen, D. M., Todd, M. K., Ambegaonkar, J. P., Wunderlich, R., & Peterson, C. (2010). The effect of fatigue on landing biomechanics in single-leg drop landings. Clinical Journal of Sport Medicine, 20(4), 286-292.

[18]Oliver, J., Armstrong, N., & Williams, C. (2008). Changes in jump performance and muscle activity following soccer-specific exercise. Journal of Sports Sciences, 26(2),141-148.

第 24 章

运动员的膝关节

克里斯·迈拉克（Chris Mallac）、戴维·乔伊斯（David Joyce）

引言

　　膝关节损伤在运动员中很常见，小到膝关节瘀青肿胀、软组织挫伤，大到需要长时间康复治疗的韧带损伤。实际上，超过了 100 种不同病理学因素可影响膝关节[1]，很多膝关节损伤都需要进行外科手术并且需要进行长时间的康复和功能重建。

　　膝关节受伤的运动员想要恢复竞技表现，重返赛场，不仅仅需要恢复肌肉力量和关节活动度，还需要综合训练来调整和优化整个身体的动力链。除此之外，运动员和康复团队都需要透彻了解膝关节处的受力方式、运动模式和康复的原理，进行长时间的康复训练，运动员才能最终恢复健康。此外，在运动员康复后，想要使运动员保持健康的状态，旧伤不再复发，就更加需要坚持健康管理和定期监测。

　　本章将从解剖学和生物力学相结合的角度分析运动员膝关节伤后康复的原理，我们将会介绍一些整体膝关节康复方案，以及康复训练的细节，特别是在康复过程中需要注意的训练强度和训练原则。康复末期的功能测试是运动员回归比赛之前不可或缺的一部分，其核心内容将在本章中详细介绍。

膝关节在下肢动力链中的作用：缓冲力和发力

　　跑步、落地、变向，这些动作都要求我们拥有良好的下肢功能。作为人体动力链的中间环节，膝关节在各种运动中都需要承受很大的负荷，这也是膝关节在运动中比较容易受伤的原因。为了避免损伤，膝关节各组件如筋膜、关节囊、肌肉肌腱韧带都必须像交响乐队一样协同合作，筋膜、关节囊给予其限制，而肌肉肌腱的收缩保持其动态稳定，整个运作由我们人体的本体感觉来协作。

　　为了使膝关节各组件配合最优，我们首先要了解下肢在体育运动中的作用。步行、跑步和跳跃时脚着地的瞬间，下肢关节屈曲，缓冲向下的重力和向上的地面反作用力。在这个过程中，关节中的解剖学结构和离心收缩的肌肉会吸收并缓冲这一系列的作用力。

肌肉－肌腱－筋膜复合体（muscle-tendon-fascial）能够吸收这一系列力量，将其储存为弹性势能并在关节伸展时作为动力释放出来。肌肉－肌腱－筋膜复合体是人体运动动力的基础以及传输纽带，它在髌腱的康复过程中也有很重要的应用，这一结构我们在第 15 章有过详细的介绍。

身体受到异常或过度的压力、某一关节的神经肌肉表现不佳，或者某一关节的肌肉无力都可能导致整个下肢动力链出现问题。髋关节和踝关节在负重过程中的动力学因素可能直接影响膝关节的生物力学因素，所以膝关节的受伤与髋关节和踝关节有很大的关系。例如，踝关节背伸能力不足，可能会使运动员在落地时膝关节承受的屈曲力矩增加，从而导致膝关节前侧结构受伤。因此，对膝关节的受伤风险评估，不能局限于膝关节，还应包括髋关节和踝关节的功能评估。

身体动力链整体的调整对膝关节的意义

在运动过程中保持膝关节在各个维度上正确的活动，对预防膝关节劳损和暴力损伤都有重要意义。同样，在康复和体能恢复过程中，保持膝关节正确的活动方式也是至关重要的。从严格意义上来说，当膝关节在矢状面内承重时，必须在胫骨内外侧髁关节所界定的边界上活动，如果在胫骨内侧髁关节上承重过多，那么膝关节外翻的作用力会使膝关节有潜在的受伤的风险，也可能导致典型的"轨迹问题"导致的髌股关节病。

当然这是最理想的状态，实际上，膝关节受力时大多都不会处于一个恰到好处的位置，通常都会发生膝关节外翻，例如在障碍滑雪赛或田径运动中，在高速运动时突然改变方向的动作，膝关节发力时都会出现外翻。在这种情况下，膝关节外翻和竞技表现相关（不得不外翻），所以此时我们的膝关节不仅仅需要肌肉的动态调节，同时也需要韧带等附属结构来防止过度的膝关节外翻。这一机制需要被动的韧带约束和动态肌肉调节共同完成，这些肌肉包括环绕膝关节的股四头肌、腘绳肌、腘肌、腓肠肌、髋关节外展肌群和外旋肌群。

人体抵抗重力静止站立时，为了保持下肢稳定，需要下肢动力链的所有关节发挥减震作用，并且需要距下关节适度内旋、踝关节背伸、膝关节屈曲、髋关节屈曲和相关肌肉离心收缩来吸收缓冲地面对足底的作用力（如表 24.1 所示）。

如果以上功能出现障碍，缺少离心肌力对冲击力进行缓冲，那么会导致多余的下肢活动，而肌肉－肌腱－筋膜复合体所储存的弹性势能也会因此流失，从而导致随后的动作力量不足。如果关节过于僵硬，肌肉－肌腱－筋膜复合体吸收的能量不足，反而会加重关节表面的负担，从而导致关节过早退化。这方面内容在第 7 章有详细的介绍。

总体来看，下肢的所有关节都参与吸收地面反作用力并将其吸收的力用于发力这一过程，我们不能将膝关节独立来看，因此我们需要特定的功能重建计划来使动力链正确运作。

表 24.1　需要离心收缩来吸收地面反作用力的肌肉

关节	肌肉
髋关节	臀肌和深层髋关节旋转肌肉
膝关节	股四头肌、臀肌、腘肌
踝关节	比目鱼肌、腓骨肌
距下关节	胫骨后肌、趾长屈肌

康复阶段

当准备开始康复训练或者制定预防受伤的阶段性方案时，我们必须了解目标部位的受力情况、受力衰减情况以及发力原理，这将会让我们清楚地认识每一训练阶段的里程碑以及运动员所能承受的训练频率，确定运动员可以恢复到什么程度。要想达到最佳的康复效果，需要采用阶段性或者里程碑式的训练策略，将上一阶段的成果应用到下一阶段，从而实现高性能和弹性负荷的训练。在训练中，我们不会根据时间来决定是否进入下一阶段，而是根据运动员运动功能是否达到这一阶段的要求来决定是否进入下一阶段。在训练中，只有完成了本阶段的训练目标，才能够进入下一阶段的训练。

膝关节康复的四个阶段基本要求和目标：

- 第一阶段：保护和组织愈合；
- 第二阶段：恢复肌肉力量以及关节活动度；
- 第三阶段：膝关节整体功能的恢复；
- 第四阶段：专项训练。

以上每一阶段训练时间的长短都取决于我们遇到的运动员的伤病严重程度。例如，膝关节功能重建术后需要四个阶段的康复训练，每个阶段持续 6 周左右，运动员恢复至重返赛场的程度最少需要 24 周时间，而半月板外侧的修复手术后运动员康复时间会稍短，大概需要 16 周的时间。在本章中，我们不会局限于讨论个例，我们将会着重讨论康复训练每个阶段应该达成的目标。每个阶段的目标都与该阶段运动员的病理表现相契合。每个阶段的关键目标如表 24.2 所示，并在后文中有更详细的介绍，这是本章讨论的重点。

表 24.2 膝关节康复的四个阶段

阶段	注意要点	主要达成目标
第一阶段	保护和组织愈合	充分治疗、恢复身体动态平衡
第二阶段	关节活动度和肌肉力量	肌肉围度、力量的增加
		关节活动度的恢复
		关节缓冲和发力能力的恢复
第三阶段	恢复关节功能	特定运动模式的恢复
		特定运动技能的增强
		多平面的速度和敏捷性发展
第四阶段	恢复竞技表现	运动技巧
		比赛的信心
		弹跳能力
		训练负重能力

第一阶段——保护和组织愈合

　　膝关节损伤后早期干预的关键是保护关节，避免发生进一步损伤，创造一个有利于恢复的环境。基于伤情，治疗手段可能会包括不同程度的包扎、固定，甚至需要使用器械来辅助行走，但是我们还是要尽早恢复正常步态，这样有助于我们激活肌肉和恢复本体感觉。在这种情况下，在游泳池或者其他可以减少重力对我们影响的环境下进行训练，是一种很不错的方式。

清除膝关节积液的重要性

　　膝关节的滑膜产生滑液，当膝关节发炎或者存在病变时，滑膜就会分泌更多的滑液，来试图清除炎症或者移除膝关节的异物，这样就产生了积液。

　　当确诊膝关节积液增多是属于病理性渗出时，康复人员必须进行医学干预。如果存在膝关节积液，就一定要进行治疗。即使是不多的积液（20 ～ 30 毫升）都会减少肌肉 50% ～ 60% 最大随意收缩能力 [2, 3, 4, 5]，这种情况通常被称为"关节源性肌肉抑制" [6]。此外，关节积液的小幅增加（如 5 毫升）也会增加膝关节内压，造成运动员的不适和焦虑。

　　此外，研究时还发现，膝关节积液会改变人体落地时的膝关节的受力机制 [7]。有膝关节积液的运动员在落地时膝关节会受到更大的地面反作用力，需要更大的膝关节屈伸动作，这样就需要更多的力量支持才能完成落地动作，这对运动员是有害的。

关节积液会从以下几个方面影响关节功能：

- 增加关节内压；
- 影响股四头肌募集；
- 改变膝关节稳定机制，影响其稳定性；
- 改变下肢的落地机制。

消除关节积液能够很大程度上改善股四头肌的活动机能。消除积液是一个漫长的过程，以下几个方面需要特别注意。

- 定期进行膝关节的状态评估，在膝关节受力之后的 24 小时内继续进行规律的评估，特别是膝关节受到了比原来更大的负荷时。
- 清除积液，可以通过传统方式消除积液，例如，抬高患肢、加压、按摩、减轻体重，或直接使用医学手段，如服用非甾体抗炎药或进行直接穿刺手术。消除积液会明显降低膝关节内压，改善股四头肌的力量。
- 选择合适的运动进行股四头肌的训练，保持膝关节局部屈曲或者膝关节弯曲 20 度～ 30 度进行等长肌力训练（静蹲）最为合适。这样可以在不用完全伸直膝关节的情况下，减小膝关节内压来锻炼肌肉募集。
- 早期阶段在游泳池中训练能够利用流体静压帮助我们进行积液引流。

康复早期的肌肉再激活

由于强有力的肌肉有助于分担关节负荷，因此恢复肌肉收缩能力在关节的康复中应当重点关注。早期阶段的膝关节康复的重点有以下几个方面：

- 股四头肌的训练；
- 股四头肌、腘绳肌联合训练；
- 在无负重（躺或坐）或者保护性负重（减重跑台或游泳池）的环境下进行独立的臀部肌肉练习（尤其是髋部和臀部外旋肌）。

在膝关节损伤不同的病理阶段，股四头肌的体积和强度是变化的，即使在运动员完全恢复后，肌肉的体积也在变化，这些肌肉体积的差异就可以显示出力量的差距。

在早期康复训练中，有许多方法可以加速肌肉体积和肌肉力量的恢复。由于此时关节负荷还不宜过大，使用血流限制训练（occlution training）和电肌肉刺激，对增大肌肉是很有帮助的。

恢复关节活动度

通常膝关节受伤后，膝关节活动度会容易受到限制，限制肢体最后5度～10度的活动范围主要有机械性（关节）和肌源性（肌紧绷）两大原因。根据不同原因，进行不同方式的治疗，例如软组织按摩、扳机点释放、针灸等方式都可以帮助恢复膝关节活动度和减少积液。

如果出现以下情况，则可以进入第二阶段的康复训练：

- 炎症消除；
- 膝关节活动时无疼痛感（可能还不能进行最后5度～10度的伸展和20度的屈曲）；
- 正常步态行走时无疼痛感；
- 肌肉运动自如。

第二阶段——关节活动度和肌肉力量的恢复

第二阶段的康复训练是后期进行力量训练的过渡阶段，可以简单分为以膝关节为主和以髋关节为主的训练。该阶段的训练主要是在矢状面上进行踝关节、膝关节以及髋关节的混合训练，例如踝关节背伸/跖屈，膝关节屈曲/伸展和髋关节屈曲/伸展。动作简介如下。

- 以膝关节为主：单腿下蹲、单腿弓步、压腿、保加利亚深蹲、Nordic式腘绳肌练习。
- 以髋关节为主：罗马尼亚硬拉、器械腿臀起、臀冲。

以上训练根据运动员的体重进行动作设置，开始节奏缓慢，负荷较小，随着康复的进展再逐步增加其复杂性。这一阶段的关键是：训练各关节（包括膝关节）在动力链中的协调性。

在康复初始阶段，关节通过偏心结构来缓冲受力，之后，运动员要保持稳定以控制这个状态，最终保证动力链不偏移，同时能够控制正确受力姿势。通过训练，让运动员在保证动力链不偏移的基础上，可以控制身体正确受力。

进行训练时，需要遵循以下规则。

- 发力/加速。在运动加速阶段，关节的动作需要踝关节跖屈、膝关节伸展、髋关节伸展的参与。这方面的能力通常在早期最容易训练，并且最安全，其训练涉及向心肌力、基础的运动能力以及安全的关节反作用力。
- 减速/缓冲。这个动作涉及踝关节背伸、膝关节屈曲、髋关节屈曲（三关节屈曲活动阶段）。因为肌肉离心收缩，这种能力要求肌肉在离心工作的时候产生巨大的力来缓冲重力和巨大的地面反作用力，并且减速时膝关节的负荷最大，这种能力是最难发展的。减速 / 缓冲能力要恢复到赛前更高的水平，因为膝关节通常是在落地 / 铲腿 / 减速的情况下受损。

- 客观条件限制。如果运动员由于手术的延迟或者需要带伤参赛，而中断了传统的力量训练，那么重新开始力量训练时，训练的重点是增加重复次数和训练量，而不是增加训练负荷。这种情况下，需要重新激活运动员的神经末梢与中枢神经的通路，恢复良好的本体感觉，为接下来的训练提供基础。这一阶段可能会花费一些时间，让运动员错过几个月的训练。然而，如果一个运动员最近有做过手术，例如急性前交叉韧带断裂术后两周的运动员，在早期术后康复阶段，高重复和低负荷的训练就可以不必进行了。这些运动员能够更快地适应强度的变化。
- 早期快速伸缩复合训练。早期高强度的运动是为康复后期提供一些基础。我们可以在早期利用游泳池进行快速伸缩复合训练，或者进行一些无负重的快速的离心运动，来帮助运动员更好地康复。
- 双边转移。健侧肢体的力量训练有助于患侧肢体的功能恢复。在康复训练的早期，对健侧肢体进行一些强度训练，有助于患侧的功能恢复。

这一阶段的康复需要花费运动员大量的时间，在有经验的教练指导下，才能达到训练的效果。如果是在前交叉韧带功能重建术后，这一阶段的训练的关键不仅涉及训练量，还涉及训练的强度，这一阶段的训练可能需要几周时间，有时甚至可能长达 4 个月。

如果膝关节已经达到以下状态，则可以进入第三阶段的康复训练：

- 关节没有积液；
- 可以进行全关节活动范围的运动（可能缺少 10% 的屈曲角度）；
- 可以控制进行单腿下蹲；
- 患侧腘绳肌和股四头肌力量达到对侧的 70% 以上。

第三阶段——关节功能恢复

第三阶段的康复是第二阶段的延伸，主要侧重于帮助运动员在返回赛场和进行完整训练之前进行专项训练，如重返跑步训练和灵活性训练。这些内容在第 9 章中有所涉及。从膝关节功能的角度出发，在运动员开始重返跑步训练前，必须达到以下标准（如表 24.3 所示）。

表 24.3　运动员开始重返跑步训练前应达到的标准

标准	目标	训练	教练的提示	备注
速度和跑步机制	上肢和下肢正确的运动时序	迈步时下肢三关节屈伸（踝关节背伸、髋关节屈曲、膝关节屈曲）	足跟到臀部	受伤运动员的普遍倾向是不屈膝，只进行单纯的髋关节屈曲来产生摆动项的力矩
	增加发力和吸收冲击力的能力	冲刺（通过双脚轻盈来实现脚着地时的冲量）	双脚轻盈	减少与地面接触的时间可使身体内部获得更大的推进力
	减少制动力	鼓励髋部向上提，以确保脚落地在髋部的下方而不是前方 用跳绳方式跑步	从上方带动脚着地（而非前面）	如果运动员有意识地去想迈步动作，那么他们更可能在支撑相进行过大步幅迈步 在髋关节下方踢腿，制动力消除，地面反作用力下降
提高加速度	在功能上转移总力量/功率的并行增益，这是功能重建过程的一部分	最初从滚动开始，而后是从静止姿势开始进行迅速加速	"快速步伐"的重点应该是最初步幅较小的 3 ～ 4 步，由此实现更长的步幅	专注于步频而不是步幅，将确保运动员能够更快地将惯性移动到最大速度
	手臂主动屈曲/外展以配合加速时膝关节和髋关节伸展对对侧产生的向下以及向后的力	在腕部使用白色贴布将引起人们注意，在视野的前方即身体前方摆动手臂	手臂向前摆动，眼睛跟着手腕部的贴布	手向前摆臂时，腿向后蹬地，这将确保最大加速度
	双腿对称驱动	掌握三关节伸展冲刺（手置于墙上）从一条腿三关节屈曲位开始，快速将其摆动至三关节伸展位，此时另一条腿则处于三关节屈曲位	双腿上的力相等	膝关节受伤的运动员中，普遍的倾向是减少患侧用力，过度使用健侧
提高速度	将肌肉和关节结构直接暴露于高速跑步所引起的收缩和负荷	短跑距离最初需要控制在 50 米以内，直到运动员能够耐受	放松和前倾	鼓励运动员在高速运动时保持肩膀稍微向前倾斜（即超过髋部），来避免常见的过度跨步模式（这在受伤后的运动员中很常见）

标准	目标	训练	教练的提示	备注
提高减速能力	这是发展速度能力时经常会遗忘的因素。运动员不仅需要快速跑动的能力，他们也需要快速减速的能力	用标记物（锥桶）来改变减速距离，开始从简单 20 米的减速距离，降低至 5 米的距离。进行步伐训练，如加速的梯绳训练	缩短步伐 髋部下沉 全脚掌着地	减速阶段对于再次发生损伤有很高的风险，因为这个阶段关节压力急剧增加

提高身体减速能力

重复跳箱训练能够帮助运动员有效地控制身体。跳箱训练的具体内容是：先跳上箱子，然后跳下来，不停重复，训练先从双腿跳开始，慢慢发展到单腿跳，并且不断改变箱子的高度来加大难度。在训练的最后一阶段，使运动员起跳点和落地点都足够远，这样可以训练运动员的水平稳定能力。但注意不要在短时间内过度加大训练量，如果在训练中过快地增加训练量会有引发髌腱末端病的风险。

我们必须意识到发展良好的跑步机制和灵活性的重要性，这些能力对于减速能力的提高有重要意义，特别是在急停、转向、减速、落地和旋转这些动作中。通常来说，运动员在接受开放性技能训练之前，都需要接受数周时间的加速、减速和极速训练。

> 如果出现以下情况，则可以进入第四阶段的康复训练：
>
> - 膝关节无积液；
> - 膝关节可以进行全关节活动范围的运动（可能有 10% 的活动范围受限）；
> - 可以从 40 厘米高的箱子上单腿跳下；
> - 患侧腘绳肌和股四头肌肌力达到健侧的 85% 以上；
> - 下肢自由活动可达 50 度；
> - 跑步速度能够恢复到受伤前的 85% 以上。

第四阶段——恢复竞技表现

在康复的最后一个阶段，运动员将进行一些特定的运动技巧训练，这一阶段的训练是人体整个动力链活动能力的综合性恢复（如踝关节、膝关节、髋关节、骨盆、脊柱、上肢），在一定程度上会对运动员的本体感觉以及反应能力有所提升，其目的是利用未知的刺激对神经感觉系统进行广泛的调节，从而恢复整个中枢神经系统的灵敏度。

可以从以下几个方面进行训练。

- 支撑面：从稳定的平面（地板）到不稳定的平面（平衡板、蹦床、垫子）。
- 身体：从静态到动态。
- 负重训练：利用缆索，哑铃、负重马甲、重量不对称的杠铃、壶铃、悬挂类训练、药球等。
- 感觉训练：对听觉、视觉和触觉的反应训练。
- 速度：从低速到高速。
- 环境的干扰训练：其他运动员进行干扰、增加障碍等。

在本阶段，有很多种训练方式，我们常用的主要是一些基础体操的训练和在沙地上的训练方式。

沙地训练

一个 5 米 × 10 米的沙地（或者在沙滩上）就可以满足膝关节受伤的运动员康复训练需求。在沙地上进行的一些简单的动作也可以在沙坑中进行。沙坑的好处是它是一个易滑动的平面，这样会给运动员的本体感觉带来巨大挑战。此外，由于沙子有缓冲的作用，可以减少膝关节的负荷，对膝关节有好处。

- 跑步训练。所有在第三阶段进行的跑步训练都可以在沙地上进行，可以向前跑，也可以向后退，进行踏步、快走和横向移动等训练。
- 跳跃、起跳以及落地训练。跳远、侧跳、单双腿交替跳等都可以在沙地上进行训练。
- 沙地平移训练。在沙地上，运动员可以通过迈步或弓步向前移，然后在进行下一步之前扭转脚，以保证脚的一侧被沙子埋住，而另一侧横向穿过沙子。这样的训练能够促进髋关节、膝关节的转动，从而训练踝关节的稳定性。

蹦床训练

蹦床训练可以为膝关节受伤的运动员提供不同难度的平衡环境。

- 跑步和急停训练。在蹦床上根据教练发出的指令进行跑步练习，可以锻炼身体对于外界刺激的反应能力，同时由于蹦床的不稳定性，可以提高运动员的本体感觉和平衡能力。
- 起跳和落地训练。进行所有跳跃都可能涉及的姿势，例如单腿跳、双腿跳、向前跳、向后跳、侧面跳等。
- 翻滚中保持平衡。向前翻滚或者向后翻滚都需要运动员有着很好的平衡能力和肌肉力量。不过这种训练的交叉效应能够给膝关节受损的运动员带来巨大的好处。虽然没有进行单独的训练，但是它能给膝关节受伤的运动员带来不可估量的好处。

开始进行对抗训练

膝关节受伤的运动员恢复竞技表现需要经历一个逐步恢复的过程，在这个过程中要逐步进行一些有针对性的运动专项训练，同时还要注意训练量是否合适，保护膝关节使受伤情况不再恶化。让运动员做好比赛准备，首先要将训练环境由最初的安全可控的状态改变为更为激烈的竞赛状态，这有助于运动员进步。例如从跪姿开始，然后是站姿、行走和跑步，让运动员自信地进行触地练习，不再害怕膝关节的进一步损伤。对运动员来说，训练项目难度的循序渐进，对帮助他们重返赛场有很大的作用，由易到难，能更好地帮助他们建立重返赛场的自信，让他们不再担心自己的膝关节伤病。

下面是一个膝关节受伤的橄榄球运动员的对抗训练情况（如表 24.4 所示），需要注意的是，最后一阶段训练的强度很大，所以在这一阶段的运动表现恢复训练中，需要严格的计划和考虑。

表 24.4　开始进阶性对抗训练

阶段	训练强度	训练姿势	训练目标	训练内容
1	低	跪式	简单地对抗 / 冲击，膝关节保护姿势	跌倒机制 摔跤机制 冲击吸收 向前冲撞 躲避
2	低	站立	静态站立位的简单对抗 / 冲击	以上各训练内容，加速
3	低	走	安全可控的状态下进行慢走，简单对抗 / 冲击	以上各训练内容，加速 击打和旋转
4	中等	走—慢跑	进阶到游戏模式的步行	向上 + 向下 特殊摔跤训练 在各种场景中被抱住 / 冲撞（强度从高到低） 双重联合训练 步法训练（进攻和防守）
5	中等	慢跑	增加冲击力	以上各训练内容，轻微加速
6	中等	跑	增加冲击力	以上各训练内容，加速
7	高	跑	将训练环境与比赛环境相匹配	综合不同类型的跑动和对抗
8	高	冲刺		特殊场地位置
9	高	最大冲刺		特殊场地位置

功能测试

膝关节一旦受过伤，就很容易二次损伤[8]。为了将运动员二次损伤的概率降到最低，并且确保运动员不仅能参加比赛，而且能发挥出相应实力，我们需要在赛前进行一系列的功能检查和特定的运动测试，这些测试必须是客观的、可量化的。包含以下指标：

- 肌力；
- 灵活性；
- 力量；
- 平衡性；
- 神经肌肉的状态。

以上指标可以通过综合性的功能测试获得，例如跳跃测试或者灵活性 / 移动测试。

还有一些更加常用的跳跃测试，如下所示：

- 单腿跳跃；
- 三级跳；
- 交叉跳；
- 6 米定时跳。

单侧下肢运动需要单侧下肢储蓄力量，然后在运动中控制身体的方向，爆发出自己的力量。拥有良好的单侧下肢力量对一些需要单侧下肢运动的项目，是至关重要并大有裨益的。对单侧下肢的测试至关重要，因为它有助于识别下肢性能的一些持续性缺陷，例如力量缺陷、力量减弱和姿势稳定性不足。此外，仅仅进行双下肢测试（两条腿一起测试）和改良双下肢测试，不足以发现两侧下肢之间的任何不对称性现象，并且测试中两侧的下肢可能会互相影响，干扰测试结果[9, 10]。

单腿跳跃测试，特别是交叉跳测试（CHT），能良好识别出很细微的双侧下肢不对称性。在膝关节快要完全恢复时，时间差不多在手术 6 个月后，就可以进行交叉跳测试。进行交叉跳测试可以评估膝关节功能，而 6 米定时跳测试是最敏感的测试方法[8]。罗切斯特（Logerstdt）等人在 2012 年发表的文章中，将交叉跳成绩作为膝关节功能恢复的指标，膝关节功能低于平均值的运动员，能够进行 5 次 6 米定时跳测试的成绩低于健侧的 88%；膝关节功能高于平均值的运动员，进行 4 次交叉跳跃测试的可能性大于 95%[11]。

达到以下指标后，我们认为膝关节已经恢复：

- 恢复了伤前跳远和交叉跳成绩的 **90%** 以上；
- 可以全速冲刺；
- 可以全力加速和减速；
- 能够长时间自信地全身心投入训练而不再担心受伤（运动员本体感觉和教练团队的客观评价同样重要）；
- 患侧腘绳肌和股四头肌肌力达到健侧的 **90%** 以上。

负荷能力受损的运动员

对于长期遭受膝关节伤病的运动员，特别是那些膝关节经历过需要长时间康复或功能重建手术的运动员，在这些运动员接下来的运动生涯中，我们必须要将膝关节病理学这一概念考虑进来。这类运动员相对一名没有膝关节损伤史的运动员来说其膝关节处于负荷受损状态，这也是第 1 章强调的观点。出于预防伤病的考虑，当运动员回归赛场以后就需要对其进行以下干预。

- 定期检查积液，尤其是在训练计划进行了大规模调整之后，例如增加新项目、增加负荷，进行快速伸缩复合训练，或频繁的比赛／训练后。
- 定期进行功能测试，确保运动员骨骼肌肉系统功能保持在可接受的水平。
- 负荷监测。可以利用 GPS 进行相关检测，如果没有设备，给运动员选择训练项目就需要小心一些，强度不宜过大，要让膝关节得到更好的恢复。
- 定期进行软组织治疗，以减少负荷对肌肉组织的不利影响。
- 加强运动员和教练的意识。双方都必须知道，膝关节恢复到动态平衡的水平需要一段时间，不可操之过急。

总结

膝关节受损常见于运动员和女性群体。受伤的原因常有意外、运动表现以及预算短缺引起的问题。因此，我们要尽可能降低运动员膝关节受伤的风险，帮助受伤的运动员尽可能更好地康复，重返赛场，成为更有竞争力的选手。我们应根据康复的每个阶段制定不同的目标，但是总体康复的速度要根据每个阶段运动员身体的恢复能力以及伤口的愈合速度决定。

和任何计划一样，康复也是要从目标出发。因此，康复过程的每个阶段的训练都需要具有功能上的相关性，并需要跨学科团队所有人的参与，以确保所有的目标都得以实现。康复和损伤预防专业人员不仅需要了解如何进行低负荷／高负荷力量训练、稳定性训练、爆发力训练，更要了解这些能力对于运动员落地机制和运动机制的重要性，并将这些知识运用到训练中。最后，康复标准的提高会确保运动员重获高水平竞技表现。

参考文献

[1]Rae, K., & Orchard, J. (2007). The orchard sports injury classification system (OSICS) version 10. Clinical Journal Sports Medicine, 17 (3), 201-204.

[2]Fahrer, T. G., Rentsch, H. U., Gerber, N. J., Beyeler, C., Hess, C. W., & Grunig, B. (1988). Knee effusion and reflex inhibition of the quadriceps: A bar to effective retraining. The Journal of Bone and Joint Surgery, 70-B (4), 635-638.

[3]Hart, J. M., Pietrosimone, B., Hertel, J., & Ingersoll, C.D. (2010). Quadriceps activation following knee injuries: A systematic review. Journal of Athletic Training, 45 (1), 87-97.

[4]Wood, L., Ferrell, W. R., & Baxendale, R.H. (1988). Pressures in normal and acutely distended human knee joints and effects on quadriceps maximal voluntary contractions. Quarterly Journal of Experimental Physiology, 73 , 305-314.

[5]Iles, J. F., Stokes, M., & Young, A. (1990). Reflex actions of knee joint afferents during contraction of the human quadriceps. Clinical Physiology, 10 (5), 489-500.

[6]Young, A. (1993). Current issues in arthrogenous inhibition. Annals of Rheumatic Diseases, 52 , 829-834.

[7]Palmieri-Smith, R. M., Krienbrick, J., Ashton-Miller, J. A. & Wojtys, E. M. (2007). Quadriceps inhibition induced by an experimental knee joint effusion affects knee joint mechanics during a single legged drop landing. American Journal of Sports Medicine, 35 (8), 1269-1275.

[8]Walden, M., Hagglund, M., & Ekstrand, J. (2006). High risk of new knee injury in elite footballers with previous anterior cruciate ligament injury. British Journal of Sports Medicine, 40 (2), 158-162.

[9]Noyes, F. R., Barber, S. D. & Mangine, R. E. (1991). Abnormal lower limb symmetry determined by function hop tests after anterior cruciate ligament rupture. The American Journal of Sports Medicine, 19 (5), 513-518.

[10]Myer, G. D., Schmitt, L. C., Brent, J. L., Ford, K. R., Barber, K. D., Scherer, ... Hewett, T. E. (2011). Utilization of modified NFL combine testing to identify functional deficits in athletes following ACL reconstruction. Journal of Sports Physical Therapy, 41 (6), 377-387.

[11]Logerstedt, D., Grindem, H., Lynch, A., Eitzen, I., Engebretsen, L., Risberg, M. A., ... Snyder-Mackler, L. (2012). Single-legged hop tests as predictors of self-reported knee function after ACL reconstruction: The Delaware-Oslo ACL cohort study. American Journal of Sports Medicine, 40(10), 2348-2356.

第 25 章

运动员的胫骨

安迪·富兰克林 – 米勒（Andy Franklyn-Miller）

引言

疲劳性下肢疼痛在需要跑步的运动员中非常普遍，但现有的文献中阐述比较混乱，如下肢过劳性损伤（OLLI）、疲劳性下肢疼痛（ELLP）、胫骨内侧压力症候群（MTSS）、慢性疲劳性筋膜间隔综合征（CECS）及平时常提到的"外胫夹"。这些症状产生的原因都是肌肉负荷过重，因此不应当孤立看待，而应统一诊断为生物力学过载综合征（BOS）。

本章重点讲述跑步运动学和肌肉补充是如何使肌肉超负荷并产生骨骼压力的，以及如何指导纠正并减轻这种潜在机制。

生物力学过载综合征的特征

运动员的胫骨疼痛多发于胫骨内侧缘或外侧缘，也可能是整个小腿（胫骨）或小腿肌肉的疼痛。疼痛往往由轻到重，逐步发展，运动员最初感觉"压迫""紧张"或者"抽搐"，然后越来越严重，最严重时无法跑步。偶尔伴有感觉异常、"脚掌拍地"或皮肤颜色改变，不过，除非病情发展到疲劳断裂或骨折，否则疼痛很少在休息时或夜间发作。

几乎所有胫骨疼痛都与肌肉群在肌肉间隙的作用和在跑步、跳跃和落地时受到的负荷有直接关系。慢性疲劳性筋膜间隔综合征的根本的病理生理学被认为是筋膜不调或肌肥大引起的暂时性肌肉局部缺血[1]，不过目前还没有确切的证据证明因此会产生组织坏死或细胞缺氧[2]。另外，CECS 类型的症状常被描述发生在小腿前侧、外侧和后侧筋膜深面，这使其病理学描述更加模糊[3]。筋膜间隔综合征测量峰值显示出病理学和常规值之间有重合部分，加上测量技术中的变量产生误差，在诊断过程中引入不确定性，由此得出整体诊断结论[4]。小腿后侧和外侧疼痛通常被归为筋膜间隔综合征，但是有更大的筋膜包围，也没有被明确过的诊断压力。

胫骨内侧压力症候群被描述为胫骨边缘肌腱附着物负荷导致的胫骨重复性微创伤[5]。在跖屈和翻转足部时附着在骨骼上的肌肉会产生疼痛感，造成疼痛是因为这是肌肉腱膜的机械牵引的偏心负荷，而不是单独的扭矩力[5]。

有过胫骨应力性骨折的跑步运动员更容易髋关节外展，导致更大的足后跟外翻，并最终使胫骨承受扭矩力 [6]。胫骨承受的更大加速力和地面的反作用力已被证明是影响因素，而且这是缺乏近端肌肉控制导致的超负荷机制 [7]。

上述种种"诊断"都具有无法适应的负荷，可以通过易变的跑步方式作为它们的共同特征来变换。也正因如此，我们将其统一归为"生物力学过载综合征"。

生物力学过载综合征

BOS 的共性是初期都表现为小腿各个肌肉间隙的疼痛。前侧 BOS 通常源自踝关节屈肌劳损，尤其是胫骨前肌，通过向心力抬起双足。一部分中部 BOS 与比目鱼肌和胫骨后肌超负荷有关，有的源自缺乏前脚掌内旋控制，而后侧 BOS 通常表明腓肠肌和比目鱼肌的过度的伸展收缩周期。这些问题的产生机制我们会在下文逐一讨论，但它们的共同成因都是肌肉承担了过多过大且过于频繁的负荷，最终导致肌肉劳损。

小腿上的肌肉作用在于吸收落地、跳跃和跑步时外部产生的力，然后再产生力量促使肢体运动。失败的肌肉保护可被视为一种应激反应。处于疲劳状态的肌肉在没有承受外力能力的状态下持续负荷会导致骨骼过载，最终引发应力性骨折。

对于这些情况，拉伸、泡沫轴滚压、针灸、按摩、体外冲击波疗法和改变运动方式等保守治疗的效果都不理想 [8]。外科减压术和筋膜切开手术可以在短期内缓解疼痛，但无法恢复到以前的水平 [9, 10]。

外在风险因素

一般来说，每周跑步的里程数增加就是 BOS 的一个触发因素，也可能会被紧张度、距离或跑步地面等因素短期内的突然变化而触发 [11, 12, 13, 14]，但这种情况相对少见，BOS 主要还是日积月累的变化导致。与之类似的，可以在训练的历史中发现训练内容的突然变化。例如一个新晋跑步运动员，在俱乐部正式开始训练时的选择内容并不多，例如大量的坡道跑步或跑道练习会造成肌肉负荷过重，这和在健身房开展新的力量训练类似。这在某种程度上是一种可预见的效果，因为在抗肌肥大训练中肌肉疲劳是训练负担的一部分。但在这种影响到运动的疼痛意味着薄弱部分的肌肉正在遭遇疲劳失效。正如我们发现的，这主要是由于近端的主要肌肉群的抗阻力小于最佳负荷。

鞋子选择对胫骨疼痛的影响

跑步运动员可以控制的一个外在因素就是运动鞋的选择。时下流行的简约薄底运动鞋也是 BOS 形成的原因之一。与传统运动鞋相比，这种"简约版"运动鞋能让穿着者从足跟到脚尖的角度大大减小（所谓的"平底"）。标准的运动鞋一般从足跟到脚尖有 14 毫米的高差，而简约运动鞋的这个高差是 3 ～ 5 毫米，甚至零高差的也很常见。这种设计是为了让运动鞋更具有"生活化"的风格。这种改变跑步运动学或风格的鞋看起来并没什么特别之处，事实上最近有证据表明穿任何一种鞋都可以调整使用前脚掌或后脚掌跑步[15]，这种鞋对改变着地和受力的方式并没什么作用。

> 真正控制跑步方式的是运动员本身，而不是鞋子。

极短时间内突然把传统运动鞋换成简约运动鞋会直接使肌肉负荷模式发生改变，尤其是这对腓肠肌和胫骨后肌尤甚。简约运动鞋与应力性骨折的高发率有关，不过对鞋子的适应性的原因高过鞋子本身的问题。

鞋店进行的广告性跑步分析是当下新兴的一种销售方式趋势，但这些分析仅从足部的一小部分运动力学方向出发，结果有限，而且可能在足中部和后部内旋情况下得出错误的结论，然后给出理所当然的解决方法。尽管证明足外翻与受伤并无直接关系[16]，但是稳定的鞋子仍是预防受伤的一种手段[17, 18]。

由此我们可以看出，鞋子的选择并没有人们想象的那么重要，而是更加关乎个人穿着的合身程度和感受，与受伤风险和跑步姿势没有关系。不过鞋子的选择仍可以作为跑步再教育的工具，例如在一些训练过程中让运动员赤脚，来提高本体感觉的反馈，而较薄的、前后高差不明显、4 ～ 8 毫米的鞋底通常有助于反馈足中部感受触力，在训练过程中起到辅助作用。

跑步技术学说

跑步技术学说是另一个关乎受伤来源的重要依据。太极跑和姿势跑都被声称其背后有大量的损伤预防证据，但近期的文章显示它们实际上在减少受伤和提高新陈代谢效率上几乎没有效果[19]。尝试改变自己跑步方式的跑步运动员很容易会矫枉过正，流行杂志或周末课程上极力推行的技术要点如果应用不当，会导致明显的肌肉负荷改变。所有的技术变化都应当循序渐进，给肌肉足够的时间生长和适应，让身体协调近端肌肉控制，否则关节运动负荷的增加会导致连锁症状进一步发展[20]。

跑步运动学和 BOS

了解肌肉活动和关节角度的变化对于理解跑步运动学是重要的，而想要尝试改变这些导致下肢疼痛的变量之前，应该理解负荷运动学。对 BOS 的全面认识需要我们学习小腿的整体解剖学结构与运动学等，要达成远大目标都需要从眼前做起。

一个步态周期大致可以分为支撑相和摆动相两阶段。支撑相始于初接触，即胫骨前肌抬起并控制足部力量接触地面时。站立阶段中胫骨的角度非常重要，此时如果用力过大会使前胫骨前侧负荷过大。

支撑相主要由腓肠肌和比目鱼肌的减速效果控制。这样一来就有两处可以调整负荷的区域。首先，与地面接触的时间让踝关节背伸和张力时间均减小，也减小了肌肉的发力。其次，坚硬的膝关节让承重工作主要放在后部肌肉链，减轻了膝关节、胫骨和小腿的工作负担。如此就遵循了"能者多劳"的原则。

摆动相始于站立的肢体开始移动到脚尖离开地面的摆动期间。初始阶段，活跃的屈髋肌协同股四头肌，带动腿部回到正确的预站立姿势。临近足部接触地面时，髋关节肌肉、腘绳肌和腓肠肌与比目鱼肌都紧绷起来，一起增加力度推动身体向前。此时臀肌控制大腿内收和内旋，因此它们如果行动过于轻柔或缓慢，便难以产生足够的力量抵抗腿部内旋，导致髌股关节和髂胫束（ITB）综合征。另外，这种失控还会引发进一步问题，胫骨旋转增加了胫骨后部和跖屈肌群的负荷，会引发后侧生物力学过载综合征。

动力学

改变关节的活动范围或角度不仅当即会影响对周围肌肉活动，还会改变力量作用和分布的方向。这些力会在腿部传导并增加膝关节前部的负荷，除非在跑道之外、在健身房里对腘绳肌强度和臀部肌肉运动速度进行高效训练，以避免这种情况发生。

如果我们设想运动员腿上只有一个问题，（用弹簧来打比方）弹簧的刚度在控制着足部接触地面时的爆发力。这个弹簧从足部接触地面到站立时逐步被压缩，然后再反弹产生推进力。想要提升臀部、腿部和腰部伸肌的力量发展速度就要提升这个弹簧的强度，这样会提升臀部的伸展力和推进力，可以在下肢肌肉链中避免使用较小肌肉，如小腿上的肌肉。

质心

一些很受欢迎的运动学校倡导跑步时身体前倾，提高腘绳肌和臀肌的发力效率，但实际上骨盆过度前倾会影响髋关节伸展。这会导致踝关节过度背伸，使得跖屈肌群需要更大力量来推动运动员身体追上质心（COM）。这和我们想要的效果正好相反！如此一来，近乎垂直状态的躯干就处在一个极高效率的位置上，可使近端肌肉控制步态并防止小腿肌肉负荷过大。

跑步再教育

前侧生物力学过载综合征

通常情况下，前侧 BOS 可见如下特征：

- 过大的步伐，并且节奏缓慢；
- 臀肌驱动力较弱；
- 足跟触地用力过强，摆动相末期的踝关节明显背伸（如图 25.1 所示）。

第一部分指令主要指导骨盆位置和躯干的稳定性。我们专注于将身体直立，使质心和骨盆中心保持在一条直线。可以从内在感觉上这样指导运动员：

- "把注意力集中在头部，让它活动在一条直线上"；
- "让你的下巴像在一个架子上休息"。

或者从外部行为上指导，例如：

- "在你的腿部运动时保持躯干静止"；
- "身体挺直站立"。

这可以根据运动员的个人视频反馈进行调整。

第二部分指令针对大腿的位置。可以说"让你的大腿靠近身体"（而不是身体靠近大腿），让身体直立，强调腿部尽量保持向下做活塞式运动，这样可以提高臀部伸肌的力量。反过来，这个动作让较大的近端肌肉，而不是较小的小腿肌肉，来提供驱动力。通常是鼓励运动员采用踩脚动作，让动作轻柔些，强调腿部下踏的速度，而非仅关注腿部上提的速度。

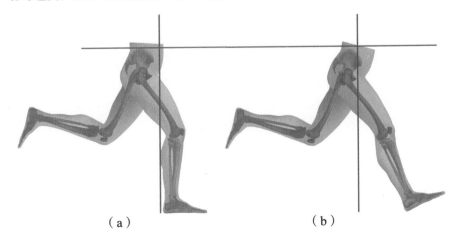

（a）　　　　　　　　　　　（b）

图 25.1　（a）骨盆位置，足中部落地，胫骨竖直，减轻前侧肌肉间隔处负荷，这个姿势是胫骨疼痛者的最佳选择；（b）前侧 BOS 最常见的足部触地姿势

> 根据经验，把这个指令变为"高抬腿"并不合适，应该叫"活塞式运动"更为恰当，就像给自行车打气一样，更容易理解。"想象你的背后有一块透明玻璃，把足跟沿着身后的玻璃平面向上提起"（而不是简单的"用脚找臀部"），这样的指令更加有效。

第三部分指令主要关系到用脚掌中心着地的目标。一般情况下，运动员的胫骨与胫骨纵轴夹角超过 30 度。现在，我们要减轻屈肌的预期负荷。在跑步机上赤脚训练比较有效，指令如下。

- "注意力集中在你的双脚。前脚掌先着地，紧接着让足跟着地。循环往复，找到脚掌中心的平衡。"
- "想象你脚下有个橙子，每次脚掌触地的时候你都要踩扁它。"

最后一部分指令是关于跑步步伐频率的。同时，足部位置、胫骨角度和减少触地时间这些方面是亟须解决的关键问题，我们要在运动员在现有频率基础上每分钟提高 2 ～ 3 步（而不是给出固定的目标频率），而且我们发现让胫骨尽量保持垂直有助于减轻负荷的影响。

后侧生物力学过载综合征和胫骨内侧压力症候群

这类胫骨疼痛常表现为延长与地面接触时间，同时增加踝关节负荷时背伸花费的时间，导致每个阶段中后部肌肉向心力负荷过大，久而久之造成骨骼上的牵引过载（如图 25.2 所示）。这种结合快速内旋和足底末端屈肌力量的损失是最常见的状况。

通过对刚度较大的腿部进行触地训练和减少膝关节屈曲而不是进行踝关节跖屈，可以塑造出宽大强健的髋伸肌。这部分的训练指令包括类似活塞式伸展运动，足部踩地，并用外部行为指导运动员采用迈克尔·约翰逊（Michael Johnson）那样的直立跑步方式。我们还可以利用运动员双腿保持僵直地走"企鹅步"，来感受膝关节屈曲的状态，然后我们可以逐步提高"企鹅步"的跑步速度。

和前面症状一样，通常使用相同的方式来提高足中部落地的机会，以及使用提高髋关节屈曲状态的指令对改善地面反作用力和提高脊柱强度同样非常有益。

快速的前脚掌内旋会增大跖屈肌群的向心力负荷，若能在鞋里增加一些刺激会比较有用。例如，在第一节趾骨下放置一个小橡胶片可以促进胫骨后肌产生力量的速度加快。在此情况下，跑步机上进行的小腿力量锻炼就非常重要了，这些锻炼连同胫骨后肌的力量训练都会提高控制力。这些训练的重点在于尽量给这些肌肉减负，同时把注意力放在近端发力的主要肌肉上。

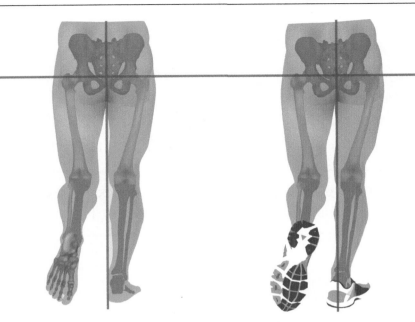

图 25.2　常见的臀部稳定性下降会导致股骨旋转继发的交叉步态，从而增加远端负荷

　　这里步幅同样也很重要，因为任何的交叉步态都会使内旋频率加快，减弱对旋转的控制力。从冠状面观察，想象两条小腿中间夹着一只球在火车铁轨上跑步，以此纠正步态，不过最好的指令还是贯穿训练的视觉反馈。

从走到跑的训练

　　一个人根深蒂固的步态其实很容易被改变，但很多人对此理论表示怀疑。诚然，一次性改变多种运动习惯是一种艰难的挑战，所以我们要循序渐进，使用从走到跑的方法，即让运动员走路 4 分钟，然后紧接着跑步 1 分钟，如此循环，持续 30 分钟为一个训练周期，让运动员着重感受指令变化时的活动。等到运动员可以轻松完成，就可以把走跑时间比调整为 3 分钟∶2 分钟，2 分钟∶3 分钟，直到这 30 分钟的运动对他们来说毫无不适，可以轻易完成为止。一般来讲达到这一目标需要 4 ~ 6 周，在这期间做好记录和视频辅导。

后部肌肉群强度

　　BOS 人群中的一个不良指标就是背部疼痛，通常源于核心区域力量薄弱，但更可能是因为后部肌肉群（背部伸肌、臀部和腘绳肌）力量薄弱。我们已经讨论过根本的运动学变化和由此产生的动力学变化，除此之外，同时关注肌肉力量也是至关重要的。通常，对跑步的再教育变化是很麻烦的，所以需要加强臀肌和腰部肌肉的训练，来保持技术能力和抵抗疲劳导致形态的损伤。

罕见原因

与 BOS 症状类似的现象常有发生，例如：

- 腘动脉压迫；
- 胫神经根压迫；
- 腘窝两侧神经根压迫。

不过这些现象并不常见，并且在一段时间的运动改变之后可以排除以上诊断。

如果有夜间或休息时疼痛的症状，保险起见，最好通过 X 射线检查以排除恶性肿瘤的可能性。虽然非常少见，但在长骨上的确可能发生。

总结

近端大块肌肉的不正确使用或过度使用会导致近端的胫骨肌过载。关于疲劳性小腿疼痛的有很多"诊断"或标签——肌痛、骨膜炎甚至应力性骨折，这些具有连续关系的术语反映了问题的根本原因。因此，本章提出了生物力学过载综合征这个术语来描述这一系列慢性运动性胫骨痛。

当面对重要的跑步技术问题时，做出一个病理学诊断是许多临床医生和教练希望寻找的答案。这些问题可以划分到骨盆、膝关节、胫骨、足部，常见的不同运动指令在诊断中很常见。

因材施教地使用不同的运动指令会更有效，同时视频和视觉反馈在步态诊断和再教育中的诊断和管理也非常必要，经过四周就会有明显变化并且是能够长期影响的改变。

参考文献

[1]Zhang, Q., & Styf, J. (2004). Abnormally elevated intramuscular pressure impairs muscle blood flow at rest after exercise. Scandinavian Journal of Medicine & Science in Sports, 14 (4), 215-220.

[2]Edmundsson, D., Toolanen, G., Thornell, L. E., & Stal, P. (2010). Evidence for low muscle capillary supply as a pathogenic factor in chronic compartment syndrome. Scandinavian Journal of Medicine & Science in Sports, 20 (6), 805-813.

[3]Thorborg, K., Bandholm, T., Schick, M., Jensen, J., & Holmich, P. (2011) Hip strength assessment using handheld dynamometry is subject to intertester bias when testers are of different sex and strength. Scandinavian Journal of Medicine & Science in Sports, 23 (4), 487-493.

[4]Pedowitz, R. A., Hargens, A. R., Mubarak, S. J., & Gershuni, D. H. (1990). Modified criteria for the objective diagnosis of chronic compartment syndrome of the leg. The American Journal of Sports Medicine, 18 (1). 35-40.

[5]Verrelst, R., De Clercq, D., Vanrenterghem, J., Willems, T., Palmans, T., & Witvrouw, E. (2013). The role of proximal dynamic joint stability in the development of exertional medial tibial pain: a prospective study. British Journal of Sports Medicine, 48 (5), 388-393.

[6]Pohl, M. B., Mullineaux, D. R., Milner, C. E., Hamill, J., & Davis, I. S. (2008). Biomechanical predictors of retrospective tibial stress fractures in runners. Journal of Biomechanics, 41 (6), 1160-1165.

[7]Zadpoor, A. A., & Nikooyan, A. A. (2011). The relationship between lower-extremity stress fractures and the ground reaction force: a systematic review. Clinical Biomechanics, 26 (1), 23-28.

[8]Gill, C. S., Halstead, M. E., & Matava, M. J. (2010). Chronic exertional compartment syndrome of the leg in athletes: Evaluation and management. The Physician and Sportsmedicine, 38 (2), 126-132.

[9]Slimmon, D., Bennell, K., Brukner, P., Crossley, K., & Bell, S. N. (2002). Long-term outcome of fasciotomy with partial fasciectomy for chronic exertional compartment syndrome of the lower leg. The American Journal of Sports Medicine, 30 (4), 581-588.

[10]Holmich, P., & Dienst, M. (2006). Differential diagnosis of hip and groin pain: Symptoms and technique for physical examination. Der Orthopade, 35 (1), 10-15.

[11]James, S. L., Bates, B. T., & Osternig, L. R. (1978). Injuries to runners. The American Journal of Sports Medicine, 6 (2), 40-50.

[12]Lysholm, J., & Wiklander, J. (1987). Injuries in runners. The American Journal of Sports Medicine, 15(2), 168-171.

[13]Marti, B., & Vader, P. (1998). On the epidemiology of running inuries: The 1984 Berlin GrandPrix Study. American Journal of Sports Medicine, 16 , 285-293.

[14]Rochconger, P., Pennes, F., & Carne, W. (1995). Occurrence of running injuries. Science in Sports, 10, 15-19.

[15]Shih, Y., Lin, K. L., & Shiang, T. Y. (2013). Is the foot striking pattern more important than barefoot or shod conditions in running? Gait Posture, 38 (3), 490-494.

[16]Nielsen, R. O., Buist, I., Parner, E. T., Nohr, E. A, Sorensen, H., Lind, M., et al. (2013). Foot pronation is not associated with increased injury risk in novice runners wearing a neutral shoe: A 1-year prospective cohort study. British Journal of Sports Medicine, 48 (6), 440-447.

[17]Enke, R. C., Laskowski, E. R., & Thomsen, K. M. (2009). Running shoe selection criteria among adolescent cross-country runners. PM & R, 1 (9), 816-819.

[18]Giuliani, J., Masini, B., Alitz, C., & Owens, B. D. (2011). Barefoot-simulating footwear

associated with metatarsal stress injury in 2 runners. Orthopedics, 34 (7), e320-323.

[19]Goss, D. L., & Gross, M. T. (2012). A review of mechanics and injury trends among various running styles. US Army Medical Department Journal, July-Sept., 62-71.

[20]Goss, D. L., & Gross, M. T. (2012). Relationships among self-reported shoe type, footstrike pattern, and injury incidence. US Army Medical Department Journal, Oct.-Dec., 25-30.

第 26 章

运动员的足踝

丹尼尔·莱文德（Daniel Lewindon）、戴维·乔伊斯（David Joyce）

引言

　　良好的足踝状态是负重类运动取得理想成绩的重要前提之一，因为足踝是人体和地面唯一的接触部位，组成这个复杂系统的骨骼、关节以及肌肉必须在各种动作中同时扮演"运动适配器"和"弹簧杆"两个角色，来形成一个在产生爆发力时能够维持人体动态平衡的可塑平台。

　　上述功能高度依赖结构功能（关节）和收缩功能（肌肉）之间的协同工作，这种特定的协同动作受一套精确协调的感觉运动系统的管控。在身体层面上，大量的关节、肌肉、关节囊，软组织上的感受器以及它们之间的相互关系组成这一系统，帮助人体预判、评估以及调整踝关节和足部的位置和稳定性，从而在保持平衡的同时保证最佳的发力模式和发力方向。

　　在运动中，运动员整体动作的效能、速度以及规避能力都高度取决于这一套系统的效率，即以正确方式在正确时间利用足踝结构特点和关节周围软组织来适当吸收储存和释放地面反作用力的能力。当考虑到运动员需要在不足一秒的时间内完成这些动作时，拥有一个经过精确调整、强健并且高效的感觉运动系统的重要性就不言自明了。

　　在世界范围内所有层面的运动中，足踝损伤的发生率多年来一直居高不下并且其极易复发 [1]。更重要的是，不佳的足踝功能还会增加人体动力链中其他环节受伤的风险 [2]。

　　本章首先会对相关的解剖学和生物力学知识做简单介绍，然后我们将着重介绍以准出标准为主导的康复计划，来确保成功的康复。

结构概述

　　从功能上来说，足踝由以下三种关节组成：

- 距小腿关节（距骨和胫骨远端组成的关节）；
- 下胫腓关节（胫骨远端和腓骨远端组成的关节）；
- 跟距关节（距骨和跟骨之间的关节）。

另外，足部的组成包括：近端跗骨（骰骨和舟骨）和远端跗骨（内中外楔形骨），与之相关联的是五块跖骨，紧接着是趾骨以及不定数量的籽骨。

和那些大的关节系统例如髋关节不同，骨骼结构只负责关节的稳定性。内踝和外踝虽然也很大程度上负责侧向稳定，但是在完全负重时，所有的韧带都处于松弛状态，所以距小腿关节在此时（对于稳定）是十分重要的。踝关节在跖屈时是最不稳定的，所以毫无疑问，大部分的急性踝关节扭伤都发生在跖屈位。相反，踝关节在背伸位是最稳定的，在此体位发生的伤病通常都是由巨大的应力导致的，因此在进行诊断时，我们必须首先排除骨折。踝关节复合体的动态稳定主要由腓骨肌群提供，特别是腓骨长短肌。

生物力学简述

行走

通常我们将一个步态周期分为三个不同特点的阶段：足地接触期、支撑相中期以及脚尖离地期。当一个人步态良好时，通过对重力、骨骼结构、关节结构以及弹性组织张力的良好的应用，其可以达到能量消耗最高效的步态，来最小化不必要的肌肉活动以及能量损失。

一个高效的行走步态需要以下三种结构的高度配合：踝关节、跟骨及第一跖骨，这贴切地被称为三基石系统 [3]。

在足地接触期，跟骨的凸面保证重心的前移，通过踝关节进一步促进胫骨更平滑地转移。而在支撑相的终末期，这一工作主要是由第一趾骨的凸面来辅助完成。

高效地应用第三“基石”，即使第一跖趾关节背伸，促使足底筋膜的紧绷，进一步增强足弓横向和纵向的刚度，也能够为足部的移动创造一个高效运动的平台。以上动作也常常被称为“卷扬机效应”[4]。

第一跖趾关节和踝关节背伸的联合运动还能使踝关节屈肌的被动张力增加（包括跟腱），从而储存弹性势能，在脚尖离地期释放，减少对于小腿收缩的能量要求 [5]。

这一系统中，任何的受限都会导致行走中能量（代谢）的消耗增加，一个甚至多个下肢动力链部分应力过大。因此，在进行伤后康复治疗评估以及步态训练时，为了保证运动员能够完全地达到受伤前的水平，一定要洞察每个问题并制定周密的计划。

行走和跑步的差异

除了没有双腿支撑以及增加了摆动期之外，行走和高速跑动还有以下差异：

- 高速跑动时足地面接触时间显著缩短；

- 高速跑动时水平和垂直方向上地面反作用力显著增加；
- 足地接触时姿势的不同（从足跟着地到足中部着地，着地点从身体前方到身体后方）；
- 对于神经肌肉激活时间和肌肉肌腱的要求的不同。

当运动员以高于最低慢跑速度的速度跑动时，运动员会一直使用第一"基石"，足地接触将会发生在中足或前足，并且第一跖趾关节会有突然的加速来进入支撑相的最后阶段。

诚然，这个过程非常快，在高速跑动中，足地接触时间随着跑动速度的增加而减少，甚至能达到惊人的 1/200 秒。在之前的很多研究中，研究人员已经强调了足地接触时间的降低对提高跑步的加速度和最大跑动速度的重要性[6]。另外需要重点指出的是，这些研究结论仅限于地面是坚硬的、强度较高的跑道，而在泥泞路面这一结论并不适用。

随着足地接触时间越来越短，地面对人体的反作用力会越来越大（在一般中速跑动中，这个反作用力大概为自重的 2 ～ 3 倍），因此小腿和足部肌群的激活时间和收缩质量就显得尤为重要了。

如果不考虑小腿肌肉中快速收缩肌肉纤维的作用，很难想象小腿能在如此短暂的时间内产生如此强大的力来抵消超出自重 2 ～ 3 倍的地面反作用力。因此肌肉需要在足地接触前预收缩，以便有足够的时间在足地接触时收缩[7]。与传统的向心收缩模式不同，肌肉－肌腱复合体在这一阶段等长收缩，来使踝关节复合体的刚度增加，为接下来的跑动做好准备。在足地接触时，收缩的肌肉为自由肌腱提供最好的锚点，帮助其在拉长时利用弹性势能。以上动作如果做得到位，能够使相关弹性肌肉的潜力释放，也能使类似弹性组织（尤其是那些不处于激活态的肌腱）的作用最大化，减少能量流失[8]。

　　高速跑动极其依赖神经肌肉的特异性和激活时间。有效完成锻炼后，所有相关的肌肉就会像弹簧一样将相关肌肉的自由肌腱全部利用起来，帮助最大化运动效率和跑步速度。

运动适配器

当在一个完美的平坦的平面或者单纯的矢状面进行运动时，不管是基石模型还是弹簧模型都能良好运转，但在多方向（包括有突然外力介入或者在变化的运动面）运动时，对于足踝就有较高的要求，要求有良好的内在的力量素质和韧带可延展性来进行快速的适应，保证动作的高效性和竞技表现不会受到影响。这一过程进一步使感觉运动系统在高速运动情况下准确地传递信息，来调整相关肌群的肌张力和肌肉做功。身体利用这些信息在面对不可预测的环境时快速做出判断，调整肌张力以及足部的位置。已经有研究表明，在受到干扰的情况下，足部肌肉会自然地增加激活[9]。这也就是为什么踝关节复合体的功能不仅仅像弹簧杆，也像一个运动适配器。因此，在进行康复时和损伤预防训练时，我们要将踝关节复合体的这两种功能都加入考虑。

足踝损伤的影响

在运动员遭受足踝损伤后，运动员不仅仅会因为需要时间康复而缺训或缺赛（数天到数月不等），伤病所带来的可能还有一些不太明显但是会导致踝关节复合体更容易二次损伤的问题。这些问题能够作为线索，指导康复计划，并帮助我们找到未来可能导致伤病的一些潜在的机制。

在急性或慢性踝关节扭伤后常见的问题包括：

- 关节活动度降低；
- 落地时力量产生速率和力量峰值下降[10]；
- 关节位置觉和本体感觉下降[11]；
- 着地时关节压力增大[12]；
- 在步态的摆动期，后足和小腿的联合减少[13]。

背伸角度的减少可能改变步行的生物力学状态，增加落地时受到的地面反作用力。实际上，背伸角度一直都被认为是伤病的预测指标，不仅仅局限于踝关节，还包括膝关节前侧结构[2]。

足踝损伤的另外一个重大影响就是其会造成神经肌肉系统在功能、工作效率和激活时间方面的改变。腓骨肌群也会受到部分影响，影响传入传出神经功能。这些能力下降后，会使足踝在接受身体冲击时处于无准备状态[14]。以上所有这些问题都会影响踝关节的"动态稳定系统"。

显而易见，足踝损伤不仅仅会对足踝的结构造成影响，还会对踝关节复合体整体的动态稳定和运动效率造成影响。足踝结构或神经肌肉功能上的问题会增加未来伤病的发生率，并且毫无疑问会影响运动员的竞技表现。

康复哲学

任何伤病的伤后康复计划，我们都需要将运动员置于整个计划的中心，进行准确的诊断，并且以整体的观念循序渐进，帮助运动员成功地康复。

为了确保成功地康复，做好以上所述还远远不够。在医学上的允许运动员回归运动和允许运动员回归高水平比赛和训练之间还有很长的路要走。为了让运动员在伤后恢复到高水平，我们必须对运动员的个人情况、身体状态、技术特点和技术缺陷以及日常训练和运动对于运动员的要求都要有准确的了解。这将确保我们在让运动员回归赛场时运动员的身体、体能以及技术能够满足比赛的基本要求或者比之前更强。

> 我们需要在整个康复过程中将运动医学、运动人体科学、体能训练、专项训练等知识完美结合，来保证运动员在最适合的时间内达到最佳的康复效果（如图 26.1 所示）。

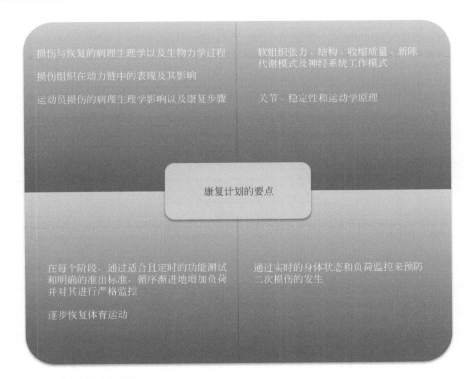

图 26.1 康复计划的要点

足踝康复

在进行康复计划和伤病预防计划制定时，我们必须要首先考虑到，足踝的两个主要功能"弹簧杆"以及"运动适配器"，并且我们要在三个平面上适当地刺激和增加足踝动态稳定性以及足踝这个弹簧的刚度，使其满足具体运动的要求。

康复计划结构

为了更好地协助运动员或整个运动团队，我们需要对康复阶段进行清晰地划分，不断增加每个阶段对于运动员的要求，并且每个阶段都要有严格的准出标准以允许进展到新的阶段。这些准出标准可能包括一些生理或内环境指标，或一些功能上的里程碑或特定的运动表现方面的目标。每个阶段都需要运动医学康复专业人士以及体能教练的参与，严格把控整体训练的强度。

一般来说，为了构建整个康复流程，我们需要围绕运动员来制定训练目标，如一定的时间内运动员需要达到的里程碑。当然，我们也需要运动员本人一定程度上参与到目标的制定中。

第一阶段：急性期的管理

本阶段是受伤后的第一个阶段，这一阶段的目标是致力于炎症控制以及帮助伤口的愈合。本章无意于对损伤病理生理学以及损伤组织的修复进行详尽的叙述，但是总的来说，我们必须在本阶段重视损伤组织的线性压力。线性压力是指那些特定方向上的动作带给损伤部位组织的巨大压力。以踝关节外侧韧带拉伤为例，受伤后需要尽量避免踝关节活动，以防止损伤进一步恶化。其他类似例子如表 26.1 所示。

表 26.1 线性压力

损伤	线性压力
三角韧带拉伤	外翻
踝关节联合扭伤	背伸及轴向旋转
踇长屈肌肌腱损伤	第一跖趾关节背伸 踝关节背伸

急性阶段恢复

本阶段是受伤后的第一个恢复阶段，选择的应对措施应该基于以下几个准则：

- 尽力使目前的炎症高发期过渡到早期的恢复阶段；
- 尽快使敏感组织脱敏；
- 减少损伤组织肿大及渗出物流出；
- 尽快进入标准的功能性损伤恢复流程中。

除了损伤本身，踝关节的局部疼痛及肿大会导致跖屈的持续虚弱及外旋肌输出力量的下降，影响后续的运动成绩并且无形提高二次损伤的概率[15]，因此，我们必须尽早控制损伤导致的疼痛感和其他不良影响。根据损伤的严重程度、运动员和临床医生的偏好，治疗方法一般会考虑到 PRICE（保护－休息－冰敷－加压－

抬高患肢）策略及加压包扎、电刺激、软组织按摩疗法、手法治疗、负重辅助等方案。

由于踝关节损伤的特殊性，针对目前的踝关节扭伤康复，经前期的多项研究，我们研究出了改良版的冰敷间歇疗法，由原来的 2 个 20 分钟的冰敷期之间加 1 个 20 分钟的间歇期改为 2 个 10 分钟的冰敷期之间加 1 个 10 分钟的间歇期，每次训练总共持续 2 个小时且保持不变 [16]。虽然这种方案被广泛使用，但是冰敷的病理学功能定义却仍然不为人所知。普遍认为冰敷能减少细胞新陈代谢，减缓血液流动，从而减少次生细胞的死亡。另外，就算忽略冰敷对损伤康复的主动作用，但不能否认它有缓解局部疼痛的功效，从某些意义上也可以说冰敷促进了损伤的康复。

还有一些研究表明，低强度超声波能够成倍加快软组织的再生速度，进而提前将肌腱的强度恢复到受伤前的水平 [17]。一般来说，对损伤区域每天进行 20 分钟的低强度超声波比较合适。

在受伤 48 小时内，我们应该用充气支具将损伤部位简单地固定，以便营造一个有利于损伤康复并且能够防止二次损伤。另外，根据损伤的严重程度，还应该给那些不能依靠自身力量正常行走的运动员配备拐杖。

早期的神经输入至关重要

众所周知，要尽量避免受伤肢体被完全制动。短暂的制动后，给软组织一定的活动空间能够使各个关节、神经、软组织神经输入、关节动力链等处于一个正常的活动状态 [18]。鉴于足踝的特殊性，这个区域的损伤会给周边的关节动力链带来强烈且持续的负面影响。因此，在受伤后几个小时内，我们需要采取那些强度适中、不会引发疼痛的运动（避免产生线性压力）来达到以下的：

- 为中枢神经系统产生稳定的神经输入；
- 保证各个关节的无痛活动。

> 在许多足踝损伤中，伤后把损伤部位完全固定恰恰是影响康复的重要因素。

在受伤肢体相对固定或者无负重阶段的前 24 小时中，为了维持对步态功能来说非常重要的三基石系统策略并且推进脚部内部力学模型的持续优化（即指在其所承受冲击力逐渐变小的情况下刺激它作为运动适配器的能力），需要在伤病恢复策略中加入重力支持环境（如浅水池）下的步态重新学习或者完善的内容。平衡性训练、倒退或者侧身行走以及冲刺都可以实现上述目标。水池的静态压力对伤病组织积液情况的缓解具有相当好的作用。

力量和体能训练：创新

在任何时候都不能忽略运动能力的提升，尤其是在这个初始阶段之后，运动员的运动素质会经历急剧下降的一个过程[18]。

当然，此时开展跑步和负重训练或者一些要求高爆发力的训练是不合时宜的，为了防止运动员的身体素质进一步下降，那些轻负荷的新型康复力量训练是此时的不二之选。另外需要注意的是，连续的训练会通过以下两个途径影响生理层面的肢体愈合及身体机能的复原：

- 神经系统的动态交互[19]；
- 代谢过程中产生的有效激素刺激。

案例：适合康复初期的训练

　　力量（针对未受影响的肢体）
　　单侧腿推举＋徒手深蹲
　　开立式弓步＋提踵训练
　　跳跃及其他快速伸缩复合训练
　　全上肢训练计划
　　核心肌肉力量及耐力

　　适能
　　单腿俯身划船
　　坐姿上肢功率车
　　坐姿拳击

心理辅导的应用

在运动员的损伤康复过程中，心理疏导极其重要，对那些旧伤复发的运动员和损伤严重到能威胁整个职业生涯的运动员来说，心理辅导更是不可或缺。

从心理学层面来说，能使人减少焦虑（皮质醇层面）的策略也能在某种程度上提高康复速度。此时，如果能够正确地设置目标，积极地推进项目进程，直观的运动表现和情感控制特别有助于运动员的伤后康复和耐受力的培养。

外部标准

在进入下一个阶段之前，需保证上一阶段要满足的几个特定的指标。有了这些指标，我们就能用身体各项功能正常与否来判定是否能够进入下一阶段，而不是仅靠猜测或康复训练时间长短来判定。另外，下一阶段对损伤部位施加的压力会更多，这种甄别方式能帮助我们确认损伤部位是不是真的已经完全恢复。这种甄别方式的另外一个优点是运动员和教练组成员在康复工作展开之初就可以沟通这些指标如何设定，进而能够在后续的康复过程中进行各种针对性训练。这种甄别方式还能保证在整个康复过程中评估方法的一致，让我们能够一直着眼于身体的真正功能是否恢复正常，而不是单纯地去关注康复训练进行了多久。当然，达到每个阶段所需条件的时间也可以从以往的经验中得到，但是不管是专业的运动成绩管理人员还是运动员本人都不应该过度地关注某阶段康复训练时长。因为损伤部位、损伤严重程度以及其他诸如损伤组织愈合速度、既往伤病史、康复疗法的契合度等具有浓厚个人偏向的因素不同，不同的运动员在同一损伤康复阶段可能需要花费的时间也不尽相同，所以单纯地以康复训练时长作为判定条件是不合适的。与此相对，基于功能完整性的判定条件则能够完美契合所有的足踝损伤。

我们推荐以下几个指标作为能否进入下一阶段的判定条件：

- 活动性炎症的康复程度；
- 足踝部分最大无痛活动空间；
- 正常无痛的行走步态；
- 单腿承重能力（需要单腿至少能够支撑身体 30 秒）。

本阶段特别注意事项

- 避免损伤的肢体组织出现线性压力；
- 尽早地进行康复工作以使神经输入及输出功能保持正常运作；
- 在力量和体能上持续追求进步，另外不断加强核心部位的耐力和强度；
- 使用基于功能完整性的外部判定标准来指导康复工作是否可以进入下一阶段。

第二阶段：轻载训练

在足踝损伤恢复过程中，一个很重要的概念是需要我们在可以接受的疼痛和损伤刺激范围内，尽可能地重建神经通路以及正常的动作模式。为使这个系统适应复杂度不断增加的外部环境和需求，我们需要不断地给足踝的功能控制系统施加压力。

功能链

这个部分将包括恢复正常的行走步态和平衡性，还会关注步态的三基石系统。众所周知，从踝关节扭伤的临床研究中可知，踝关节扭伤一般伴随着距骨背伸不足，表现为在行走过程中距骨提前、距骨过量内转、中间站立姿势到最终站立姿势足跟提前离地，偶尔还会出现足跟内旋的情况。目前，跳高运动员踝关节的持续背伸不足已经被证实会提高侧韧带和膝关节肌腱处损伤的发生率[2]。因此，对那些常见的动作也应该重新训练一遍，以保证不会因此导致损伤复发或者其他新的损伤出现。我们可以使用主动膝关节抵墙伸展以及利用弹力带进行关节松动以将这个动作和其他项目隔离，单独进行训练。

> 当涉及放射学、临床医学和生理学内容，注射疗法可以作为一个有效辅助手段诊治足踝的第一顽症：原发性积液或继发性积液。同时也可以诊治其第二顽症：后撞击综合征和滑膜炎。

从关节负荷的角度来说，康复训练应该在一个有一定阻力存在的环境（浅水池或者是弹性地板）中进行，这样就能在不给关节带来过大的负荷或者增加后部结构损伤风险的前提下，锻炼步态并锻炼平衡性。绝大多数轻度损伤中，受伤48～72小时内是将行走环境从浅水池换到陆地的最佳时间，但是陆地行走训练只能实施一次。

从细胞动力学层面解读冰敷的作用

冰敷不仅仅能缓解刚受伤时的疼痛、减缓细胞活性，在损伤主动康复上也有着不可替代的作用。如果用冰块冷敷受伤区域，其相邻区域肌肉输出神经的活跃度就会提高，缓解运动中的疼痛和积液的渗出[20]。

通常来说，人们会在正式的康复训练之前拿出大约15分钟进行沉浸式冰敷，即每隔10分钟冷敷3～5分钟。虽然这种做法的原理没有大量的、连续的证据解释，但是其内在理论应该很有价值，所以在以后制定康复计划时，不妨深入探索一下这一点。

本体感觉平衡性训练

本体感觉是人身体内部的感觉系统，或者说是人体内的GPS。大体来说它由三种神经输入通路组成，即外围机械性感受（解剖学或者半解剖学意义上的感觉接收器）、前庭（内耳）和视觉接收器。该系统负责为三大神经信息处理单元传输海量的感觉信息流，三大神经信息处理单元包括：脊髓、脑干（小脑）、大脑皮层。这种多层面系统除了简单地为更上层的中枢神经传递以及解析信息外，还能够使用反射回调连接各个不同姿势对应肌肉的发力模式，使运动员能够有意识地去掌握并且增强某些技能。

在足踝系统中，本体感觉平衡性训练将会改善胫骨以及脚部肌肉的性能，使其能够承受各种外部压力、持续优化运动适配器的工作性能。在下肢损伤康复过程中，应着眼于如何才能彻底地恢复平衡机制以应对逐渐加大的训练需求。当然，关注点必须要和受伤运动员所主要从事的运动种类相契合。

随着手眼协调能力的引入以及更多的动作需要在身体平衡性不佳或者不稳定的地面上进行，目前对各种身体平衡性要求越来越高，有些康复教程会要求运动员放弃串联或者同轴站桩康复法，转向对某一部分肢体的训练。

康复训练中不稳定性训练的使用

我们经常用不稳定的地面来改善肌肉力量收缩率、相对平衡性，脚部作为主动运动适配器时，不稳定地面可以进行压迫性测试。这些混合测试结果几乎涵盖了所有运动项目中的力量和体能范畴。但是，如果期望在不稳定地面上进行的训练和在稳定地面上进行的训练获得一样的成绩，则需要更多的控制，否则就要考虑这种方法是否可行了。另外，如果脚部肌肉力量是被控对象，那么脚部肌肉力量也可以在柔软的地面上得到增强，因此，之前说的"包含所有运动项目"还可以理解成"所有相关的运动项目"。

截止到目前，已经有很多研究证明在足踝损伤预防过程中，每天花费 5 分钟时间在弹性地面进行训练能够在随后的赛季内大幅度降低足踝非接触损伤发生的概率 [21]。

各种姿势的变化

从结构上来看，距小腿关节是距屈中最不稳定的部分，因此，为通过迅速准确的感觉信息流保持自身稳定，距小腿关节更加依赖于周围的肌肉组织。在进行稳定性训练时，我们应该从一个稳定（从背伸或者神经角度讲）的脚部姿势开始，并在这个姿势下过渡到一个相对来说比较稳定的姿势来促进损伤组织愈合，要在运动员能力的允许范围内对神经肌肉系统进行压迫性训练。对从事芭蕾舞及体操这类经常需要进行极限范围动作的运动员来说，这种方法尤其有用。

关键点

有时候，我们可以通过持续弱化视觉和听觉感受，强化外围机械性感受器来达到局部反射平衡，例如：

- 在进行平衡性训练时闭上眼睛；
- 进行需要相互配合的接传球练习；
- 进行外部环境稳定性下降的训练，例如站立在平衡垫或者沙地上。

除结构本身外，所有的康复工作都需要进行大量重复的、有针对性的训练以改善神经传输通路并不断地对其进行加固。因此，简单地进行平衡性训练远远不够。我们需要将更多的动态任务纳入训练计划，例如：

- 脚部技巧及协调训练；
- 多方向单腿跳跃；
- 应用外部力量（弹力带、重力、反作用力等）训练。

测试肢体平衡性

测试平衡能力的有效方法有很多。星型偏移平衡测试是较为简单的一个。这种测试方法要求运动员单腿站立，同时另一条腿分别朝向 8 个间隔角度为 45 度的方向伸出尽量远的距离。研究表明，这种方法可以有效地测试出踝关节慢性稳定性差的缺陷[22]。这种测试方法代表了一系列类似的多方向测试，这些测试一般应用在那些需要运动员在多个方向上做出动作的运动中。一般来说，整体平衡性对肢体对称度的要求是：每部分肢体的对称度都不小于 90%。

局部力量

单个韧带或者关节受伤后，应该立即开始足踝力量的快速伸缩复合训练。如果连肌肉都出现了损伤，则需要着重考虑各种线性压力对力量的快速伸缩复合训练的影响。典型的康复训练方案都会设置从中等到可能允许的最高速、高爆发力区间多种负荷层级的训练项目。

在足踝扭伤案例中，本阶段将进行持续的脚部的力量增强和静力的外翻、内翻以及跖屈训练，另外在整个康复过程中，这种训练都是极其重要的。

前文的生物力学论述里说过，在跑步运动中，每个动作乃至整个运动成绩都和肌肉肌腱的伸缩性优化有关，这种伸缩性能够主动激活弹性组织并产生硬直度，使肌腱能够在运动中按要求不断地像弹簧一样储存与释放弹性力量。进行静力肌肉锻炼是恢复弹性力量的第一步，这种弹性力量在负重类运动中扮演着重要的角色。

> 脚部的力量训练不仅仅能够促进损伤恢复。一个为期六周的脚部内部肌肉强化训练项目已经被证实能够增加运动员跳跃高度[23]，充分说明了其在增强爆发力方面的潜力。

力量和体能系统如何能免疫各种冲击

早期的康复过程中，不应该忽视运动员运动能力的提升。即使当外周区域甚至核心区域受重伤时，只要康复项目参与者认真观察并调整线性压力的状态，力量和体能系统就会潜移默化地改善那些已经查明的缺陷部分的状态。

在运动医学界，大家已经渐渐认为受伤也是提高运动员素质的一个契机，因为受伤后总是需要远离训练场和赛场一段时间。显而易见的是，这段空窗期对提升运动员的身体素质有着绝佳益处，但同时这段强制性的修整期也使一些其他的可能性变得可实现。

在运动员使用充气靴子和保护带进行上肢、躯干等部分的训练时，未受损伤影响的肢体的力量和体能系统会持续维持完美的治愈环境，同时也能让下肢的潜在交叉神经驱动和神经肌肉功能如前所述的那样正常运作。

下面是一些从第二阶段进入第三阶段的必要条件：

- 受伤部位能够在无痛状态下达到受伤前活动范围的 **90%**；
- 肢体对称性达到要求，也即静态稳定性达到要求；
- 能够正常完成低负荷的运动训练。

低负荷阶段的一些关键点

- 运动所在地面：从浅水池到弹性地面再到普通地面；
- 平衡性（静态）：从浅水池到普通地面再到弹性地面，从背伸到跖屈，从稳定到不稳定；
- 神经肌肉传输通路以及完美的运动策略；
- 弹性组织的性能及其耐力；
- 神经系统训练（对未受伤肢体）和各种激素对力量和体能系统的有利影响；
- 无负重健康的保持。

第三阶段：更进一步的功能性训练

本阶段致力于：

- 给足踝施加越来越强的冲击和多方向压力；
- 确保运动员能够在下一阶段进行最大强度且更多方向动作的训练。

因为我们的康复训练存在功能导向性，所以在确认运动员能够进行最大强度的训练及返回那种不受控的运动状态时，必须确保我们所采用的外部标准具有足够的适应性和有效性。

康复训练：控制、吸收、减速和反应力

目前来说，我们已经达到了静态平衡，下一步骤就是在下肢训练中把动态和地面反应力引进来，进而像前面所叙述的那样改善反应动作的动态稳定性，提高弹性能量的使用技巧，并且改善足踝部位在极限状态下的运动性能。这些训练将帮助运动员的关节在面对负重训练时做好准备。

如前所述，快速伸缩复合训练如单腿跳（以及慢跑、短跑等）的完成依赖于腿部的硬直度，腿部硬直度能够利用冲击产生弹性能量，与此同时还能保护关节组织免受过量冲击力的影响。那么足踝在产生推进力上扮演着什么样的角色呢？前期的很多研究已经表明，足底神经输入在调整整个腿部的硬直度上，即单腿跳、慢跑和短跑成绩上，所体现的作用不可或缺[24]。为了提高这些能力，我们可能需要更改训练场地面并且调整足踝姿势，进而显著地提高着地需求和弹性能量贡献度：

- 浅水池反向跳跃；
- 弹簧垫能量吸收和反应；
- 优化着地技巧；
- 提高冲击力吸收能力和相关反应与反馈能力；
- 缩短往复时间来增强减速性能；
- 个别小功能的技巧强化（绷紧脚部进行小步幅跳跃）。

从定性的角度来看，不管选择什么样的训练方法，都应该回顾生物力学部分中的论述，将足跟、足中部的控制的训练和运动模式的训练纳入康复项目，确保在这些训练进行时，能够打造出一个完美的运动模式。另外需要特别提出的是，我们需要防止距下及跗骨间关节中过量或者不对称的额状面运动，并且要在训练中正确使用冲击力吸收能力、产生推进力能力和三基石系统的能力。总而言之，我们要千方百计阻止任何跛行、提前起跳、不对称着地这几种运动模式的发生。

当运动员完成了低负荷训练和硬地面训练，自然而然地，这时就应该在跑步机上尝试一些轻量的慢跑训练。当然，此时我们要密切关注运动量，尤其是那些损伤到关节的康复训练，更应该如此。

沙地训练

沙地训练在下肢损伤康复过程中扮演着举足轻重的角色。其主要有两个优势：能够缓冲罹患关节疾病的运动员所受的各种关节冲击力，并且同时能够进行小腿和脚部内部肌肉伸缩性提高的训练，进而加快损伤康复的进程。在足踝部分的弹性组织损伤康复中，利用沙地进行训练能够和传统的力量训练进行完美互补。一些典型的训练方法如下：

- 急停能力训练；
- 单向和多向的脚部运动；
- 疾速单腿跳和动态平衡训练。

另外需要注意的是，选择在沙地上进行损伤康复时，频繁使用下肢弹性组织会使下肢疲劳出现次数明显增多。

侧面压力和扭转压力

在本节叙述侧面多方向静态平衡和动态平衡时，前面所提到的损伤康复早期阶段出现"线性压力"将会被大量使用，这种"线性压力"为多方向疾速跑动做好准备。

具体采用哪种训练方法需要根据所面对的损伤具体类型确定。例如，足踝上部损伤（支撑胫骨和腓骨的韧带拉伤）会在距小腿关节背伸时引发轴向的扭转压力；相反，第一跖趾关节损伤则会导致前脚掌在跖屈时承担更多的压力。

在足踝侧面损伤案例中，经常会包含如下几点：

- 1/4 圈单腿跳；
- 侧面踏步并保持（克服外部阻力）；
- 坚持进行极限侧面跳跃；
- 适合特定运动的运动模式。

运动性中枢疲劳及运动控制

所有的损伤检测数据都表明，多数损伤都发生在比赛后期，由此我们可知，中枢性和边缘性的身体疲劳是损伤的一大诱因 [25]。因此有必要在运动控制和平衡性训练前经历一次预疲劳过程，这样我们可以使本体感觉系统刺激弹性组织，使其更加适应疲劳状态的过程。

力量和体能：负重训练

在达到活动范围内平衡和静态无负重平衡后，我们就可以在受伤肢体上进行外部负荷训练了。考虑到本体感受（在本案例中即指和特定运动相关），本训练项目应该包含单腿动作内容。为确保足部神经的固有输入，应同时训练力量和控制力量。另外，这也是赤足训练合理性的一个重要论据（当然前提是保证其安全性）。

常见训练方法如下，部分训练如图 **26.2** 所示。

- 杠铃、哑铃及壶铃锻炼
  - 弓步训练
  - 跳舞
  - 分腿弓步及蹲举
  - 硬拉
- 身着加重衣物进行耐力训练
  - 蹲起、弓步、跳舞以及拳击
- 推拉雪橇

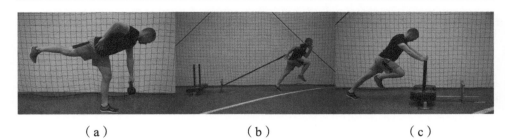

（a）　　　　　　　　　　　（b）　　　　　　　　　　　（c）

图 26.2　（a）硬性；（b）拉雪橇；（c）推雪橇

血流阻断训练

近几年来，使用在不引入外部负荷的情况下改善肌肉组织力量大小的血流阻断训练方法很受欢迎 [26]。具体的实现方法是用压脉带将需要锻炼的肌肉群扎起来，给压脉带充气使压力达到 100 毫米汞柱（1 毫米汞柱 =133.28 帕），然后让运动员在这种状态下进行无负重训练。

一开始，这种方法运用在无氧代谢训练中，其进行过程会产生一个富乳酸的环境（这种环境是进行无氧代谢的关键条件之一）并会率先激活 Ⅱ 型肌肉。如果能给予合适的压力及负荷，这种方法取得的肌肉改善效果比进行一次高强度的传统训练还要好 [26]。

在足踝部损伤康复项目中，如果想在不给受损关节引入过量外部压力的情况下锻炼周边肌肉的力量，可以采用以下几个方法与技巧。

- 在 20% 满负荷状态下的分腿弓步和提踵；
- 将压脉带的压力置为 1.3 倍的心脏收缩压力（作用于大腿上部）；
- 每 3 组训练休息 1 次（全程佩戴压脉带）。

血液阻断训练方法能够减小受损结构的负荷，同时还能改善那些在剧烈运动中相当重要的组织的特性，提高各个组织在伤病愈合过程中的耐受能力。

训练量及强度的考量

不可避免的是，在任何损伤康复过程中，运动员都会面临训练量及训练强度的不断增加。同样，脚部的接触力和关节负荷也会"水涨船高"。如果所面临的损伤是一个简单的侧面韧带撕裂，这种训练量和训练强度的提升基本上无关紧要，但是如果我们面临的损伤影响面更大（更大的剪切应力），或者是类似距骨圆面软骨这样的传递结构损伤，其影响就非同小可了。需要重申的是，只有具备良好的内部交流体系，制定出色的康复计划，能够认真细致地观察这三个要素，我们才能确保最优地逐步增加训练量和训练强度。

如果有证据表明，原本正在增多的积液突然减少，或者在运动中出现疼痛、运动成绩明显下滑的现象，医疗小组就应该意识到接下来可能会发生某种损伤，而且需要在损伤恢复的早期阶段降低足部的训练量并减小训练强度。

功能性成绩的测试方法

在本阶段的正常推进中，要求用到几种已经被证实有效的测试方法来衡量患伤病的肢体是否恢复了正常的动态对称性。在本书出版之前，已经有很多研究证明，三级跳距离测试和适应性脚步交叉测试（如图 26.3 所示）能够准确衡量下肢损伤的康复情况，这种测试对足踝部损伤康复也有着极大的好处 [27]。

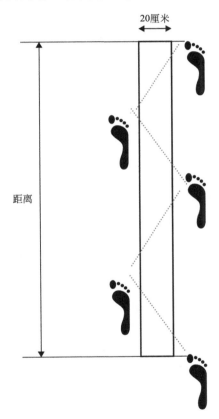

图 26.3　适应性脚步交叉测试

除了能够检测力量吸收情况，评估线性压力质量和其在整个人体动力链中所发挥的作用，这些测试方法还是一个全面康复计划的有效组成部分。只有当某个功能的肢体对称率数值达到 90% 或 90% 以上，我们通常才会认为其表现良好。

重回高速跑动

一旦受伤运动员能够在肢体运动减速时展现出良好的运动学和动力学素质，同时在低负荷训练中表现良好，而且在功能测试中的肢体对称率达到90%，那么该运动员就可以恢复阔别已久的高速跑动状态了。

从关节负荷的角度来看，相对较慢速度的跑步中呈现出来的垂直地面反作用力略大于高速度状态下呈现出的垂直地面反作用力[28]。这可能与前面提到的从足跟到前脚掌的脚部撞击及变化的神经肌肉特性有关。

因为相关关节的负荷更小，所以在进行超长距离跑步前进行精心设计的小步幅跑步训练是很有必要的。这项训练在医生更加关注的由异变关节压力和剪切应力导致的严重下肢损伤中显得尤为重要，异变关节的压力和剪切应力会导致积液增多时体内稳态及肌肉反射潜伏时间的损失。

在关节压力是高度关注指标的这种重度损伤中，还有一个替代方案就是倒着跑步。很多研究已经证明，倒着跑步对减少脚部承受的地面反作用力很有帮助。

其他的替代方案还有使用减重跑台跑步，这样可以降低身体的重力，从而减少地面对脚部的反作用力。这种方法能够让患关节压力相关疾病的运动员在不给关节带来额外负担的情况下尽早地完成大量运动[29]。

在跑步运动中，首先应该关注的是加速和减速性能。所以，一般情况下跑动距离会被限制在20～30米，以防运动员达到最大跑动速度。一旦确定运动员已经能完成重复的最大加速度及减速度跑动测试，那么就能够延长跑动距离了。另外，判断本阶段是否可以结束的外部检测标准应该包含重复的往复性测试以及短跑测试，并将这些测试数据和受伤前的数据做对比。

> 在需要足踝以高超技巧但并不需要很长的跑动距离的运动（如武术、乒乓球以及击剑）中，我们应该更关注在多方向且不断增大的角度中提高瞬时移动速度以及脚部和地面的接触次数（踢踏性运动如跆拳道、垫子类运动）。

敏捷性（灵敏性）

一旦成功完成直线跑、减速及侧面动态平衡测试等，本阶段剩余的最后一个内容就是变向跑动素质的提高。

和损伤康复其他方面的内容类似，此处的训练方法依然与运动员个人素质、在运动中的站位、所涉及的运动类型等因素有关。但是除了这些之外，还有其他的一些特殊点需要关注，它们是：

- 组织线性压力；
- 步伐大小；
- 协同工作；
- 地面特点；
- 鞋的种类；
- 动作的可预知性；
- 重复性；
- 疲劳程度；
- 特定运动的特殊要求。

在引入运动员个人意见、考虑疲劳状态、进行某些不可预知的动作或姿势前，我们应该选择那些可以预知的短途训练方法，建立起步伐大小合适、距离适中的协同工作模式。

早期的研究证明，运动员本身的决策在很大程度上决定了其敏捷性成绩[30]。在对敏捷性要求较高的运动中，应该将本技巧纳入靠后阶段的训练中。如图 26.4 所示，反应敏捷性测试是本阶段康复过程的一个重要的外部检测标准，它在整个过程靠后阶段开始实施并包含了对运动员本身决策的考量[30]。为了将本项测试打造成一个有效且可靠的客观测试，我们需要将测试数据与运动员受伤前同种类的数据做对比。

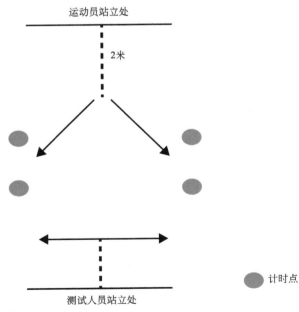

图 26.4　反应敏捷性测试

如果没有进行反应敏捷性测试，那么当运动员可以在疲劳状态下无视复杂多变、不可预测的环境就能轻松做出那些复杂的且对敏捷性要求较高的对称性动作时，我们也可以认为他们已经可以在一定的活动限制下进行那些更高阶的康复训练（如运动员会佩戴一条红色丝带来向其他运动员和教练说明他们的特殊情况）。

为了确保运动员已经可以进入第四阶段的训练，我们建议进行以下测试并达到这些指标：

- 功能性测试中整体或者部分肢体的对称率达到 90%；
- 进行最大加速度、最大减速度以及最高速跑动测试；
- 进行侧面以及变向跑动测试（方向已知或方向未知）；
- 反应敏捷性测试达标；
- 对康复训练无任何不良反应。

在本阶段需要注意的关键点
- 落地、加减速、动作的质量和对称性；
- 神经肌肉传输通路和最佳运动策略；
- 弹性组织的性能和耐力；
- 无氧代谢状态下的平衡性、控制力度以及动作性能；
- 最大加速度、最大减速度以及最高速跑动。

第四阶段：高负荷状态以及重返赛场

如果一个运动员想要重返赛场，那么他必须能够在不引发任何损伤的状态下轻松地承受与受伤前同一水准的训练量及训练强度。定性来说，运动员和其支持团队都必须确保之前的损伤已经完全康复，该运动员无论在心理上还是在身体上都做好了重返赛场的准备。这将是一个涉及众多训练数据分析、相关功能测试以及损伤状态监控的系统性过程。

运动员还要能够进行连续数天的重复训练，并且在此期间不能出现任何损伤，运动成绩也不能有所下降。这种方案比简单的"健康测试"更厉害。

力量和体能：从运动成绩中挖掘信息

在本阶段，运动员已经完成了非接触性训练，并且应该已经打下了全面且无任何限制的力量和体能基础。为了检验在前几个阶段运动员是否完成甚至超越了既定目标，我们需要充分对比受伤前后的力量、能量和耐力素质。此项检验可以为运动员是否真的可以重返赛场进行比赛提供客观的结论，并且如果此处能够通过检验，也可以增强运动员重返赛场的信心。

针对不同的运动类型，侧重的测试项会有所不同，大体上包括如下几种：

- 要求强爆发力的跑步运动可进行 10 米、20 米以及 40 米的跑步速度测试；
- 篮球或排球这种要求跳跃能力的运动可进行垂直跳跃测试；
- 那些经过验证有效的耐力测试，例如最大有氧跑动速度测试以及间隔区间测试[31]；
- 单腿力量及其所能承受压力等级改善测试（为了在高负荷运动中最大化跑动速度，这项工作应该形成一个闭环）。

从功能重建的角度看，需要额外注意的部分分别是：

- 类似用脚踢动物体（踢球或者是和运动类型相关的其他东西）以及抢球的特殊功能；
- 碰撞和回避训练（在接触式运动中）；
- 高速状态下着地训练（在网球以及体操运动中）；
- 进行正常训练或参加正式比赛。

前期的完整数据最能够精确定义某些特殊技巧及碰撞训练技巧的负荷量、训练量和运动成绩是否合格，如前所述，一个专业教练对于运动员是否能重拾某些复杂技巧是至关重要的。为了更好地锻炼运动员，不管是在举重训练还是其他室内训练中，当前的康复训练都会在一个预疲劳的状态下进行。这将包括：

- 足球运动员在受压状态下用双脚分别踢中指定的目标；
- 大量的负荷渐增接触性训练（抢球或者被抢），并且逐步降低可预测动作的比例；
- 在羽毛球运动中重复练习扣杀动作；
- 武术中的击拳动作；
- 冰球、手球、长曲棍球这种竞技类比赛中的技巧。

> 一旦运动员完成了上述各种训练并投入到正常训练量和训练强度的日常训练中，而且没有任何不良反应，则代表他已经完全做好了重回赛场的准备。

贴扎

受伤初期，硬性胶布在康复训练中是很常见的。贴扎虽然能为运动员增强信心，有时候还能改善神经信息的传递，甚至还能提供一些医学上的证据支持，但是我们绝不应该让其掩盖运动员受伤状态下真正的身体机能状况。实际上贴扎的力学益处一直没有被证实。有个别研究表明，贴扎可能会降低第一次受伤率并可改善有足踝损伤史的运动员的神经肌肉性能 [32]。因此，在损伤康复过程的最后一个阶段，贴扎可以作为一种有用的辅助手段。

需要注意的是，有证据显示，用硬性胶布缠住受伤的足踝后会增加关节所承受的压力 [33]，这可能会导致其在关节受伤或者背伸受限时无法大量应用。但是我们应该知道的是，绑扎的技巧和策略有非常多的可能性，也许有一种能够避免这种缺陷的方法。

赛场实战

　　视损伤的严重程度、损伤类型而定，有时候可能根本没有必要设置赛场实战这一环节。如前所述，疲劳是受伤的一大诱因。如果没有对受伤前的各种标准动作与 GPS 数据进行分析，赛场实战能够为运动员及其支持团队提供第一手的材料。

　　如果一位运动员想彻底结束损伤康复训练，他应该满足以下准出标准：

- 基础健康状态、速度及下肢力量过关；
- 达到正常基础训练量及训练强度与质量（需要 GPS 数据支撑）；
- 无任何不良症状地完成全接触性训练且成绩良好；
- 以正常的比赛强度完成一场或半场正式比赛。

当然，进行到此时仍然不能算结束，只是此时的关注重点从损伤预防转移到了足踝状态的监测。

本阶段的关键点

- 疲劳状态下进行的多方向高强度训练；
- 进行损伤前正常强度的训练；
- 对一些特殊技巧的重新掌握，例如踢踏动作及撞击训练；
- 单腿负荷训练中的肢体对称性。

足踝部损伤的预防

在损伤预测模式中，有受伤史依然是最主要的损伤诱因，足踝作为在整个人体损伤中复发率较高的部位，同样也遵循这个规律。无法彻底根除的生理学及神经肌肉方面的后遗症（如本章前面部分所述）无疑是其主要原因。因此，为了真正做到损伤康复，我们需要确保采用的训练方法能够有效地重建并改善运动模式，并且确保弹性组织性能的完整性。

我们都知道，功能恢复先于生理组织愈合。因此，我们需要持续地监控损伤状态并坚持康复训练，直到各项指标恢复到受伤前的水平。另外，如果损伤太严重或者已经反复发作，那么临床医生可能会建议运动员在余下的职业生涯中保持这种损伤康复状态。

不论是针对小群体还是个人，专业的团队都可以通过制定符合规定的方案来确保康复训练项目的顺利实施。在设计一个受伤预防计划时，我们要对需求的训练内容及期望的效果输出做一个细致的研究。为确保每位运动员的所有个人特征都被充分考虑，这可能意味着我们需要去配置前面所述的所有变量（如图 26.5 所示）。

对任何运动训练形式来说，输入的刺激都应该竭尽所能地迎合运动员的兴趣、配合度以及适应能力。

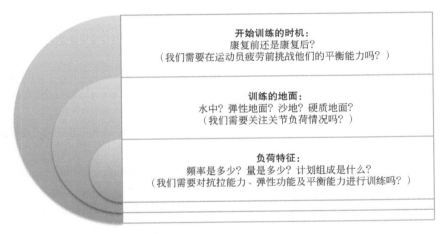

图 26.5　训练时预防损伤应考虑的问题

总结

足踝部损伤在所有负重类运动中都非常常见。要想成功完成足踝部损伤的康复及预防，我们需要深入地了解标准解剖学结构、标准身体功能以及外部标准驱动的损伤康复模型。

参考文献

[1]Doherty, C., Delahunt, E., Caulfield, B., Hertel, J., Ryan, J., & Bleakley, C. (2014). The incidence and prevalence of ankle sprain injury: A systematic review and meta-analysis of prospective epidemiological studies. Sports Medicine, 44 (1), 123-140.

[2]Malliaras, P., Cook, J. L., & Kent, P. (2006). Reduced ankle dorsiflexion range may increase the risk of patellar tendon injury among volleyball players. Journal of Science and

Medicine in Sport, 9 (4), 304-309.

[3]Perry, J., & Davids, J. R. (1992). Gait analysis: Normal and pathological function. Journal of Pediatric Orthopaedics, 12 (6), 815.

[4]Hicks, J. H. (1954). The mechanics of the foot: II. The plantar aponeurosis and the arch. Journal of anatomy, 88(Pt 1), 25.

[5]Sawicki, G. S., & Ferris, D. P. (2009). Powered ankle exoskeletons reveal the metabolic cost of plantar flexor mechanical work during walking with longer steps at constant step frequency. Journal of Experimental Biology, 212 (1), 21-31.

[6]Murphy, A. J., Lockie, R. G., & Coutts, A. J. (2003). Kinematic determinants of early acceleration in field sport athletes. Journal of Sports science & Medicine, 2 (4), 144.

[7]Gazendam, M. G., & Hof, A. L. (2007). Averaged EMG profiles in jogging and running at different speeds. Gait & Posture, 25 (4), 604-614.

[8]Lichtwark, G. A., Bougoulias, K., & Wilson, A. M. (2007). Muscle fascicle and series elastic element length changes along the length of the human gastrocnemius during walking and running. Journal of Biomechanics, 40 (1), 157-164.

[9]Kelly, L. A., Kuitunen, S., Racinais, S., & Cresswell, A. G. (2012). Recruitment of the plantar intrinsic foot muscles with increasing postural demand. Clinical Biomechanics, 27. (1), 46-51.

[10]Docherty, C. L., & Arnold, B. L. (2008). Force sense deficits in functionally unstable ankles. Journal of Orthopaedic Research, 26 (11), 1489-1493.

[11]Hertel, J. (2008). Sensorimotor deficits with ankle sprains and chronic ankle instability. Clinics in Sports Mmedicine, 27 (3), 353-370.

[12]Dayakidis, M. K., & Boudolos, K. (2006). Ground reaction force data in functional ankle instability during two cutting movements. Clinical Biomechanics, 21 (4), 405-411.

[13]Drewes, L. K., McKeon, P. O., Casey Kerrigan, D., & Hertel, J. (2009). Dorsiflexion deficit during jogging with chronic ankle instability. Journal of Science and Medicine in Sport, 12 (6), 685-687.

[14]Konradsen, L. (2002). Sensori-motor control of the uninjured and injured human ankle. Journal of Electromyography and Kinesiology, 12 (3), 199-203.

[15]Hopkins, J. T., & Palmieri, R. (2004). Effects of ankle joint effusion on lower leg function. Clinical Journal of Sport Medicine, 14 (1), 1-7.

[16]Bleakley, C. M., McDonough, S. M., & MacAuley, D. C. (2006). Cryotherapy for acute ankle sprains: a randomised controlled study of two different icing protocols. British Journal of Sports Medicine, 40(8), 700-705.

[17]Pounder, N. M., & Harrison, A. J. (2008). Low intensity pulsed ultrasound for fracture healing: a review of the clinical evidence and the associated biological mechanism of

action. Ultrasonics, 48(4), 330-338.

[18]Järvinen, T. A., Järvinen, T. L., Kääriäinen, M., Kalimo, H., & J.rvinen, M. (2005). Muscle injuries biology and treatment. The American Journal of Sports Mmedicine, 33 (5), 745-764.

[19]Crewther, B., Cronin, J., & Keogh, J. (2005). Possible stimuli for strength and power adaptation. Sports Medicine, 35 (11), 967-989.

[20]Hopkins, J. T., & Stencil, R. (2002). Ankle cryotherapy facilitates soleus function. Journal of Orthopaedic & Sports Physical Therapy, 32 (12), 622-627.

[21]McHugh, M. P., Tyler, T. F., Mirabella, M. R., Mullaney, M. J., & Nicholas, S. J. (2007). The effectiveness of a balance training intervention in reducing the incidence of noncontact ankle sprains in high school football players. The American Journal of Sports Medicine, 35 (8), 1289-1294.

[22]Olmsted, L. C., Carcia, C. R., Hertel, J., & Shultz, S. J. (2002). Efficacy of the Star Excursion Balance Tests in detecting reach deficits in subjects with chronic ankle instability. Journal of AthleticTtraining, 37 (4), 501.

[23]Unger, C. L., & Wooden, M. J. (2000). Effect of foot intrinsic muscle strength training on jump performance. The Journal of Strength & Conditioning Research, 14 (4), 373-378.

[24]Fiolkowski, P., Bishop, M., Brunt, D., & Williams, B. (2005). Plantar feedback contributes to the regulation of leg stiffness. Clinical Biomechanics, 20 (9), 952-958.

[25]Sankey, R. A., Brooks, J. H., Kemp, S. P., & Haddad, F. S. (2008). The epidemiology of ankle injuries in professional rugby union players. The American Journal of Sports Medicine, 36 (12), 2415-2424.

[26]Wernbom, M., Augustsson, J., & Raastad, T. (2008). Ischemic strength training: A low-load alternative to heavy resistance exercise? Scandinavian Journal of Medicine & Science in Sports, 18 (4), 401-416.

[27]Clark, N. C., Gumbrell, C. J., Rana, S., Traole, C. M., & Morrissey, M. C. (2002). Intratester reliability and measurement error of the adapted crossover hop for distance. Physical Therapy in Sport, 3(3), 143-151.

[28]Keller, T. S., Weisberger, A.M., Ray, J. L., Hasan, S. S., Shiavi, R. G., & Spengler, D. M. (1996). Relationship between vertical ground reaction force and speed during walking, slow jogging, and running. Clinical Biomechanics, 11 (5), 253-259.

[29]Wilk, B. R., Muniz, A., & Nau, S. (2010). An evidence-based approach to the orthopaedic physical therapy: Management of functional running injuries. Orthopaedic Physical Therapy Practice, 22, 213-216.

[30]Sheppard, J. M., Young, W. B., Doyle, T.L.A., Sheppard, T. A., & Newton, R. U. (2006). An evaluation of a new test of reactive agility and its relationship to sprint speed and change of direction speed. Journal of Science and Medicine in Sport, 9 (4), 342-349.

[31]Buchheit, M. (2008). The 30-15 intermittent fitness test: accuracy for individualizing interval training of young intermittent sport players. The Journal of Strength & Conditioning Research, 22 (2), 365-374.

[32]Dizon, J.M.R., & Reyes, J.J.B. (2010). A systematic review on the effectiveness of external ankle supports in the prevention of inversion ankle sprains among elite and recreational players. Journal of Science and Medicine in Sport, 13 (3), 309-317.

[33]Riemann, B. L., Schmitz, R. J., Gale, M., & McCaw, S. T. (2002). Effect of ankle taping and bracing on vertical ground reaction forces during drop landings before and after treadmill jogging. Journal of Orthopaedic & Sports Physical Therapy, 32 (12), 628-635.

第五部分

运动员的训练管理

第 27 章

赛季前和赛季中的训练管理

拉斐尔·布兰登（Raphael Brandon）

引言

　　基于潜在的生理学原则和训练研究数据，制定如下有关规划赛季前和赛季中训练的指南。由于个人运动具有不一样的赛季前和赛季中的时间跨度，有的运动一年内只有一个赛季，有的则有多个赛季，本章无法详细说明每个赛季的具体计划，因此，本章的目的是为各种运动提供一个框架，让训练者可以计划并执行有效的训练。本章将训练分为发展和保持两个时期来讨论。首先概述训练适应和停止训练的相关内容，然后详细介绍有关赛季前和赛季中训练建议的重要背景知识。

训练刺激和停训周期

　　身体素质的发展需要渐增负荷的训练具有充分的刺激效果。力量与爆发力训练产生神经肌肉适应，特别是在更好地激活运动单位和减少反射抑制的情况下，使力量的产生能力得到增强[1, 2]。持续训练 2 ~ 3 周，并且保证每周 2 ~ 3 节高强度阻力训练课，才会出现上述变化。同时，力量训练也会产生肌肥大适应，这需要渐增的超负荷和充足的张力时间。几周的常规训练之后，肌肉便开始增大[3]，而肌肉的显著增大在 3 个月内才会发生。不幸的是，若 8 ~ 12 周没有进行力量训练，那么激活的力量增加量将会回落至训练前的水平[4, 5]，停训 10 天后就会损失大部分的肌肉增大量（特别是快肌纤维）[5]。

　　在有氧和无氧的情况下，能量系统训练（代谢式体能训练）都能增加肌肉产生三磷酸腺苷（ATP）的能力[6]。为了提高心脏输出量（即氧气供应量），高强度训练就显得尤为重要[7]。运动员需要在 6 ~ 8 周定期（每周 3 次）进行有氧间歇训练，才有可能实现肌肉力量的显著增加。增强肌肉利用氧的能力需要长期的训练，针对力量的训练也是一样的。停训后 6 ~ 8 周，已经改善的有氧能力也会发生逆转。例如，顶级的耐力型运动员需要持续高强度的训练和大量有氧训练来取得并保持最佳表现。有趣的是，目前关于赛季前"减量"训练的建议是在保持训练频率和强度不变的情况下，只减少 2 周的训练量[8]。针对力量的训练也同样如此，似乎有氧能量系统需要持续的训练才能维持，而且在数周内减少训练量会导致健身效果的回落。

肌肉组织能够产生对无氧能量系统的适应，包括更多的能量供应、更快的能量分解和更大程度上对疲劳诱导的代谢变化有更强的耐受性。无氧能量系统的适应完全依赖于训练强度，并且经过 6 ～ 8 周规律的、高强度的间歇训练，其适应性能得到提升。在恢复到训练前的水平之前，代谢适应可以维持数月 [9, 10]。然而，没有规律的高强度训练可能会使高强度或重复性冲刺训练的效果有所减弱，这很有可能是停止有氧能量系统训练导致的。

总之，如果上述情况可行，可以通过长期增强肌肉适应性来锻炼其力量和爆发力，或由于神经肌肉变化在几周内增强强度和力量。除了耐力型运动员，对于多数运动员来说，通过 6 ～ 8 周的高强度和大运动量训练，有氧能力和无氧能力都能得到提升。在有大量时间可以利用的赛季前，这些适应性就会体现出来。

竞赛运动员在赛季中从未完全停训（完全休息），但有可能在赛季中没有最适强度、运动量或频率的训练来提供肌肉适应性刺激，因此，需要保持训练量，以防止身体素质下降。保持训练量是一个应用概念，现有少量直接针对训练所需运动量和强度的研究。有研究表明，超过 14 周力量发展的耐力型跑步运动员（随着神经肌肉激活的增加）不在接下来的 14 周维持每周 2 次的训练量，反而会减少力量训练量 [11]。然而，另一个研究显示，与赛季前训练量的水平保持一致，每周 1 次训练，则可在足球比赛的整个赛季中维持其强度水平长达 12 周 [12]。这说明从业人员的挑战是要了解达到身体素质要求的训练量、训练频率和训练强度。同时，运动类型不同，要求也有可能不同。

赛季前和赛季中的平衡训练与恢复训练

必要时进行发展性训练，会导致急性疲劳，并且往往会造成训练周期的累积疲劳。从某种意义上讲，疲劳能够作为有效的适应性刺激的提示信息。教练或运动学专家的专业技能是适当组织不会引起损伤和训练过量的超负荷训练。训练量是关键要求，也是造成损伤的主要风险因素 [13]。在顶级运动中，要使表现达到最好，很可能需要把运动员置于一个损伤风险较大的境地。

赛季项目要求运动员在训练与比赛衔接期间完成恢复。但是，对于长达数周的赛季，运动员难以实现身体素质的完全恢复和保持。要想恢复得更好，停训的时间就要更长。矛盾的是，如果单纯追求短期的比赛表现，则会使身体素质下降，从而导致在训练和比赛衔接期需要更长的时间恢复。因此，从业人员需要随时为加快运动员的赛季恢复做准备，特别是在比赛时间较长的运动项目中。

了解运动后疲劳，对于从业人员制定明智的训练计划很重要。运动后疲劳具有不同的组成部分，每一个部分的恢复都具有不同的时间尺度。训练会导致由代谢和神经肌肉疲劳引起的表现水平的下降。代谢疲劳主要与能量供应的受损或减少有关，例如肌糖原的储存。神经肌肉疲劳是指激活减少（中枢疲劳）和肌肉收缩受损（外周疲劳）。高强度和大训练量的耐力训练会引起代谢和神经肌肉疲劳 [14]。相比之下，速度、体能和力量训练会导致训练后立即出现神经肌肉疲劳 [15, 16]。除了经历非常剧烈的训练，神经肌肉疲劳通常会在 4 ～ 24 小时得到缓解。所有训练都会导致一定程度上的炎症反应（自由基释放）和肌肉损伤。异常动态收缩和碰撞类运动（如跑步）通常与更大的肌肉损伤有关。非常规训练，如采用新的训练方式也可能导致更大的炎症反应。由炎症和肌肉损伤反应引起的运动后损伤有可能延长至 2 天。因此，在赛季中要控制这些疲劳因素的产生。

训练后不良的炎症 / 损伤反应解释了为什么要采用能够使恢复增强的方式，例如冷水浸泡法在赛季中就很有用。这与训练发展期相反，在发展期使用消炎方法可能会对适应性机制产生限制 [17]。

对于教练和运动员来说，神经肌肉疲劳和炎症相关的损伤是计划有效训练的主要影响因素。这些都基于代谢疲劳可以通过赛季间合理的时间和营养来恢复的假设。两者都可以通过限制训练量进行管理，后者可以通过确保没有非常规训练或不合理训练强度实现。因此，可以在赛季中进行力量或耐力训练，确保训练日或赛季前的恢复。下面讨论如何制定适当的力量与爆发力训练策略。对于耐力训练，研究表明，最大强度和低量（如 8×30 秒）的冲刺间歇训练实现了刺激和恢复之间的最佳平衡 [18]。有趣的是，从顶级足球运动员训练的回顾中可以发现，高强度间歇训练可以使运动员在赛季中表现更好 [19]。我们建议运动员在赛季中定期进行少量的冲刺训练，确保良好的身体素质可以在较好的表现中维持，同时还可以预防伤病。

> 对于教练和运动员来说，神经肌肉疲劳和炎症相关的损伤是赛季中制定有效训练计划的主要考虑因素。

以下是为大多数团队和专项运动设计的赛季前训练和赛季中训练指南。

提升训练

- 有氧能量系统训练（3 ～ 6 次 / 周），高强度间歇 + 大量连续训练；
- 无氧能量系统训练（2 ～ 3 次 / 周），高强度间歇训练；

- 力量和爆发力训练（2～3次/周），训练量渐增、高强度训练；
- 恢复性物理因子治疗，限制性训练（0或1次/周）；
- 计划2～3周的训练量减少的渐进训练量（恢复期），避免可能抑制训练适应性的过度疲劳积累。

维持训练

- 有氧/无氧能量系统训练（2～3次/周），规律的高强度、低训练量间歇训练；
- 力量和爆发力训练（1～2次/周），训练量减小，强度不变；
- 恢复性物理因子治疗（2～3次/周）；
- 组织训练以确保全天候主动或被动恢复，以便训练后能够完成神经肌肉疲劳和炎症恢复。

有效的赛季力量和爆发力训练策略

如上述讨论的，赛季力量训练计划的挑战是在限制训练后疲劳的同时提供足够的神经肌肉刺激。如果训练项目包括常规训练，并且强度不变，那么运动员应该能够在赛季中进行力量和爆发力训练而不会有过多的肌肉损伤。例如，我们发现，在业余举重运动员中，进行5组×5次深蹲或硬拉练习后，出现神经肌肉疲劳的概率很小[20]。此外，运动员在第二天没有出现任何肌肉酸痛的现象。这是一个有用的发现，并且可以将5组×5次确定为有效的力量刺激。因此，训练者相信训练有素的运动员能够进行5组大运动量全身抗阻运动，而不会对恢复产生不利的影响。

相比之下，另一项评估顶尖田径运动员的研究发现，大量的杠铃举重训练（3次练习×4组×5次）会导致训练后出现严重的神经肌肉疲劳（减少了12%的力量）。有趣的是，训练后疲劳（力量减少0%～25%）之间存在巨大的个人差异，50%的运动员在训练后24小时内无法得到完全恢复。这些研究结果表明，发展阶段所使用的典型的力量训练可能会产生轻微或严重的疲劳现象，而这些疲劳对恢复的影响具体取决于个体反应。因此，运动员必须与赛季前训练一样根据个人情况在赛季训练期调整力量训练。建议认真把控训练后的反应和恢复，例如日常肌肉酸痛评级。

另外一种方法是：计划力量和爆发力训练，同时限制恢复时间。这种方法可以应用于较短张力时间（TUT）练习。体能训练量通常以负荷×重复次数来计算，这只是完成训练的粗略测定，并没有将肌肉收缩时间作为运动量的组成部分。例如，重复箭步和上台阶运动通常涉及类似的负荷。然而，离心、重复进行的箭步蹲的TUT约为3秒，而上台阶运动仅约为1秒，且主要是向心运动。因此，预估的运动负荷是相等的，但在箭步下蹲过程中将进行更多（代谢）运动。

爆发力或力量练习（中等负荷）也具有短时间的 TUT（小于 1 秒）。爆发力训练被证明可以减少运动后的疲劳，但其激活水平与剧烈运动相似（较长时间的TUT）[15]。因此，将剧烈运动与爆发力及力量训练相结合的训练设计可能会降低整体的运动疲劳影响。事实上，在赛季中，与仅进行大运动量的训练相比，混合力量与绝对力量训练对排球运动员非常有益 [21, 22]。基于这些信息，运动员在赛季中可能仅进行爆发力训练。然而，为了维持（或优化）力量和绝对力量，包含一些大运动量的训练可能非常重要 [23]。可以通过爆发力和中等负荷的训练来充分地维持神经肌肉激活。然而，可能需要一定量的大负荷训练和高 TUT 以确保肌纤维（特别是快肌纤维）的体积不会减小。

在赛季中，设计力量和绝对力量的训练与大运动量和爆发力的训练结合，可以减少整体运动疲劳的影响，但也提供足够的刺激因素，以维持力量的适应。

对奥运会水平的田径运动员训练记录的回顾性分析显示，在赛季前，剧烈运动和爆发力训练结合的下肢训练运动量的 50% ～ 60% 就足以维持运动员在 3 个月赛季中的力量和爆发力。例如，如果运动员在赛季之前已经积累了 10 000 千克负荷的下肢运动量，那么赛季中就能承受 5000 千克负荷的运动量。5000 千克可能对一些人来说是很大的刺激，但在这种假设下相对容易理解。这个例子介绍了赛季前逐步累积训练量的策略，以便可以在赛季中运用足够的运动量来诱发力量和绝对力量的刺激。个体负荷的相对减少确保了运动后疲劳和恢复障碍更少地出现。

这种相对减轻负荷的方法对于保持特定肌肉群力量也有用。可能这对于防止肌肉受伤也非常重要。例如，剧烈（离心）腘绳肌训练被推荐用于防止腘绳肌疲劳 [24]。如果赛季前力量训练计划是进行 2 次腘绳肌训练，每次 3 组，每周 2 次，那么赛季中计划可能包括 1 次腘绳肌训练，每次 3 组，每周 2 次，不包括恢复问题。

有效的相对减轻负荷策略取决于两个条件。第一，在赛季前必须累积足够的训练量，以便有效地相对减少训练刺激。第二，强负荷和爆发力训练的执行必须保持在赛季前的水平。实际上，这意味着每次训练至少有一组在赛季前负荷下进行，因此重复最大强度也和训练量一样不会减小。

总结

身体素质的发展需要达到足够刺激的渐增负荷以获得适应。停止训练会改变积极的训练效果。特别是力量和有氧能力似乎需要频繁和高强度的训练刺激来防止效果的减退。不幸的是，少有研究描述维持身体素质所需的训练量和训练强度。然而，从业人员被要求将（相对）低训练量与高强度训练（强度、力量和能量系统训练）相结合，以保持训练表现的水平，同时减少运动疲劳和恢复障碍。

参考文献

[1]Aagaard, P., Simonsen, E., Andersen, J. L., Magnusson, S. P., & Dyhre-Poulsen, P. (2002). Increased rate of force development and neural drive of human skeletal muscle following resistance training. J Appl Physiol, 93 , 1318-1326.

[2]Jensen, J. L., Marstrand, P. C., & Nielsen, J. B. (2005). Motor skill training and strength training are associated with different plastic changes in the central nervous system. J Appl Physiol, 99(4), 1558-1568.

[3]Holm, L., Reitelseder, S., Pedersen, T. G., Doessing, S., Petersen, S. G., Flyvbjerg, A., ... Kjaer, M. (2008). Changes in muscle size and MHC composition in response to resistance exercise with heavy and light loading intensity. J Appl Physiol, 105 (5), 1454-1461.

[4]Andersen, L. L., Andersen, J. L., Magnusson, S. P., Suetta, C., Madsen, J. L., Christensen, L. R., & Aagaard, P. (2005). Changes in the human muscle force-velocity relationship in response to resistance training and subsequent detraining. J Appl Physiol, 99 (1), 87-94.

[5]Jespersen, J. G., Nedergaard, A., Andersen, L. L., Schjerling, P., & Andersen, J. L. (2011). Myostatin expression during human muscle hypertrophy and subsequent atrophy: Increased myostatin with detraining. Scand J Med Sci Sports, 21 (2), 215-223.

[6]Spurway, N. C. (1992). Aerobic exercise, anaerobic exercise and the lactate threshold. Br Med Bull, 48 (3), 569-591.

[7]Daussin, F. N., Ponsot, E., Dufour, S. P., Lonsdorfer-Wolf, E., Doutreleau, S., Geny, B.,... Richard, R. (2007). Improvement of VO2max by cardiac output and oxygen extraction adaptation during intermittent versus continuous endurance training. Eur J Appl Physiol, 101 (3), 377-383.

[8]Mujika, I. (2009). Tapering and peaking for optimal performance. Champaign, IL.: Human Kinetics.

[9]Linossier, M. T., Dormois, D., Geyssant, A., & Denis, C. (1997). Performance and fibre characteristics of human skeletal muscle during short sprint training and detraining on a cycle ergometer. Eur J Appl Physiol Occup Physiol, 75 (6), 491-498.

[10]Linossier, M. T., Dormois, D., Perier, C., Frey, J., Geyssant, A., & Denis, C. (1997).

Enzyme adaptations of human skeletal muscle during bicycle short-sprint training and detraining. Acta Physiol Scand, 161 (4), 439-445.

[11]Taipale, R. S., Mikkola, J., Nummela, A., Vesterinen, V., Capostagno, B., Walker, S., ... Hakkinen, K. (2010). Strength training in endurance runners. Int J Sports Med, 31 (7), 468-476.

[12]Ronnestad, B. R., Nymark, B. S., & Raastad, T. (2011). Effects of in-season strength maintenance training frequency in professional soccer players. J Strength Cond Res, 25 (10), 2653-2660.

[13]Gabbett, T. J., & Jenkins, D. G. (2011). Relationship between training load and injury in professional rugby league players. J Sci Med Sport, 14 (3), 204-209.

[14]Bentley, D. J., Smith, P. A., Davie, A. J., & Zhou, S. (2000). Muscle activation of the knee extensors following high intensity endurance exercise in cyclists. Eur J Appl Physiol, 81 (4), 297-302.

[15]Brandon, R., Howatson, G., Strachan, F., & Hunter, A. M. (2014). Neuromuscular response differences to power vs strength back squat exercise in elite athletes. Scand J Med Sci Sports, July 4.

[16]Perrey, S., Racinais, S., Saimouaa, K., & Girard, O. (2010). Neural and muscular adjustments following repeated running sprints. Eur J Appl Physiol, 109 (6), 1027-1036.

[17]Yamane, M., Teruya, H., Nakano, M., Ogai, R., Ohnishi, N., & Kosaka, M. (2006). Post-exercise leg and forearm flexor muscle cooling in humans attenuates endurance and resistance training effects on muscle performance and on circulatory adaptation. Eur J Appl Physiol, 96 (5), 572-580.

[18]Iaia, F. M., Hellsten, Y., Nielsen, J. J., Fernstrom, M., Sahlin, K., & Bangsbo, J. (2009). Four weeks of speed endurance training reduces energy expenditure during exercise and maintains muscle oxidative capacity despite a reduction in training volume. J Appl Physiol, 106 (1), 73-80.

[19]Iaia, F. M., Rampinini, E., & Bangsbo, J. (2009). High-intensity training in football. Int J Sports Physiol Perform, 4 (3), 291-306.

[20]Brandon, R. (2011). Investigations of the neuromuscular response during and following elite maximum strength and power type resistance exercise (Unpublished doctoral dissertation). University of Stirling, Scotland.

[21]Marques, M. C., Tillaar, R., Vescovi, J. D., & Gonzalez-Badillo, J. J. (2008). Changes in strength and power performance in elite senior female professional volleyball players during the in-season: a case study. J Strength Cond Res, 22 (4), 1147-1155.

[22]Newton, R. U., Rogers, R. A., Volek, J. S., Hakkinen, K., & Kraemer, W. J. (2006). Four weeks of optimal load ballistic resistance training at the end of season attenuates declining jump performance of women volleyball players. J Strength Cond Res, 20 (4), 955-961.

[23]Newton, R. (2012). Combined strength and power Training for optimal performance gains. Paper presented at the International Conference of Strength Training, Oslo, Norway.

[24]Askling, C., Karlsson, J., & Thorstensson, A. (2003). Hamstring injury occurrence in elite soccer players after preseason strength training with eccentric overload. Scand J Med Sci Sport, 13 , 244-250.

第 28 章

训练负荷监测

斯图尔特·科马克 (Stuart Cormack)、亚伦·库茨 (Aaron Coutts)

引言

为高水平运动员制定训练与康复计划是一个烦琐复杂的过程。运动员的多种身体运动能力必须得到良好的发展,同时还要兼顾发展技巧和战术的重要任务,所有这些都需要大量的高强度的训练。因此,需要为运动员制定有效的训练与康复计划并实时监测运动员对训练的反应,以防止出现计划之外的疲劳。

高水平运动项目中的频繁竞争、不恰当的高负荷的训练和竞赛都会增加疾病和受伤的可能性。此外,运动员每周训练负荷的增量的大小与绝对负荷保持一致,这一点也至关重要 [26]。尽管如此,运动员康复训练计划的负荷强度有时并未达到最佳负荷,这可能会对运动员的适应和康复过程造成负面影响。运动员出现的这种计划之外的疲劳将可能导致其成绩不佳,并且还会产生严重的心理问题和出现伤病。

优化应激训练组织 (optimising the organisation of the training stimulus) 需要我们找到疲劳和恢复之间的平衡。影响这种训练量 – 反应关系的因素很多,关键因素是运动员的个人特征。每位运动员的训练刺激量必须是负荷与疲劳监测的结果,但这需要使用具有信度和效度的评估工具对运动员的状况进行客观评估。因此,本章旨在提供在训练和康复过程中负荷与疲劳监测的科学和实践的重要发现。

训练量 – 反应关系

提高运动员表现的训练项目有助于运动员完成有压力的超负荷训练,这种训练量与适当的恢复相匹配。运动员在恢复体内环境稳态期间,身体会进行生理适应 (这个过程称为超量恢复)。运动员在恢复期间表现出的适应意味着将来需要更大的刺激才会使内环境达到稳态。

虽然平衡适当的训练和恢复是改善运动员表现的基础,但是有诸多因素会影响运动员的反应,包括生理和心理特征、训练和比赛环境相关的细节问题。因此,针对训练负荷对表现、疲劳、受伤或疾病的影响进行普遍预测是不可能的。教练和科学家需要理解个体在训练过程中产生强烈个体反应的可能性,并且应该从连续性着手考虑。

连续性疲劳

疲劳通常被认为是一种消极的反应，但事实上这也是运动训练过程的必要部分，可以将其视作从单次训练、过量训练再到过度训练导致的连续性疲劳[17]。当提供适宜的恢复期，个体训练所导致的急性疲劳会在数小时或几天内消失，但是若没有适当地降低训练负荷而持续强化训练，则会进一步发展为过量训练[17]。有趣的是，一些科学家和医学界人士区分了功能性过量训练与非功能性过量训练，前者是对刻意超负荷训练的应激反应，后者则导致将会持续数周的计划外的疲劳状态[22]。如果运动员的成绩长期下降（并伴有消极心理状态），即便训练负荷大幅度减少且无诊断性异常症状，运动员也有可能正在遭受过量训练综合征。应该注意的是，不仅健康的运动员会出现这些计划外的疲劳状态，那些经历长期高负荷康复计划的运动员同样有可能出现这种情况。

定量训练、康复和比赛负荷

可以说，要想理解训练、康复和比赛负荷与运动员疲劳反应之间的关系，理解定量负荷是首要步骤。定量负荷主要与运动员在每次训练或比赛中应激的类型、数量、强度和频率有关。就好像尽管运动模式相同，但运动员对于因比赛或训练所产生压力的反应可能有很大的区别。诸如时长、速度、距离等其他变量均是外部负荷的衡量指标。通过使用高水平运动项目中常见的多种工具（如GPS、加速度计和功率表），可以对训练负荷进行准确的量化，由此控制外部负荷。

> 虽然外部负荷越来越容易被测量，但是决定适应性的是由外部负荷产生的生理压力或内部负荷[31]。

由此可见，测量内部负荷可以使用诸多主观和客观方法，包括测量心率、血乳酸和自感用力度。不过，每种测量方法的使用还取决于运动模式，单一的方法不可能提供所有的所需信息。

内部负荷的客观测量：心率

可以说，最常用的内部负荷测量方法是测量心率。在较大的运动负荷下，以心率与耗氧量之间的线性关系为训练强度的评估指标[1]。

使用心率测量评估内部负荷的方法在间歇性运动中是受限的，因为心率可能无法准确地反映短时间、高强度训练中的负荷强度，就这一点而言，心率测量法最适用于持续性运动。同理，心率测量法也不适合监测间歇性运动中的血乳酸水平。

将训练强度评估精炼为单一任意单位的想法，形成了训练冲量（training impulse，TRIMP）的概念。训练冲量通过一次训练中的心率平均数计算评分，计算过程中还将运用"权重"因子，以解释较强训练导致相对较高压力的原因[24]。尽管有很多训练冲量评估法的改良版本，但是不管采用哪种方法，总会存在现实中的潜在局限性，因为受监测的运动员每周都将多次完成训练任务。

内部负荷的主观测量法：自感用力度分级

运动员的自感用力度是评估运动强度的一种有效、实用的工具，如果评估得当，它可以反映出多元生物系统的摄入量[2]。自感用力度分级（RPE，ratings of perceived exertion）可以由多种不同的分级量表来评估，其中最常用的是 15 级或 10 级两种量表。

虽然没有任何一个单一的自感用力度分级量表适用于所有情况，但类别比率量表最适于评估高强度运动，如与非线性生理反应相关的团体运动。将自感用力度与其他评估方法（如时长）结合使用，能提供更多的信息。就这一点而言，使用最为广泛的是 RPE 训练量法。

RPE 训练量法

使用 RPE 量表，并通过训练时长乘以分数（通常在运动后 10 ～ 30 分钟记录）可以计算"负荷"，即训练的每个阶段的内部负荷[16]。负荷值可以根据单次训练或比赛阶段的时长（分钟）计算，也可以增加到一天或一周。

计算周负荷（或其他训练时长）最为常见，不过确定诸如同质性和张力值等决定性的变量也可能有用。同质性指一周内训练负荷的变化，按日平均负荷除以日负荷标准差计算，而张力值（相当于个人的总体压力）是按同质性值乘以负荷计算。计算这些变量可以提供有价值的信息，因为训练期间的高度同质性和张力值可能会使运动员更容易受伤和生病[15, 26]。

在理想情况下，自感用力度分级值应在训练结束后 10 ～ 30 分钟收集。运动员的自感用力度分级与量表的标准测量值保持一致，并用它们来评估整个过程的运动强度，这一点至关重要。

其他感知工具

除了自感用力度分级方法，各种问卷也可作为检测运动员情绪障碍的有效工具。情绪状态问卷是一种有用的方法，并且是监测运动员的流行手段，它非常有用是因为情绪不稳定是过量训练和过度训练综合征的早期监测指标。这种方法容易实施，而且即便调查很多运动员，也能够对其状态进行低成本的评估。

其他"健康"指标

运动员通常会完成"健康"调查问卷，他们需要提供相关健康指标的等级，如总体健康状况、睡眠、肌肉酸痛、疲劳和训练质量。监测到的这些健康指标的急性和慢性变化可以为运动员和教练的对话提供内容，并且可以帮助教练在运动员发现自身健康状况恶化时进行干预。

健康和疲劳的客观指标

尽管疲劳和健康的主观指标很重要，但结合使用主观和客观评估工具可以提供最全面的信息。许多可以用来评估运动员训练状况的体能测试对常规监测来说可操作性不高，尤其在运动员疲劳状态下或有大量数据需要处理的情况下，需要专门的设备和高效度的方法。然而，生理、生物化学和神经肌肉系统参数可以相对容易地被测量，并且能在个体运动员训练或康复期间针对其状态提供有价值的信息。

生理指标

对亚极量运动方案的生理反应是监测运动员体能和疲劳状态实用、有效的工具。据报道，在一次标准的运动中，亚极量心率能够反映出运动员体能和成绩的变化，同时运动之后的心率恢复（HRR）和心率变异性（HRV）程度也体现出与体能的关系[5]。

心率恢复

自主交感神经系统（ANS）监测或许能够使我们了解一名运动员当前的训练负荷耐受力状态。自主交感神经系统分为交感神经系统和副交感神经系统两个部分，前者通常又称为"刺激"或者"急性应激反应"系统，后者即"恢复"或者"调整"系统。当停止运动时，交感神经的兴奋有所下降，而副交感神经再度激活，导致心率降低[3]。因此，为了反映运动员的自主交感神经状态，可以采用心率恢复的测试方法。事实上，当一次标准的运动结束后，若心率恢复良好，体能和训练负荷耐受力就会增强，而如果心率恢复率不足可能意味着运动员过度疲劳或停止训练[5]。

心率变异性

另一种监测自主交感神经系统状态的方法正在逐渐被人们广泛使用，那便是心率变异性。心率变异性是指逐次心搏间期的正常变化，它也是一项有价值的指标，因为运动员在过度训练的状态下，其心率自主控制可能受到干扰。但是受干扰之后，由交感神经还是副交感神经支配尚不清楚，可能因人而异。例如，通常情况下，我们期望成功应对训练的运动员在训练期有强烈的交感神经反应，在康复期则由副交感神经支配（即高心率变异性），而经受过度压力的运动员可能会呈现出低心率变异性。然而，这些趋势并非总是显而易见的[6]，而且运动员的心率变异性增加也并非总是体现在赛场表现中[4]。因此，不论心率变异性方法在现场比赛中多么受欢迎，也应与其他检测工具一样，考虑其信度和效度问题。

> 在康复训练中，我们可以监测因长期伤痛（如前交叉韧带重建）而处于恢复期的运动员的心率恢复和心率变异性（其他变量，如神经肌肉状态），以确保他们在没有过度疲劳的情况下能够承受当前的训练负荷，之所以这样做，是因为这可能与以控制运动为目标的康复进程背道而驰。

生化指标

虽然许多激素和血液、唾液和尿液中的指标已被用于评估运动员对训练的反应，但研究结果却大相径庭，而且生化指标在定期实际运用中存在较多局限。

肌肉损伤

有文献证明，高强度离心运动（特别是不习惯的运动）会导致运动性肌肉创伤，而且许多酶（如肌酸激酶）、肌红蛋白、肌钙蛋白、尿素、尿酸和氨已被证明可以反映这种创伤[19, 28, 29]。尽管过量训练和过度训练的运动员也会出现肌酸激酶升高的现象，但还是建议将它作为急性肌肉创伤的指标[21]。有报道称，肌酸激酶升高可以作为状态恢复、负荷增加或受伤风险增加的判断指标[7, 18, 20]。因此，相比训练和比赛所致的肌肉创伤程度，定期监测运动员的肌酸激酶能够提供客观反馈，这种方法是目前运动员监测系统中相对常见的措施。然而，要确定肌酸激酶定期监测的成本效益以及这种方法是否提供了感知指标所不能提供的信息，这需要进行更多的工作才能达到。

皮质醇

皮质醇（C）是肾上腺皮质分泌的一种应对身体和精神压力的糖皮质激素，尽管皮质醇在运动环境中常规使用的适用性尚不清楚，但通常认为它是分解代谢的衡量指标。调查报告表明，在高强度训练和比赛负荷中，运动员体内的皮质醇含量经常升高 [13, 14]。然而，与赛季前的皮质醇含量相比，长期比赛期间也会出现皮质醇含量降低的现象，这可能反映了下丘脑－垂体－肾上腺系统因严重过度训练而受到抑制 [27]。

睾酮

睾酮（T）是一种合成代谢激素，睾酮含量通常会在短时间高强度运动后增加 [10, 11]，而在长时间剧烈运动后减少 [11, 12]。此外，比赛期间的睾酮反应具有高度变异性，不一定能够预测机能表现 [9]。

> 运动员的皮质醇和睾酮含量对训练负荷的潜在混杂反应表明，两者均不应作为监测训练负荷或疲劳状态的独立指标。

睾酮与皮质醇比值

由于睾酮和皮质醇各自的合成代谢与分解代谢特性，睾酮与皮质醇的比值能反映合成代谢与分解代谢平衡的整体状况，由此成为监测运动员状态的良好指标。实际上，有人提出如果运动员的睾酮和皮质醇比值降低 30%，就表明其处于分解代谢或适应不良的状态 [13]，还发现运动员在长时间高强度运动、高强度训练与比赛期间的睾酮和皮质醇比值会有所下降 [30]。然而，心理和生理压力都会影响皮质醇的含量，进而影响睾酮与皮质醇的比值，因此难以确定两者比值的变化是因训练还是非训练因素所致。

> **唾液与血液指标**
>
> 血液取样的侵入性是使用生化指标作为疲劳常规监测工具的主要限制。不过，唾液和血清中的激素水平之间存在着紧密联系，这使得多次取样任务不那么繁重，并且成为现场测试中的首选方案。如今，先进的技术允许我们对唾液中的一些指标进行即刻分析，这大大降低了数据收集和分析之间的时间滞后和成本。然而，鉴于监测这些指标的复杂性与成本，需仔细考虑该方法在康复环境中的价值。

神经肌肉疲劳

目前，运动员神经肌肉疲劳的评估，尤其是通过运动测试结果进行评估广受关注。然而，重要的是通过表现测试所得推论的效度令人质疑。特定类型的神经肌肉疲劳，就是所说的低频疲劳（LFF）由高强度、重复－离心或拉伸－缩短的周期运动引起，持续时间长，因此格外引人注意。虽然低频疲劳的"黄金标准"评估方法通过刺激肌肉或神经进行，但由于该领域的技术局限性，单次或组合跳跃评估此反应的方式依然存在价值。该方法对于康复过程尤其有益，因为运动员在康复过程中可能承受高强度的神经肌肉负荷。

下蹲跳

单次或组合跳跃可能提供重要信息，但重复单次跳跃更为有效。虽然下蹲跳已经被人们广泛采用，作为衡量神经肌肉状态的工具，但这一方法并不总是有效，原因是并非所有变量都对先前的训练或比赛压力敏感，随后表现不佳的指标也如此 [8, 9, 23]。多数情况下，简单的结果变量（如身高）毫无用处，因为运动员改变运动策略即可达到某种结果。这些方法是监测运动员在某次运动中的神经肌肉状态（即在这种情况下，从受伤状态恢复正常功能）的指标，重要的是从业人员能够研究这些方法的效度。

分析数据并获取有意义的信息

正如前文所述，我们提出了诸多测试，但所有测试的关键之处都在于确保测试结果的信息有益于训练和康复过程，其核心是测试本身的管理以及数据的处理。有时我们希望有单一的评估体能或疲劳的方法，因而忽视了这一点。

测量工具的信度和效度

使用具有信度和效度的测量工具在疲劳和负荷监测过程中至关重要，并且随着高水平运动中能够收集的数据越来越多，测量工具的信度和效度也越来越重要。

从业人员收集疲劳与负荷的监测数据旨在为以后的训练提供信息，在开始之前他们必须考虑所使用工具的信度和效度。多数情况下，已发表的文献中提供了特定工具的信度和效度的相关信息。但若没有这些条件，小规模内部项目也可以提供宝贵的信息。例如，如果运动员的下蹲跳运动无高度变化，那么在得出该运动员不在疲劳状态这一结论之前，首先必须确定下蹲跳这一测量方法实际上对测试环境中的比赛和训练压力很敏感。

> 信度高的测试工具使人确信变化源于运动员的表现或生化指标变化，而不是测量过程本身存在的误差。
>
> 效度包括各种要素，关键在于变量是否有效地测量特定环境中建议测量的内容。例如，"现场实验"测量比实验室的"黄金标准"测量更有效吗？

基线值

测量工具的信度和效度一旦确认，下一步就需要确定一个基线值，以便之后的数据与之进行比较。随着变化的幅度增大，这一点变得至关重要，其实际重要性取决于基线值的相关性。尽管可以计算出许多基线值，但最重要的方面还是能够进行有意义的比较。例如，训练准备阶段的基线值与比赛阶段的实际值相比较，可能在很大程度上无关。基线值也应该代表相对"无疲劳状态"，以便明确地确定状态变化。

急性和慢性变化

有关训练负荷和疲劳的数据收集频率通常因测量工具而异。例如，自感用力度分级方法通常每天或每次训练收集一次数据，而生化指标测量法可能就没有如此频繁。无论数据收集的频率如何，收集的时间和机制必须高度一致，并且分析数据时要考虑急性（如每周一次）和慢性（如每月一次）的基础。

神经肌肉疲劳、生化指标、可感知的健康评分和运动强度等变量的数据收集通常非常频繁（如每周一次或每周多次），并且每周定期地将收集的数据与基线值进行对比以获取信息。有时，较为详细的心理测量指标的数据收集频率较低（如每月一次），但收集的数据可以依次与基线值进行对比，而无须考虑频率。

虽然数据收集的频率在一定程度上决定了数据分析的方法，但确定不同时期（如每月）的反应模式可能具有参考价值。月度"浮动平均值"能够使我们清楚地了解每周的数据值可以代表"疲劳"和"体能"月平均值。由这种计算方式或许可以确定，尽管运动员可以承受短期训练，但长期数据值表明他们很可能并没有像预期那样适应。

数据分析

如今，高竞技水平的训练与竞赛数据越来越全面，而这些数据主要依靠诸如微处理技术设备、测力平台系统设备、位置传感器等设备采集，因此专业人员需要熟悉这些决定导出值重要与否的统计学技术。现代的统计学技术可识别细微却重要的变化。例如，测试（如信度值）误差过大的变化可能代表了某种生理变化，进而对训练计划产生一定影响（如测量误差范围为 5% 的测试中，误差变化了 10%，那么这可能是一种"真实"的变化）。现今也出现了更为完善的测量方法，可确定"最细微且有价值的变化"，这种变化对表现具有重要影响。

数据分析中，自我报告（如健康问卷）中具有决定性的重要变化常常被忽视。由于运动员需要对特定基线值（如正常水平的值）做出反应，这种反应常常是自动化的，所以无法真实反映运动员当前的状态，问题由此产生。与这种情况类似的是，某些运动员对自己某项运动水平仅有粗略的评价"高"或"低"。克服此类局限的一种方法是：测量中不仅要确定标准测量值的变化程度，还应确定运动员正常评估个体的"正常"数值。其中一项有用的技术是改良的标准差评分[25]，计算公式为（当前得分 - 基线值评分）/ 个体基线值标准差，其中个体基线值标准差 = 基线值评分的标准差（如赛前阶段获得 4 分）。

该计算方式将原始分数转换为基线值标准差，但要确定至关重要的变化水平十分富有挑战性。临界值范围常设定为 0.5 ～ 2.0，低于这一数值范围可能造成"漏报"，即便可以通过使用数值范围较大的临界值来抵消遗漏细微却重要的变化信息的可能性。另一种确定个体变化的方法是计算典型误差（TE）以表示分数中"正常"的个体差异，而不是作为一种通过多次测试运动员达到信度的方法。在这种情况下，两个时间段之间超过典型误差的变化就变得重要起来。密切监测运动员的状态变化有助于制定适当的训练计划并尽可能地提供加强恢复和适应的机会，因此，无论采用何种方法，这一过程在康复期都至关重要。

其他比较

如果个体缺乏变化或与群体的变化方向不同，可能意味着个体对训练和比赛压力有不适当的反应。因此，为了优化个体训练计划，分析个体和个体之间（即与群体相比）的负荷和疲劳变量的变化显得尤为重要。例如，如果群体的普遍反应表明休息后疲劳感减少，而同一时间与之相比，某个体的变化微小，这实际上意味着该个体并没有达到预期的反应。

日常应用

训练与康复中的负荷和疲劳评估的价值在于使用可靠有效的数据有效地监测训练过程。通过使用微创监测工具，而且收集数据无须挑选特定的训练阶段（尤其当数据收集需要累积负荷时），就能够使训练计划的有效性达到最高。

遗憾的是，尽管可以理解，但人们还是希望在高水平竞技运动中能够使用单一的变量或数值作为监测运动员状态指标的万能方法。然而，到目前为止尚未发现这种变量，而且未来也不可能实现。同样，对于商用计算机软件秘密算法所提供的警示也应持怀疑态度。

我们建议采用"混合方法"，包括使用监测内部和外部负荷的主客观测量方法，并体现可接受的信度和效度水平。表 28.1 所示为监测团队在训练和康复负荷方面应采取的措施的总结。

结合"艺术性"指导似乎能够达到最有效的干预目的。例如，向运动员和教练报告信息时，以图形的方式突出显示重要方面（如交通灯系统）的数据十分有价值。或者在监测报告中以百分比表示变化，让人易于理解，只不过这应该考虑测试误差以便认识到变化的重要性。

表 28.1 高竞技水平团体运动的监测系统示例

变量	数据收集频率	统计分析技术	实际值
自感用力度分级	每次训练	修改标准差评分，个体本身和个体之间比较	至关重要
负荷	每周	如上	至关重要
同质性	每周	如上	重要
张力值	每周	如上	重要
健康问卷	每周 2 ～ 4 次	如上	至关重要
训练和比赛强度	每次训练	根据信度值做相应的改变，每周和长期的变化	非常重要
心理指标	每周到每月	如上，以及心理学家的解读	非常重要
生化指标 / 神经肌肉疲劳 / 自主交感神经系统（心率变异性）	每周	根据信度值做相应的改变，每周和长期的变化	重要但需专用设备，费用昂贵
其他指标（如睡眠）	根据需要而定	根据信度值做相应的改变，每周和长期的变化	非常重要但需专用设备和专业知识

总结

事实上，人们会越来越希望和要求准确地评估运动员对训练与比赛压力的反应，而保证这项任务实施有效性的第一步就是准确地量化训练或康复负荷。毫无疑问，使用可靠有效的客观变量是有益的，但出于实践和研究目的，人们更倾向于使用主观工具。这些工具的优点是低成本且可操作性很强，而且与适当的客观性指标（即混合方法）相结合时，可能提供最有价值的信息。不论变量是客观还是主观的，采用合适的统计分析技术从本质上而言至关重要。

参考文献

[1]Åstrand, P. O., & Rodahl, K. (1986). Textbook of work physiology, New York, McGraw Hill.

[2]Borg, G. (982). Psychophysical bases of perceived exertion. Medicine and Science in Sports and Exercise, 14, 377-381.

[3]Bprresem, J., & Lambert, M. I. (2008). Autonomic control of heart rate during and after exercise: Measurements and implications for monitoring training status. Sports Medicine,

38, 633-646.

[4]Boullosa, D. A., Abreu, L., Nakamura F. Y., Mu.oz, V. E., Domínguez, E., & Leicht, A. S. (2012). Cardiac autonomic adaptations in elite Spanish soccer players during pre-season. International Journal of Sports Physiology and Performance, 8 (4), 400-409.

[5]Buchheit, M. (2014). Monitoring training status with HR measures: Do all roads lead to Rome? Frontiers in physiology, 5 , 73.

[6]Buchheit, M., Racinais, S., Bilsborough, J. C., Bourdon, P. C., Voss, S. C., Hocking, ... Coutts, A. J. (2013). Monitoring fitness, fatigue and running performance during a pre-season training camp in elite football players. Journal of Science and Medicine in Sport, 16, 550-555.

[7]Coelho, D. B., Morandi, R. F., Melo, M.A.A.D., & Silami-Garcia, E. (2011). Creatine kinase kinetics in professional soccer players during a competitive season. Revista Brasileira de Cineantropometria & Desempenho Humano, 13, 189-194.

[8]Cormack, S. J., Newton, R. U., & McGuigan, M. R. (2008). Neuromuscular and endocrine responses to an elite Australian rules football match. International Journal of Sports Physiology and Performance, 3, 359-374.

[9]Cormack, S. J., Newton, R. U., McGuigan, M. R., & Cormie, P. (2008). Neuromuscular and endocrine responses of elite players during an Australian rules football season. International Journal of Sports Physiology and Performance, 3, 439-453.

[10]Crewther, B., Cronin, J., Keough, J., & Cook, C. (2008). The salivary testosterone and cortisol response to three loading schemes. Journal of Strength and Conditioning Research, 22, 250-255.

[11]Cumming, D. C., Wheeler, G. D., & McColl, E. M. (1989). The effects of exercise on reproductive function in men. Sports Medicine, 7, 1-17.

[12]Elloumi, M., Maso, F., Michaux, O., Robert, A., & Lac, G. (2003). Behaviour of saliva cortisol [C], testosterone [T] and the T/C ratio during a rugby match and during the post-competition recovery days. European Journal of Applied Physiology, 90, 23-28.

[13]Filaire, E., Bernain, X., Sagnol, M., & Lac, G. (2001). Preliminary results on mood state, salivary Testosterone:Cortisol ratio and team performance in a professional soccer team. European Journal of Applied Physiology, 86, 179-184.

[14]Filaire, E., Lac, G., & Pequignot, J. M. (2003). Biological, hormonal, and psychological parameters in professional soccer players throughout a competitive season. Perceptual and Motor Skills, 97, 1061-1072.

[15]Foster, C. (1998). Monitoring training in athletes with reference to overtraining syndrome. Medicine and Science in Sports and Exercise, 30, 1164-1168.

[16]Foster, C., Florhaug, J. A., Franklin, J., Gottschall, L., Hrovatin, L. A., Parker, S., ... Dodge, C. (2001). A new approach to monitoring exercise training. Journal of Strength

and Conditioning Research, 15, 109-115.

[17]Halson, S. L., & Jeukendrup, A. E. (2004). Does overtraining exist?: An analysis of overreaching and overtraining research. Sports Medicine, 34, 967-981.

[18]Hunkin, S. L., Fahrner, B., & Gastin, P. B. (2013). Creatine kinase and its relationship with match performance in elite Australian rules football. Journal of Science and Medicine in Sport, 17 (3), 332-336.

[19]Kirwin, J. P., Costill, D. L., Houmard, J. B., Mitchell, J. B., Flynn, M. G., & Fink, W. J. (1990). Changes in selected blood measures during repeated days of intense training and carbohydrate control. International Journal of Sports Medicine, 11, 362-366.

[20]Lazarim, F. L., Antunes-Neto, J. M., Da Silva, F. O., Nunes, L. A., Bassini-Cameron, A., Cameron, L.-C., . . . De Macedo, D. V. (2009). The upper values of plasma creatine kinase of professional soccer players during the Brazilian National Championship. Journal of Science and Medicine in Sport, 12, 85-90.

[21]Lehmann, M., Dickhuth, H. H., Gendrisch, G., Lazar, W., Thum, M., Kaminski, R., . . . & Keul, J. (1991). Training-overtraining: A prospective, experimental study with experienced middle-and long-distance runners. International Journal of Sports Medicine, 12, 444-452.

[22]Meeusen, R., Duclos, M., Foster, C., Fry, A., Gleeson, M., Nieman, D., ... American College of Sports. (2013). Prevention, diagnosis, and treatment of the overtraining syndrome: Joint consensus statement of the European College of Sport Science and the American College of Sports Medicine. Medicine and Science in Sports and Exercise, 45, 186-205.

[23]Mooney, M. G., Cormack, S., O'Brien, B. J., Morgan, W. M., & McGuigan, M. (2013). Impact of neuromuscular fatigue on match exercise intensity and performance in elite Australian football. The Journal of Strength & Conditioning Research, 27, 166-173.

[24]Morton, R. H., Fitz-Clarke, J. R., & Banister, E. W. (1990). Modeling human performance in running. Journal of Applied Physiology, 69, 1171-1177.

[25]Pettit, R. W. (2010). The Standard Difference Score: A new statistic for evaluating strength and conditioning programs. Journal of Strength and Conditioning Research, 24, 287-291.

[26]Rogaliski, B., Dawson, B., Heasman, J., & Gabbett, T. J. (2013). Training and game loads and injury risk in elite Australian footballers. Journal of Science and Medicine in Sport, 16, 499-503.

[27]Steinacker, J. M., Lormes, W., Reissnecker, S., & Liu, Y. (2004). New aspects of the hormone and cytokine response to training. European Journal of Applied Physiology, 91, 382-391.

[28]Stone, M. H., Keith, R. E., Kearney, J. T., Fleck, S. J., Wilson, G. D., & Triplett, N. T. (1991). Overtraining: A review of the signs, symptoms and possible causes. Journal of

Applied Sport Science Research, 5, 35-50.

[29]Stray-Gundersen, J., Videman, T., & Snell, P. G. (1986). Changes in selected objective parameters during overtraining. Medicine and Science in Sports and Exercise, 18, s54-55.

[30]Urhausen, A., Gabriel, H., & Kindermann, W. 1995. Blood hormones as markers of training stress and overtraining. Sports Medicine, 20, 251-276.

[31]Viru, A., & Viru, M. (2000). Nature of training effects (pp. 67-95). In W. E. Garret & D. T. Kirkendall, (Eds.), Exercise and sport science. Philadelphia: Lippincott Williams and Wilkins.

第 29 章

运动员恢复优化

克里斯琴·库克（Christian Cook）、利亚姆·基尔达夫（Liam Kilduff）、
布莱尔·克劳瑟（Blair Crowther）

引言

为准备比赛，运动员会经过复杂的训练过程，其中生理目的是改善其功能、优化其表现并降低伤害风险[25]。训练对我们的生理系统产生相当大的压力，包括能量底物消耗、神经肌肉疲劳、激素调节、氧化应激、肌肉损伤和炎症等[16]。根据运动刺激的不同，人们可能需要几个小时到几天的时间才能看到体能表现的降低。

如果这些反应不利于训练和比赛，制定恢复体能表现的策略便有着重要的意义[1, 6, 16, 20, 24]。这些策略包括"主动"的方法，如少量运动和拉伸，以及"被动"的方法，如冷水浸泡法和热水浸泡法、压力衣、营养和心理策略等。同时，侧重于软组织损伤的恢复方法（如按摩、泡沫轴滚压）也是常见的。

本章将研究运动后恢复期间生理系统的激活、整合和恢复。我们同时也强调心理与生理恢复之间的联系，回顾一些常用的恢复策略及其在运动中应用的潜力。围绕这个复杂的主题，抗阻训练模式始终在应用。

抗阻训练反应

神经肌肉系统

与其他运动方式一样，抗阻训练可以引起持续几个小时甚至更长时间的疲劳状态，这取决于所制定的训练方案[17, 18]。这种疲劳反应的特征为血乳酸增加、肌电图活动减弱、力–速率关系改变和代谢物质消耗（如肝脏和肌肉中的糖原储存）。

抗阻运动也会对神经肌肉系统收缩和非收缩部分产生机械应力，这可能会导致肌肉损伤[3]，增加肌肉酸痛、压痛和肿胀，最终导致体力下降。确定疲劳的机制，对于理解运动后的恢复过程和有效实施恢复策略至关重要。

内分泌系统

睾酮（T）和皮质醇（C）有助于促进能量释放、蛋白质代谢和肌肉修复[10]。

睾酮和皮质醇在肌肉生长中分别起到合成代谢和分解代谢的作用，但它们的训练对象可能涉及一些神经肌肉机制（如细胞内信号传导、行为、神经功能）。生长激素（GH）也与睾酮的分泌和其他生长因素有关[10]。

由于更大的机械应力和代谢压力，肌肥大训练可以增加睾酮、皮质醇和生长激素的浓度，比最大强度和力量训练模式的浓度更高[10]。因此，训练选择、举重技术、运动量和强度是激素的重要调节因素。总之，GH 的增加（高达 200 倍）远高于 T（高达 72%）和 C（高达 175%）[10]，在运动后 1 ~ 2 小时，恢复到基线水平之前，运动和运动后的反应有所增加。

儿茶酚胺肾上腺素（EP）和去甲肾上腺素（NOR）也刺激各种代谢功能，这对运动很重要[28]。儿茶酚胺分泌发生在运动后几秒内，可以在基线的基础上增加几倍[28]。总之，这些激素变化在为恢复体内平衡、做好准备个人运动应激和应对运动应激的过程中发挥着关键作用。

免疫系统

免疫系统在对抗外来蛋白质、微生物和有机整体性防御方面发挥着重要作用[21]。运动提供的压力刺激可激活先天性和适应性细胞的炎症反应。

与激素体系一样，锻炼设计可以影响现有模式和白细胞的大小[14]。一般来说，在抗阻训练后，白细胞亚群增加，恢复期缩短至 90 分钟。相反，自然杀伤（NK）细胞表现为早期增加，然后快速恢复到基线或低于基线的水平[14]。

炎症部位的细胞因子释放是另一个重要的恢复信号，淋巴细胞聚集，嗜中性粒细胞、单核细胞和其他细胞参与抗原清除和组织修复[23]。从锻炼的角度来看，免疫系统基本上用于保护身体免受病原体和其他由稳态变化而产生的有害细胞的侵害。

神经内分泌和免疫系统之间的相互作用

生理性相互作用

根据所执行的运动方案，恢复阶段的特征为神经肌肉疲劳、肌肉损伤、激素活性增加、炎症和免疫活性的一个或多个整体组合过程。有证据表明，生理系统之间有复杂的相互作用。

激素水平的变化可能影响免疫活性，包括 T 淋巴细胞选择、脾淋巴细胞释放和细胞间介质（如表 29.1 所示）[13, 21]。具体来说，快速增加的儿茶酚胺浓度可能有助于白细胞增加，而类固醇和肽类激素反应减慢对维持嗜中性粒细胞减少和淋巴细胞减少有重要作用。

表 29.1　激素对免疫功能的影响

激素	对免疫系统的影响
睾酮	抑制 IL-2、IL-4、IL-10、TNF、IFN_γ 分泌
	促进 IL-12 和 IL-1β 单核细胞的产生
皮质醇	促进白细胞从骨髓的释放
	调节淋巴细胞分布
	抑制 T 细胞增殖
	抑制 IL-1、IL-2 的产生
	促进 IL-4 的产生
生长激素	促进 T 细胞的产生
儿茶酚胺	通过 β- 肾上腺素受体：诱导白细胞增多症
	可能会减少白细胞内皮粘附血管壁
	促进 $CD3^+$、$CD4^+$ 和 $CD8^+$ 细胞增生（通过 β- 肾上腺素刺激）
	抑制 $CD4^+$ 和 $CD8^+$ 细胞的增殖（通过 β- 肾上腺素刺激）
	抑制肥大细胞和嗜碱性粒细胞脱粒

定期运动训练可以改善免疫功能，潜在调整嗜中性粒细胞、嗜酸性粒细胞和嗜碱性粒细胞计数，其中高强度训练可以抑制一些免疫反应[21]。

生理和心理学相互作用

近期的研究将运动员生理学的变化与行为和体能表现结合起来。例如，将男性运动员暴露于不同的生物反馈策略（如录像、教练反馈），发现会影响 T 细胞水平以及几小时到几天后的应激性激素反应和体能表现[8, 9]。这种生理连接可以为改善运动员恢复提供其他的途径。

生物反馈干预的原理是基于心理学原理创造出来的，生理反应伴随着情绪和行为状态的改变。重要的是了解思想、感觉和情绪的变化，而情绪本身可以调节个人的生理机能。

恢复策略

轻度运动

轻度运动被广泛用于恢复策略，也常用于热身运动或比赛后的训练。所提出的优点包括乳酸盐清除率的提高、体温和血流量的平缓下降、神经系统活动抑制以促进睡眠和提高恢复等级（如酸痛）[6, 24]。

近期有报告指出，主动恢复策略优于组合方法[11]，但是采用主动与被动重复循环的恢复策略效果相似，同时游戏形式的运动也被指出对心理有益。作为恢复策略，在运动导致极端糖原消耗或肌肉损伤之后应慎重训练。

深水跑是比赛后立即或当日后采用的恢复方法和损伤康复方法[24]。这种方法可以防止软组织损伤，最大限度地降低生理能量的流失，减少关节和肌肉组织的负担。

拉伸运动

拉伸运动以静态、动态、预收缩形式整合在训练和康复中，拉伸过程一般持续 10 ～ 30 秒[22]。在康复中，拉伸指增加肌肉长度和运动范围，或在恢复过程中使肌肉胶原纤维处于同一直线上，有减轻疼痛的作用[22]。同时，还有减轻肌肉紧绷、强化姿势和放松的作用。

所有类型的拉伸均可增加运动范围，但预收缩（如本体感觉神经肌肉促进法）似乎是最有效的方法[22]，因为它们能够激活肌肉的结构和反射结构。

锻炼后的方案可能涉及相关肌肉群的静态拉伸过程，每组持续 6 ～ 10 秒。这可以补充一个额外的方案，就是更侧重于拉伸运动（每次持续 30 ～ 180 秒），搭档协助拉伸和本体感觉神经肌肉促进技术。

软组织疗法

运动按摩通常用于康复和损伤预防，以及辅助热身过程。其积极的效果包括改善血流量和增加乳酸盐清除率，以便更轻松地缓和情绪[2]。其他心理效应包括减轻酸痛感。

尽管运动按摩应用广泛，但是还没证据最终证明按摩可以增强功能表现或修复损伤。这可能是由于按摩技术和治疗时间不同，以及按摩师不同（如表 29.2 所示），就像布鲁米特（Brummitt）所调查的那样[2]。

泡沫轴滚压也可用于改善活动范围和筋膜限制并减轻疼痛[19]。这种方法利用主动抑制的概念，增强软组织的伸展性，从而缓解肌肉并激活拮抗肌。该过程涉及每个肌肉群在泡沫轴下滚动，直到发现柔软组织处，保持对该处的压力坚持 30 ～ 60 秒。

表 29.2　研究运动按摩对运动和比赛后恢复的影响

使用技术	治疗时间	治疗师
轻抚法	连续和间歇	理疗师
揉捏法	不同时期的治疗	运动教练
叩抚法	5 ～ 30 分钟	专业按摩师
综合上述技术		按摩治疗师
		物理治疗师

尽管超声、神经电刺激和高压氧疗法在改善肌肉功能、减少疼痛或相关症状的功效方面还不明确，但这些疗法可以协助治疗软组织损伤。

冷热水疗法

一系列降温方法可以降低皮肤或核心区的温度，如淋浴、冰浴、冷室，穿背心，使用喷雾器和风扇[12]。运动前和运动后降温可降低内部热负荷并促进激活和改善肌力，从而优化运动表现和主动恢复[12]。

水疗技术也可以放松持续向心收缩的肌肉，节约能量，减轻疼痛感[12]。最近的 meta 分析报告显示，冷水浸泡（CWI）可以改善 SSC 活动期间的肌力恢复，但对力量强度影响不大[16]。运动后降温也有助于在短期（1～2 小时）或中期（24 小时）时间范围内增加耐力或高强度运动的表现[12]。

热水浸泡（HWI）通过提高组织温度和局部血流量，增强肌肉弹性和局部血管扩张[27]。CWI 和 HWI 的作用结合起来也可促进恢复。恢复方案包括交替热（37～43 摄氏度）和冷（10～15 摄氏度）水治疗，使用 3∶1 或 4∶1 时间比[7]。在冷热水浸泡无法使用时可使用冷热水淋浴。

压力衣

压力衣作为业余选手和竞技运动员恢复的工具被广泛应用。评估报告称，压力衣的好处包括减少肌肉损伤、肿胀和肌肉酸痛，改善乳酸盐清除率，增加活力和性能恢复[20]。压力衣的使用也可以通过安慰剂效应给运动员提供心理上的帮助。

压力衣款式多样，包括长袜（膝盖长度、大腿长度）、袖子、上衣（覆盖躯干和上肢的全部或部分）和下身服装（覆盖从腰部向下的整个或部分下肢）[20]。

对压力衣使用的评价报告局限于生理或表现的影响[20]。有一个问题是压力的量究竟应该多少才能产生对应的益处，这需要考虑个人身体尺寸和胖瘦的差异以及压力衣织物的性能与结构差异。

营养

营养摄入可影响训练适应和恢复所涉及的多个环节。运动后碳水化合物（CHO）的消耗可以恢复糖原水平，减弱淋巴细胞增多症[5, 15]。血糖指数高于85 或处于 60～85 的食物是快速增加糖原储存的理想选择，并在运动完成后30～60 分钟被消耗。将 CHO 与蛋白质（PRO）混合摄入可促进蛋白质增加。

运动后的 CHO 和 PRO 需求在各运动组中不同，耐力通用指南中 CHO 为 7～10 克 / 千克体重，PRO 为 1.2～1.8 克 / 千克体重，而运动员需求为 CHO 10～12 克 / 千克体重，PRO 1.6～2.0 克 / 千克体重。由于剧烈运动可以抑制食欲，因此，浓缩 CHO 和 PRO 饮料可能会在恢复过程中起到作用。

运动员补液对运动表现也很重要，特别是在潮湿环境中。在训练和比赛过程中流失的液体，应该用含有电解质（特别是钠）的水或者运动饮料替代，以方便吸收 [24]。对于盐分流失过多的人而言，可能需要在其食物或饮料中添加盐。

其他用于增强性能或恢复的补剂包括非类固醇药物、肌酸、咖啡因、氨基酸、抗氧化剂、丙酮酸和对 β-羟基-β-丁酸甲酯，但它们的致敏作用似乎与运动和个体差异有关。然而，这些策略可以在更广泛的营养计划中进行试验。

心理

目前有许多不同的心理恢复技术，包括冥想、自我肌肉放松训练、意象和呼吸练习。音乐也可以用作恢复或增强性能的工具，通过调控情绪状态从而生成最佳唤醒或放松状态，使运动与音乐同步，或通过音乐将心灵从疲劳感中解脱出来 [26]。

此外，在比赛前后的训练中使用生物反馈策略可潜在改变运动员的行为、抗压能力，提高表现 [8, 9]。如果有可能，应鼓励正常的训练和恢复计划之外的其他放松活动（如观看电影、阅读书籍、社交活动），改善情绪，帮助情绪恢复，减轻压力。

制定恢复计划

虽然本章强调了阻力模型，但从许多报告的结果中可以推断出其他形式的运动和比赛。一个恢复方案的运动处方将决定运动的生理结果，这可能包括以下一项或全部：

- 周围或中枢疲劳的恢复；
- 肌肉蛋白质和其他成分（细胞和激素）部分修复和适应过程；
- 供给肌肉和肝糖原储存；
- 置换因流汗失去的水分和电解质；
- 免疫和内分泌系统处理运动应激源，以及随之而来的损伤和炎症；
- 解决软组织损伤；
- 心理恢复和可能的内分泌影响。

一些恢复方法的证据不确定或不清楚，然而，假定在体育运动中需要边际收益取得成功，整体分析一个或多个组合的工具能比孤立的策略提供更好的反应 [7]。运动引起的肌肉损伤症状可以说与损伤的肌肉相同，所以可以采用同样的治疗方式和方案。

教练和训练员可以用到等级系统，确定哪些疲劳组织或部位在不同训练项目中受到最大的压力，使用广泛的营养、神经、生理和心理概念 [4]。规定和定制最合适的恢复工具，以满足个人的特殊需要。需要恢复的不同部位（使用上述定义）

可以采用一个或更多的解决策略（如图 29.1 所示）。

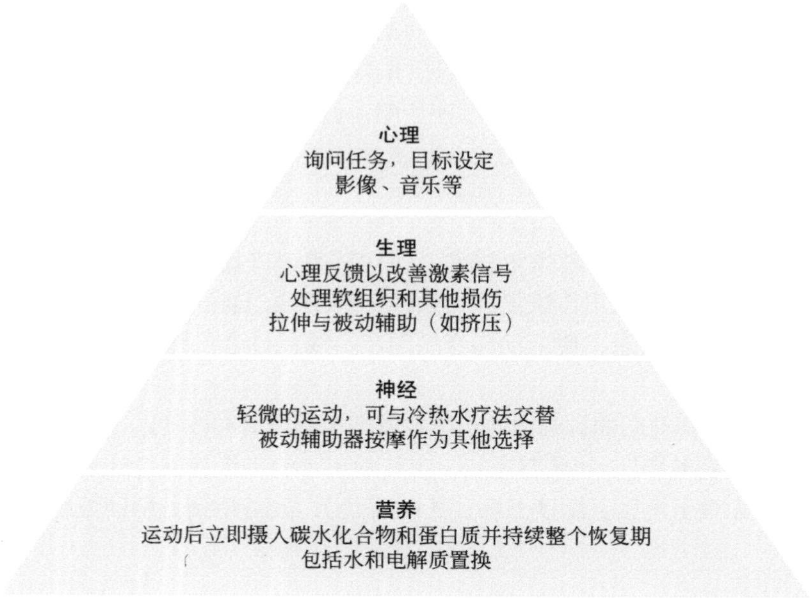

心理
询问任务，目标设定
影像、音乐等

生理
心理反馈以改善激素信号
处理软组织和其他损伤
拉伸与被动辅助（如挤压）

神经
轻微的运动，可与冷热水疗法交替
被动辅助器按摩作为其他选择

营养
运动后立即摄入碳水化合物和蛋白质并持续整个恢复期
包括水和电解质置换

图 29.1　恢复工具金字塔

　　认识到运动引起的分解代谢激素、肌肉损伤和炎症反应的增加很重要。炎症反应可能是信号传导机制的先兆，启动细胞的修复和生长。因此，实施一个或多个恢复策略可能会损害一些较长期的适应。应该在采用恢复计划时就了解这些战略的平衡。

　　当训练的目标是适应压力，长期提高表现能力（如休赛期），那么重点应放在良好的管理实践中，包括充足的睡眠、休息和放松技巧。如果训练目标是在持续的基础上最大化（如赛季中）体能表现，那么可以采用其他恢复技巧。

总结

　　运动后恢复训练的特征为激素活性增加、疲劳、肌肉损伤和炎症的整体调节处理。运动方案是这些反应和调节的关键决定因素，例如训练经验、年龄和性别。目前许多主动（如轻度训练、拉伸）和被动（如按摩、泡沫轴滚压、冷水浸泡、热水浸泡、对比疗法、压力衣、营养摄入）策略用于促进运动员恢复。因为要想在运动上取得成功，综合运用一种或多种康复策略并为个别运动员量身制定整体治疗方法是值得的。

参考文献

[1]Barnett, A. (2006). Using recovery modalities between training sessions in elite athletes. Does it help? Sports Med, 36 (9), 781-796.

[2]Brummitt, J. (2008). The role of massage in sports performance and rehabilitation: Current evidence and future direction. N Am J Sprts Phys Ther, 3 (1), 7-21.

[3]Byrne, C., Twist, C., & Eston, R. (2004). Neuromuscular function after exercise-induced muscle damage: Theoretical and applied implications. Sports Med, 34 (1), 49-69.

[4]Calder, A. (1995). Accelerating adaptation to training. Paper presented at the Australian Strength and Conditioning Association National Conference and Trade Show, Gold Coast, Queensland.

[5]Carlson, L. A., Headley, S., DeBruin, J., Tuckow, A. T., Koch, A. J., & Kenefick, R. W. (2008). Carbohydrate supplementation and immune responses after acute exhaustive resistance exercise. Int J Sport Nutr Exerc Metab, 18 (3), 247-259.

[6]Cheung, K., Hume, P., & Maxwell, L. (2003). Delayed onset muscle soreness: Treatment strategies and performance factors. Sports Med, 33 (2), 145-164.

[7]Cochrane, D. J. (2004). Alternating hot and cold water immersion for athlete recovery: A review. Phys Ther Sport, 24 (5), 26-32.

[8]Cook, C. J., & Crewther, B. T. (2012). Changes in salivary testosterone concentrations and subsequent voluntary squat performance following the presentation of short video clips. Horm Behav, 61(1), 17-22.

[9]Crewther, B. T., & Cook, C. J. (2012). Effects of different post-match recovery interventions on subsequent athlete hormonal state and game performance. Physiol Behav, 106 (4), 471-475.

[10]Crewther, B. T., Keogh, J., Cronin, J., & Cook, C. (2006). Possible stimuli for strength and power adaptation: acute hormonal responses. Sports Med, 36 (3), 215-238.

[11]De Pauw, K., De Geus, B., Roelands, B., Lauwens, F., Verschueren, J., Heyman, E., & Meeusen, R. R. (2011). Effect of five different recovery methods on repeated cycle performance. Med Sci Sports Exerc, 43 (5), 890-897.

[12]Duffield, R. (2008). Cooling interventions for the protection and recovery of exercise performance from exercise-induced heat stress. Med Sport Sci, 53 , 89-103.

[13]Fragala, M. S., Kraemer, W. J., Denegar, C. R., Maresh, C. M., Mastro, A.M., & Volek, J. S. (2011). Neuroendocrine-immune interactions and responses to exercise. Sports Med, 41 (8), 621-639.

[14]Freidenreich, D. J., & Volek, J. S. (2012). Immune responses to resistance exercise. Exerc Immunol Rev, 18 , 8-41.

[15]Koch, A. J., Potteiger, J. A., Chan, M. A., Benedict, S. H., & Frey, B. B. (2001). Minimal influence of carbohydrate ingestion on the immune response following acute resistance

exercise. Int J Sport Nutr Exerc Metab, 11 (2), 149-161.

[16]Leeder, J., Gissane, C., van Someren, K., Gregson, W., & Howatson, G. (2012). Cold water immersion and recovery from strenuous exercise: A meta-analysis. Brit J Sport Med, 46. (4), 233-240.

[17]Linnamo, V., H.kkinen, K., & Komi, P. V. (1998). Neuromuscular fatigue and recovery in maximal compared to explosive strength loading. Eur J Appl Physiol Occ Physiol, 77 (1-2), 176-181.

[18]Linnamo, V., Newton, R. U., H.kkinen, K., Komi, P., Davie, A., McGuigan, M., & Triplett-McBride, T. (2000). Neuromuscular responses to explosive and heavy resistance loading. J Electromyogr Kinesiol, 10 (6), 417-424.

[19]MacDonald, G. Z., Penney, M. D., Mullaley, M. E., Cuconato, A. L., Drake, C. D., Behm, D. G., & Button, D.C. (2013). An acute bout of self-myofascial release increases range of motion without a subsequent decrease in muscle activation or force. J Strength Cond Res, 27 (3), 812-821.

[20]MacRae, B. A., Cotter, J. D., & Laing, R. M. (2011). Compression garments and exercise: garment considerations, physiology and performance. Sports Med, 41 (10), 815-843.

[21]Natale, V. M., & Shephard, R. J. (2000). Interrelationships between acute and chronic exercise and the immune and endocrine systems. In M. P. Warren and N. W. Constantini (Eds.), Sports Endocrinology (pp. 281-302). New Jersey: Humana Press Inc.

[22]Page, P. (2012). Current concepts in muscle stretching for exercise and rehabilitation. Int J Sports Phys Ther, 7 (1), 109-119.

[23]Pedersen, B. K., & Hoffman-Goetz, L. (2000). Exercise and the immune system: Regulation, integration, and adaptation. Physiol Rev, 80 (3), 1055-1081.

[24]Reilly, T., & Ekblom, B. (2005). The use of recovery methods post-exercise. J Sports Sci, 23(6), 619-627.

[25]Smith, D. J. (2003). A framework for understanding the training process leading to elite performance. Sports Med, 33 (15), 1103-1126.

[26]Terry, P. C., & Karageorghis, C. I. (2006). Psychological effects of music in sport and exercise: An update on theory, research and application. Paper presented at the Joint Conference of the Australian Psychological Society and the New Zealand Psychological Society - Psychology bridging the Tasman: Science, culture and practice, Melbourne, Australia.

[27]Wilcock, I. M., Cronin, J. B., & Hing, W. A. (2006). Physiological response to water immersion: A method for sport recovery? Sports Med, 36 (9), 747-765.

[28]Zouhal, H., Jacob, C., Delamarche, P., & Gratas-Delamarche, A. (2008). Catecholamines and the effects of exercise, training and gender. Sports Med, 38 (5), 401-423.

第30章

环境压力——高温和高原

克里斯·R. 阿比斯（Chris R. Abbiss）

引言

多种因素可能影响压力，并最终通过训练产生适应性。在运动任务中，训练和比赛压力不仅会影响疲劳的产生，还会影响细胞信号反应和适应。事实上，训练或比赛的环境的确可能对我们的生理反应、代谢功能、疲劳和锻炼适应有重大的影响。在暴露于高原和高温或潮湿环境条件下会对应激反应和训练产生巨大影响，会降低运动表现，使我们处于伤病风险极高的环境之中。本章将研究在这种环境条件下的运动的生理反应和最有效的处理策略。

运动和高温

极端温度下运动的生理反应

在锻炼时，大部分能量被转化为热量。高强度运动时产生的代谢热可增加核心体温，每 5 ~ 7 分钟增加约 1 摄氏度 [1, 2, 3]。然而，身体无法适应核心体温长时间超过 40 摄氏度，因此身体必须要大量消耗这种高热量。

体内产生的热量通过多种机制转移到环境中，包括对流、传导、辐射和蒸发（如图 30.1 所示）。在炎热和潮湿的环境条件下，身体释放热量的能力降低，导致体温升高。在这种情况下，运动能力受损，人们处在高热性疾病或并发症的较高风险之中。

有趣的是，通常运动员仅在炎热或潮湿的环境条件下进行长时间运动（如马拉松运动、铁人三项全能赛或自行车赛）时，才会考虑高热引起疲劳的有害影响。然而，训练有素的运动员能够达到极大的运动量，从而产生大量的代谢热。这样，再加上防护服散热能力的降低（如橄榄球球衣、赛车服）或在若干运动（如格斗运动、网球）中观察到的低气流导致的机体散热能力降低，可能导致体温降低，影响工作表现，并可能导致热病（40 ~ 42 摄氏度）[4]，甚至在温和环境温度条件下（16 ~ 25 摄氏度）和相对短期体育活动中也会出现类似情况。

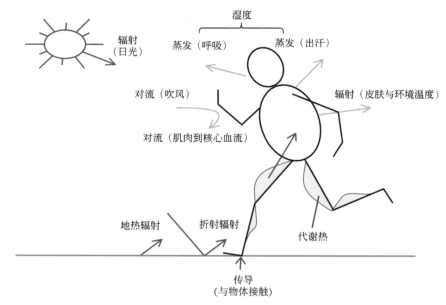

图30.1　运动中高温的产生与散失机理

　　然而在高热环境条件下，运动量降低的机理还不清楚。具体表现为，达到或预期的核心体温升高导致骨骼肌驱动调节能力降低。假设下丘脑和大脑调节中枢的神经驱动和自动调控高温转移（即出汗、出汗率和血流量）来控制体内总高温平衡[5]。当我们遭遇核心体温严重升高时，这些机制通常会降低我们的运动表现[6, 7]。在锻炼任务中，核心体温快速升高和出现高热感早期，建议降低和改变运动速度策略[5]。

　　除调节中枢神经驱动，在高热和潮湿的环境中锻炼也可降低肌肉和脑血流量[8]。当体温升高时，血液向皮肤表面散布来支持对流冷却并且提供肌肉收缩所需要的血流量。肌肉收缩改变血流量和携氧量，可影响肌肉新陈代谢。在高热环境下锻炼确实会出现肌糖原利用率升高的表现，但这也可导致锻炼时更早地出现较显著的疲劳状态。因此，运动员在高热环境下锻炼，可通过调节他们的营养策略和消耗更多单一碳水化合物从而受益。

　　在高热环境下锻炼时，除了与皮肤争夺血液流动外，大脑血液流动也可能由于过度呼吸引起的动脉二氧化碳减少而减缓，从而导致脑血管收缩[9, 10]。在运动中这种影响会降低脑血流量，目前还不了解产生此情况的机理，但也许与能量底物运输降低和认知功能（即决策能力）下降有关。因此，在高温和潮湿条件下，运动员可能更容易出现技术和战术错误。有助于处理高温下运动引起疲劳的策略（本章后面讨论），可减缓在高温运动中认知功能下降速度。

在极端温度下运动的疾病、损伤和风险

热病是在一定范围内体温升高与热相关的疾病，包括热痉挛、晕厥、热衰竭和中暑。热痉挛是肌肉痉挛或挛缩的简称，可在高温下和剧烈运动期间或之后发生。引起热痉挛的明确机理尚不清楚，但可能与电解质和矿物质造成的细胞内外浓度不平衡有关，如钠、钾、钙、镁。这些电解质和矿物质在肌肉收缩中很重要，并通过主动运输（即需要三磷酸腺苷）将其转运到身体的不同地方。因此，痉挛可能是由于这些分子转运不足引起，而不是由于出汗导致过度消耗或乳制品摄取量不足引起。在高温下运动，脑血流量减少和核心体温升高可能导致眩晕（晕厥）和恶心。

长时间或过分暴露于高温下可能导致热衰竭。热衰竭的症状和体征包括大量出汗、头晕、呼吸短促、脉搏加快、皮肤干燥、恶心和意识丧失。中暑是一种较严重的热病，其通常以控制体温能力障碍为特征，体征和症状包括少汗或无汗、皮肤发红、脉搏加快、体温升高、热感觉的等级范围从凉爽到酷热。如果不治疗，中暑可能导致多器官衰竭、意识丧失和死亡。

应对极端温度下运动的应激以减少疾病、损伤和风险

与热相关的疾病最重要的治疗是降低体温。轻度热病可以通过停止运动和移动到通风良好的阴凉处来治疗。然而，更严重的热病可能需要使用风扇、水或冰、主动冷却方式（如下所述）。在预期脱水的情况，液体的摄入可能是有益的。然而，体液流失量2%～3%并不罕见，这似乎对运动表现影响不大。此外，应该注意，过量或强制摄入可能导致电解质紊乱（如低钠血症）[11]。

有多种策略可以用来减少热病的发生，提高运动员在高温下比赛的表现。这些策略通常旨在：提高我们对热的耐受性；快速降低体温以预防或治疗热病。

热适应

热适应是一个重要的策略，已被证明可以降低热病发病率和严重程度，并提高运动表现。热适应指经常暴露于炎热的环境条件从而产生一些生理适应性，主要是提高我们散热的能力。暴露于热环境下的热适应可能包括血浆容量增加、早期出汗、汗液中电解质浓度降低、皮肤血流量增加、一定运动量耗氧量降低、心肌效率提高[12, 13]。许多这些适应性反应出现得相对较快，在暴露于热环境的10～14天发生（如血浆体积膨胀、皮肤血流量改变），而有些适应性反应会在5天内发生[12]。这些适应性反应已被证实，不仅在潮湿和炎热的环境下，也可以在凉爽或10～20摄氏度的温度环境下改善运动表现。随着热适应的发生，扩容会增加心搏量和心输出量，从而可能导致最大需氧摄取量（最大摄氧量）略有改善[14]。因此，热适应可被用于赛季早期快速适应的一种方法，或用于重要比赛前改善运动表现。

由于这些适应性多数主要刺激的是体温的增加，因此训练可以通过被动（如热浴、桑拿）或主动（如运动）热暴露来完成。然而，似乎主动热暴露涉及长时间轻度、剧烈或间歇运动，足以导致体温升高（大于 30 分钟），形成最有利的适应性反应。此外，在炎热和潮湿的条件下锻炼，有意地降低散热，限制风的流动（即无风扇）或添加衣物可增加热量积累，以此达到适应。

身体散热

运动前、运动中和后期身体散热策略已经越来越受到关注，这些策略可能有助于在高温下减少热病发生和改善运动表现。这些策略旨在使用许多不同的技术使身体快速消除高温。这些技术通常涉及外部或内部暴露于冷空气、水、冰或这些策略的组合[15]。此外，散热可以局限于身体的特定区域，如在全身浸水的情况下，可能涉及身体的大部分散热。由于散热方法的应用、效力和定位不同，这些策略的实际应用和策略的最佳使用将因散热目的、比赛特点、运动员个人特征而有所不同[15]。

通常运动前和运动中期采用散热，降低体温目的是提高运动员储存高温的能力，从而提高运动表现（如图 30.2 所示）。因此，这种散热在临近比赛开始前或运动比赛期间很重要[15]。然而，运动后散热通常是为了快速降低体温（如图 30.2所示），促进恢复并提高随后在运动过程中的表现。虽然研究表明，运动后散热可能改善当天或随后一天的表现[16]，但促进局部肌肉恢复的能力是有争议的。研究表明，神经肌肉功能的恢复及间接的肌肉损伤标志（如肌肉酸痛）的恢复可能会得到改善[17]，或者不变[18, 19]，也可能受损[20, 21]。此外，有证据证实，运动后局部散热，可同时增强[22]和损害[23]运动中肌肉代谢和心血管适应性。显然，在定期比赛和训练计划中，策略规划和思路应先于采用运动前、运动中、运动后散热策略。

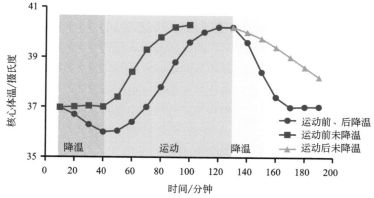

图 30.2　高温下持续训练全身降温前、后核心体温改变示意图

此外，一些散热方法可能会使运动员面临风险。诸如全身冰浸的方法可能导致血液分布的快速改变，中心血压升高，心血管疾病发生风险增加。假设内部散热或选择性脑散热，可能会误导下丘脑以为体温低于实际值，从而超越正常运动强度的身体调节机制，引发更大的热病风险[24]。然而，需要进一步研究来证实或反驳这些假设。

对高温应激的思考以及运动前、中、后期散热的选择

提高我们对高温的耐受性最有效的方法是适应。因此，运动员在炎热和潮湿的条件下比赛，通常受益于先前的适应。在理想条件下，运动员应该在比赛前 2 ~ 6 周、每周 2 ~ 7 天置身于类似比赛的环境条件。然而，许多对高温的适应出现很快，可能在暴露后几天内发生。在这样的暴露过程中，最重要的因素是长时间（15 ~ 60 分钟）的体温升高（38 ~ 40 摄氏度）。这通常是在长时间中等强度运动或反复高强度运动后出现的。

决定何时给运动员散热和选择用何种方法来散热的最重要的因素之一，是散热的主要目的。这似乎是一个比较基本的概念，但如果目的是改变肌肉血流量帮助恢复，最好的策略可能是快速降低肌肉温度。现已证实全身或部分身体浸入冷水（–8 ~ 15 摄氏度）10 ~ 15 分钟在降低核心区和肌肉温度方面非常有效。但较低温度和较长时间通常会导致高度不适感，可能会降低运动员使用这种方法的意愿，而较高的温度可能需要相当长的时间才有显著降低温度的效果。

通常，运动前散热和运动中散热的主要目的是降低体温，以便提高储热能力（如图 30.2 所示）。在这种条件下，散热策略可以成功被实施，最佳策略依赖于活动、环境和实际限制。内部散热在运动前 30 ~ 60 分钟，使用至少 300 ~ 400 毫升冰水，可有效降低体温并改善表现。然而，最佳改善表现的量可能取决于运动和之后的运动任务。当冷却的主要目标是降低体温（即内部和外部）时，策略组合可能是最有益的。

运动和高度

当我们爬上高原和更高的地方时气压会下降，因为每升空气中含有的气体分子越来越少。尽管氧气、二氧化碳和氮气的百分比保持不变，但高空气压的下降会导致每种气体分压降低。由于高度导致的氧气分压显著降低（氧分压）使血红蛋白饱和度降低，从而危及氧气输送。血红蛋白饱和度从海平面的 96% ~ 98% 降至海拔 2500 米的 85%。血红蛋白饱和度随着高度的升高而呈指数下降，这意味着我们大多数人将会在海拔 3000 ～ 4000 米以上出现高原反应症状。氧分压的降低被称为缺氧，会引起身体内的许多急性反应和长期的适应。

对急性高原暴露的一个主要反应是在休息和运动期间机体的换气率会增加。这种增加对于维持氧气输送到体内细胞很重要。然而，当我们呼出二氧化碳时，过度换气会导致动脉的二氧化碳分压降低（二氧化碳分压，低碳酸血症）和相关的血液 pH 值升高（碱中毒）。肾脏通过释放碳酸氢根离子和增加尿量来补偿这种 pH 值升高现象。高原反应加上过度换气导致体液缺失，并最终导致低体液量（脱水）。血浆量的减少可能导致静脉回流减少，通常会导致最大心搏量减少[25]。因此，最大心输出量可能在高原暴露后的几天内受影响（如图 30.3 所示）。然而，血浆量的减少会增加血红蛋白浓度（Hb）和血细胞比容（Hct），导致每升血液的携氧能力增加[26]。无论如何，心输出量显著降低为工作肌肉提供了足够的血液的能力，因此，特别是在高原暴露的最初几天内，有氧运动能力（即最大摄氧量）经常降低。

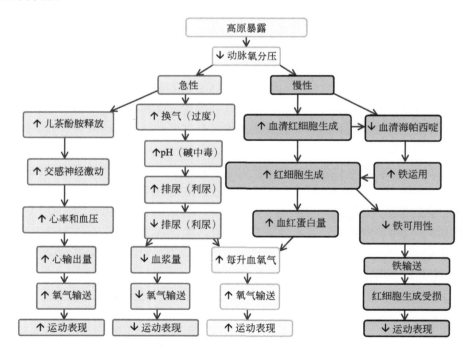

图 30.3　急性和慢性高原暴露影响氧气输送和运动表现的机理

尽管急性高原暴露降低了血浆量，心脏却发生了变化，心输出量是不一致的，因为 PO2 的减少也可能导致血压和心率次极大值的提高，与儿茶酚胺释放的改变有关（如图 30.3 所示）。心输出量变化，血红蛋白饱和度随着海拔降低，动脉血氧含量与氧气输送降低，因此，在高原上有氧运动表现减弱。有氧运动的这种减弱已经被观察到低至海拔 600 米 [26]。急性高原暴露时，儿茶酚胺释放改变也可通过增加对碳水化合物（糖酵解）产生能量的依赖来改变新陈代谢。因此，需要认真考虑确保运动员在高原训练或比赛时消耗足够的碳水化合物。

高原运动的疾病、损伤和风险

急性高原暴露可能导致多种严重程度的情况，包括急性高原或高原病（AMS）、高原性肺水肿（HAPE）和高原性脑水肿（HACE）。急性高原病是最常见的高原病症状，如头痛、疲劳、眩晕和睡眠困难。海拔上升超过 2000 米后，通常需观察 6 ～ 10 小时。动脉和毛细血管血压升高和缺氧诱发的血管收缩可导致体液积聚，称为水肿，水肿发生在身体不同地方。肺内积液（肺水肿）或脑积液（脑水肿）常会威胁生命，在高原暴露的 2 ～ 4 天症状变得明显。肺水肿症状包括呼吸困难、持续咳嗽、充血和胸闷，而脑水肿可能导致协调性丧失、定向障碍、记忆丧失和行为异常。

在长时间暴露于高原之后，会发生一些慢性适应使身体适应并更好地应对减少的氧分压。发生的许多生理适应中，最重要的似乎是血液学变化，可以增强氧气输送。缺氧刺激促红细胞生成素（EPO）的转录，能够促进红细胞生成。增多的红细胞群增强了血液携氧能力，从而增强运动性能，降低与海拔相关疾病的风险。然而，增加红细胞生成需要铁，如果铁不足，则血清铁蛋白水平的降低可能导致铁缺乏和对高原的适应性受损。

处理高原运动的应激以减少疾病、损伤和风险，改善运动表现

提高适应性是改善对高原的耐受性，降低疾病风险和提高在高原或海平面高度运动表现最重要的方法。全面高原适应性暴露所需的持续时间和程度有所争议，有些报告指出，个别人可能在 12 ～ 14 天适应，其他人表示良好的适应可能需要暴露几个月。因为许多因素影响机体对高原的适应性反应，包括暴露的总体持续时间、总海拔 [27]、个体特征 [28]、暴露模型（高活性或低活性）和暴露类型（低气压与正常气压对照），所以可能存在研究差异 [29]。一般认为，为了观察有意义的血液学改善，需要 1500 ～ 2000 米以上的海拔。此外，运动员每天至少要在这些海拔上度过 12 个小时，持续 3 ～ 4 周，以观察改善血红蛋白量、最大摄氧量和有氧表现 [27, 30, 31, 32]。然而，并不是所有的运动员都对高原暴露做出适应性反应，相反，高原暴露可能导致一些运动员的表现几乎没有变化甚至降低 [33]。最近研究提出，由于热适应可能会增加血浆量，高原适应和热暴露的组合可能有助于最大限度地提高血液学适应性、氧气输送和有氧运动表现。然而，至今高温和高原暴露的结合的研究有限，这些方案应谨慎实施，因为海拔、高温和训练量的组合生理应激可能会使运动员患病或过度表现的风险增加。

高原适应模型

至今，具有多种不同优点和缺点的高原暴露模型已经被建立。在经典的高原暴露中，人们前往中等或高原地区（2000 ～ 3500 米）进行生活和训练，结果显示在 2 ～ 3 个星期可显著改善血液学和运动表现[26]。经典的高原暴露的好处是，运动员每天 24 小时处在缺氧环境，可改善大量促红细胞生成素信号传导和耐力型运动的表现，特别是在高原条件下。然而，如前所述，运动能力可能会随海拔升高而降低，从而影响其他重要的神经肌肉适应，这通常在海平面进行高强度运动时会发生。因此，尽管大量研究表明海平面高度可改善运动表现，但经典的高原训练有风险，可引起的变化很少或没有变化[34]。经典的高原训练可能最有利于提高必须在高原条件下进行比赛的运动员的表现。

由于高原运动能力下降，许多人建议使用高海拔 - 生活 / 低海拔 - 运动的训练方式[34, 35]。这种高原缺氧模式涉及睡眠和生活海拔，但在海平面高度上进行训练，自然缺氧环境允许运动员进行高海拔 - 生活 / 低海拔 - 运动通常是不切实际的。因此，通常使用模拟的常压缺氧暴露。与低压缺氧相反，通过降低总气压而降低氧分压，常压缺氧是指由氮稀释或氧气缓冲引起的氧气分压降低。为了确保高海拔 - 生活 / 低海拔 - 运动训练的益处，运动员必须在高原停留（每天至少 12 ～ 16小时）足够的时间，而且维持训练量不能低于高强度运动时的强度[30, 31, 32]。

高原暴露的替换模式包括急性间歇性缺氧暴露休息（间歇性缺氧暴露）或运动（间歇性缺氧训练，也称为低海拔 - 生活 / 高海拔 - 运动）。由于缺氧时间有限，间歇性缺氧将不可能提供足够的刺激，以增加红细胞生成素和提高耐力性能[30, 31, 32]。然而，有研究已经证实，暴露于高原可能导致非血液学适应，可以改善运动表现（即代谢反应改变）[36, 37]。进一步缺氧训练的好处在于代谢应激增加，细胞信号传导可能在稍低的运动强度下发生。因此，运动员可以较低负荷训练（即速度或能量消耗）。然而，在低氧状态下观察到的运动强度降低也会改变神经肌肉的适应能力，从而可能影响表现。显然，这需要进一步研究间歇性缺氧暴露和间歇性缺氧训练的影响。

高原训练时的营养考虑

由于慢性高原暴露伴随红细胞生成活动增加，许多运动员可能需要通过饮食或补充物来增加铁摄入（如图 30.3 所示）。这对于贫血风险增加的运动员特别重要，如耐力型运动员、素食主义者、女性。如果足部频繁踩踏硬质地面，也可能会损伤红细胞。

最佳做法是监测运动员慢性高原暴露之前和暴露中的铁状态，确定可能需要补充（铁）的运动员。重要的是要注意，高原暴露本身会导致相当大的生理应激。加上在高原条件下可能出现睡眠时间减少和睡眠质量下降的现象，从而增加运动员的生理负荷。因此，在设计运动员经历长时间高原暴露的训练方案时，要仔细考虑这一点。一些运动员可能要求至少在高原暴露前几个星期减少训练负荷。

高原训练的应用思考

影响高原暴露方法的主要因素是可行性和实用性。当运动员长时间暴露于高原时，有氧适应性似乎最好，如高海拔－生活／低海拔－运动、经典的高原暴露。当使用这些方法时，建议运动员每天在海拔超过 2000 米的地方，每天大约活动 16 小时或以上。这样的要求很高，有难度，因此我们要仔细监测运动员的训练负荷、生理应激和健康状况。

急性高原暴露的模型可能更有利于增加训练的变异性，从而改变锻炼过程引起的生理应激。

总结

运动能力会在高原、炎热、潮湿的环境条件下降低。甚至稍微的海拔升高改变、环境温度或湿度的微小变化都可能会显著影响个人的生理应激，使其处于许多疾病的更高风险中。然而，可采用多种策略降低这种风险，提高运动能力。最重要的是，反复或长时间暴露于高温或缺氧环境中，人体将更好地应对恶劣的环境条件。在高热环境下运动会产生适应性反应，如血浆量增加、血流量改变和较早的出汗，不论在炎热还是凉爽的条件下，将改善热损失量和运动表现。长时间暴露在缺氧环境中，适应性反应包括但不限于血红蛋白量增加，从而提高血液的携氧能力。

参考文献

[1]Armstrong, L.,E., & Maresh, C. M. (1998). Effects of training, environment, and host factors on the sweating response to exercise. International Journal of Sports Medicine, 19., S103-S105.

[2]Abbiss, C. R., & Laursen, P. B. (2008). Describing and understanding pacing strategies during athletic competition. Sports Medicine, 38 (3), 239-252.

[3]Cheuvront, S. N., & Haymes, E. M. (2001). Thermoregulation and marathon running: biological and environmental influences. Sports Medicine, 31 (10), 743-762.

[4]Gonzalez-Alonso, J., et al. (1999). Influence of body temperature on the development of fatigue during prolonged exercise in the heat. Journal of Applied Physiology, 86 (3), 1032-

1039.

[5]Tucker, R. The anticipatory regulation of performance: The physiological basis for pacing strategies and the development of a perception-based model for exercise performance. British Journal of Sports Medicine, 43 (6), 392-400.

[6]Peiffer, J. J., & Abbiss, C.R. (2011). Influence of environmental temperature on 40 km cycling time-trial performance. International Journal of Sports Physiology and Performance, 6(2), 208-220.

[7]Tucker, R., et al. (2004). Impaired exercise performance in the heat is associated with an anticipatory reduction in skeletal muscle recruitment. European Journal of Physiology, 448 , 422-430.

[8]Nybo, L., et al. (2002). Effects of hyperthermia on cerebral blood flow and metabolism during prolonged exercise in humans. Journal of Applied Physiology, 93 (1), 58-64.

[9]Nybo, L., & Nielsen, B. (2001). Hyperthermia and central fatigue during prolonged exercise in humans. Journal of Applied Physiology, 91 (3), 1055-1060.

[10]Abbiss, C. R., Nosaka, K., & Laursen, P. B. (2007). Hyperthermic-induced hyperventilation and associated respiratory alkalosis in humans. European Journal of Applied Physiology, 100 (1), 63-69.

[11]Draper, S. B., et al. (2009). Overdrinking-induced hyponatraemia in the 2007 London Marathon. BMJ Case Rep.

[12]Armstrong, L. E. (1998). Heat acclimatization. In T. D. Fahey (Ed.). Encyclopedia of sports medicine and science.

[13]Lorenzo, S., et al. (2010). Heat acclimation improves exercise performance. Journal of Applied Physiology, 109 (4), 1140-1147.

[14]Coyle, E. F., Hopper, M. K., & Coggan, A. R. (1990). Maximal oxygen uptake relative to plasma volume expansion. International Journal of Sports Medicine, 11 (2), 116-119.

[15]Ross, M., et al. (2013). Precooling methods and their effects on athletic performance: A systematic review and practical applications. Sports Medicine, 43 (3), 207-225.

[16]Peiffer, J. J., et al. (2010). Effect of a 5-min cold-water immersion recovery on exercise performance in the heat. British Journal of Sports Medicine, 44 (6), 461-465.

[17]Vaile, J., et al. (2008). Effect of hydrotherapy on the signs and symptoms of delayed onset muscle soreness. European Journal of Applied Physiology, 102 (4), 447-455.

[18]Pointon, M., et al. (2011). Cold application for neuromuscular recovery following intense lower-body exercise. European Journal of Applied Physiology, 111(12), 2977-2986.

[19]Peiffer, J.J., et al. (2009). Effect of cold-water immersion duration on body temperature and muscle function. Journal of Sports Sciences, 27 (10), 987-993.

[20]Peiffer, J. J., et al. (2009). Effect of cold water immersion after exercise in the heat on muscle function, body temperatures, and vessel diameter. Journal of Science and Medicine

in Sport, 12 (1), 91-96.

[21]Pointon, M., et al. (2011). Cold water immersion recovery following intermittent-sprint exercise in the heat. European Journal of Applied Physiology, 111 (12), 1-12.

[22]Ihsan, M., et al. (2013). Post-exercise cold water immersion enhances gene expressions related to mitochondrial biogenesis and vascular remodelling (p. 193). In Proceedings from the 18th Annual Congress of the European College of Sports Science . Barcelona, Spain.

[23]Ihsan, M., et al. (2013). Influence of regular post exercise cold water immersion on skeletal muscle microvascular function assessed by near infrared spectroscopy (p. 194). In Proceedings from the 18th Annual Congress of the European College of Sports Science. Barcelona, Spain.

[24]Siegel, R., et al. (2010). Ice slurry ingestion increases core temperature capacity and running time in the heat. Medicine & Science in Sports & Exercise, 42 (4) 717-725.

[25]Alexander, J. K., & Grover, R. F. (1983). Mechanism of reduced cardiac stroke volume at high altitude. Clinical Cardiology, 6 (6), 301-303.

[26]Hahn, A. G., & Gore, C. J. (2001). The effects of altitude on cycling performance. Sports Medicine, 31 (7), 533-557.

[27]Clark, S. A., et al. (2009). Time course of haemoglobin mass during 21 days live-high:train-low simulated altitude. European Journal of Applied Physiology, 106 (3), 399-406.

[28]Garvican, L. A., et al. (2007). Variability of erythropoietin response to sleeping at simulated altitude: A cycling case study. International Journal of Sports Physiology and Performance, 2 (3), 327-331.

[29]Millet, G. P., Faiss, R., and Pialoux, V. (2013). Evidence for differences between hypobaric and normobaric hypoxia is conclusive. Exercise and Sport Science Reviews, 41 (2), 133.

[30]Saunders, P. U., Pyne, D. B., & Gore, C. J. (2009). Endurance training at altitude. High Altitude Medicine & Biology, 10 (2), 135-148.

[31]Rusko, H. K., Tikkanen, H.O., & Peltonen, J. E. (2003). Oxygen manipulation as an ergogenic aid. Current Sports Medicine Reports, 2 (4), 233-238.

[32]Levine, B. D., & Stray-Gundersen, J. (2006). Dose-response of altitude training: how much altitude is enough? Advances in Experimental Medicine and Biology, 588 , 233-247.

[33]Robach, P., et al. (2006). Living high-training low: Effect on erythropoiesis and maximal aerobic performance in elite Nordic skiers. European Journal of Applied Physiology , 97 (6), 695-705.

[34]Bonetti, D. L., & Hopkins, W. G. (2009). Sea-level exercise performance following adaptation to hypoxia: a meta-analysis. Sports Medicine, 39 (2), 107-127.

[35]Levine, B. D., & Stray-Gundersen, J. (1997). 'Living high-training low': Effect of moderate-altitude acclimatization with low-altitude training on performance. Journal of Applied Physiology, 83 (1), 102-112.

[36]Millet, G. P., et al. (2010). Combining hypoxic methods for peak performance. Sports Medicine, 40(1), 1-25.

[37]Holliss, B. A., et al. (2013). Influence of intermittent hypoxic training on muscle energetics and exercise tolerance. Journal of Applied Physiology, 114 (5), 611-619.

第六部分

特殊情况

第 31 章

运动员的培养

伊恩·杰弗里斯（Ian Jeffreys）

引言

青少年竞技运动在大多数国家很常见，这对于青少年运动员培养和个人成长两方面都有很大帮助。因此发展错综复杂的竞赛结构，让青少年运动员能够参加各种级别的运动，通过这种方式，挑选少数运动员培养发展成高水平运动员。从传统上来说，竞技体育的发展已经走上了一条特定的运动路线——绝大多数的注意力都集中在与特定运动相关的技术和战术技能的发展上。然而，体育运动员的体能准备却没有达到与此相符的水平，因此对于是否适当地干预青少年运动员培养仍然存在很多争论。这样做的代价是，在许多情况下，最佳表现所需的体能问题没有得到解决，从而使运动员无法充分发挥潜力，同时也使他们面临更大的受伤风险。这需要的是长期的运动员培养发展结构，以解决各方面的问题。

最佳运动表现的本质

最佳运动表现取决于多种因素的相互作用，不能仅靠技能决定，单纯参加比赛不会使青少年运动员在短期或长期内最大限度地发挥自己的能力。相反，我们所需要的是一个尽可能多方面地改善表现的发展方案。

理想情况下，这个过程应该包含一个阶段性的进程，使运动员在适当掌握基本技能和能力的基础上拥有更好的技能和能力。这使人们对运动员长期发展的概念更加关注，已建立了连贯有序的系统和方法尽可能多地来解决这些关键因素，最大限度地增加使运动员充分发挥潜力的机会。以下就是长期有效的运动员发展计划所需涵盖的方面：

- 体能的发展；
- 心理能力的发展；
- 技术技能的发展；
- 战术技能的发展；
- 决策能力的发展；
- 生活方式管理能力的发展。

不幸的是，虽然不缺少参与竞技运动的机会，但这些往往侧重于短期成果而不是长期准备，并且提供的适当的长期发展计划比较少。对于运动员越来越年轻的现象往往加剧了人们对短期表现的关注，进一步将重点转移到让运动员在短期内提高运动表现以便获得精英团队/队伍的选拔。

> 应该永远记住这一点，青年人才的潜力不是稳定的天生特质，而是在成长过程中不断变化的，充分的潜力需要大量的时间才能进行评估 [1]。

要想最大限度地发挥运动员的全部潜力需要精心规划和整合来自各种渠道的投入，协调工作的目的是长期优化运动成绩。本章将重点讨论体能的发展，不过，教练们应该考虑将这些能力与上面强调的其他领域相结合，以确保运动成绩的最佳发展。

合理的长期培养运动员的理论基础

可以说，没有正确的经验和机会，就不可能实现最佳表现。然而，在许多体育系统中，青少年时期的重点往往是实现短期表现，利用围绕适用于竞赛高峰期的成人模型建立的周期性方案，而不是优化长期培养发展方案和发掘未来潜力。

不幸的是，这种短期的训练和追求成绩的方法可能不利于青少年运动员的长期培养发展，因为其重点自然而然地转向了可以在短期内提高成绩的体能参数，而不是优先考虑锻炼最终能长期发展的身体素质。这样，许多青少年运动员可能会表现出似乎是高水平的运动能力，但实际上可能缺乏关键的体能参数的能力。如果这些不足没有得到解决，运动员可能无法发掘足够的运动潜力，并且可能更容易受到损伤 [2]。

为了应对这一挑战，我们需要制定长期的运动员培养发展模型，采取更具战略性的方案来追求运动成绩，更加强调实现长期成效，而不是实现短期目标。虽然运动员长期发展的概念并不新颖，但目前的模型采取的更科学的方法，通常以分配适当的训练刺激为基础，这种刺激源于训练和成长过程之间的相互作用 [3]。每个发展阶段涉及人的一生中重要的生理、心理和社会发展时期 [4]。反过来，这些过程又是通过客观的生理指标来确定的，如峰高速度和峰重速度。有人认为，可以通过识别这些阶段，根据青少年运动员的生理状态而不是按他们的实际年龄进行训练 [5]。

除了运动员长期发展的强有力的表现论证外，还有一个强有力的减伤理念来实施有效的长期计划。虽然没有一个项目能完全消除受伤的风险，但突出的模型可以通过直接解决青少年运动员受伤的一些关键因素，帮助运动员将受伤的风险降到最低。青少年运动员受伤的典型原因包括：

- 缺乏与体育活动有关的运动能力；
- 训练形式过于单调；
- 过度运动；
- 不适合的训练量或负荷；
- 关节间不灵活或不稳定；
- 缺乏适当的力量或肌肉平衡 [2, 6]。

通过实施一项有效的运动员长期发展计划，可以有效减少许多潜在危险。通过建立基本的运动底线和运动表现，可以从源头解决运动不平衡和运动能力不足等问题。

同样，在跳跃、着地、下蹲、支撑等技能的基础上建立基本的运动能力，以确保运动员在运动期间能够以最好状态承受较大的压力。由于在整个过程中都关注这些能力的维持，通过运动表现，特别是不平衡的运动（如高尔夫球、网球等）产生不平衡的可能性也将减少。该系统的另一个关键特征是它是建立在阶段性进展上的，因此，训练量和强度是逐步增加的，并且是基于先前水平上的成功表现。这样，大大降低了过度训练带来伤害的可能性。

> 训练有素的人才需要 8 ~ 12 年才能达到精英阶层 [7]，因此，重点放在为青少年运动员开展的任何运动项目开发计划都应该着眼于为长期表现奠定基础。

受到极大关注的一个发展方面是青春期的成长突飞猛进，在此期间受伤风险会增加。然而，造成风险的原因还不清楚，无法确认是由于伤害风险自然增加还是由于在竞争日益激烈的时候缺乏适当的身体准备和能力不足。重要的是，在后面概述的体系中允许在运动员的整个发展过程中建立基本能力，从而可以显著减少与成长突发和青春期笨拙相关的许多生理表现的挑战，减少潜在的伤害。

目前运动员长期的培养发展模型

在现有许多运动员长期的发展模型中，最广泛使用的是巴里（Balyi）的 LTAD 模型 [8, 9]。这种模型已被世界许多体育组织所采用，并且是多数运动员发展途径的基础。虽然这种模型通常被认为是一个单一的模型，但模型本身是可以变化的，这取决于运动是否可以分为早期专业化或后期专业化。

早期专业化运动的特点是在运动员相对年轻的时候达到了巅峰状态。在这些运动中，例如体操、潜水等，需要尽早进行专业化的培训，因为技能水平需要在年轻的时候进行优化。巴里[8]表示，早期专业化运动应该进行专项运动型培养，而不是通用型培养。后期专业化运动，例如团体运动、田径、赛艇、骑自行车等，通常在较晚年龄达到最好表现，因此可以进行长期培训。

在这个后期专业化运动的长期发展模型中，巴里[8]认为应该有5个阶段的发展，即：

- 基础阶段；
- 培训训练；
- 竞赛准备训练；
- 夺冠冲刺训练；
- 退役/留队。

每个阶段的基础目标概述如下。一般而言，LTAD模型概述了从一般体能的获取阶段发展到特定运动中与高性能相关的特定体能的发展。

基础阶段

在基础阶段，重点是基础运动技能和一般身体素质的整体发展。运动能力的基础（如敏捷性、平衡性、协调性和速度）强调正确地跑步、跳跃和投掷。鼓励现阶段的运动员参加一系列体育活动，以发展广泛的体育相关技能。这些活动可以通过有组织、有指导的经常运动得到练习。此阶段的力量训练包括利用运动员自身体重的运动，以及实心球和瑞士球练习。这个阶段通常按年龄划分，通常被认为是在6～9岁进行培训的。

培训训练

在这个阶段，运动员本质上被指导如何训练和学习特定运动的基本技能。目的是让青少年运动员能够承担和了解基础训练原则，例如热身、准备比赛、恢复的需要等。重点是学习和准备，而不是比赛，训练与比赛的理想比例是75：25。这一阶段是体能和技能发展的关键或敏感时期[8]，这也是LTAD模型的基本特征。事实上，巴里指出，这么多运动员在职业生涯晚期进入停滞期的原因主要是在这一时期过度强调比赛而不是训练。

竞赛准备训练

这个阶段是在"培训训练"阶段的目标实现之后引入的。在这个阶段，焦点转移到竞赛，培训与竞赛之间的比例为50：50。这希望运动员在基础技能和专业技能方面都技艺纯熟，在更激烈的竞争情况下能够运用自如。准备方案越来越针对个性化，扬长避短。

夺冠冲刺训练

这是运动准备的最后阶段，训练重点转向成效优化。运动员现在应该拥有最佳表现所需的基础能力，目标是使他们能够达到特定比赛的巅峰状态。训练与比赛的比例为 25 : 75，竞赛比例中也包括比赛专项训练活动，例如练习比赛。训练是在周期性的基础上进行的，高强度大训练量的训练周期中穿插适当的恢复期。

青少年的可训练性和"机会之窗"的生理基础

巴里的 LTAD 模型的一个重要组成部分就是"机会之窗"的概念——青少年运动员的身体发育加速和加强的时机。这个概念是基于成长和长大的自然生理过程提出来的。然而，最近的一些文章表明，明显缺乏经验数据来支持机会的关键时机概念，以及机会之窗究竟是提高未来潜力的上限，还是仅仅允许运动员在年轻时发挥其潜力 [10, 11]。这需要检查青少年人群训练关键基本要素的可训练性。

运动技能发展和身体素质

关于身体素质和运动技能健康发展的重要性的文献有限 [12]。然而，研究显示 6 ～ 12 岁大脑发育会达到一系列峰值 [11]。这将符合 LTAD 模型中突出的技能发展机会之窗。然而，这些峰值的存在并不一定表明运动员对训练更敏感，或证明在这个年龄段未能发展技能将必然限制后期的整体发展。虽然从生理和运动控制的观点来看，尽可能早地发展基本技能似乎是合乎逻辑的，但目前关于这种训练的长期影响的文献有很大的不一致性。虽然研究表明，年龄在 6 ～ 9 岁的青少年的身体素质可以提高，但在不会继续加强和发展这些技能前提下 [12]，后续仍需继续研究这些计划的长期影响 [13]。

速度

年龄和成长期会影响线性运行速度。这是因为速度将受到一系列因素的影响，例如神经协调、运动表现、肌肉横截面面积、肌肉和肌腱的形态学改变等。这使得我们很难识别和预测固定的速度机会之窗，因为以上所有因素都可能在不同的时间内发展。自然速度的发展似乎在男孩 15 岁以后、女孩 12 ～ 13 岁时达到高峰期。这种观点断言，在没有训练干预措施的情况下，运动表现在峰值高度速度阶段结束时似乎趋于稳定 [14, 15]。然而，没有证据表明不能通过这些超出了自然稳定期的适当训练干预来提高速度 [16, 17]。实际上，我们已经成功地提高了在青春期前的运动员、青少年运动员和高级运动员的速度，这表明速度可以在运动员职业生涯内的各个阶段通过一些适当的训练干预来提高。

力量

可以预期的是，健康的儿童在发育过程中，随着自然成长，在肌肉力量方面会显著增加[18]。关键问题是通过训练是否可以增加力量，以及这种增加是否仅限于特定的机会之窗。现在，有一系列令人信服的证据表明，通过遵循适当的抗阻训练计划使儿童和青少年大大增加他们的力量，这种显著增加的力量变化比单凭自然生长和发育所产生的力量变化，更令人信服[6]。

虽然两个群体都能获得力量的增长，但这些增长的机制可能会有所不同。在青春期前的运动员中，力量训练的适应性很可能主要是神经性的，包括运动单位募集、应激和协调的变化[19, 20]。青春期后，力量增加将是神经和肌纤维肥大因素相结合的结果[6]，青少年运动员的抗阻训练计划已经证明其可以改善一系列任务（包括站立跳远、垂直跳跃、冲刺速度和实心球的投掷[6]）的表现。

看来可以在各个年龄段实现力量增长，而不仅限于机会之窗。然而，青春期后期可能伴随着激素浓度的增加，为整体力量和肌肉增加提供更大的机会。考虑到这种力量增加的潜力，以及力量在其他方面的作用，例如速度、敏捷性、协调能力等方面，力量训练应该是整个运动员的长期发展模型的一个关键方面。需要改变的是应用机制，这将在本章后面讨论。

有氧耐力

虽然可能存在高度个体化，但是在成长过程中存在有氧耐力的发育加速期[12]。然而，我们不知道这些是否提供了重要的机会之窗，或者它们是否代表了加速发展的时期，我们并不清楚有氧适应能力训练对青少年的适用性。但是考虑到许多运动需要适宜的有氧适应能力作为基础，可能更合适的是，建议在儿童期和青春期强调发展适宜程度的有氧适应能力[21]。

因此，青少年运动员似乎在广泛的适应度范围内表现出一定程度的可训练性。虽然可能存在敏感时期，在这个时期自然进步最大，但并不一定表明在这些时候可训练性会自动增强。同样，训练之外的机会之窗将很难发生，如果有，训练效果是不明显的，而且和我们训练的运动员的经历相反。此外，虽未被证实但可以看出抓不住机会就永远达不到运动员的最佳表现[12]。这就为我们提供了一系列机会来开发一个有效的长期运动员发展模型，并且可以根据教练所面临的特定情况进行调整。

技巧的连续本质

虽然固定机会之窗的概念在某种程度上可能存在不足，但普遍接受的是它需要运动员逐步发展体能，许多高级的身体能力取决于基本技能和运动能力。高水平的运动技能是建立在一般运动能力之上的，这是合乎逻辑的，我们需要在基本技能的基础上发展特殊技能。

因此，除非支持这种能力的基本技术已经被引入和发展，否则一个针对某种通用适应能力（如速度）的简单方法就是有缺陷的。这需要制定一项计划，首先引入基础身体能力，并逐步进行排序，直到能使身体表现在后期数据中反映出最大限度的提高。

大多数的身体素质能力是可以训练的，与年龄无关，这意味着该教练可以给任何年龄段的青少年运动员实施适当的体能发展计划。我们需要的是一个连续的计划，使运动员能朝最高的水平进步。实现这个计划的关键是具备足以支撑有效运动表现的体能，然后基于此实现阶段性的进步。从本质上讲，这可以被视为运动课程，它让运动员在长时间的训练积累中取得进步，最终达到最佳表现。

为了能够建立一个合适的发展体系，运动员的动作需要规范并且应掌握基本的动作要领[8]。库克（Cook）[2, 22]和杰弗里斯（Jeffreys）[11, 23, 24, 25]的工作成果可以帮助确定巩固基本运动技巧的关键基本能力[2, 22]。库克提出的功能性运动测试建立了一个被认为巩固灵活能力和稳定能力表现的基本标准，而且没有从根本上限制力量训练方案。同样，杰弗里斯提出的目标运动教学大纲制定了一系列多方向运动，以有效巩固运动表现，而目标运动提供了可以在运动中定性监测表现的模型。这些共同提供了一个运动的基本教学综合大纲，这个大纲需要我们将它作为运动员发展计划的基础以掌握。

一种用于 LTAD 模型的单独应用模型

下面的模型具有灵活性，可以被各种级别的教练在多种体育运动中利用。虽然它在许多方面与 LTAD 模型类似，但也有不同，它不是围绕着关键机会之窗，而是围绕基本运动能力和随后的连续发展而建立的。这使得它可以在一个范围内和一系列时间尺度内得到使用，比传统模型更具有灵活性。该方案的一个关键方面是利用对能力的定性评估与基于设定能力的成就来取得进展，可以根据运动学习原理适当地进行技能排序。虽然概述了多个阶段，但没有明确的时间段。相反，运动员将在特定的技能或模式下训练，直到他们展示适当的能力进而转移到后续阶段的训练。

关键阶段：

- 运动基础；
- 运动发展；
- 训练表现的发展；
- 训练成效的实现。

每个阶段的特点是其关键的训练目标，而不是时间尺度。本节训练课程的内容专门为实现既定目标而设计。理想情况下，这个过程越长，建立稳定的技能和能力的机会就越多，模型本身也能适应我们面临的独特情况。例如，上述模型已被我们作为完整的长期运动员发展模型（未来冠军），其中包括为期 6 年的发展周期、为期 4 年的训练周期和 3 年的竞赛周期。

该模型就像典型的教育模式，其中首先确定了整体发展课程，其基础是对有资质的运动员所需的身体技巧和能力的清晰描述。本课程概述了从进入课程到完成课程的总体过程，旨在解决潜在影响运动成绩的各个方面的问题。

运动基础

这一阶段是建立在基础运动能力之上的，这种运动能力最终支撑了有效的表现，并且开始了对长期表现至关重要的技能发展的积累。目前的重点是建立关键的灵活性、稳定性和运动能力的基本标准。事实上，目前来说，任何模型都不可能让运动员实现完美表现。相反，重要的是需要培养基本能力[8]，没有这种能力，运动员的发展往往会有潜在的缺陷。

在这一点上的一个关键因素是，该方案应该围绕定性评估，而不是定量评估。例如，运动员短跑的质量需要评估，而不仅仅是跑得多快。这强调了一种质量运动模式的实现，而不是实现一种无效的运动模式所能达到的表现，因为后者可能会限制运动员技能的进一步发展。

通过这种方式，计划目标就是其过程，而不是目标本身，侧重于质量而不是数量。现阶段的关键是要确保所有运动员都具有基本的运动能力基础，从而使他们能够在日后进行更进一步的训练。

与 LTAD 模型不同，当前模型没有固定的持续时间或开始点。在这个发展阶段花费的时间很有可能因人而异。一些运动员能相对快速地掌握这个时期的关键能力，而对于其他运动员，进行到下一阶段可能需要相当长的时间。通常对于高水平的运动员来说，专项能力往往掩盖了基本能力的问题，重要的是尽快确定和解决这些问题。所以无论情况如何，运动员在进入更高水平的培训之前，能够掌握基本的能力是很重要的。

这个发展阶段的关键之一是发展有效运动。库克指出，一般运动不能保证规范的动作，运动还需要运动控制，包括稳定性、平衡性、姿势控制、协调和感知[2]。通过这种方式，当灵活性和稳定性成为关注的焦点时，必须被有针对性地进行训练和评估，因为它们与运动能力有关，而与个体肌肉或静态姿势无关。

重要的是，准备工作优先于训练表现，其规划是围绕训练的积累而建立的，而不是为比赛做好准备。这也有利于减少潜在损伤。这一阶段的关键方面如图 31.1 所示。

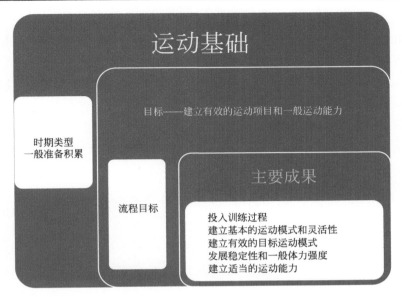

图 31.1　运动基础的关键方面

运动发展

所有进入这个阶段的运动员现在都应该具备基本运动能力，掌握基本的运动动作。这一阶段的目标是发展这些能力，并开始在这些基本能力上形成定量化的训练。例如，在运动基础阶段，运动员将展示下蹲、冲刺等能力。在这个阶段，低水平的负荷可以开始逐渐加在这些运动上，但并不同时降低技术水平。事实上，青少年运动员的抗阻训练需要被认为是负荷下运动的发展。这强调了一个事实，随着运动员在项目中的进步，教练应该把有效的运动模式的发展和保持放在第一位。运动能力的发展也应取得进展，以反映更开放和更通用的运动情况。

类似于运动基础阶段，运动发展阶段也是一个积累阶段，但重点是逐步发展上一阶段所建立的技能。本阶段的目标必须是建立和发展健全的基本能力和运动技能，以及采用训练通用技能（如重量训练技术、测试技术），从而使后期的训练效果最大化。然而，由于在这个阶段运动员比运动基础阶段训龄更久，因此需要对方案进行更多操作，以便使用的方法以及所分配的训练强度和训练量有更大程度的差异。

在整个阶段以及其后的各个阶段，至关重要的一点是，尽管训练的重点是培养运动员更高的能力，但也要维持其基本能力。青少年运动员经常会经历快速增长期，而诸如灵活性、稳定性和协调等能力也会受到不利影响。因此，这种发展决不能被看作是线性的，相反，运动员将显示该阶段的进展也可能是退步。强调能力的保持对于减少伤害风险也是至关重要的。

因此，我们必须建立进程，以确保维持最初建立的运动和能力的质量。因此，定性评估方法必须在这段时间内继续存在，理想情况下应该优先于此时开始引入的定量方法。然而，为运动员提供目标分数通常是有用的，以便在本阶段的后期向运动员提供有关其目前进展情况的反馈意见以及他们进入下一个发展阶段所需的标准。其分数可以包括速度成绩、跳远成绩和力量型运动成绩。应鼓励教练整合这些系统的信息，以便得到一个真正评估运动员能力的方法。

这一阶段的关键方面如图 31.2 所示。

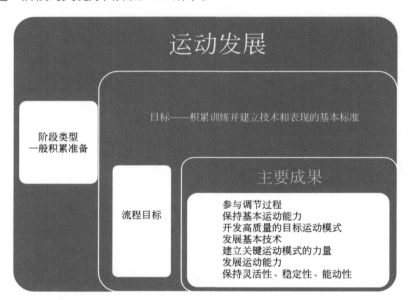

图 31.2　运动发展的关键方面

训练表现的发展

正如这一阶段的命名所表明的那样，现在的重点已经从建立基础运动素质转向了加强运动表现方面的素质，同时也继续强调了训练的全面积累。需要从体育的一般观点转向特定观点，现阶段运动员很有可能专攻一项或两项运动。

因此，训练目标需要变得更加具体，并与每项运动所确定的关键限制因素相关联。例如，橄榄球运动员将需要比足球（英式足球）球员发展更好的肌肉质量，因此，这个阶段可以设定与特定运动或特定运动组合相关的最低表现标准。例如在训练中设定深蹲（可反映力量在运动组合中的重要性）表现目标，因为力量型运动（如摔跤、举重等）、碰撞类运动（如橄榄球、美式橄榄球等）、团体运动

（如足球、手球等）和场地运动（如网球、羽毛球等）的特点不同，其表现标准也所有不同。建议使用一系列测试来评估运动或运动组合中所需的适应度参数，并在每个测试中设定适当的目标。

同样，更规范的周期计划也将被引进，重点开始落实到现有的运动成绩水平上。以这种方式，在关键的比赛中可以让运动员有针对性地测试他们的能力水平，发展自己的能力，使其达到巅峰或者更高水平。从本质上讲，这一阶段既是一个积累的阶段，也是一个跨突变的阶段，前两个阶段培养的基础运动能力开始直接转化为增强的效果，但仍然在培养和决定表现水平的关键期。这个阶段仍然需要强调训练积累量，因为运动员的身体能力往往远低于最高水平的运动所需的身体能力。这一阶段的关键方面如图 31.3 所示。

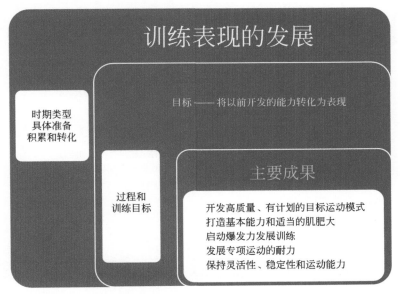

图 31.3　训练表现的发展的关键方面

训练成效的实现

此阶段的重点将放到最大限度地提高运动表现上。作为一名运动员，应该有一段长期、丰富的训练历史，然后将需要使用更先进的周期模型，围绕实现关键比赛中的最佳表现进行规划。前一阶段的训练和能力的积累确保了运动员对这项工作有充分的准备。这一阶段将利用更广泛的手段和方法，并在方案本身内使用更大程度的变化。

尽管表现是重点，但在许多运动项目中，运动员很可能离精英水平还有一段距离。这需要确定关键的力量和弱点，并使用发展计划来确保运动员能够解决这些问题，以及最大限度地发挥最佳训练成效的可能性。因此，训练成效计划开始时，需要反映体育运动的类型和运动员最终达到巅峰的典型年龄。事实上，这在不同的运动中，甚至在同一体育运动中也可能会有所不同，因为处于不同场上位置的运动员可能需要发展不同的身体素质，这些身体素质将在不同时间达到巅峰，例如与外围的位置相比，橄榄球比赛的前锋为了在精英阶层竞争，可能要在训练成效的实现阶段花费更多的时间进行体能训练。这一阶段的关键方面如图 31.4 所示。

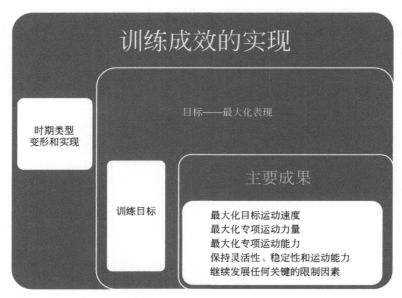

图 31.4　训练成效的实现的关键方面

总结

不论青少年运动员训练的重点是运动表现还是养成健康的生活方式，毫无疑问，年轻时适当发展关键身体素质可以增加实现这些目标的可能性。虽然在过去，年轻运动员的体能训练就是各类争议的焦点，但有效应用适当的干预训练对青少年运动员的有效准备至关重要似乎是合乎逻辑的。与任何技能一样，体能发展应该从一般身体素质过渡到运动专项表现阶段。为了实现这一点，适当的长期运动员发展模型提供了一个有效的计划结构。

虽然 LTAD 模型已经被普遍接受，并在多种情况下得以运用，可以控制运动员进步的一系列情况，但可能对于一名教练来说，在短时间内训练运动员不容易应用此模型。同样，它基于身体素质发展的"机会之窗"和关键时期，这使得无法在"机会之窗"和关键时期执教的教练很难应用此模型。

本章概述的基于目标的系统提供了一个结构，可以让教练在自身的控制范围内发起长期的运动员发展计划。这种灵活性使其应用于更广泛的情况，并且由客观主导，允许其进行修改以适应教练面临的问题。至关重要的是，利用该系统获得进步是以能力而不是时间为基础的，运动员必须在进入更高的训练阶段之前表现出基本的能力。这将最终确保运动员拥有所需的关键身体素质，以最大限度地提高训练成效并降低整个运动过程中受伤的风险。

参考文献

[1]Wolstencroft, E. (Ed.). (2002). Talent identification and development: An academic review. Edinburgh: Sportscotland.

[2]Cook, G. (2010). Movement: Functional movement systems: Screening assessment and corrective strategies. Aptos, CA: On Target Publications.

[3]Lloyd, R. S., & Oliver, J. L. (2012). The youth physical development model: A new approach to longterm athletic development. Strength and Conditioning Journal, 34 (3), 61-72.

[4]Sportscotland. (2004). Player improvement: A consultancy paper. Edinburgh: Sport Scotland.

[5]Balyi, I., & Hamilton, A. (2000). A key to success - long-term athlete development. Sport Coach, 23, 10-32.

[6]Faigenbaum, A. D., Kraemer, W. J., Blimkie, C.J.R, Jeffreys, I., Micheli, L. J., Nitka, M., & Rowland, T. W. (2009). Youth resistance training: Updated position statement paper from the National Strength and Conditioning Association. Journal of Strength and Conditioning Research, 23 (5), S60-S79.

[7]Bloom, B. (1985). Developing talent in young people. New York: Ballantine Books.

[8]Balyi, I. (2001). Sport system building and long term athlete development in British Columbia Canada. SportsMed BC.

[9]Balyi, I. (2002). Long-term athlete development, the systems and solutions. Faster Higher Stronger, 1 , 6-9.

[10]Bailey, R. P., Collins, D., Ford, P. A., MacNamara, A., Pearce, G., & Toms, M. (2010). Participant development in sport: An academic literature review. Leeds, UK: Sports Coach UK.

[11]Jeffreys, I. (2011). A task based approach to developing reactive agility. Strength and Conditioning Journal, 33 (4), 52-59.

[12]Ford, P., De Ste Croix, M., Lloyd, R., Meyers, R., Moosavi, M., Oliver., Till, K., & Williams, C. (2011). The long term athlete development model, physiological evidence and application. Journal of Sport Sciences, 29 (4), 389-402.

[13]Barnett, L. M., van Beurden, E., Morgan, P. J., Brooks, L. O., Avigdoe Zask, A., and Beard, J. R. (2009). Six year follow up of students who participated in a school based physical activity intervention. A longitudinal cohort study. International Journal of Behavioural

Nutrition and Physical Activity, 6 (48), 1-8.

[14]Graf, C., Koch., B., Falkowski, G., Jouck, S., Christ, H., Staudenmaier, K., et al. (2005). Effects of a school based intervention on BMI and motor abilities in childhood. Journal of Sport Science and Medicine, 4 (3), 291-299.

[15]Philippaerts, R. M., Vaeyens, R., Janssens, M., Van Renterghem, B., Matthys, D., Craen, R., Bourgois, J., et al. (2006). The relationship between peak height velocity and physical performance in youth soccer players. Journal of Sports Science, 24 (3), 221-230.

[16]Kotzamanidis, C. (2003). The effect of sprint training on running performance and vertical jump in preadolescent boys. Journal of Human Movement Studies, 44 , 225-240.

[17]Kotzamanidis, C., Chatzopoulos, D., Michailidis, C., Papaiakovou, G., & Patikas, D. (2005). The effect of a combined high-intensity strength and speed training programme on the running and jumping ability of soccer players. Journal of Strength and Conditioning Research, 19 (2), 369-375.

[18]Rowland, T. (2005). Children's exercise physiology (2nd ed.). Champaign, IL: Human Kinetics.

[19]Ozmun, J., Mikesky, A., & Surburg, P. (1994). Neuromuscular adaptations following prepubescent strength training. Medicine & Science in Sports & Exercise, 26 , 510-514.

[20]Ramsay, J., Blimkie, C., Smith, K., Garner, S., Macdougall, J., & Sale, D. (1990). Strength training effects in prepubescent boys. Medicine & Science in Sports & Exercise, 22., 605-614.

[21]Shephard, R. J. (1992). Effectiveness of training programmes for prepubescent children. Sports Medicine, 13 (3), 194-213.

[22]Cook, G. (2003). Athletic body in balance. Champaign IL: Human Kinetics.

[23]Jeffreys, I. (2006). Motor learning: Applications for agility, Part 1. Strength & Conditioning Journal, 28(5), 72-76.

[24]Jeffreys, I. (2008). Movement training for field sports: Soccer. Strength & Conditioning Journal, 30 (4), 19-27.

[25]Jeffreys, I. (2010). Gamespeed: Movement training for superior sports performance. Monterey, CA: Coaches Choice.

第 32 章

女性运动员

N. 特拉维斯·特里普利特（N. Travis Triplett）、玛格丽特·斯通（Margaret Stone）

引言

众所周知，不同性别的人，身体构造也有所不同，但这些差异对两性的受伤风险和训练的影响到底存在多大差别尚无定论。因此我们自然考虑到，相对男性运动员，女性运动员的训练中有哪些特殊需求需要解决。本章的目的是解决女性运动员面临的一些特殊挑战，包括训练因素、力量发展、生物力学和激素的差异。

训练中考虑的因素

虽然总的来说，男女性运动员的训练计划制定并没有什么不同，但是仍然存在一些差异，并且这些差异可能对运动员的潜在损伤或不适应产生影响。例如许多女性运动员进行比男性运动员更少有利条件的运动时，可能需要较长的一般准备阶段 [15]。如果未能为更高级的训练做好准备可能导致计划外的超量训练或过度训练，这将对表现产生不利影响。当然，对准备工作的评估必须以个人的方式进行。针对女性运动员的其他训练也应考虑到以下几点 [15]：

- 女性的绝对力量水平不同，但女性上肢的力量是男性的 40% ~ 60%，下肢力量是男性的 70% ~ 85%；
- 女性的平均力量发展速度低于男性的平均值；
- 女性产生的绝对爆发力比男性的小，并且有证据表明，女性单位体积肌肉产生的爆发力也比男性的小。

力量级

两性之间的力量差异主要源于身体肌肉量和肌肉分布的不同 [7, 16]。例如，无论体型大小，男性的上肢肌肉量总比女性多，而两性的下肢肌肉分布总是很接近。因此，在比较男女性之间的力量水平时，力量与瘦体重的比值是较为有意义的衡量值。用这些衡量标准，可以将女性和男性的力量等同起来，尤其在对下肢力量做比较时相比上肢差异更小（但是仍然存在）。如果提取出肌肉组织样本并对其进行力量试验，不借助基因分析，那么根本无法获知样本来自男性还是女性。因此肌肉的总量和在身体上的分布是决定力量大小的主要因素，而持续的训练则可以提升力量。

力量发展速率和爆发力

快速达到峰值力并表现出高水平的爆发力很大程度上取决于神经因素[14]。功率（爆发力）被认为是能够短时间内完成工作（产生力）的能力，因此神经因素更多地与爆发力的形成时间有关。力量与力的产生有直接关系，因此也是爆发力的工作组成部分。因此，女性的爆发力输出是受低力量发展速率和运动强度影响的。

力量和肌肉发展

如何制定一个抗阻训练计划来提高女性的力量水平，使其与男性做同样的事情时的表现并没有什么不同？运动选择（多关节、大肌肉群）、负荷（80% 1RM或更高）、重复次数（8次或较少的）以及训练频率（每周2～3次）的基本设计原则是普通适用的。然而，由于女性的肌肉量较少，为了优化力量发展，可能有必要在训练年的某个时间点重点强调肌肉发展，尤其是上肢的肌肉发展。

尽管可以在任何时候增加力量，但力量水平的最大化需要肌肉量的增加，尤其是在长期训练后力量水平开始稳定。许多女性不补充合成代谢物质却希望有明显的肌肉块，这通常是不可能的。但其实肌肉量的增加可导致体脂率降低，不仅增加静态时新陈代谢，也对体重控制和运动表现有积极的作用[5]。

在制定针对力量的训练计划时，对男性和女性而言，运动选择、负荷、重复次数及训练频率的基本设计原则是类似的。

生物力学考虑

力量水平和运动力学是相关的，因为关节周围的肌肉力量薄弱会改变正确的运动模式。最好的例子之一是下蹲动作时的膝关节位置。女性蹲下时膝关节外翻（膝外翻）的患病率更高，这会减少力量产生，并增加膝关节韧带损伤的潜在可能性。女性运动员膝关节韧带损伤最常见的是前交叉韧带损伤，女性患病率是参加同一项运动的男性（如篮球、足球）的2～10倍不等[12]。

虽然接触性的动作是一个原因，但其实大部分女性前交叉韧带损伤是发生在非接触性动作中的，例如急停、旋转、连续旋转和减速等动作[13]。膝关节结构（包括前交叉韧带和内侧副韧带，以及外侧半月板）发生多处损伤的情况并不少见，这种损伤常被称为"不幸的三联征"。

女性更容易受困于此类损伤的原因有很多，包括髋关节宽度和膝关节位置的不同比例、关节松弛度问题和前交叉韧带厚度[13]。这些原因似乎不太重要，而更可能的原因包括：

- 力量发展速率，如前文提到的，女性达到与男性相当的力量水平需要更长的时间来发展；
- 腘绳肌激活障碍导致对膝关节功能占主导地位的股四头肌失去明显的控制能力；
- 踝关节背伸以及膝关节外翻和髋关节外旋。

身体姿势

单腿运动，例如急停或减速，很容易导致前交叉韧带损伤。一些女性运动员在这些运动中采取的姿势和男性运动员不同，增加了受伤概率。然而，最主要还是由于直接或间接的力量缺乏，因为和与她们相当的男性运动员相比，女性运动员进行的相关性训练总是少一些 [4]。让女性运动员学会如何正确落地以及在急停和急转运动中保持正确的膝关节位置对她们大有裨益。与此同时，力量训练与爆发力训练同样重要，甚至更重要，因为肌肉力量不足会影响技术动作。例如落地时肩部和膝关节处于同一直线，使身体重心不会远离身体这样的基本技术点。方向转换涉及减速和加速，因此最佳身体倾斜角度（如多用小半径转弯）和足地接触（如全脚掌急停）同样可以在不考虑力量等级的情况下将受伤风险降到最低 [11]。

激素因素

睾酮是影响力量和体型大小的一种激素，男性的睾酮水平平均为女性的 10 倍 [17]。因此，许多女性运动员对产生较大肌肉的恐惧是不合理的，因为睾酮水平较低。另外，基因、营养和运动计划设计这些因素也对肌肉力量的产生存在影响。同样，男性更大的骨骼也支持更大的瘦体重。区别于男性，女性还受到其他激素因素的影响，主要是生理周期和相关激素。这不仅影响着她们的表现，而且对骨骼发育和维持也有影响。

生理周期

在正常的女性生理周期中，雌激素、孕激素和其他激素（卵泡刺激素、黄体生成素）以 28 天左右为周期，以一定模式波动。这些波动的影响不是特别大，但有证据显示，运动员在生理周期内的有氧运动和无氧运动表现都会发生变化。例如已经有一些研究显示生理周期的不同阶段对运动表现有阻碍或促进作用 [10]。根据运动员的生理周期制定训练计划需要考虑每个个体的实际情况，这是一项相当耗时耗力的工作。尽管如此，如果想要让运动员利用生理周期中的不同阶段的特性，让训练发挥出最大作用，就非常有必要在不同阶段中进行观察并对运动员的表现做好训练记录。更重要的是，通过简单地监控生理周期对运动员的影响可以避免其对运动员体重、骨密度等的影响，从而让训练更加有效，并避免潜在的伤害，最终对运动员的表现起到积极的作用。

女性运动员三联征

女性运动员三联征指一系列条件同时满足时，女性运动员尤其容易暴露在疾病和受伤的高风险下。女性运动员三联征包含三个方面：饮食紊乱（包括神经性厌食症和神经性贪食症）、骨质疏松（骨密度降低）和闭经（月经不调）[1, 3]。造成这三种问题的原因在于过度训练（过量或过强）。通常用图32.1所示来表示三联征。

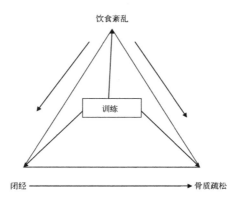

图32.1 女性运动员三联征

过度训练和饮食紊乱会导致体脂率过低，有损健康，并造成闭经。过度训练、饮食紊乱和闭经又会导致骨质疏松。运动员可能只有上述症状中的一个或两个，如果三个问题都有则会对健康和运动表现造成极大伤害。

饮食紊乱：广义的饮食紊乱可以包括很多方面。运动员单纯地摄入能量过少或营养不足以及神经性贪食症都被称为饮食紊乱。更严重些的神经性厌食症和神经性贪食症也是饮食紊乱。

神经性厌食症指运动员过度减重，使体重低于自身年龄的正常体重范围。常见的情况有使用泻药或呕吐等方法过度减重。神经性贪食症是指运动员饮食放纵的一种疾病，让人失去控制地暴饮暴食，导致运动员使用不同的方法，如呕吐或滥用泻药，以防止体重增加。

很多人在出现饮食紊乱后会显露出病症，但也有一些运动员在患病后表面上很难看出蛛丝马迹。例如耐力型运动、跳水和体操运动员，由于训练的原因通常都极瘦。虽然在根据体重分组的运动项目或者体重越轻越有优势的运动项目中更为常见，但其实所有项目的运动员都有可能为了管理体重而使用不正确的方法。然而，任何程度的饮食紊乱都会造成运动表现退步或受伤风险增大，尤其是肌肉抽搐或脱水、电解质缺失等问题[18]。

闭经：严格来讲，闭经是指没有月经周期。闭经或月经过少（月经周期不规则）对骨密度尤其有害，这可能会提高应激性骨折的发生率[6]。原发性闭经指到16 岁还没有初潮。相比而言，继发性闭经更为常见，是指原本有正常月经的人暂时性或永久地停止月经。很多女性运动员都有过偶然停经的经历，不过闭经指连续停经超过 3 个月或更久的情况[6]。

尽管饮食紊乱也是因素之一，但导致这些现象的主要原因在于运动员的训练因素，包括开始训练的年龄过小、运动量和运动频率、训练的紧张程度和持续时间。这些训练因素应当根据运动员自身状况进行调整，既可以在标准训练的基础上增加一些时长，也可以对训练量、训练强度或训练频率进行微调[6]。

骨质疏松：骨质疏松的字义是"多孔的骨头"。骨头流失过量蛋白质（骨胶原）和矿物质，尤其是钙质时会引起骨质疏松[2]。如之前提到的，女性运动员三联征的其他症状也会导致骨质疏松，久而久之，骨量和骨密度都会受到损害。年轻运动员因闭经、饮食紊乱和过度训练导致骨质疏松是非常不好的，因为骨头需要很长的时间来重建，并且，在年轻时造成的骨密度低会随年龄增长导致严重的骨问题。骨质疏松可导致应力性骨折和胫骨应力综合征，如果处理不当，则会造成完全骨折。这种情况下，就需要调整运动量和强度，降低受伤风险，并调整饮食确保骨骼恢复所需物质的供给。关于这些，我们已经在第 16 章中详细讨论过。

> 女性运动员三联征描述了一系列症状，当这些问题同时出现时，会使女性运动员比平时面临更大的患病或受伤风险。

妊娠与训练

很久以来，人们都建议女性在妊娠期间只做中低强度的持续有氧运动，直到最近，妊娠期的力量训练才逐渐被推行。在这期间应当注意运动项目的选择，而且由于体型发生变化，也要具备一些相应的技术。除了由于身体形态变化必须对所需的运动项目选择和技术进行调整外，还有一些重要的概念对于维持一个安全的训练环境至关重要[9]：

- 在妊娠中后期（第 4 个月开始及以后）应避免仰卧位动作，因为子宫会对回流到心脏的血管施加压力。直立位姿势或倾斜位姿势的运动都是可以的；

- 妊娠期间关节会逐渐松弛，妊娠后期应避免高强度或柔韧性运动；
- 妊娠期间血压会升高，应避免等长运动和瓦式动作。

对于产后重返运动，没有什么特别的建议。因为重返运动的时间高度取决于妊娠期间和分娩期间的并发症数量。对此的一般性建议是在随着出血停止并得到医生的确认后即可开始恢复一些常规运动，产后可能需要长达 10 周才能恢复运动 [8]。

总结

性别差异突出强调了女性运动员训练方案中的力量训练和爆发力训练的重要性。本章探究了女性运动员三联征的形成因素，着重强调了力量和爆发力发展可以提高运动表现，也会降低受伤风险。抗阻训练成功的关键是精心策划的训练计划和有周期性的训练方案，在特定时间内控制运动量和强度，提高肌肉组织的发展、力量和爆发力。

参考文献

[1]Barrack, M. T., Ackerman, K. E., & Gibbs, J. C. (2013). Update on the female athlete triad. Curr Rev Musculoskelet Med, 6 (2), 195-204.

[2]Chen Y. T., Tenforde, A. S. & Fredericson, M. (2013). Update on stress fractures in female athletes: Epidemiology, treatment, and prevention. Curr Rev Musculoskelet Med, 6 (2), 173-181.

[3]Gibbs, J. C., Williams, N. I., & De Souza, M. J. (2013). Prevalence of individual and combined components of the female athlete triad. Med Sci Sports Exerc, 45 (5), 985-996.

[4]Haines, T. L., McBride, J. M., Triplett, N. T., Skinner, J. W., Fairbrother, K. R., & Kirby, T. J. (2011). A comparison of men's and women's strength to body mass ratio and varus/valgus knee angle during jump landings. J Sports Sci, 29 (13), 1435-1442.

[5]Lemmer, J. T., Ivey, F. M., Ryan, A. S., Martel, G. F., Hurlbut, D. E., Metter, J. E., . . . Hurley, B. F. (2001). Effect of strength training on resting metabolic rate and physical activity: Age and gender comparisons. Med Sci Sports Exerc, 33 (4), 532-541.

[6]Manore, M. M., Kam, L. C., & Loucks, A. B. (2007). The female athlete triad: Components, nutri-tion issues, and health consequences. J Sports Sci, 25 , 61-71.

[7]Miller, A. E., MacDougall, J. D., Tarnopolsky, M. A., & Sale, D. G. (1993). Gender differences in strength and muscle fiber characteristics. Eur J Appl Physiol Occup Physiol, 66 (3), 254-262.

[8]Mottola, M. F., & Wolfe, L. A. (2000). The pregnant athlete. In B. Drinkwater (Ed.), Women in sport (pp. 194-207). Oxford, UK: Blackwell Science.

[9]O'Connor, P. J., Poudevigne, M. S., Cress, M. E., Motl, R. W., & Clapp, J. F. (2011). Safety and efficacy of supervised strength training adopted in pregnancy. J Phys Act Health, 8 (3),

309-320.

[10]Oosthuyse, T., & Bosch, A. N. (2010). The effect of menstrual cycle on exercise metabolism: Implications for exercise performance in eumenorrhoeic women. Sports Med, 40 (3), 207-227.

[11]Plisk, S. S. (2008). Speed, agility, and speed-endurance development. In T.R. Baechle & R.W. Earle (Eds.), Essentials of strength training and conditioning (3rd ed.) (pp. 457-485). Champaign, IL: Human Kinetics.

[12]Renstrom, P., Ljungqvist, A., Arendt, E., Beynnon, B., Fukubayashi, T., Garrett, W., ... Engebretsen, L. (2008). Non-contact ACL injuries in female athletes: An International Olympic Committee current concepts statement. British J Sports Med, 42 (6), 394-412.

[13]Russell, K. A., Palmieri, R. M., Zinder, S. M., & Ingersoll, C. D. (2006). Sex differences in valgus knee angle during a single-leg drop jump. J Athl Train, 41 (2), 166-171.

[14]Ryushi, T., Hakkinen, K., Kauhanen, H., & Komi, P. V. (1988). Muscle fiber characteristics, muscle cross-sectional area and force production in strength athletes and physically active males and females. Scand J Sports Sci, 10 (1), 7-15.

[15]Stone, M. H., Stone, M. E., & Sands, W. A. (2007). Physical and physiological adaptations to resistance training. In M. R. Stone, M. Stone, & W. Sands (Eds.), Principles and practice of resistance training (pp. 211-213). Champaign, IL: Human Kinetics.

[16]Vanderburgh, P. M., Kusano, M., Sharp, M., & Nindl, B. (1997). Gender differences in muscular strength: An allometric model approach. Biomed Sci Instrum, 33 , 100-105.

[17]Viru, A., & Viru, M. (2005). Resistance exercise and testosterone. In W. J. Kraemer (Ed.), The endocrine system in sports and exercise (pp. 319-338). Oxford, UK: Blackwell Science.

[18]Zach, K. N., Smith-Machin, A. L., & Hoch, A. Z. (2011). Advances in management of the female athlete triad and eating disorders. Clin Sports Med, 30 (3), 551-573.

第 33 章

运动员的旅行

肖纳·哈尔逊（Shona Halson）、艾米迪奥·佩斯卡（Emidio Pacecca）

引言

旅行是职业运动生涯中必不可少的一个组成部分。在 2013 ~ 2014 赛季中，北美国家冰球联盟旅行了 41 390 英里（约 66 611 千米）。网球运动员可以说是运动员中旅行最多的，报告表明他们在 2 个月内旅行了 48 237 英里（约 77 630 千米）。这些旅行可以是长途国际旅行，或者短一点的国内旅行，甚至是几小时的汽车或火车旅行。

很多人都觉得旅行很累，所以旅行医疗和时差管理对减轻旅行带来的负面影响、让运动员快速恢复发挥出正常水平至关重要。

本章讨论了旅行对运动员的表现、疾病及受伤风险的影响。为运动员、教练和各运动支持团队提供了基本的实用建议。

时差和旅行疲劳

时差是优秀运动员特别关注的问题，因此找出实际有效的方法来解决由此产生的疲劳和潜在的表现力下降是非常重要的。

时差指昼夜节律不同步，或人体内生物钟和外部环境不匹配的情况[1]。这种不同步会导致一系列如下症状：

- 疲劳和疲惫感；
- 睡眠障碍；
- 注意力不集中；
- 缺少动力；
- 胃肠道不适；
- 食欲不振；
- 头疼；
- 身体不适[2]。

旅行疲劳是指个体在一个赛季旅行过程中由于心理、生理和环境因素累积产生的更为复杂的总和 [3]，旅行疲劳的症状可能是持续疲劳、反复发作的疾病，也可能是行为或情绪改变和动力缺乏 [3]。因此，在整个赛季中的时差和旅行疲劳管理非常重要。而且旅行疲劳不仅仅来自飞行，也来自搭乘汽车的旅行和在飞机场度过的时间（起飞、中转和抵达）。

时差和旅行疲劳带来的结果可能源自多种因素，包括旅行方向、跨时区数量、旅行频率和赛季时长 [3]。研究证明，向东的旅行会比向西的旅行导致更严重的时差症状 [2]。这是因为体内生物钟并不是严格的 24 小时，而是更接近于 25 ～ 26 小时 [2]。因此身体对延长白天的时长比缩短时长更容易调整适应。

时差对运动表现的影响

根据上述的时差引起的症状，远程旅行产生的时差对运动表现有负面影响也不足为奇。时差对运动表现产生的负面影响也关系到很多因素。不仅是前面提到的跨越的时区数量和旅行方向，还和运动项目类型及这个运动项目在一天当中最佳表现时间有关 [4]。此外，个体反应会决定表现降低的严重程度以及特定运动项目中对注意力和复杂协调性的需求 [4]。

安排旅行

能影响旅行的因素很多，如果能使这些因素最优化，就能极大减小旅行带来的生理和心理的负面影响。这些因素存在于旅行前、旅行期间和旅行结束的时间段内。为了对抗旅行带来的负面影响，安排出最优的旅行计划，应当遵循以下几个实用的建议。

临行前的调整

在到达另一个时区前就调整自身适应新时间是减轻时差影响的最好方法，同时也是最难实现的方法。提前调整可能涉及光照或者避光（要视旅行的方向而定）、摄取褪黑素、调整饮食和睡眠。调整一小时或一天，都可以用调整光照的方法将体内生物钟向前或向后调整。想要将生物钟向后调整，可以让运动员在傍晚时分（根据当前时间）多接受光照，在后半夜和清晨时分避免光照。反之，要将生物钟提前，应该在后半夜和清晨时分（根据当前时间）多接受光照 [2]。

尽可能将生物钟与新时间接近这个方法非常有效，然而很费时费力，根据我们的经验，提前调整运动员睡眠周期反而会引发疲惫感。而且，在这个过程中，光照是非常关键的因素，如果运动员在预调整时期搞错了接受光照的时间，那么所有努力都会付之一炬。因此，从实践的角度来讲，这个策略很难执行，特别是训练时间可能已经设定好的运动项目（尤其是像游泳、划船这类需要尽早开始的竞技项目）。最后，在出发前应当尽量避免疲劳，着重优化出发前的睡眠。

旅程中

旅程中有很多可变因素需要确定。我们可以通过优化营养摄入、减轻肌肉骨骼紧绷等方法减少旅行带来的负面作用。需要重点考虑的几个因素如下。

营养和饮食（用餐时间、饮水）

由于机舱内空气压力变化和空气质量的关系，脱水是长途飞行中很常见的问题。客机中的二氧化碳浓度和通风率升高，相对湿度降低（10% ～ 20%）伴随环境湿度也降低[5]，就会导致上呼吸道液体蒸发速率增加。再加上通风率升高以及体液的流失和蒸发，就需要及时补充水分预防脱水。一般来讲，一个体重 80 千克的男性每小时要摄入 100 ～ 150 毫升液体。这些液体可以是水、功能性饮料、果汁、软饮料和热饮。不过最好是以水为主，同时多样性的摄入也很重要。果汁和功能性饮料含有高浓度糖分和高能量，含咖啡因的饮料可以帮助调节睡眠，建议根据时间段适当摄入。例如，如果到达目的地已经是深夜，在飞机上喝咖啡有可能抑制飞机上的睡眠，因此可以推迟生物钟以更接近当地时间。

减轻肌肉骨骼紧绷、降低血栓栓塞风险的策略方案

静脉血栓栓塞疾病（VTE）被认为是与航空旅行中相关的主要健康问题之一[6]。深部静脉血栓（DVT）和肺血栓（PE）是两大常见血栓栓塞疾病。与血栓栓塞疾病有关的一系列风险因素都与航空旅行有关，包括飞行时长（飞行 6 小时，风险上涨为 2.3 倍）、年龄在 40 岁或以上、服用口服避孕药的女性、下肢静脉曲张、肥胖（BMI 大于 30）和遗传性血栓形成倾向[6]。

避免飞行中出现血栓栓塞的方法有：预防脱水、改善坐姿（给腿部更多活动空间）、飞机上多活动如行走、穿医用循序减压弹力袜（GCS）预防血瘀[6]。对高危旅行者来说可能需要药物预防。

膝关节和踝关节的频繁运动有助于下肢血液循环。在长途旅行中我们建议运动员醒着时，每 1 ～ 2 小时行走 5 ～ 10 分钟并做一些拉伸运动。这样可以降低静脉血栓栓塞的风险，并减轻行程后肌肉的紧绷和僵硬。

肌肉 / 神经刺激装置曾被建议用来增加深静脉中的血流速度和血流量。虽然有助于提高运动表现、降低静脉血栓栓塞的风险的作用还没有定论，但任何血流改变都可能有益。

医用循序减压弹力袜已经被证实对于 90% 的普通病人都有降低血栓栓塞风险的作用[6]。很多运动员都愿意穿全腿紧身裤袜，不过我们更建议穿松紧适中、筒高在膝盖以下的医用循序减压弹力袜，这样的袜子能够为踝关节提供 15 ～ 30 毫米汞柱（1 毫米汞柱 =133.28 帕）的压力。紧身长裤的裤脚位置在足踝处，如果

松紧度不合适会起到类似止血带的作用，阻碍此处血液循环，最后可能造成静脉曲张。

> 紧身衣可以降低深静脉血栓栓塞风险，减轻旅程中的下肢肿胀。

临近旅行

为了高效调整适应新时区，尤其是关于光照、卫生和营养方面，需要注意以下几点。

光照和避光

光照是调节昼夜节律最有效的方法之一 [1]，有策略地接受光照或避免光照可以帮助加速身体生物钟同步。很多网站和手机小软件都能计算预调时差的光照或者避光时间。图 33.1 所示就是一个例子，给出了从巴塞罗那到里约热内卢的光照 / 避光时间表。

> 光照是加速调整适应新时区的最佳方法之一。

人造光是特别有效的，其中，最常用的是 1500 勒的季节性情感障碍灯装置（波长 450 ～ 480 毫米）。另外，如果难以避免自然光，推荐使用阻挡 80% ～ 98% 蓝光的太阳镜 [3]。

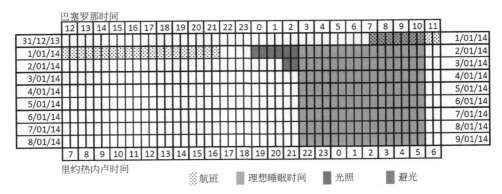

图 33.1　从巴塞罗那到里约热内卢的光照 / 避光时间表

褪黑素

人体内的另一个强有效的生物钟调节工具是褪黑素。褪黑素是一种内源性分泌的促进睡眠的激素 [1]。外源性褪黑素可以通过向身体发送昼夜生物信号来促进嗜睡和睡眠本身，从而达到调节体内生物钟的目的[1]。晚上服用褪黑素（向东旅行）可以将生物钟提前，在黎明前或早晨服用褪黑素（向西旅行）则可以将生物钟推后[7]。

科克伦（Cochrane）在 2002 年[8]表示建议成人跨 5 个或以上时区旅行可能需要使用褪黑素，跨 2 个时区时可酌情使用。0.5 ～ 5 毫克褪黑素效用相当，而更大剂量的褪黑素对促进睡眠有显著效果。运动员在服用褪黑素前必须咨询医师，并确保采用世界反兴奋剂机构批准的产品，以避免其中含有违禁成分。

睡眠卫生

睡眠对运动表现和康复来说都是极其重要的一部分。旅行期间保持良好的睡眠习惯同样非常重要。营造好的睡眠环境可以保证好睡眠，帮助调整时差。而好的睡眠环境包括以下几点：

- 黑暗——确保窗户覆盖着遮光窗帘，或者可以使用眼罩；
- 噪声——选择受房间外（马路交通）噪声影响最小的房间，或使用隔音耳塞；
- 避免在睡前几小时内摄入咖啡因等刺激物，以及过量摄入液体；
- 规律性——养成睡觉前的习惯使身体为睡觉做好准备，可能是简单地看 10 分钟书，在睡觉前 30 分钟避免使用计算机和智能手机。

营养和水分

保持足够的营养和液体摄入对于减少旅行的不利影响和确保快速恢复到最佳的运动水平是重要的。对此的挑战包括：

- 旅途中减少能量摄入；
- 减少因无聊而进食的次数；
- 调整训练时间，限制进食次数（尤其是零食）；
- 食品差异和语言障碍；
- 训练 / 比赛和进餐时间安排。

远离家乡让运动员可选择的食物种类减少，同时会导致营养摄入减少，阻碍肌肉修复，导致肌肉萎缩、力量减弱、体脂率上升、免疫力下降以及脱水。行程和时区的变化、运动员的食欲和吃的食物种类可能会影响旅途中的用餐计划。

正如我们所说，尽快适应新时区非常重要，在适当的时候摄入适当的食物种类可以帮助解决这个问题。例如早餐吃谷类，睡前多吃碳水化合物有助于调整到新的作息。总的来说，运动员需要保持足够的营养摄入，所以携带零食旅行是一个有用的方法。谷物棒、水果、三明治和混合坚果都是不错的选择，但是要避免因无聊而无节制地进食。好的饮食计划可以帮助避免这一点。

表 33.1 列出了起飞前、飞行中和落地后的实用建议。

表 33.1　起飞前、飞行中和落地后的实用建议

案例

巴黎至东京旅行关键点

（飞行时间 12 小时，由西向东，时差 7 小时）

起飞前

- 可能的话，选择傍晚或晚上起飞，下午到达东京的航班。
- 准备飞机上的膳食计划。
- 通过安检后立即买水。12 小时的飞行需要摄入 2 ～ 3 升液体。

飞行中［18:00 巴黎起飞，（第二天）12:20 抵达东京］

- 穿上医用循序减压弹力袜。
- 把手表上的时间调快 7 小时。
- 起飞后尽快吃晚餐。
- 放松，并尝试入睡。如果舒适，戴上眼罩和隔音耳塞。
- 醒来后在机舱里走走，让下肢活动 5 ～ 10 分钟。可以借助走廊做各种各样的伸展动作。
- 午餐前可以吃一点零食。
- 飞行中的其他时间也可以吃些零食并注意饮水。

落地后（当地时间 14:20）

- 下午 6 点前多晒太阳，建议当天下午去户外散步或慢跑。如果附近有泳池或沙滩，在水中做一些拉伸或行走的动作很有好处。
- 晚上 8 点或 9 点前不要睡觉。
- 继续补充水。
- 根据当地时间吃饭。

第二天

- 你可能在天亮前就醒了，但是要等到天亮再起床。
- 早上和下午进行简单运动。

旅行中的医疗因素

旅行时，由于各种问题（包括飞机上的空气质量、疲劳和气候变化）会导致感染风险增加，并且有可能发生的感染和增加的疾病可能在训练地并不普遍。因此在旅行前接种疫苗是明智的，最好在出发前咨询医生，评估前往特定国家时的个人风险。目前世界卫生组织（WHO）关于疫苗接种的指导方针如下。

常规疫苗接种

- 白喉
- 乙肝
- B 型流行性感冒
- 人乳头状瘤病毒
- 甲型 H1N1 流感病毒
- 麻疹
- 腮腺炎
- 百日咳
- 风疹
- 肺炎球菌病
- 脊髓灰质炎（小儿麻痹症）
- 轮状病毒
- 破伤风
- 水痘

旅行者选用

- 霍乱
- 甲型肝炎
- 流行性乙型脑炎
- 脑膜炎球菌病
- 狂犬病
- 蜱媒脑炎
- 伤寒症
- 黄热病

在出发前对运动员过去的病史、过敏症和药物使用有一个简单了解是很重要的。在突发医疗事故情况下，有近亲属的详细资料也是明智的。确定了过敏症可能需要服用肾上腺素类药，以及一种运动员能够随身携带"肾上腺素笔"的方法。

出于伦理道德方面考虑，应当让教练、团队经理和队友了解运动员的相关病史。例如，如果一位运动员患有糖尿病或者癫痫，那么在突然发病时提供适当的协助是很重要的。因此我们鼓励运动员公开自己的病史，目的是把发生不良反应的风险降到最低。

充足的医疗用品是需要准备的，因为根据当地情况，可能难以找到某些用品。建议医生、治疗师和教练配备基本的急救箱，内置消毒剂、膏药、剪刀、绷带和乙酰氨基酚。

同时应配备运动专用医药包。表 33.2 列出了该医药包内置的必备的用品和器械。另外还应额外准备专项运动医疗用品，例如需要额外准备自行车项目的创伤外敷药。冰袋和压缩冷疗包都能提供适当的冰敷治疗，这些是急性创伤必备用品。

跟随运动员 / 团队的医务人员需要考虑旅行中的药物问题。同一种药物在不同国家的名称很可能不一样，有时候要正确找到某种确定的药品是困难的，这种情况在使用不同语言的国家更为明显。可能还会引发一些兴奋剂问题，可取的做法是跟队的医务人员携带一定量的药物来避免此类问题。

不同国家关于进口和旅行中携带的处方药和非处方药的法律、法规和规章制度也不尽相同。鉴于此情况，我们强烈建议在出发前与目的地有关部门沟通好相关事宜。大多数地方会需要出示详细的药物携带清单并且有数量和类型的限制。

表 33.2　医药包用品及器械举例

用品及器械		
捆扎带	剪刀	操作台
喷胶	卸胶液	拐杖
按摩膏	免洗洗手液	冷疗 / 热疗设备
针灸针	纱布	水泡护理用品
弹力袜	凡士林油	各类夹板 / 吊索
药品	手套	自我治疗用品（按摩球、拉伸器械、泡沫轴、弹力绳）

在出国旅行时务必注意其他国家的法律和法规。

注册和保险

在出发前，相关人员最好向相关单位查询当地的注册法律和保险的影响。各国对待他们允许访问的人员待遇不同，在已确定的旅行区域中联系相关提供者可以帮助这一点。如果需要的话，在旅行中带上当地医院、放射科、病理学服务和牙医的名单，这是非常有用的。在出发前联系活动组织者可以协助提供这些联系方式。

强烈建议运动员明确了解他们的专业保险赔偿，了解涉及在不同国家运动员保险处理的地理延伸，还应联系相关注册委员会确认在工作之内在该国短期或长期的投保险要求。对于运动员来说，鼓励他们了解自己的旅行或健康保险，以便让他们知道保险在受伤和疾病方面的涵盖范围。

总结

　　旅行对大部分运动员来说都是不可避免的一部分，但应尽量减小旅行对运动表现的不利影响。通过了解旅行对运动表现的影响和一些实用建议，运动员可以准备充分以便在最佳状态下比赛，将受伤和患病风险降至最低。

参考文献

[1]Arendt, J. (2009). Managing jet lag: Some of the problems and possible new solutions. Sleep Med Rev, 13, 249-256.

[2]Leatherwood, W. E., & Dragoo, J. L. (2013). Effect of airline travel on performance: A review of the literature. Br J Sports Med, 47, 561-567.

[3]Samuels, C. H. (2012). Jet lag and travel fatigue: A comprehensive management plan for sport medicine physicians and high-performance support teams. Clin J Sport Med, 22, 268-273.

[4]Forbes-Robertson, S., Dudley, E., Vadgama, P., Cook, C., Drawer, S., & Kilduff, L. (2012). Circadian disruption and remedial interventions: Effects and interventions for jet lag for athletic peak performance. Sports Med, 42, 185-208.

[5]Giaconia, C., Orioli, A., & Di Gangi, A. (2013). Air quality and relative humidity in commercial aircrafts: An experimental investigation on short-haul domestic flights. Building and Environment, 67(9), 69-81.

[6]Gavish, I., & Brenner, B. (2011). Air travel and the risk of thromboembolism. Intern Emerg Med, 6, 113-116.

[7]Lee, A., & Galvez, J. C. (2012). Jet lag in athletes. Sports Health, 4, 211-216.

[8]Herxheimer, A., & Petrie, K. J. (2002). Melatonin for the prevention and treatment of jet lag. Cochrane Database Syst Rev, 2, CD001520.